U0388091

心律失常诊治策略

XinLü ShiChang ZhenZhi CeLüe

主 编 詹洪吉 王福军

编 委 （按姓氏笔画排序）

王春婷 王福军 尹春娥

刘红霞 陈 洁 罗 丹

罗 莘 张 舟 詹洪吉

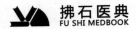

辽宁科学技术出版社
LIAONING SCIENCE AND TECHNOLOGY PUBLISHING HOUSE

拂石医典
FU SHI MEDBOOK

图书在版编目（CIP）数据

心律失常诊治策略 / 詹洪吉，王福军主编 . -- 沈阳：辽宁科学技术出版社，2023.7
ISBN 978-7-5591-3070-9

Ⅰ.①心… Ⅱ.①詹… ②王… Ⅲ.①心律失常—诊疗 Ⅳ.① R541.7

中国国家版本馆 CIP 数据核字 (2023) 第 116877 号

发行出版：辽宁科学技术出版社
　　　　　北京拂石医典图书有限公司
　　　　　地址：北京海淀区车公庄西路华通大厦 B 座 15 层
联系电话：010-57262361/024-23284376
E-mail：fushimedbook@163.com
印　刷　者：廊坊市海涛印刷有限公司
经　销　者：各地新华书店

幅面尺寸：185mm×260mm
字　　数：550 千字　　　　　　　印张：21.5
出版时间：2023 年 7 月第 1 版　　印刷时间：2023 年 7 月第 1 次印刷

责任编辑：陈　颖　　　　　　　　责任校对：梁晓洁
封面设计：龙　岩　　　　　　　　封面制作：龙　岩
版式设计：龙　岩　　　　　　　　责任印制：丁　艾

如有质量问题，请速与印务部联系　　联系电话：010-57262361

定价：148.00 元

编委名单

主　编　詹洪吉　湖南省湘西土家族苗族自治州人民医院（吉首大学第一附属医院）心内科

王福军　湖南省湘西土家族苗族自治州人民医院（吉首大学第一附属医院）心内科

编　委　（按姓氏笔画排序）

王春婷　湖南省胸科医院电生理科

尹春娥　湖南省长沙市第三医院心内科

刘红霞　湖南省湘西土家族苗族自治州人民医院（吉首大学第一附属医院）心内科

陈　洁　湖南省娄底市中心医院心内科

罗　丹　湖南省湘西土家族苗族自治州人民医院（吉首大学第一附属医院）心内科

罗　莘　中南大学湘雅医学院附属株洲中心医院心内科

张　舟　湖南省湘西土家族苗族自治州人民医院（吉首大学第一附属医院）心内科

第一主编简介

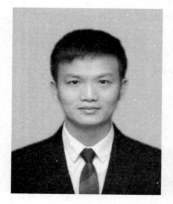

詹洪吉，副主任医师，湘西土家族苗族自治州人民医院（吉首大学第一附属医院）心血管内科二科副主任，对高血压病、冠心病、心律失常、心力衰竭、心脏瓣膜病、心肌病、心肌炎等心血管专业和相关专业疾病有较高的诊疗水平，对各种心血管系统的危重病人抢救有比较丰富的临床经验和实战能力，能独立开展冠心病及心律失常介入诊疗工作。兼任湖南省医学会心血管专业委员会青年委员会委员，湖南省预防医学会心脏病预防与控制专业委员会委员，湖南省中西医结合学会脑心同治专业委员会第一届心律专家组成员，湘西土家族苗族自治州医学会心电生理与起搏专业委员会常务委员。发表论文 10 余篇，其中多篇论文被评为湘西土家族苗族自治州自然科学优秀论文，参编《心血管内科查房思维》《心电图学基础》《王福军临床实践与研究集》等专著5 部。

第二主编简介

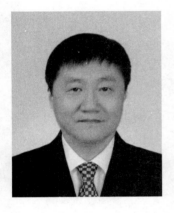

王福军，二级主任医师，硕士研究生导师，湘西土家族苗族自治州人民医院（吉首大学第一附属医院）心血管内科主任，享受国务院政府特殊津贴和湘西州武陵人才津贴；《中华高血压杂志》编委会编委，《心血管康复医学杂志》编委会编委，《实用心电学杂志》编委会常务编委，《中国医药科学杂志》编委会编委，《中华卫生应急电子杂志》编委会编委，《中国心血管病研究杂志》编委会编委，《中国心脏起搏与心电生理杂志》编委会特邀编委，《心电与循环杂志》审稿专家；湖南省医学会心电生理与起搏专业委员会副主任委员，中国医师协会心力衰竭专业委员会委员，湖南省医师协会心血管内科医师分会委员，中国心衰中心联盟委员，湖南省心衰中心联盟常务委员，中国医药生物技术协会心电学技术分会委员，中国医药教育协会高血压专业委员会委员，中国医疗保健国际交流促进会心律与心电分会常务委员，中国心脏联盟晕厥学会委员，中国水利电力医学科学技术学会心脏病学分会常务委员，中国老年保健医学研究会晕厥分会常务委员，湖南省医院协会心血管病综合治疗管理专业委员会委员，湖南省康复医学会心电学专业委员会副主任委员，湖南省康复医学会心脏介入治疗与康复专业委员会委员，湖南省健康管理学会肺血管病健康管理专业委员会常务委员，湖南省心理协会双心专业委员会常务委员，中国水利电力医学科学技术学会心电学分会常务委员，湖南省胸痛中心质量控制中心专家成员，湖南省预防医学会心脏病预防与控制专业委员会常务委员，湖南省中医药和中西医结合学会心血管病专业委员会委员。主编或参编《心律失常的治疗》《实用心律失常学》《心律失常与相关疾病》《心律失常用药策略》《心肌病用药策略》《心力衰竭用药策略》《临床心肌病学》《临床心血管综合征》《临床高血压用药策略》《心血管内科查房思维》《心电图学基础》等50多部专著。获得地、厅级科技成果14项次，发表论文100余篇。擅长心血管临床疾病诊治，尤其是恶性心律失常、危重急性心力衰竭、顽固性变异型心绞痛、危重急性心肌梗死等危重病人和一些复杂疑难病例、少见病例。

序

　　心律失常是心血管病中最常见的病症，其病因错综复杂，临床表现轻重不一，严重时会危及生命。学会认识和治疗心律失常是临床医生的一项基本功。

　　长期以来，心律失常始终是心血管系统基础和临床工作者关注的热点话题。随着心脏电生理诊疗技术的不断发展和提高，使我们对心律失常的认识更全面，诊断更精准，治疗措施更完善，新的方法和理论不断涌现。面对众多新的进展，我们需要不断地学习与更新知识。

　　湖南省湘西土家族苗族自治州人民医院（吉首大学第一附属医院）王福军主任医师带领他的团队在基层心血管病防治领域耕耘40年，不仅在心律失常诊治方面积累了丰富经验，而且十分了解一线临床医生和基层医生在诊治心律失常时所需掌握的有关知识。他们针对一线临床医师和基层医务人员的实际，编撰了《心律失常诊治策略》一书。该书将基础理论及其近代进展密切结合临床，从"实用"和"规范"的角度介绍了临床各类心律失常的诊治策略，在第10章、第11章还着重介绍了一些临床上可能遇到的疾病或情况，如乌头碱中毒、睡眠呼吸暂停综合征、甲亢、电解质紊乱及妊娠等心律失常的特点及诊治策略，进一步突显了本书的实用性。值得称赞的是，本书另辟专章介绍心律失常的中西医结合诊治策略，更加有利于基层医务人员的临床实践。

　　相信本书的问世，定能成为广大临床一线内科、心血管病科医师及基层医务人员的案头参考书。

首都医科大学附属北京安贞医院心脏内科中心主任

国家心血管病临床医学研究中心主任

中华医学会心血管病分会候任主任委员

马长生

2023 年 4 月

前　言

　　心律失常在临床上极为常见，其病因复杂，涉及临床各科。有些心律失常是良性的，临床无重要意义；有些心律失常则可能很严重，需要予以治疗，甚而给予及时的抢救。

　　40 年来，我们的团队一直致力于心律失常的研究和临床工作，并在基层积极推广心律失常的诊疗技术，曾有 3 项心律失常方面的研究成果获得科技进步奖和医疗成果奖；从 30 年前即开始编撰适合基层医院和医师阅读的有关心律失常方面的书籍，先后出版了《心律失常的治疗》《实用心律失常学》《心律失常与相关疾病》《心律失常用药策略》及《临床心律失常》等专著。距离我们最后一本心律失常书籍出版已有 10 年，这 10 年心律失常领域又取得了长足进展，我们觉得有必要把这些新理论、新知识介绍给一线临床医师和基层医务人员，因此编写了《心律失常诊治策略》一书。本书的编写宗旨与我们已出版的有关心律失常书籍一致，突出临床实用性和规范性，适合各级医疗机构临床一线的医师和基层医务人员阅读，特别适合市及市级以下医疗机构的临床各科医生参考使用，也可供医学生及研究生参考。

　　本书共分 12 章，第 1 章简要介绍了心律失常的病因、分类、电生理机制、临床综合评价和治疗方法。第 2 ~ 9 章介绍临床各类心律失常的诊治策略，包括遗传性心律失常和心脏性猝死等的诊治策略。第 10 ~ 11 章对一些临床上可以遇到的疾病或情况（如有机磷及乌头碱中毒、睡眠呼吸暂停综合征、电解质紊乱、甲状腺功能亢进症、急性心肌梗死、肺心病、情绪障碍、妊娠等）中心律失常的特点及诊治策略也做了论述。在第 12 章还介绍了心律失常的中西医结合诊治策略。

　　在本书编写过程中，承蒙著名心血管病学专家、首都医科大学附属北京安贞医院心脏内科中心主任、中华医学会心血管病分会候任主任委员、国家心血管病临床医学研究中心主任马长生教授的大力支持，热情指导本书的编写工作，并惠于作序。同时，笔者也非常感谢国内资深医学编辑张忠丽女士多年来在作者的编写和出版工作中给予的许多有益的指导和大力帮助。如果本书对读者还有一点帮助的话，与他们的辛勤劳动也是分不开的，在此一并表示衷心的感谢。

　　与我一同担任本书主编的詹洪吉副主任医师年纪较轻，但学术造诣已很深厚，在人工心脏起搏、射频消融和冠脉介入等方面有比较丰富的实践经验，是湖南省医学会心血管病专业委员会青年委员会委员及湖南省预防医学会心脏病预防与控制专业委员会委员，曾经与我合作编著了多本心血管病方面的专著，此次由于他的参与使我的主编工作轻松了许多。

由于心律失常领域发展较快，临床研究成果日新月异，而我们对这些新理论、新知识理解得不一定深刻和全面，在编写中有些观念和提法难免有误，诚恳各位读者批评指正。

最后，我借用哈佛大学图书馆的一句励志名言与读者共勉：现在去睡觉，一定能做一个好梦，若继续读书将能使美梦成真。

王福军

2023 年 4 月于湖南吉首

内容简介

　　本书是关于心律失常诊治的最新专著。全书约 55 万字，配图 80 余幅，突出临床实用和规范的思想，体现寓"基础"于"临床"的特点；同时将新进展、新指南融入疾病的诊疗之中，让读者在阅读本书的同时掌握学科的发展。此外，还介绍了一些临床上可以遇到的疾病或情况中心律失常的特点及诊治策略。本书还另辟专章介绍心律失常的中西医结合诊治策略。全书语言简洁明了，突出心律失常诊治策略的实用性，内容新颖，图文并茂，充分体现了科学性、先进性、可读性和实用性。本书可供临床一线的医师和基层医务人员阅读，高年级医学生和研究生阅后也有裨益，并适合置于案头，供临症时随手翻阅，做参考之用。

目　录

第1章 总 论

正常情况下，心脏的激动起源于窦房结，其节律基本规则，频率在 60 ~ 100 次 /min（成人）之间，激动先传播到左、右心房，然后再经过房室结和左右束支，以一定的速度传播到左、右心室，这种心律称为正常窦性心律。凡偏离这种正常心律的心脏激动都属于心律失常。它可由心脏内激动发生或传导不正常或两者同时存在异常所致，结果使整个或部分心脏的活动变得过快、过缓或不规则，或使心脏各部分活动的顺序紊乱。在人工心脏起搏时，激动的发生和传导均发生了改变，然而此时是否应称为心律失常，则尚有争议。心律失常有时亦称为心律不齐或心律紊乱，但不正常的心律既可不整齐，也可整齐、规则。"紊乱"也常被理解成"不规则"。因此，"心律不齐"和"心律紊乱"两词不宜作为"心律失常"的代用语或同义语。

心律失常常发生在器质性心脏病基础上。但是原无器质性心脏病的患者，由于水电解质紊乱、酸碱失衡、感染、缺氧、内分泌失调、药物影响、麻醉、手术、器械检查、情绪激动、过劳等均可引起心律失常。因此，诊治心律失常不仅是心血管专科、内科医生必须掌握的课题，其他各科医务人员也要认识和掌握。

第一节 心律失常的病因

临床上导致心律失常的原因很多，主要分为生理性和病理性两大类或心脏性和心外性两大类。

一、生理性因素

心律失常的生理性因素常见于运动、兴奋、焦虑、吸烟、饮茶、饮咖啡、饮酒、进食、体位变化、睡眠、热冷刺激及某些药物等，多为一过性、祛除诱因后即可恢复正常。生理情况引起心律失常以窦性心动过速、窦性心动过缓、期前收缩、一度房室传导阻滞等为多见。

二、病理性因素

（一）器质性心脏病

如冠心病（特别是急性心肌梗死）、扩张型心肌病、肥厚型心肌病、致心律失常性右心室心肌病、先天性心脏病、肺源性心脏病、心肌炎、心脏离子通道病（如长 Q-T 间期综合征、短 Q-T 间期综合征、Brugada 综合征等）。

（二）心外疾病

1. 内分泌与代谢性疾病　如甲状腺功能亢进症、甲状腺功能减退症、甲状旁腺疾病、嗜铬细胞瘤、肢端肥大症及糖尿病等。
2. 中枢神经系统疾病　如蛛网膜下腔出血、急性脑卒中、癫痫等。
3. 药物或毒物影响　如抗心律失常药物、洋地黄类药物、中枢兴奋性药物（如苯丙胺、冰毒、可卡因、摇头丸、咖啡因、麻黄碱等）、抗精神障碍药物（如利培酮、三环类抗抑郁剂等）、化疗药物（如多柔比星等）、乌头碱中毒等。
4. 电解质紊乱及酸碱失衡　如低血钾、高血钾、低血镁、酸中毒、碱中毒等。
5. 麻醉、手术或心导管检查
6. 其他疾病　如胃肠疾病、胆结石、肝脏疾病、尿路结石及各种感染等。
7. 物理因素　如淹溺、冷冻、中暑等。

第二节　心律失常的分类

目前，心律失常的分类方法尚不完全统一。可以按发生机制、部位、临床特征等进行分类。比较常用的方法有下列两种。

一、按心律失常的速率分类

（一）快速性心律失常

1. 期前收缩　房性期前收缩、房室交界区性期前收缩、室性期前收缩。
2. 心动过速　窦性心动过速、室上性心动过速、室性心动过速。
3. 扑动与颤动　心房扑动、心房颤动、心室扑动、心室颤动。
4. 可引起快速性心律失常的预激综合征

（二）缓慢性心律失常

1. 窦性缓慢性心律失常　窦性心动过缓、窦性停搏、窦房传导阻滞、病态窦房结综合征。
2. 房室交界性心律
3. 心室自主心律
4. 可引起缓慢性心律失常的传导阻滞
5. 房室传导阻滞
6. 心室内传导阻滞

二、按发生机制结合起源部位分类

（一）冲动起源异常

1. 冲动自窦房结发出　窦性心动过速、窦性心动过缓、窦性心律不齐、窦性停搏等。

2. 冲动自异位起搏点发出

（1）被动性异位心律。房性、房室交界区性及室性逸搏和逸搏心律。

（2）主动性异位心律。期前收缩（房性、房室交界区性、室性）及心动过速（室上性、室性）、扑动与颤动（心房、心室）。

（二）冲动传导异常

1. 生理性传导障碍　干扰及干扰性脱节。

2. 病理性传导障碍

（1）心脏传导阻滞。窦房传导阻滞、房内传导阻滞、房室传导阻滞、室内传导阻滞。

（2）折返性心律失常。阵发性心动过速（窦房结折返、房内折返、房室结折返、房室折返、希氏束及束支内折返、心室内折返）、反复心律及反复性心动过速。

3. 房室间传导途径异常　如预激综合征。

（三）自律性异常与传导异常并存

1. 并行心律

2. 异位心律伴传出阻滞

（四）心脏植入装置引起的心律失常

如起搏器、植入型心律转复除颤器、心脏再同步治疗装置引起的心律失常。

第三节　心律失常对血流动力学的影响

循环系统稳定和组织有效灌注的一个决定因素是系统动脉压。系统动脉压主要是由心输出量及周围循环阻力所决定的，而心输出量是由心率和每搏输出量决定的。心输出量常常因人体需要而发生改变，而这一改变最基本的机制是心率发生改变，其次是每搏输出量和周围血管张力的改变。生理性循环需要量增加，如运动时，首先是心率的增快，然后是有限的每搏输出量的增加和周围阻力的降低。窦性心动过速时，出现心室舒张和心室充盈时间的缩短，虽然可以减少前负荷进而减少每搏输出量，但可通过肌肉的运动增加静脉回流量和心房收缩维持舒张早期的快速充盈而予以抵消，这一过程伴随着交感神经的兴奋，增加了心肌收缩力，不但维持甚至增加了每搏输出量。超声心动图证实，随着窦性心律的频率从 50 次 /min 增加至 150 次 /min，受检者心脏舒张期和收缩期末的左心室内径进行性缩短，因此，心输出量的增加主要是由心率的增加所致。在病理状态下，当心率超过 160 次 /min 时，则可因心动周期缩短已影响到心脏舒张期的快速充盈，因而使心室充盈反而减少，使心搏出量及每分钟排血量均降低。

当心率减慢时（40 次 /min），心脏是靠增加心排出量来维持心脏的每分钟排血量的，但心搏排出量的增加有一定限度，一般不超过正常的 3 ～ 4 倍。因此在心率显著减慢时（< 40 次 /min），心脏每分钟排血量将显著降低。

实验和临床研究早已证实了每搏输出量依赖于左心室充盈时间。影响左心室充盈时间的因素包括：前负荷、舒张充盈时间、左心室顺应性、房室顺序活动等。心律失常时只要影响到上述因素均会使每搏输出量发生变化，从而使血流动力学发生改变。

一、心率异常的血流动力学改变

（一）心动过缓的血流动力学改变

主要为窦性心动过缓，少数为异位心律心动过缓。窦性心动过缓对血流动力学的影响主要与缓慢的心室率有关，在大多数情况下，心室充盈未受到很大影响，对于正常心功能的病人每搏输出量也不受影响。心动过缓的患者，在静态下并不经常出现临床症状，因为安静状态下人体处于相对低代谢状态。Samet 曾报道一组病人在安静状态下，平均心脏指数为 1.9L/（min·m²）。伴有心房颤动或传导障碍的心室率慢者，若心功能正常，在安静状态下也并不一定出现症状。是否出现临床症状主要由运动状态下窦性心律的反应所决定。当运动时，如心率仍偏慢，导致心输出量降低不能满足机体的需要时就会出现症状，如容易疲劳、运动耐量降低，或在运动时出现晕厥等。而在运动时心率反应良好的病人可以不出现症状。相反，伴有左心功能低下和心力衰竭的病人，受窦性心动过缓的影响较大，这些病人常常在安静状态下就可出现症状，在运动时加重。

（二）心动过速的血流动力学改变

心动过速对血流动力学的影响取决于心动过速的程度及临床情况。一是心动过速时，心室的充盈量减少，导致心排血量减少，尤其是当心率超过 160 次 /min 时，心动周期已经缩短到能影响心脏舒张期的迅速充盈期，心室的充盈量减少，则心搏出量和每分钟排血量也降低。二是心动过速时，心搏出量减少，动脉压下降，冠状动脉对心肌的供血不能相应增加，甚至更加减少，从而影响心肌的收缩力。三是心动过速时，心脏的舒张期缩短，亦影响心肌的收缩力。总之，在心动过速时，心脏的工作量增加，心肌代谢需要的能量增加，而心肌供血减少，恢复时间缩短，可导致有些心脏疾病患者诱发心力衰竭、心绞痛，甚至心肌梗死。

二、节律异常的血流动力学改变

（一）异位节律的血流动力学改变

正常情况下，心脏的跳动由窦房结控制，当出现异位期前收缩、异位性心动过速，干扰了窦性节律，使心房和心室充盈下降。研究认为，心房颤动时，心排血量将下降30%，室性期前收缩可使每搏量下降20% ～ 60%。因此，异位搏动出现越早，异位搏动的频率越快，异位节律的部位越低（室性高于房性），心室充盈就越少，对血流动力学的影响就越明显。

（二）房室收缩、舒张节律异常的血流动力学改变

正常心脏的血液循环是血液回流到心房，当心室舒张时，血液通过房室瓣流入心室，心室舒张晚期时心房收缩，进一步将血液排入心室，接着心室收缩，将血液泵入动脉，这种心

房心室收缩、舒张节律是保证正常血流动力学的重要因素。心房心室自身收缩、舒张时间和节律的改变，心房心室收缩、舒张顺序节律的改变，都会对血流动力学产生不良影响。

三、房室传统异常的血流动力学改变

正常心房收缩发生于心室舒张晚期，可进一步使心室充盈量增加，一般在心室收缩前 0.08 ~ 0.19s，心房收缩对增加心室充盈量的作用最大。

（一）房室传导时间明显缩短或延长的血流动力学改变

如短 P-R 间期预激综合征、窦室传导，使心室收缩提前，充盈不足，排血量减少。各种类型的房室传导阻滞，使房室传导时间延长，或部分未下传，均可使心室充盈量下降而影响血流动力学。

（二）心房收缩力降低和心室顺应性下降的血流动力学改变

心房颤动、心房扑动和房性心动过速，可影响心房的收缩力，不能很好地、充分地将血量排入心室。如果有心室顺应性下降，舒张受限，使心室充盈进一步下降。

（三）房室顺序失调的血流动力学改变

如心房颤动、窦性停搏、心房静止、房室交界区性或室性逸搏、三度房室传导阻滞、房室交界区性心动过速、室性心动过速，均可使心房、心室收缩的顺序发生紊乱，使心室充盈下降，进而使心排血量下降。

四、起搏点部位异常的血流动力学改变

（一）束支传导阻滞的血流动力学改变

不管是完全性左束支或右束支传导阻滞，对心排量均有不同程度的影响，尤其是左束支传导阻滞影响较右束支传导阻滞更大。

（二）心室起搏的血流动力学改变

在安装 VVI 型起搏器的病人可出现低血压等血流动力学异常，主要是房室收缩顺序不同步，甚至心房、心室同时收缩或舒张，使心室充盈量下降而出现心排量降低。

（三）左右心室起搏点的血流动力学改变

有研究发现，左心室起搏较右心室起搏心排血量多。

五、心律失常类型的血流动力学改变

（一）心房颤动和扑动

心房颤动时，由于心房收缩节律不齐，心房收缩功能丧失，心室率快慢不一，使心室充盈量下降，尤其是心室率较快时，血流动力学影响就更明显，可能使心排血量下降 20% ~ 40%，有时可诱发急性肺水肿。用多普勒超声心动图观察心房颤动的血流动力学变化发现，当 R-R 间期超过 0.60s 时，二尖瓣及主动脉瓣口血流量基本恒定；当小于 0.60s 时，

瓣口血流量明显减少，瓣口血流量与 R-R 间期之间呈显著正相关。

心房扑动如是 3∶1 下传，心室率在 100 次 /min 左右，对血流动力学影响较小；如是 2∶1 下传，心室率较快，可使心排血量下降；如 1∶1 下传，可导致心室颤动而危及生命。

（二）阵发性室上性心动过速

阵发性室上性心动过速（PSVT）其心率多在 160 ~ 250 次 /min，过快的心室率使心室充盈时间减少，心室充盈量下降，心排血量显著减少。另外，由于 PSVT 时，P 波为逆传，多在 QRS 波群内或后，使房室收缩的顺序性丧失，有时心房、心室同时收缩，心室收缩时其内压高于心房压力，心房不能将血液排入心室，反而使心室血液逆流入心房。若逆 P 在 QRS 波群后 0.20s，心室尚未舒张，房室瓣仍关闭着，心房收缩不能将血液充盈到心室。即使逆 P 在 QRS 波群前 0.11s，此时心室也处于收缩前期，但由于时间短暂，也不能很好地使心室充盈。因此，PSVT 心室率在 180 次 /min 以上时，因心输出量下降，可导致血压下降，甚至休克或晕厥。

PSVT 和阵发性心房颤动还可通过利钠激素影响血流动力学。PSVT 和阵发性心房颤动利钠激素大量释放，短时间尿量显著增多，可达 3 000 ~ 6 000mL，使血容量减少，有效循环血量下降，组织灌注不足。

（三）室性心动过速

孙琦芬用多普勒超声心动图观察了阵发性室性心动过速的血流动力学改变，计算二尖瓣、主动脉瓣压力阶差和平均流量、瓣口开放面积、峰值速度、每搏量及射血时间。结果显示，峰值速度显著减慢，射血时间显著缩短，平均为 218ms；瓣口开放面积变小，血流量显著减少，平均每搏量 28mL。室性心动过速对血流动力学的影响主要取决于：①心室率增快，可达 130 ~ 200 次 /min，使射血时间缩短，心排血量明显降低；②房室收缩顺序异常，心房率低于心室率，可出现心室、心房同时收缩或舒张，而且不能很好充盈；③心肌收缩力下降，室性心动过速时心肌缺血、缺氧，导致心肌收缩力下降；④心室收缩顺序异常，特别是在尖端扭转型室速，心室收缩部位先后顺序异常多变，使心排血量显著下降。非阵发性室性心动过速，由于心室率不快，对血流动力学的影响较阵发性和尖端扭转型室速要小。

（四）窦性停搏或心房停搏

在窦性停搏、窦房传导阻滞、心房停搏时，当逸搏频率很慢，位置较低，对血流动力学影响就较大。有时窦性停搏后，低位逸搏点未能及时起搏，使排血终止，导致阿 – 斯综合征发作，甚至死亡。

（五）房室传导阻滞

一度房室传导阻滞对于血流动力学影响不大。二度Ⅰ型房室传导阻滞影响也较小，但部分病人漏搏感可能很明显；二度Ⅱ型房室传导阻滞的影响主要取决于房室传导比率，如果 3∶1、4∶1、5∶1 时，心室率较慢，对血流动力学影响就较大。三度房室传导阻滞，除了房室顺序异常外，逸搏的频率和部位可直接影响血流动力学，虽然心室舒张期充盈时间延长，但心室充盈量并不增加。如果逸搏点位置很低，频率很慢，使心室收缩顺序异常，将进一步加重对血流动力学的影响，每分搏出量就会显著下降。

（六）室性期前收缩

室性期前收缩对血流动力学影响取决于室性期前收缩的联律间期。胡燕燕等用脉冲多普勒超声心动图心室程控刺激诱发室性期前收缩的血流动力学定量研究显示，室性期前收缩时，主动脉瓣口流速积分（AVI）和二尖瓣口的流速积分（MVI），明显低于正常心动周期时的 AVI 和 MVI，期前收缩后的每搏量也仅能代偿 25%。室性期前收缩提前指数（T-R'/R-R）与室性期前收缩排血比值（EAVI/NAVI）及室性期前收缩充盈比值（EMVI/NMVI）呈良好相关。当 T-R'/R-R < 0.22 时，EAVI/NAVI 降至 0，即无血液搏出。随着 T-R'/R-R 的不断降低，室性期前收缩时的收缩压、舒张压也逐渐降低，当 T-R'/R-R < 0.22 时，动脉血压为 0。证明室性期前收缩时，心搏出量和充盈量明显下降；室性期前收缩后，心搏出量和充盈量代偿不足。室性期前收缩发生的时间与左心室充盈量和心搏出量的降低密切相关。

（七）心室颤动和扑动

心室颤动和扑动是最为严重的心律失常，为一种无效的快频率收缩，心排出量基本终止。有些病人虽有心电活动，但心肌无收缩，出现电－机械分离，血液循环也终止。如果不及时抢救，可很快因血液循环终止而导致死亡。

（八）起搏器综合征

安装起搏器治疗心律失常，过去主要是用于缓慢性心律失常治疗。近年来植入型除颤复律起搏器的应用，对快速性心律失常也起到了有效治疗作用。但心室起搏可引起血流动力学异常，如 VVI 型起搏器。其主要原因为：①单纯心室起搏时，心排血量比正常房室顺序收缩时降低 20% ~ 35%，血压可下降 20mmHg。②房室瓣不能同步活动，心房收缩时，房室瓣可能关闭，血液反流入静脉系统导致静脉压升高；心室收缩时，房室瓣可能开放，心室血液反流入心房，引起心房和静脉压升高。③在使用固定频率起搏器或同步起搏器因同步不良或感知功能减退，或心室自身 QRS 波群振幅过低时，可发生竞争心律。由于提前心室收缩，心室充盈不足，心排血量降低。当竞争心律频发时，症状就较明显。④如起搏器频率奔放，起搏器介导的折返性心动过速和环行运动性心动过速等，快速性心律失常同样可引起血流动力学异常。⑤室房传导刺激心房和静脉壁上的牵张感受器，反射性引起周围血管扩张。以上因素共同作用，可导致病人头晕、头胀、心慌、胸闷、疲乏、低血压、晕厥先兆或晕厥等，即为起搏器综合征。

六、心律失常血流动力学改变的临床特征

心律失常对血流动力学可产生不同程度的影响。影响的大小与心律失常的性质和持续时间密切相关。轻度的窦性心动过速、过缓或不齐，以及偶发的期前收缩和一度、二度房室阻滞，对血流动力学的影响较轻；室上性阵发性心动过速，心室率不甚快的房颤影响较重；快速型房颤、室率很慢的完全性房室阻滞，以及阵发性室性心动过速影响更重（快速型房颤可使冠状循环、脑循环的血流量分别降低 40% 和 23%，室性阵发性心动过速分别使之降低 60%、40% ~ 75%），可引起头昏、晕厥、休克、诱发或加重心绞痛、心肌梗死或心力衰竭。心室

颤动或扑动的影响最为严重，可致血液循环中断。

室性心律失常对血流动力学的影响，一般较相应的室上性心律失常为大。这是因为，室上性心律失常时，心肌收缩的次序仍然是先心房，而后心室。而在室性心律失常时，房室收缩多不协调，心室收缩亦可不同步，因而心排血量明显减少。如阵发性室上性心动过速即使发作持续数日，往往也不引起严重血流动力学障碍；而室性阵发性心动过速发作不过数小时，即可引起严重后果。频率过缓的心律失常，可使每搏或每分钟心排血量降低。不规则的心律对血流动力学的影响取决于平均心室率，慢而不齐的心律对血流动力学影响较小；当心律不齐、平均心室率达 120 次 /min，快速部分的心搏频率远远超过 120 次 /min，其对血流动力学的影响像心动过速一样，使心排血量降低。就同一类型心律失常而言，呈短阵发作者对血流动力学影响较小，发作时间长或持续发作者则影响较大。

心律失常对血流动力学的影响除与心律失常的性质和持续时间有关外，还与患者的心、脑、肾等重要器官的状况密切相关。其中又以有无器质性心脏病最为重要。例如，同是 180 次 /min 的心动过速，对无器质性心脏病者，可持续数日而不出现严重的血流动力学障碍，而对器质性心脏病者，往往短时间内的发作即可引起严重后果，如休克、心力衰竭等。

由于心律失常的类型等不同，临床表现各异，主要表现为以下几组症状。

（1）周围循环灌注不足的表现。严重心律失常导致心排血量明显减少时，可引起头昏、低血压、晕厥、休克。

（2）冠状动脉供血不足的表现。各种心律失常均可引起冠状动脉血流量降低。偶发房性期前收缩，可使冠状动脉血流量降低 5%，偶发室性期前收缩可降低 12%，频发性的室性期前收缩可降低 25%。房性心动过速时，冠状动脉血流量降低 35%。快速型心房颤动时，则可降低 40%。室性心动过速时，冠状动脉血流量降低 60%。心室颤动时，冠状动脉血流量可能为 0。

冠状动脉正常的人，各种心律失常虽然可以引起冠状动脉血流降低，但较少引起心肌缺血。然而，对有冠心病的患者，各种心律失常都可能诱发或加重心肌缺血，主要表现为心绞痛、气短、周围血管衰竭、急性心力衰竭、肺水肿、急性心肌梗死等。

（3）脑动脉供血不足的表现。不同的心律失常对脑血流量的影响也不同，频发性房性与室性期前收缩时，脑血流量各自下降 8% 与 12%；室上性心动过速时，脑血流量下降 14% ~ 23%；当心室率极快时甚至达 40%；室性心动过速时，可达 40% ~ 75%。

对于脑血管正常者，上述的血流动力学障碍不至造成严重后果。倘若脑血管发生病变时，则足以导致脑供血不足，其表现为头晕、乏力、视物模糊、暂时性全盲，甚至出现失语、瘫痪、抽搐、昏迷等一过性或永久性的脑损害。

（4）肾动脉供血不足的表现。心律失常发生后，肾血流量也发生不同程度的减少。频发房性期前收缩可使肾血流量降低 8%，而频发室性期前收缩使肾血流量减少 10%；房性心动过速肾血流量降低 18%；快速型心房颤动和心房扑动可降低 20%；室性心动过速则可降低 60%。临床表现有少尿、蛋白尿、氮质血症等。

（5）肠系膜动脉供血不足的表现。快速性心律失常时，肠系膜动脉血流量降低 34%，可产生胃肠道缺血的临床表现，如腹胀、腹痛、腹泻，甚至发生出血、溃疡或麻痹。

（6）心功能不全的表现。主要为咳嗽、咳痰、呼吸困难、倦怠、乏力等。

第四节　心律失常的电生理机制

心律失常的发生机制包括激动起源异常、激动传导异常或两者并存。

一、激动起源异常

心肌细胞可分为快反应纤维（如心房肌、心室肌、结间束、希氏束、左右束支和浦肯野纤维）和慢反应纤维（如窦房结、房室结、房室环、二尖瓣和三尖瓣的瓣叶）。正常情况下，快反应纤维不具有 4 相自动除极化的特征，无自律性。但在病理情况下，快反应纤维可转变为慢反应纤维，也具有自律性。另外，快反应纤维还可通过触发机制产生心律失常，称为触发自律性。

（一）慢反应纤维自律性变化诱发的心律失常

1.窦性心律失常　激动起源异常发生在窦房结，可产生窦性心律失常，如窦性心动过速、过缓及不齐等。

2.被动性异位搏动或异位心律　当窦房结自律性过低或其下传受阻时，低位节律点被动地按其固有自律性发出一次或多次的激动，称为被动性异位搏动或心律。此种搏动的特点是延迟出现。由于其为窦房结控制下"逃逸"出来发生的激动，故称为逸搏，当三个以上逸搏连续发生，称为逸搏心律。临床上最多见的是房室交界区逸搏或逸搏心律，其次为房性和室性逸搏和逸搏心律。

3.主动性异位心律　如果窦房结以下的节律点自律性增高，主动地赶在窦房结激动到达之前发出激动，称为主动性异位搏动。此种搏动的特点是提早出现。如果偶尔出现一次或两次搏动，称为期前收缩（又称早搏），当三个以上期前收缩连续发生，便称为心动过速。

（二）快反应纤维转变成慢反应纤维引起的心律失常

心肌细胞缺血、缺氧或由于药物的影响，可使快反应纤维呈现慢反应纤维的 4 相自动除极化，因而产生异位搏动或心动过速。

（三）触发自律性

正常情况下，心肌细胞复极过程或结束时产生的后除极振荡电位的振幅较低，达不到阈电位，因而不能引起触发活动。病理情况或药物（如洋地黄）作用，可使后除极振荡电位的振幅增大并达到阈电位，从而引起一个或多个触发活动。单个发生便是期前收缩，多个连续发生便可成心动过速。目前，多数学者认为触发自律性是引起快速性心律失常的重要机制之一。如维拉帕米敏感的分支型室性心动过速、Q-T 间期正常的多形性室性心动过速、一些洋地黄中毒引起的心律失常或多源性房性心动过速均可能与触发活动有关。

二、激动传导异常

（一）传导障碍

传导障碍是形成心律失常的重要机制之一。传导障碍可发生于心脏任何部位，也可发生于异位节律点外出传导。激动的传导障碍，可有下列情况：遇到不应期组织（干扰与脱节）、不均匀传导、衰减性传导、隐匿性传导。

（二）心室除极和复极传导障碍

心室除极延缓表现为 QRS 波时限延长，或称为室内传导阻滞；而复极传导延迟则是动作电位时限和有效不应期延长，心电图上表现为 Q-T 间期延长。一般将 Q-T 间期称为复极时限，Q-T 间期延长则称为复极传导延长。Q-T 间期延长是由于外向离子流减弱或者内向离子流增强而导致动作电位 2 相或 3 相时限延长所致。2 相、3 相时限的延长其本质是复极传导延缓，容易发生触发自律性（早期后除极）和 2 相折返等而致室性心动过速。

（三）折返激动

当心脏在解剖或功能上存在双重传导途径时，激动可沿一条途径下传，又从另一条途径返回，使心脏内传导的激动持续存在，并在心脏组织不应期结束后再次兴奋心房或心室，这种现象称为折返激动。折返激动的本质是一种不均质传导，可发生于心脏任何部位，是当前公认的形成快速性心律失常最重要的机制。绝大多数室上性心动过速、多数室性心动过速和期前收缩都是由于折返激动引起的。

以下几个因素可以促进折返的形成：①心肌组织在解剖上存在环形传导通路；②在环形通路的某一点上形成单相传导阻滞，使该方向的传导终止。但在另一个方向上，激动仍能继续传导；③回路传导的时间足够长，逆行的激动不会进入单向阻滞区的不应期；④邻近心肌组织有效不应期长短不一。

第五节　心律失常的临床综合评定

一、临床检查

（一）病史采集

病史常可提供诊断线索，不应被忽视。

1. **年龄**　心律失常的发病率随着年龄增长而增加。不同年龄所发生的常见心律失常类型不同，心房颤动、三度房室传导阻滞多见于老年人，罕见于年轻人。儿童、年轻人反复发作的心动过速多为室上性心动过速，可能伴有预激综合征，而老年人发作心动过速则以室性心动过速可能性大。

2. **现病史**　应特别注意有无急性心肌梗死、心力衰竭及各种器质性心脏病有关的症状，有无晕厥发作，有无可诱发心律失常的一些疾患，如甲状腺功能亢进症、电解质紊乱等；是否服用过洋地黄、抗心律失常药、三环类抗抑郁药及其他可疑药物。

3. 既往病史　应注意有无已知的心脏病史，特定的心脏疾病可能存在特定的心律失常，如二尖瓣狭窄的患者很可能存在心房颤动，有无植入人工心脏起搏器史，有无类似的心律失常发作等。

（二）体格检查

体格检查的重点是心脏听诊，其次是颈部视诊及脉搏触诊。包括以下内容：①速率及节律，根据心率及节律，大体上对心律失常可做出初步判断。②心音（S1）强度。③心音分裂。④心率与脉率，大多数心律失常的心率与脉率一致，有些期前收缩可出现脉搏脱漏；心房颤动时脉率的数目明显少于心率，称为脉搏短绌。⑤颈静脉搏动，一过性过度充盈的颈静脉犹如"搏动"样波，是观察和诊断某些心律失常的重要方法，如完全性房室传导阻滞时，可见静脉的"搏动"，心房颤动则可见强度不一、毫无规律的颈静脉充盈波。

（三）颈动脉窦按摩

颈动脉窦按摩（CSM）既是一种诊断措施，也是一种治疗措施。CSM 对鉴别和诊断以下快速性心律失常最有价值：①心房扑动伴 2∶1 房室传导与窦性心动过速、房性心动过速有时不易鉴别。CSM 后，由于出现房室传导阻滞，可显示出原被 QRS-T 波群掩盖的 F 波，从而做出诊断。②房性心动过速有时与房室折返、房室结折返性心动过速不易鉴别。CSM 后，房性心动过速出现房室传导阻滞，心动过速照常进行，而后两种心动过速由于折返环路的中断，往往停止发作。③宽 QRS 波心动过速心房活动无法识别时，CSM 后出现房室阻滞，往往可显示心房活动的情况，揭示心律失常的真相。④宽 QRS 波心动过速伴 1∶1 室房传导时，很难鉴别其为室性心动过速或室上性心动过速。CSM 后出现房室传导阻滞，心动过速照常进行，高度提示其为室性心动过速。

CSM 时，患者应处于平卧位，在有心电监测的条件下进行，每次按摩一侧颈动脉窦（一般先按右侧），一次按摩持续时间不超过 5s。此方法老年人慎用，有脑血管病变者禁用。

二、心电图检查

心电图检查是诊断心律失常最简便、最重要的方法，90% 以上的心律失常均可在心电图上有所发现。一份合乎标准的心电图是正确诊断心律失常的重要保证。具体要求为：①要求心电图基线稳定，波形清晰，排除各种干扰及类似心律失常的人工伪差；②常规同步描记 12 导联心电图，同时还应描记长 Ⅱ 导联和 V_1 导联心电图以供分析。

识别心房电活动是诊断心律失常的关键，常规心电图 P 波不够清晰时，可提高标准电压，增快走纸速度（50 ～ 100mm/s），若 P 波仍不能满意显示，加测 S_5 导联（正极置于胸骨右缘第 5 肋间，负极置于胸骨柄处）或食道内导联。食道电极可清晰显示 P 波活动的规律及其与 QRS 波群的关系，对心律失常的诊断颇有价值。

分析心律失常时，应注意 P 波和 QRS 波群形态、P 波与 QRS 波群之间的关系，P-P、P-R 与 R-R 间期。可按如下顺序逐步分析心电图：①根据 P 波的形态特征确定其节律，判断基本心律是窦性还是异位；②测定 P-P 或 R-R 间期，计算心房率或心室率，确定有无心动过速或过缓，以及心律不齐；③观察各导联的 P 波、QRS 波群、ST 段和 T 波形态特征，以便进一步分析；④测量 P-R 间期和 R-R 间期，寻找心房节律和心室节律的关系，有无提前、错后以及不整齐的 P 波或 QRS 波群，以判定异位激动的来源或心脏传导阻滞的部位。必要时加做附加试验，如 CSM、屏气试验、运动试验、阿托品试验等，以便协助诊断。

三、动态心电图

动态心电图是便携式记录装置记录 24 ～ 72h（目前国内大多为 24h）日常生活情况下的心电变化，经过计算机分析处理和人工分析的心电图。它弥补了常规心电图时间受限的缺点，对捕捉一过性心律失常最有价值，对评估一些可能由于心律失常引起的症状，如心悸、头昏、晕厥，观察心律失常与日常生活活动的关系和证实有无心肌缺血发作都很有价值。

需要注意的是，下列改变均为正常变化范围，不宜视为异常。①心率范围：醒时最高心率 100 ～ 182 次 /min，醒时最低心率 45 ～ 75 次 /min；睡时最高心率 65 ～ 120 次 /min，睡时最低心率 40 ～ 66 次 /min。②心律方面：房性期前收缩＜ 20 次 /24h、无房性心动过速、心房扑动或心房颤动；睡眠时可出现一度或二度 I 型房室传导阻滞。

四、监测心电图

监测心电图包括床旁监测心电图和远程心电图。床旁监测心电图主要在监护病房做心电监测。远程心电图则属远程医疗的一部分，该监测方法准确、可靠，应用十分方便，弥补了动态心电图的不足。患者佩戴钱袋大小的传递器，当自觉心悸或出现其他自认为与心律失常有关症状时，可立即通过远程传递心电图至有关医院，及时做出诊断。

五、经食道心脏电生理检查

经食道心房调搏术是临床无创性的电生理检查方法，是目前诊断心律失常的重要手段之一。临床上可用于测定窦房结功能、窦房传导时间测定、测定心房和房室交界区有效不应期、房室交界区传导功能测定，以及诊断房室双径路、研究阵发性室上性心动过速机制、诊断预激综合征、终止室上性心动过速等。

六、心脏电生理检查

绝大多数的心律失常通过床旁检查、心电图检查及分析可做出正确诊断，少数心律失常还需借助心脏电生理检查协助诊断。心脏电生理检查对于房室传导阻滞的准确定位和鉴别宽 QRS 波群心动过速最有价值。

七、其他心电学检查

目前临床上使用的心电学诊断心律失常的技术还有信号平均心电图（心室晚电位）、心率变异性、Q-T 间期离散度、T 波电交替、心率震荡等。这些指标对于恶性室性心律失常的预测有一定价值。

第六节 心律失常的治疗

一、心律失常治疗的总体原则

心律失常的发生和发展受许多因素影响。心律失常的处理不能仅着眼于心律失常本身，还需考虑基础疾病及纠正诱发因素。通过纠正或控制心律失常，达到稳定血流动力学状态、改善症状的目的。处理心律失常需遵循以下总体原则。

（一）首先识别和纠正血流动力学障碍

心律失常急性期应根据血流动力学状态来决定处理原则。血流动力学状态不稳定包括进行性低血压、休克、急性心力衰竭、进行性缺血性胸痛、晕厥、意识障碍等。

在血流动力学不稳定时不应苛求完美的诊断流程，而应追求抢救治疗的效率。严重血流动力学障碍者，需立即纠正心律失常。对快速性心律失常应采用电复律，见效快，又安全。电复律不能纠正或纠正后复发，需兼用药物。心动过缓者需使用提高心率的药物或植入临时起搏器治疗。血流动力学相对稳定者，根据临床症状和心律失常性质，适当选用治疗策略，必要时可观察。所选药物以安全为主，即使不起效，也不要加重病情或使病情复杂化。

（二）基础疾病和诱因的纠正与处理

基础疾病和心功能状态与心律失常，尤其是室性心律失常的发生关系密切。心脏的基础状态不同，心律失常的处理策略也有所不同。

心律失常病因明确者，在紧急纠正心律失常的同时应兼顾基础疾病的治疗，如由急性冠状动脉综合征引起者需重建冠状动脉血运；心力衰竭者尽快改善心功能；药物过量或低血钾引起者要尽快消除诱因。有关基础疾病的急性处理，应根据相应指南进行。基础疾病和心律失常常可互为因果，紧急救治中孰先孰后，取决于何者为当时的主要矛盾。

心律失常病因不明者或无明显基础疾病者，也应改善患者的整体状况，消除患者紧张情绪，如适当采用 β 受体阻滞剂。应用抗心律失常药要注意安全性，警惕促心律失常作用的发生。

（三）衡量获益与风险

对危及生命的心律失常应采取积极措施加以控制，追求抗心律失常治疗的有效性，挽救生命；对非威胁生命的心律失常，需要更多考虑治疗措施的安全性，过度治疗反而产生新的风险。在心律失常紧急处理时经常遇到治疗矛盾，应首先顾及对患者危害较大的方面，而对危害较小的方面需谨慎处理，甚至观察，采取不使病情复杂化的治疗。如室上性心动过速发作但既往有缓慢性心律失常，既要终止心动过速，又要防止心脏停搏，可选经食道心房调搏。

（四）治疗与预防兼顾

心律失常易复发，在纠正后应采取预防措施，尽力减少复发。根本措施是加强基础疾病的治疗、控制诱发因素。要结合患者的病情确定是否采用抗心律失常药治疗。恶性室性心律失常终止后一般都要使用药物预防发作。在紧急处理后应对心律失常远期治疗有所考虑和建议,某些患者可能需要用口服抗心律失常药,如有适应证,建议射频导管消融或心脏起搏治疗。

(五)对心律失常本身的处理

1. 询问简要病史　询问是否有心脏病史,心律失常是初发还是复发,家族内是否有相似病例,过去和最近用药情况,此次发病是否接受过治疗。由此可大致了解心律失常可能的原因。

2. 血流动力学允许的情况下快速完成心电图记录　心电图用于了解心率快慢,心律是否规整,QRS 波群时限宽窄,QRS 波群形态是单形还是多形,Q-T 间期是否延长,P、QRS 波群是否相关。以此可大致确定心律失常的种类。

3. 终止心律失常　若心律失常本身造成严重的血流动力学障碍,终止心律失常是首要任务。有些心律失常可造成患者不可耐受的症状,也需采取终止措施,如室上性心动过速、症状明显的心房颤动等。

4. 改善症状　有些心律失常不容易立刻终止,但快速心室率会使血流动力学状态恶化或伴有明显症状,如伴有快速心室率的心房颤动、心房扑动。此时减慢心室率可稳定病情,缓解症状。

(六)急性期抗心律失常药的应用原则

根据基础疾病、心功能状态、心律失常性质选择抗心律失常药物。应用一种静脉抗心律失常药后疗效不满意,应先审查用药是否规范、剂量是否足够。一般不建议短期内换用或合用另外一种静脉抗心律失常药,宜考虑采用非药物方法,如电复律或经食道调搏等。序贯或联合应用静脉抗心律失常药易致药物不良反应及促心律失常作用,仅在室性心动过速 / 心室颤动风暴或其他顽固性心律失常时才考虑。

二、抗心律失常药

抗心律失常药是治疗心律失常最基本、最普遍、最常用的方法。即使采用其他形式的治疗,也常需与药物治疗配合。所以,抗心律失常药是治疗心律失常最具实用价值的手段。

(一)抗心律失常药的分类

1. 抗心律失常药物的传统分类

(1)抗快速性心律失常药的分类。根据电生理特点,1970 年 Vanghan Williams 将抗快速性心律失常药分成 4 类,1974 年 Singh 将其中 I 类药物分成 I_a 和 I_b 两类,1983 年 Harrison 又将 I 类药物分成 I_a、I_b 和 I_c 三类。目前,国际通用的抗心律失常药分类就是经 Harrison 改良的 Vaughan Williams 分类法。

1) I 类抗心律失常药。为膜稳定剂,可分为三个亚类。① I_a 类:以抑制钠离子通透性为主,显著降低 0 期最大上升速率和幅度,减慢传导速度,延长动作电位时间。以奎尼丁为代表,包括普鲁卡因胺、丙吡胺等。② I_b 类:抑制钠通道,促进钾外流,轻度降低动作电位 0 相最大上升速度和幅度,轻度减慢传导,不延长甚至缩短动作电位时间。以利多卡因为代表,包括美西律、莫雷西嗪、苯妥英钠等。③ I_c 类:主要抑制钠通道,显著降低动作电位 0 相最大上升速率和幅度，显著减慢传导，不影响动作电位时间。以普罗帕酮为代表，包括恩卡尼、氟卡尼、氯卡尼等。

2）Ⅱ类抗心律失常药，即 β 受体阻滞剂。能抑制心肌对 β 肾上腺素能的应激作用，阻滞外源性和内源性交感胺所产生的多种生理效应。同时也具有 Ⅰa 和 Ⅰb 类药物的特性。以普萘洛尔为代表，包括艾司洛尔、美托洛尔、比索洛尔、阿替洛尔等。

3）Ⅲ类抗心律失常药，即钾通道阻滞剂和复极化延长药。可显著延长动作电位时间和有效不应期，能抑制 3 相钾离子外流并阻断交感神经节后纤维。以胺碘酮为代表，包括索他洛尔、溴苄胺、依布利特等。

4）Ⅳ类抗心律失常药，也是钙通道阻滞剂。降低窦房结和房室结细胞的 4 相自动去极化坡度，抑制其自律性。降低 0 相最大上升速率和幅度，延长房室结不应期及传导，中止折返激动。抑制触发活动，阻断早期后除极的除极电流，减轻延迟后除极的细胞内钙超负荷。以维拉帕米为代表，包括地尔硫䓬、苄普地尔等。

（2）抗缓慢性心律失常药的分类。抗缓慢性心律失常药可分为 3 类。

1）肾上腺素能受体激动药。如异丙肾上腺素、麻黄碱、肾上腺素等。

2）M 胆碱受体阻滞药。如阿托品、山莨菪碱、普鲁本辛等。

3）非特异性兴奋 / 传导促进剂。如肾上腺糖皮质激素、氨茶碱、烟酰胺、硝苯地平等。

2. 抗心律失常药的新分类

20 世纪 90 年代，抗心律失常药种类不多，电生理检查也刚兴起，对心律失常机制了解有限，Vaughan Williams 分类法存在局限性：①分类过于简化，不能体现一种药物的多种作用，如胺碘酮为Ⅲ类药，但兼具Ⅰ、Ⅱ和Ⅳ类药作用，Ⅲ类药物延长动作电位时程（APD），Ⅰ、Ⅳ类药也具此作用；②分类中未能包括受体通道的激动剂，通过受体或通道的激动起抗心动过速的作用；③分类不完善，未能包括 α 受体拮抗药、胆碱能激动剂以及洋地黄、腺苷等药物；④分类是基于药物对正常离体心肌组织的作用，未考虑到药物对受损或病态心肌组织可有不同的电生理作用；⑤分类不便于临床指导治疗，没有列举不同类型心律失常选用何种药物最有效、最合理。Vaughan Williams 分类法最大缺点是没有考虑到心律失常机制、药物作用环节和临床疗效三者的有机结合。

2018 年 10 月，Lei 等学者在全面系统回顾 Vaughan Williams 分类法的基础上，于 *circulation* 杂志上发布了 8 类 32 种新的抗心律失常药（AAD）分类方法，涵盖了具有抗心律失常作用药的作用机制、电生理效应。

（1）0 类，起搏通道阻滞剂或 HCN 通道阻滞剂。如伊伐布雷定，能降低窦房结自律性，适应于稳定型心绞痛、心率 ≥ 70 次 /min 心力衰竭患者。

（2）Ⅰ类，电压门控钠离子通道阻滞剂。Ⅰa 类，如奎尼丁、阿义马林、丙吡胺；Ⅰb 类，如利多卡因、美西律；Ⅰc 类，如普鲁帕酮、氟卡尼；Ⅰd 类，如雷诺嗪，适应于稳定型心绞痛、室性心律失常和心动过速。

（3）Ⅱ类，自主神经抑制剂和激动剂。Ⅱa 类非选择性 β 受体阻滞剂卡维地洛、普萘洛尔和纳多洛尔；选择性的 β1 受体阻滞剂比索洛尔、美托洛尔等。Ⅱb 类非选择性 β 肾上腺素能受体激动药异丙肾上腺素。Ⅱc 类毒蕈碱型 M2 受体抑制剂阿托品、山莨菪碱、东莨菪碱。Ⅱd 类毒蕈碱型 M2 受体激动剂氨甲酰胆碱、毛果芸香碱、乙酰甲胆碱、地高辛。Ⅱe 类腺苷 A1 受体激动剂腺苷和 ATP。

（4）Ⅲ类，钾离子通道阻滞与开放剂。Ⅲ$_a$类电压门控钾离子通道阻滞剂，非选择性钾离子通道阻滞剂氨巴利特、胺碘酮、决奈达隆；HERG 通道介导的快速钾离子电流阻滞剂多非利特、伊布利特、索他洛尔；Kv7.1 通道介导的慢速钾离子电流阻滞剂（延长动作电位恢复时间、有效不应期和 Q-T 间期）；Kv1.5 通道介导的超快速钾离子电流阻滞剂维纳卡兰，选择性延长心房的有效不应期，适应于心房颤动快速复律；Kv1.4 和 Kv4.2 通道介导的短暂钾离子外向电流阻滞剂替地沙米，适应于房颤紧急复律。Ⅲ$_b$类代谢依赖的钾离子通道开放剂尼可地尔、吡那地尔，潜在缩短动作电位恢复时间，目前应用于心绞痛和高血压领域。Ⅲ$_c$类递质依赖的钾离子通道阻滞剂 BMS4392，降低窦房结自律性，适应于心房颤动。

（5）Ⅳ类，钙离子触控调节剂。Ⅳ$_a$类膜表面钙离子阻滞剂。非选择性的膜表面钙离子通道阻滞剂苄普地尔，能延长房室结传导时间、抗心绞痛、潜在治疗室上性心动过速；L 型钙离子通道阻滞剂维拉帕米、地尔硫䓬；T 型钙离子通道阻滞剂。Ⅳ$_b$类细胞内钙离子通道阻滞剂。SR，RyR2- 钙离子通道阻滞剂氟卡尼、普鲁帕酮，适应于儿茶酚胺敏感的多形性室速；IP3R- 钙离子通道阻滞剂。Ⅳ$_c$类肌浆网钙离子 -ATP 酶激动剂。Ⅳ$_d$类膜表面离子交换抑制剂。Ⅳ$_e$类磷酸激酶和磷酸化酶抑制剂。

（6）Ⅴ类，机械敏感性通道阻滞剂。如氨茴酸。

（7）Ⅵ类，缝隙连接通道阻滞剂。生胃酮，能减慢心室、心房、房室结及旁道的传导，原来治疗胃病的药物。

（8）Ⅶ类，上游靶向调节剂——血管紧张素转换酶抑制剂（ACEI）、血管紧张素受体拮抗剂（ARB）和沙库巴曲缬沙坦（减少心律失常发生基质）。ω-3 脂肪酸（减少心肌梗死后心律失常），他汀类（减少心肌梗死后心律失常）。

3. 我国抗心律失常药物的分类方法

2023 年抗心律失常药物临床应用中国专家共识在抗心律失常药物传统分类的基础上，结合 2018 年新分类的部分内容，在Ⅰ类中增加了Ⅰ$_d$亚类、Ⅳ类中增加了Ⅳ$_b$亚类，其他类中增加了窦房结 If 抑制剂、其他自主神经调节剂及腺苷等，并结合中国实际补充了尼非卡兰等药物。

（1）Ⅰ类药物（钠通道阻滞剂）抑制峰钠电流（I$_{Na}$）可降低心房、心室肌和心脏传导系统动作电位（action potential，AP）幅度和最大除极速率，增高兴奋阈值，减慢传导，抑制异位自律性和阻断折返激动。0 相除极幅度降低，继发钙内流减小，抑制心肌收缩力，可加重心功能不全。晚钠电流处于 AP 的复极期，在正常心肌中的幅度小，在长 Q-T 综合征（long QT syndrome，LQTS）3 型和心肌缺血等病理状态下幅度增大。

根据药物与钠通道结合、解离的动力学特点及晚钠电流选择性，分为 4 个亚类。

1）Ⅰ$_a$类：阻滞钠通道开放，与钠通道解离时间中等，阻滞强度中等［解离常数（τ）≈1 ~ 10s］；可抑制快速激活的延迟整流钾电流（I$_{Kr}$），延长动作电位时程（action potential duration，APD）、有效不应期（effective refractory period，ERP）和 Q-Tc 间期。常用药物有奎尼丁、普鲁卡因胺和丙吡胺。对多种类型心律失常有效，因抑制传导、延长 Q-Tc 间期及致心律失常作用，可增加病死率。奎尼丁还可抑制 I$_{to}$。

2）Ⅰ$_b$类：阻滞钠通道开放及失活，与钠通道解离时间（τ≈0.1 ~ 1s），对正常心肌的 I$_{Na}$抑制作用弱，抑制晚钠电流作用相对明显，可缩短 APD 和 ERP，消除折返。抑制 I$_{Na}$作用在心肌缺血等病理情况下增强，对浦肯野纤维作用强于心室肌，可提升电复律疗效。对房室传导和心肌收缩力影响小。用于室性快速性心律失常，对房性心律失常无效。常用药物有利多卡因和美西律。大剂量 I_b 类药物可抑制自律性，减慢室内及房室传导，抑制心肌收缩力。

3）I_c 类：阻滞钠通道失活，与钠通道解离时间长（$\tau > 10s$），抑制钠通道作用强。减慢心房和心室内传导，延长 QRS 及 H-V 间期，延长房室结双径路的快径逆传和房室旁道的 ERP，阻滞心肌细胞肌浆网雷诺丁受体（ryanodine receptor，RyR2）介导的钙释放，轻度抑制 I_{Kr} 和 I_{Kur}。常用药物有普罗帕酮和氟卡尼，可治疗多种类型的房性和室性心律失常。抑制心肌收缩力作用强，可诱发或加重心功能不全，可能升高除颤 / 起搏的阈值。莫雷西嗪抑制 I_{Na} 且缩短 ERP，属于 I_b 或 I_c 类。

4）I_d 类：选择性晚钠电流抑制剂，缩短 APD 和 Q-T 间期，降低复极离散度，增大复极储备和复极后不应期，治疗浓度不影响 I_{Na} 和室内传导。代表药物雷诺嗪，用于治疗慢性心肌缺血，对 LQTS3 型和冠心病合并的心律失常有作用。I_b 类及胺碘酮也有抑制晚钠电流的作用，但选择性较低。

5）I 类药物抑制 I_{Na} 存在频率依赖性：抑制钠电流的效应在心率快时作用大，QRS 波增宽更明显，作用强度 $I_c > I_a > I_b$，心率慢时抑制作用减弱。

（2）Ⅱ类药物（β 受体阻滞剂）包括选择性 β_1 受体阻滞剂美托洛尔和比索洛尔，非选择性 β 受体阻滞剂普萘洛尔和纳多洛尔，及兼有 β 和 α_1 受体阻滞作用的卡维地洛等。

Ⅱ类药物可以阻滞 β_1 受体、降低腺苷酸环化酶活性和细胞内环磷酸腺苷（cyclic adenosine monophosphate，cAMP）浓度，从而降低窦房结自律性，延长房室结传导时间和不应期，提高心室颤动阈值；抑制钙通道和 RyR2 介导的 Ca^{2+} 释放，降低细胞内 Ca^{2+} 水平，抑制早后除极（early afterdepolarization，EAD）或迟后除极（delayed afterdepolarization，DAD）。阻滞作用在交感神经张力增高时增大，在正常心脏或迷走神经张力增高时减小。Ⅱ类主要用于治疗窦性心动过速或降低室上性心律失常的快速心室反应；可预防心肌梗死、心功能不全合并的恶性心律失常及猝死并降低病死率。也用于 LQTS 和儿茶酚胺敏感型室性心动过速等。

（3）Ⅲ类药物（钾通道阻滞剂）阻滞钾通道可减少复极期 K^+ 外流，分为非选择性 K^+ 通道抑制剂，选择性 I_{Kr}、乙酰胆碱敏感型钾通道电流（I_{KAch}）、I_{Kur}、三磷酸腺苷（adenosine triphosphate，ATP）敏感型钾通道电流（I_{KATP}）和 I_{to} 抑制剂等。通过延长心房和 / 或浦肯野和 / 或心室肌细胞 APD 和 ERP，终止或预防室上性和室性心律失常。延长 Q-Tc 间期、增大复极离散度，可能诱发 EAD、促进折返和尖端扭转型室速（torsade de pointes，Tdp）的发生。

1）非选择性 K^+ 通道阻滞剂：同时阻滞多种 K^+ 通道。胺碘酮可抑制 I_{Kr}、I_{to}、缓慢激活延迟整流钾电流（I_{Ks}）、内向整流钾电流（I_{K1}）、I_{KAch} 和 I_{Kur}，还可抑制 I_{Na}、钙电流（I_{Ca}）及 α 和 β 受体，兼有 4 类药物的作用。静脉给药时，Ⅰ、Ⅱ和Ⅳ类作用也比较突出，可终止房性和室性快速心律失常，降低房颤时的心室率。不抑制心肌收缩力，不增大复极离散度，可用于合并器质性心脏病尤其是心力衰竭的心律失常。决奈达隆是胺碘酮的脱碘衍生物，抑制 I_{Kr}、I_{KAch} 和 I_{Ks}，兼有 β 受体阻滞作用，用于房颤终止后预防复发，降低再住院率。

2）选择性 K^+ 通道阻滞剂：主要抑制 I_{Kr}，包括索他洛尔、伊布利特、多非利特、尼非卡兰等，索他洛尔兼有 β 受体阻滞作用。可延长心房和心室肌 APD 和 ERP，用于房颤复律和复律后维持窦性心律及治疗多类室性心律失常。但此类药物可引起 Q-Tc 间期延长、跨膜复极离散度增大，有发生尖端扭转型室性心动过速（Tdp）的风险，对于合并严重器质性心脏病或存在长 QT 基因突变人群有较高风险。

3）I_{Kur} 阻滞剂：维纳卡兰，抑制心房特异性 I_{Kur} 电流，也可抑制 I_{to} 和 I_{Na}。延长心房肌 APD 及 ERP，用于房颤的转复。轻度延长 Q-Tc 和 QRS 间期。

4）I_{to} 阻滞剂：I_{to} 在心外膜表达较强，参与 J 波形成及 2 相折返引起的多形性室速。奎尼丁有抑制 I_{to} 作用，用于治疗 Brugada 综合征、早复极综合征和短 Q-T 综合征。

5）I_{Kr} 阻滞剂的逆频率依赖性作用：药物对 Kr 的阻滞作用及引起的 APD 和 Q-Tc 间期延长在快速心律失常时减弱，快速心律失常终止后心率减慢时增大。因此。药物在心率慢时可引起更显著的 Q-Tc 间期延长，从而诱发 EAD 和 Tdp，是其致心律失常作用的主要机制。胺碘酮和决奈达隆的逆频率依赖性小，致心律失常作用低。

（4）Ⅳ 类药物（钙通道阻滞剂）

1）$Ⅳ_a$ 类：维拉帕米和地尔硫䓬为非二氢吡啶类钙通道阻滞剂。可阻滞细胞膜 L 型钙通道，减低 I_{Ca}，降低窦房结自律性和房室结传导，延长房室结的 ERP 和 PR 间期，抑制 EAD 或 DAD。可加重窦房结功能不全（sinus node dysfunction，SND）和房室传导阻滞（atrioventricular block，AVB），抑制心肌收缩力。

2）$Ⅳ_b$ 类：肌浆网 $RyR2\text{-}Ca^{2+}$ 释放通道阻滞剂。可降低细胞内 Ca^{2+} 浓度，抑制 DAD 参与的触发激动及心律失常。氟卡尼有这类作用，普罗帕酮可能有类似作用。

（5）其他

1）窦房结 If 抑制剂：伊伐布雷定。阻滞超极化激活的环核苷酸门控通道（hyperpolarization-activated cyclic nucleotide gatedcation channels，HCN），抑制窦房结 If，降低 4 相去极化速率和窦房结自律性，减慢窦性心律。

2）β - 受体激动剂：异丙肾上腺素和肾上腺素。兴奋 $β_1$ 受体，增大 If 幅度，增快窦房结频率及异位起搏点的逸搏频率，治疗心动过缓或慢频率依赖的心律失常。肾上腺素用于心肺复苏（cardiopulmonary resuscitation，CPR）。

3）毒蕈碱 M2 受体阻滞剂：阿托品和莨菪类。降低迷走神经兴奋性，使交感神经张力相对增强。增高窦房结、心房和房室结的自律性和传导性。用于迷走神经张力增高相关的、起源于窦房结或希氏束以上的缓慢性心律失常。

4）毒蕈碱 M2 受体激动剂：洋地黄类药物。抑制 $Na^+\text{-}K^+\text{-}ATP$ 酶活性，增加心肌收缩力和心输出量，反射性（间接）兴奋 M2 受体，增高迷走神经张力，减慢心率及房室结传导，延长房室结的 ERP，增加隐匿传导。用于控制室上性快速心律失常的心室率。可使细胞内 Ca^{2+} 浓度增高，导致心律失常，合并低钾或洋地黄中毒时容易发生。

5）腺苷 A1 受体激动剂：腺苷。激活腺苷 A1 受体，降低窦房结、心房和房室结自律性，抑制房室结传导；在心室肌细胞降低肾上腺素能介导的腺苷酸环化酶活性，抑制触发激动，终止室上性心动过速及特发性室性心动过速。

（二）抗心律失常药物治疗的原则

应用药物仍是心律失常的基本治疗手段，但药物治疗带来的并非都是益处，什么情况下应该用药，什么情况下不需用药，应谨慎对待。

1.抗心律失常药主要用于危及生命的心律失常治疗　抗心律失常药既可治疗心律失常又可促发心律失常，两者作用于相同靶点。同时，心律失常不都是危险的。因此，抗心律失常药物应用要权衡得失或利弊。得失不再只顾及心律失常本身，如期前收缩数减少或心律失常发作数降低，更应顾及患者远期效益，如并发症是否减少，存活率是否上升。目前的研究表明，只有那些危及生命或潜在危及生命的心律失常患者应用抗心律失常药治疗才能获益。因此，首先要进行危险分层，确定应用抗心律失常药的必要性，再决定方案。

（1）无需治疗的心律失常。在用药之前尤其要筛选出无需治疗的心律失常。对常见的室性或房性期前收缩，多数情况下无需治疗。患者的症状大多并非由于期前收缩引起，而是由于对这种心律失常过分担忧所致。对此类患者，应以减少其心理负担为主，教育其避免或减少摄入酒、咖啡、浓茶等刺激性饮品，避免过度劳累、熬夜、激动、生气等。

（2）恶性和潜在恶性心律失常。恶性和潜在恶性心律失常应在优先选择适宜的非药物治疗的基础上决定如何应用抗心律失常药。如对于具有猝死高风险等符合 ICD 植入的患者，必须在 ICD 植入的基础上再决定如何应用抗心律失常药。对于缓慢性心律失常等符合起搏器植入的患者，应先选择起搏器治疗，再应用抗心律失常药。否则，药物将导致心脏停搏或传导障碍加重。室性心动过速应考虑有无必要行导管消融治疗。

2. **抗心律失常药选用重在安全性** 心律失常治疗应在安全的基础上选用有效药物。研究结果显示：为心肌梗死者减少室性期前收缩，以防猝死而使用氟卡尼、英卡尼，其死亡率均高于使用安慰剂组；为预防心房颤动复发而使用奎尼丁、丙吡胺、索他洛尔，其死亡率也高于安慰剂组；为预防心脏停搏而使用普酰胺，停搏率反高于对照组。因此，I_a 类药物已淡出临床；I_b 类利多卡因已成为 II_b 类推荐；I_c 类药物已不用于心肌梗死、心力衰竭、左心室肥大、室内传导障碍者；III 类、IV 类药物已成为有选择性地应用。II 类药物 β 受体阻滞剂远期应用可降低死亡率，推荐用于心律失常治疗的 β 受体阻滞剂有美托洛尔、卡维地洛、比索洛尔等。心肌梗死、心力衰竭、左心室功能不全者可长期应用 β 受体阻滞剂，减少室性心律失常发生率，提高存活率；长 Q-T 综合征、儿茶酚胺敏感性室性心动过速等离子通道病远期应用 β 受体阻滞剂，也可降低死亡率。因此，只要没有应用 β 受体阻滞剂的禁忌证，在心律失常的远期防治中，β 受体阻滞剂是常用药物。胺碘酮从安全性、有效性来说，是目前常选用的药物，它能安全地用于心肌梗死、心力衰竭、左心室肥大、左心室功能不全者的治疗，中止房性、室性心律失常都有效，但远期应用不降低总体死亡率，仅对心律失常发生率有所降低。其心外不良反应较多，故远期应用受到限制，也不推荐用于一般的良性心律失常。

3. **抗心律失常药应用重在心律失常急性发作时纠治，远期防治应少依赖药物** 心律失常急性发作，如房室结或房室折返性心动过速、室性心动过速（血流动力学稳定）、阵发性心房颤动等，还依赖于药物中止。但在远期防治中应尽量少依赖药物，如阵发性室上性心动过速反复发作，应给予射频导管消融治疗。

4. **心律失常的远期预防重在上游治疗** 预防心律失常复发，应尽量避免使用抗心律失常药，而应重在上游治疗即治疗基础心脏病，如基本病因不可逆，则尽可能延缓心肌重构。心肌重构的重要标志为心肌纤维组织增生，心肌间质增加使心房颤动、室性心动过速、心室颤动的发生率上升。具有抗纤维组织增生的药物，如血管紧张素转换酶抑制剂、血管紧张素 II 受体拮抗剂、血管紧张素脑啡肽酶抑制剂、醛固酮受体拮抗剂已广泛用于心律失常的防治。

5. **抗心律失常药的联合应用**

（1）抗心律失常药联合应用的基本原则。心律失常药物治疗的首选方案是单一用药。但由于心律失常的发生机制比较复杂，单一抗心律失常药治疗的疗效有时欠佳。由于各种抗心律失常药对心肌细胞电生理特性具有不同的作用，联合应用可增加作用靶点或发挥协同作用，提高临床疗效，减少或拮抗药物的不良反应。

目前，抗心律失常药的联合应用仅适用于潜在恶性或恶性心律失常的终止发作及抗复发治疗。其适应证如下：①经过多种单一药物治疗无效。②单一药物治疗虽然有效，但因剂量过大而患者出现难以耐受的不良反应。③合并存在多种类型的心律失常。④反复发作的恶性或潜在恶性心律失常需长期抗复发治疗。

抗心律失常药联合应用的原则：①应该选择循证医学研究结果证明安全、有效的抗心律失常药。②在抗心律失常药联合应用中，每种药物的用量应该为单一药物的最小有效剂量，以减少不良反应。③应该选用药理作用不同的抗心律失常药联合应用。④应尽可能联合使用β受体阻滞剂和非抗心律失常药等能改善长期预后的药物。⑤加强原发病及诱因的治疗。

（2）各类抗心律失常药的联合应用。

1）Ⅰ类与其他抗心律失常药联合应用。I_a类与I_b类抗心律失常药的联合应用：奎尼丁和I_b类的美西律、利多卡因、苯妥英钠等联合应用对许多顽固性心律失常的治疗有效，包括持续性和非持续性室性心动过速、频发室性期前收缩等，且不增加不良反应。例如，Duff等观察21例单一药物治疗无效者合用小剂量美西律和奎尼丁后，其中14例有效，室性期前收缩的有效率为（85.9%±26%），明显高于单用美西律（62.5%±25%）或奎尼丁（59%±16%）。普鲁卡因胺与利多卡因联合应用能有效控制急性心肌梗死引起的顽固性心律失常，预防用药可有效降低心室颤动的发生率。丙吡胺与美西律合用于单用美西律或丙吡胺无效的室性心动过速12例，结果8例得到完全控制。

I_a类与I_c类抗心律失常药联合应用：由于I_a类与I_c类抗心律失常药的联合应用可进一步延长动作电位时程，不符合电生理学和药理学原理，增加不良反应，临床一般不宜联合。

I_b类与I_c类抗心律失常药联合应用：I_b类与I_c类抗心律失常药的联合应用在临床上较多，可提高疗效，没有发现不良相互作用。例如，普罗帕酮与美西律合用，对单用美西律无效的顽固性室性期前收缩患者有增效作用，可提高疗效，减少不良反应，并适当减少剂量。

2）Ⅱ类与其他抗心律失常药联合应用。β受体阻滞剂与洋地黄联合应用：可有效增强慢性心房颤动患者的心室率控制，对单一药物不能满意控制的慢性心房颤动也可有效控制心室率。

β受体阻滞剂与Ⅰ类抗心律失常药联用：常常将普萘洛尔和奎尼丁联合应用，可提高房性心律失常和室性心律失常的疗效，并能减少奎尼丁的用量，很少有耐药现象；阿替洛尔与普罗帕酮联合用药也较多。

3）Ⅲ类与其他抗心律失常药联合应用。临床上较多将胺碘酮与I_b类药联合应用，可明显提高疗效，减少不良反应，是一个较合理的联合用药方案。但胺碘酮不宜与I_a类抗心律失常药联合应用，因两者均可延长Q-T间期，增加不良反应。与I_c类药原则上也不宜合用。

4）Ⅳ类与其他抗心律失常药联合应用。用于抗心律失常药的钙通道阻滞剂主要为维拉帕米，在很多情况下与地高辛联合用药，但可提高地高辛的血浓度，应减少地高辛的用量。维拉帕米不宜与受体拮抗药或Ⅰ类抗心律失常药联合用药，尤其禁忌与丙吡胺联合应用。

5）抗心律失常药与非抗心律失常药联合应用。近年来，一些非抗心律失常药应用于心律失常的治疗，如血管紧张素转换酶抑制药、血管紧张素Ⅱ受体拮抗药、他汀类药、醛固酮受体拮抗药等，这类药物主要作用于心律失常的基质，能从源头上控制心律失常，与抗心律失常药合用，可产生良好的协同作用。I$_c$ 类与其他钠通道阻滞剂（三环类抗抑郁和抗癫痫药物）合用时，有可能增加钠通道阻滞剂致心律失常风险。在应用 Paxlovid 抗新冠病毒治疗期内，除索他洛尔外，不宜接受其他抗心律失常药治疗。

　　总之，同一作用原理的药物可减少剂量合用，并可减少毒性反应；作用原理相反的药物合用可减低疗效（如奎尼丁与托西溴苄铵），不宜合用；作用原理不同的药物合用可加强作用，但应注意其毒性反应。目前，临床最常用的联合应用是 I$_a$ 类与 I$_b$ 类、I$_b$ 类与 I$_c$ 类、I$_b$ 类与Ⅲ类、I 类与Ⅱ类。I$_a$ 类与 I$_c$ 类可以考虑；I$_a$ 类与Ⅳ类宜慎重；Ⅲ类与Ⅳ类最好不合用；Ⅱ类与Ⅳ类不宜合用，应防加重心肌抑制。

（三）常用抗心律失常药

1. **硫酸奎尼丁**　用于治疗合并 Brugada 综合征、早复极综合征和短 Q-T 综合征的心律失常或特发性心室颤动。由于致心律失常等不良反应，已基本不用于心房颤动和心房扑动。用法：试服 0.1g，观察 2h，如 Q-Tc 间期延长不显著，给予 0.1 ~ 0.2g/ 次，1 次 /8h；起效时间约 30min，达峰时间 2h。注意事项：评估疗效与 Q-Tc 和 QRS 间期，奎尼丁晕厥多出现在服药后 72h 内，应住院给药。不良反应可出现在低剂量时，轻度包括金鸡纳反应（耳鸣、眩晕、腹泻等），中度有呕吐、低血压、QRS 间期延长，重度有 Q-Tc 延长及 Tdp、QRS 延长 >50%、高度 AVB 或心脏骤停。

2. **普鲁卡因胺**　目前推荐用于预激综合征并心房颤动的药物转复；以往用于室性早搏和室性心动过速，现已少用。用法：负荷量静脉推注 15mg/kg，静脉点滴维持量 2 ~ 4mg/min；起效时间 10 ~ 30min。注意事项：可导致低血压、传导阻滞及心脏停搏，禁用于红斑狼疮患者。

3. **丙吡胺**　用于迷走神经张力增高相关的心房颤动，并可用于梗阻性肥厚型心肌病，治疗心律失常的同时不会加重流出道梗阻。用法：口服 100 ~ 150mg/ 次，1 次 /6h；起效时间 0.5 ~ 3h，达峰时间 2h。注意事项：可致 Q-Tc 间期延长和 Tdp，禁用于心力衰竭患者。

4. **利多卡因**　用于治疗急性心肌梗死、洋地黄中毒、心脏外科手术及心导管术合并的室性早搏和室性心动过速。室性心动过速和心室颤动需反复电复律时，可提高复律成功率。用法：负荷量 50 ~ 100mg（儿童 1mg/kg），不经稀释，3 ~ 5min 内静推；静滴维持量 1 ~ 3mg/min［儿童 0.02 ~ 0.04mg/（kg·d）］；间隔 5 ~ 10min 可重复负荷量，1h 内总量不超过 300mg（4.5mg/kg）。连续应用 24 ~ 48h 后半衰期延长，应减少维持量。半衰期 1.5 ~ 2h。注意事项：经肝代谢，年龄 ≥ 70 岁或肝功能异常时维持量减半；禁用于中、重度心力衰竭。不良反应：感觉异常，语言不清、意识改变、肌肉搐动、眩晕、心动过缓等，剂量过大可引起心脏停搏。

5. **美西律**　用于室性期前收缩、室性心动过速的治疗和预防复发，利多卡因有效者美西律也多有效。对 LQTS，特别是 3 型，可缩短 Q-Tc 间期、抑制心律失常。用法：口服起始量 100 ~ 150mg，1 次 /8h，根据需要 2 ~ 3d 后可增减 50mg/ 次；儿童 6 ~ 15mg/（kg·d），分 3 次给药；起效时间 30 ~ 120min，达峰时间 2 ~ 3h，半衰期 10 ~ 12h，重度肝肾功能不全时半衰期延长。注意事项：美西律抑制传导及心肌收缩力，慎用或禁用于器质性心脏病，特别是心力衰竭、二度或以上 AVB 及室内传导阻滞。

6. **普罗帕酮**　终止或预防无器质性心脏病的心房扑动、心房颤动（包括预激综合征）、阵发性室性心动过速及症状性房性期前收缩和室性早搏，转复阵发性室上性心动过速。对心房颤动抑制作用强，起效快，是无器质性心脏病房颤转复和维持窦律的 I 类推荐药物。其抑制心肌收缩力和传导的作用较明显，可增加器质性心脏病患者心力衰竭、传导阻滞、心脏骤停和死亡风险。其阻滞肌浆网 Ca^{2+} 释放作用可用于治疗儿茶酚胺敏感型室速。用法：口服起始量 50 ~ 150mg/ 次，1 次 /8h，必要时 3 ~ 4d 后加量至 200mg/ 次；儿童体重 < 15kg 者 10 ~ 20mg/（kg·d），15kg 者 7 ~ 15mg/（kg·d），分 3 次给药。对 QRS 波增宽者，剂量不得 > 150mg/ 次。静推剂量 70 ~ 150mg（1 ~ 2mg/kg），稀释后 10mg/min 缓慢静推，单次最大剂量不超过 150mg。口服达峰时间 3.5h，半衰期 2 ~ 10h。经过临床安全性评估的患者，一次性口服 450 ~ 600mg（口袋用药）用于转复新近发作的心房颤动；在转复心房颤动时，部分可转为心房扑动使心室率变快，必要时联用 β 受体阻滞剂。注意事项：可诱发心动过缓、房室及室内传导阻滞，或加重原有心力衰竭，导致心排出量降低，室性心动过速恶化甚至死亡；禁用于支气管哮喘、心室肥厚 ≥ 14mm、中重度器质性心脏病、缺血性心脏病和心功能不全者。

7. 氟卡尼　与普罗帕酮相似，用于无器质性心脏病的室性心动过速或室上性心动过速、心房颤动转复和窦性心律维持。能够阻滞肌浆网 Ca^{2+} 释放，可用于儿茶酚胺敏感型室性心动过速。用法：50 ~ 100mg/ 次，1 次 /12h，最大剂量 300mg/d；儿童：27mg/（kg·d），分 2 次给药。

8. 莫雷西嗪　治疗无器质性心脏病患者的房性和室性期前收缩。用法：口服 150mg/ 次，1 次 /8h；必要时 2 ~ 3d 后可增加 50mg/ 次，最大剂量 250mg/ 次；达峰时间 0.5 ~ 2h，半衰期 1.5 ~ 3.5h。不良反应相对小。注意事项：禁用于心肌梗死、心功能不全、二度以上房室及室内传导阻滞患者。

9. 雷诺嗪　用于治疗慢性心肌缺血；可减少冠心病特别是非 ST 段抬高型心肌梗死合并的室性期前收缩、短阵室性心动过速和心房颤动。静脉制剂用于危重患者，可联合其他药物治疗顽固性电风暴。用法：起始量 500mg/ 次，1 次 /12h，最大剂 1 000mg/ 次；达峰时间 2 ~ 5h，半衰期 7h。注意事项：主要经肝代谢，中、重度肾功能不全患者禁用；可引起 Q-T 间期轻度延长。

10. 普萘洛尔　以往用于控制室上性和室性心律失常，特别是与儿茶酚胺刺激有关或洋地黄中毒引起的心律失常。目前主要用于 LQTS 和儿茶酚胺敏感型室性心动过速。用法：口服起始量 10mg/ 次，1 次 /8h；儿童 0.5 ~ 1mg/（kg·d），分 3 次给药；根据反应性增减剂量至最大可耐受剂量；起效时间 1 ~ 2h，达峰时间 1 ~ 4h，半衰期 3 ~ 6h。注意事项：主要经肝代谢，存在首过效应。长期大剂量服用后停药应缓慢减量；禁用于支气管痉挛、病态窦房结综合征（sick sinus syndrome，SSS）、AVB、低血压或休克患者；不良反应有中枢神经系统反应和胃肠道反应。

11. 美托洛尔　用于治疗室上性快速心律失常，包括窦性心动过速、心房扑动和心房颤动的心室率控制；缺血性心脏病合并快速心律失常；减少室上性或室性心律失常相关症状；改善射血分数降低的心力衰竭（heart failure with reduced ejection fraction，HFrEF）患者的预后。用法：酒石酸美托洛尔，口服 25 ~ 100mg/ 次，1 次 /12h；儿童 0.5 ~ 2mg/（kg·d），分 2 次给药。琥珀酸美托洛尔缓释片，47.5 ~ 190mg/ 次，1 次 /d。较小剂量起始，逐步加量。起效时间 1h，达峰时间 1 ~ 2h，半衰期 3 ~ 4h。酒石酸美托洛尔注射液，5mg/ 次，稀释后静推，每 5min 可重复 1 次，最大剂量 15mg。注意事项：可引起或加重 SND 和 AVB。长期和大量用药后如需停药，应在 1 ~ 2 周内逐渐减量再停药；禁忌证类似其他 β 受体阻滞剂。

12. 比索洛尔　用于室上性和室性快速心律失常，特别是合并心肌缺血和 HFrEF 时。用法：2.5 ～ 10mg/ 次，1 次 /d；小剂量起始，逐步增加至可耐受的较大剂量；起效时间 1 ～ 2h，达峰时 2 ～ 4h，半衰期 9 ～ 12h。注意事项：禁用于心源性休克、急性失代偿性心力衰竭、二度以上 AVB 和 SND；慎用于肝肾功能不全及与非二氢吡啶类钙阻滞剂合用；可引起低血压或加重周围动脉疾病；诱发支气管痉挛或哮喘少见。

13. 艾司洛尔　超短效 β_1 受体阻滞剂，主要用于心房颤动、心房扑动时的心率控制，窦性心动过速、围手术期心动过速、心律失常电风暴的治疗。用法：负荷量 0.5mg/kg，1min 内静推，静滴维持量 0.05 ～ 0.20mg/（kg·min），维持 5min，如效果不佳，重复负荷量后将维持量增高至 0.1mg/（kg·min），每隔 4 ～ 5min 可增加 0.05mg；最大量不超过 0.2mg/（kg·min），连续静滴时间一般 ≤ 48h。起效时间 2 ～ 10min，半衰期 9min。停药 10min 后药物作用几乎消失。注意事项：出现低血压和严重心动过缓应减量或停药；可加重心力衰竭和休克，慎用于支气管哮喘患者；漏出静脉外或高浓度给药可造成组织坏死或静脉炎症。

14. 纳多洛尔　用于治疗 LQTS（特别是 2 型）和儿茶酚胺敏感型室性心动过速。用法：口服 10 ～ 240mg/ 次，1 次 /d，低剂量起始，逐渐加量；达峰时间 3 ～ 4h；半衰期 20 ～ 24h。注意事项：与普萘洛尔类似。

15. 卡维地洛　用于治疗窦性心动过速，特别是扩张型心肌病合并窦性心动过速。用法：口服剂量 3.125 ～ 25mg/ 次，1 次 /12h，逐渐增至可耐受的较大剂量；起效时间 ≤ 1h，达峰时间 5h，半衰期 7 ～ 10h。注意事项：禁用于哮喘、二度以上 AVB、严重心动过缓和 SSS、失代偿性心力衰竭、肝功能不全和低血压患者。

16. 阿替洛尔　用于治疗窦性心动过速和期前收缩，控制心房扑动、心房颤动的心室率，水溶性高。用法：口服起始量 12.5 ～ 25mg/ 次，2 次 /d；起效时间 ≤ 1h，达峰时间 2 ～ 4h，半衰期 6 ～ 7h。注意事项：加重外周循环障碍，与利血平和钙通道阻滞剂合用有叠加效应，禁忌证类似其他 β 受体阻滞剂。

17. 胺碘酮　用于室上性和室性快速心律失常（尤其伴有器质性心脏病），血流动力学稳定且无 Q-Tc 间期延长的单形或多形性室速，心房颤动的药物复律、维持窦律和快速心室率的控制，加强电复律和除颤的疗效。口服也用于预防危及生命的室性心动过速、心室颤动发作，减少植入 ICD 后的放电次数。用法：静脉用于终止心动过速：负荷量每次 150 ～ 300mg（3 ～ 5mg/kg），葡萄糖液稀释后缓慢静推，终止室性心动过速时静推 10min，必要时 10 ～ 15min 后可重复 75 ～ 150mg；静滴维持量 1 ～ 2mg/min，静滴 6h 后可减量为 0.5mg/min，持续 2 ～ 4d；可同时口服胺碘酮过渡。口服：每次 200mg，3 次 /d，使用 7 ～ 10d 后减为 2 次 /d，再用 7 ～ 10d 后给予较小有效剂量长期维持，一般为 200 ～ 400mg/d 或更小有效剂量。终止心房颤动时，负荷量同前，静滴 30 ～ 60min，长期口服维持量可逐渐减至 200mg/d 或更低。对部分快速心律失常可直接给予口服负荷量，初始量 600 ～ 1 200mg/d，分次给药，总剂量达到 10g 或口服 7 ～ 10d 后，减 200mg/ 次，2 ～ 3 次 /d，口服 7 ～ 10d 后再减为 200mg/ 次，1 ～ 2 次 /d，或以能控制心律失常的较小剂量长期维持。静脉用药总量 24h 一般不超过 1.2g，每日最大剂量（包含静脉和口服）不超过 2.2g。治疗期间如果心律失常复发，可重复给予负荷量。儿童：静注负荷量 5mg/kg，用 5% 葡萄糖稀释，时间 > 30min，静滴维持量 10 ～ 15mg/（kg·d）；口服负荷量 10mg/（kg·d），分 2 次给药，每 5 ～ 7d 减量，维持量 3mg/（kg·d）。静脉给药起效迅速，达峰时间 3 ～ 7h；血浆蛋白结合率＞96%，半衰期 9 ~ 36d，甚至长达 55d。注意事项：静脉用药需葡萄糖液而非生理盐水稀释；可引起心动过缓、房室或室内传导阻滞、Q-Tc 间期延长，但 Tdp 发生率低（0.5%）；可引起甲状腺功能减退或亢进，长期大剂量用药发生率10% ~ 20%，需每 3 ~ 6 个月检测甲状腺功能；可引起间质性肺泡炎和肺间质纤维化，发生率1% ~ 4%/ 年，呈不可逆性，一旦发生需立即停药，胸部 X 线或 CT 检查在用药第 1 年可 1 次 /6 个月，以后每年 1 ~ 2 次，有发热，咳嗽，气短等症状时要及时检查；小剂量（≤ 200mg/d）或短时间使用不良反应发生率大幅降低；可引起肝酶增加 2 ~ 3 倍或药物相关肝功能异常，发生率15%，需减小剂量或停药；可增高华法林及非维生素 K 依赖性口服抗凝药的血药浓度，应加强监测凝血指标。

18. **决奈达隆**　用于阵发性或持续性房颤转复后维持窦律，减少因心房颤动住院的风险，减少心房颤动合并心血管高危因素（如 75 岁以上、高血压、左心房增大等）的心血管住院率和死亡率；有 β 受体阻滞作用，可用于稳定性冠心病合并房颤。该药起效较快，是无器质性心脏病、瓣膜型心脏病或射血分数保留型心衰合并心房颤动时维持窦律的 Ⅰ 类推荐。胺碘酮引起甲状腺毒性时可换用决奈达隆。用法：口服 400mg/ 次，2 次 /d，固定剂量；达峰时间 3 ~ 6h，半衰期 13 ~ 19h。注意事项：经肝代谢，需定期检测肝功能。Q-Tc 间期延长（≥ 500ms）发生率为 10.9%，Tdp 发生率低，但有个案报告；禁用于 Q-Tc 间期延长或使用延长 Q-T 间期药物的患者。也禁用于 HFrEF 或永久性心房颤动，可能增加病死率；与洋地黄、β 受体阻滞剂、华法林合用时，需要减少这些药物的剂量；增高口服抗凝药血药浓度，需慎重合用或调整抗凝药的种类和剂量。

19. **索他洛尔**　用于房颤复律前后以及室性心律失常的治疗。有 β 受体阻滞作用，可用于冠心病患者。可能增加其他器质心脏病和心力衰竭患者的病死率，对心房颤动节律控制降为 Ⅱ b 类推荐。用法：口服每次 40 ~ 80mg，2 次 /d。如 Q-Tc ＜ 500ms，可每 3d 增加剂量，每次增加 40 ~ 80mg；儿童 2 ~ 8mg/（kg·d），分 2 次给药。如 Q-Tc ≥ 500ms，或较用药前增加 60ms，需减量或停药；血浆半衰期 12h。注意事项：以原型从肾脏排泄。可引起 Q-Tc 间期延长。Tdp 发生率 1% ~ 3%，当剂量＞ 320mg/d，发生率明显增高。起始时可住院给药，改变剂量时检测 Q-Tc。可引起心动过缓或传导阻滞。禁用于心功能不全、明显左心室肥厚、低钾、支气管哮喘及肌酐清除率＜ 50mL/min 的患者，需定期监测血钾和肌酐清除率。

20. **伊布利特**　用于近期（有主张 90d 内）发作的心房颤动、心房扑动的急性转复，起效快，转复率高，常用于导管消融术中心房颤动的转复。用法：静推，成人体重大于 60kg 时，1mg/ 次，低于 60kg 者每次 0.01mg/kg，缓慢静推 10min；必要时用药 10min 后，可重复前述剂量 1 次；半衰期 6h。注意事项：可引起 Q-Tc 间期延长，Tdp 发生率 2.0% ~ 5.1%，给药时及给药后，连续心电监护至少 6h，监测 Q-Tc 间期，一旦发生室性心律失常，立即静脉注射硫酸镁 1 ~ 2g，必要时电复律。

21. **多非利特**　用于心房颤动、心房扑动复律和维持窦律；可用于合并心力衰竭患者。用法：口服：每次 0.125 ~ 0.5mg，2 次 /d。首次给药 2 ~ 3h 后，若 Q-Tc 间期 ≥ 500ms 或较基线延长 ≥ 15% 以上，剂量减半或停药；达峰时间 2 ~ 3h，半衰期 10h。注意事项：可导致 Q-Tc 间期延长，Tdp 发生率 0.8% ~ 1.2%；需评估传导功能及肌酐清除率。

22. **尼非卡兰**　用于危及生命的室性心动过速和心室颤动。可减慢房室旁路传导，有终止心房颤动的作用。该药起效快，不影响心肌收缩力，可用于器质性心脏病或心力衰竭患者。由于循证医学证据相对有限，可作为其他药物疗效不佳或不能使用时的替代药物。用法：静脉注射，成人每次 0.3mg/kg，5min 内静推完毕，重复静推间隔 2h 以上；静滴维持量为成人 0.4mg/（kg·h），最大用量不超过 0.8mg/（kg·h）；浓度 1mg/mL，最高浓度＜2mg/mL。即刻起效，达峰时间 2.5min，半衰期 1.15～1.53h。注意事项：可引起 Q-Tc 间期延长，Tdp 发生率 1.4%～2.4%，静脉注射硫酸镁有效，需连续心电监测 3h 以上或至 Q-Tc 间期恢复正常。慎用或禁用于窦性心动过缓、AVB 和室内传导阻滞。

23. 维纳卡兰　用于转复近期发生的心房颤动，适用于持续时间≤7d 的非术后心房颤动或发作≤3d 的心脏术后房颤，可用于轻度心力衰竭。具有一定的心房选择性，对心室肌影响小，安全性高，转复快速（15～30min），是无器质心脏病心房颤动复律的Ⅰ类推荐。用法：静推，3mg/kg，时间 10min；如 15min 后未转复，可以稍低的剂量再次给药。半衰期 3h。注意事项：以体重计算剂量；禁忌用于收缩压＜100mmHg、失代偿期心力衰竭、主动脉瓣重度狭窄、二度以上 AVB 以及 1 个月内有急性冠状动脉综合征的患者。

24. 维拉帕米　用于心房颤动或心房扑动的心室率控制，不适当窦性心动过速，终止（静脉）和预防（口服）阵发性室上性心动过速，也可用于终止左后分支起源的特发性室性心动过速和短联律间期（340～360ms）室性期前收缩诱发的室性心动过速。用法：口服，初始剂量 40～120mg/ 次，1 次 /8h；儿童 4～8mg/（kg·d），分 3 次给药。可逐渐增加剂量；长期服用可使用缓释剂型，每次 240mg，1 次 /d。静推：终止室上性心动过速和特发性室性心动过速，每次 2.5～5mg 或 0.075～0.150mg/kg，注射时间 2～5min，间隔 15～30min 可重复 1 次，最大剂量 20mg；静推 1～5min 起效，达峰时间 5min；静滴维持量 0.005mg/（kg·min）。血浆蛋白结合率 90%；半衰期 2.5h。注意事项：禁用于心功能不全和心房颤动合并预激；可引起心动过缓、传导阻滞、便秘等；不建议与 β 受体阻滞剂合用。禁用于 1 岁以下婴儿。

25. 地尔硫䓬　用于心房颤动和心房扑动时快速心室率的控制，终止阵发性室上性心动过速。用法：口服初始剂量 30～90mg/ 次，普通片 3～4 次 /d，缓释片 1 次 /d，根据疗效调整剂量，最大剂量 360～540mg/d；静推负荷量 15～25mg（0.25mg/kg），注射时间 2min，15min 后可重复给药 0.35mg/kg，静滴维持剂量 10mg/h，最大维持剂量 15mg/h，一般维持时间＜24h。即刻起效，达峰时间 2～3h，半衰期 4～6h。注意事项：禁用于预激综合征合并心房颤动、心功能不全、SSS 或 AVB、主动脉瓣狭窄、急性心肌梗死和心源性休克患者，与 β 受体阻滞剂合用时不良作用增加。

26. 起搏电流 If 抑制剂　伊伐布雷定。治疗不适当窦性心动过速或心脏慢性收缩功能不全（美国纽约心脏病学会分级Ⅱ～Ⅳ级），在服用 β 受体阻滞剂后，窦性心律仍≥75 次 /min 的患者。用法：口服 2.5～7.5mg/ 次，2 次 /d；儿童 6～12 月龄：0.02mg/（kg·d），渐增至 0.2～0.3mg/（kg·d），分 2 次给药。可与 β 受体阻滞剂合用，静息心率目标值 50～60 次 /min。起效快，达峰时间 1h，半衰期 2h。注意事项：禁用于低血压、急性心功能不全、严重肝损害患者；可引起心动过缓，避免与地尔硫䓬或维拉帕米合用。

27. 异丙肾上腺素　用于高度或三度 AVB，尤其伴阿斯综合征发作时（除外室性心动过速或心室颤动引起）；用于 LQTS（特别是 2 型和 3 型）可提高心率并缩短 Q-Tc、抑制 Tdp；抑制 Brugada 综合征和早复极综合征等合并室性心动过速 / 心室颤动风暴。用法：静推负荷量 20～60μg/ 次，重复剂量 10～20μg/ 次。静滴维持 0.5～1mg 溶于 5% 葡萄糖溶液 200～300mL 缓慢静滴；起始输注速度 1～3μg/min，儿童剂量 0.01～0.5μg/（kg·min），可逐渐增加，根据心率调整剂量。即刻起效，半衰期 2.5 ~ 5min。注意事项：禁用于交感兴奋相关的室性心律失常；慎用于冠心病（心肌缺血、心肌梗死）、甲亢患者。

28. **肾上腺素**　用于心脏骤停的 CPR。用法：每次 1mg；儿童 0.01 ~ 0.03mg/kg；静推，间隔 3 ~ 5min 重复 1 次，直到自体循环恢复；持续静滴维持量 2 ~ 10μg/min 或 0.1 ~ 0.5μg/（kg·min）；立即起效，静推半衰期 < 5min。注意事项：可诱发或加重心肌缺血和快速心律失常；使用前需纠正低血容量；避免外渗。

29. **毒蕈碱 M2 受体阻滞剂：阿托品**　用于迷走神经兴奋性增高导致的窦性心动过缓和窦房传导阻滞、AVB 等，也可用于 SND 合并的缓慢交界区心律。用法：0.5 ~ 1.0mg，儿童 0.01 ~ 0.05mg/kg；静推、肌肉或皮下注射，每 3 ~ 5min 重复 1 次，最大剂量 3mg。静脉注射即刻起效，肌肉注射 15 ~ 30min 起效。达峰时间：静推 0.7 ~ 4.0min，肌肉注射 45 ~ 60min。半衰期 3 ~ 10h。注意事项：慎用于希氏束以下及浦肯野纤维病变的 AVB、心肌缺血、心力衰竭、心动过速（特别是窦性心动过速）及前列腺肥大。

30. **地高辛**　用于减慢心房颤动或心房扑动的快速心室率及终止室上性心动过速，尤其合并心功能不全时。用法：口服维持量 0.125 ~ 0.25mg，1 次 /d；静脉 0.25 ~ 0.5mg，5% 葡萄糖液稀释后静推，之后可每 4 ~ 6h 给予 0.25mg，每日总量 < 1mg。口服起效时间 0.5 ~ 2h，静脉起效时间 5 ~ 30min，口服半衰期 35h；约 5 个半衰期（7d 后）达稳态血药浓度，目标血药浓度 0.5 ~ 0.9ng/mL。注意事项：主要经肾排泄，慎用于肾功能不全、心肌炎、低氧血症、低钾、低镁和心肌淀粉样变患者；禁用于预激综合征合并心房颤动 / 心房扑动、AVB、SND、肥厚性梗阻型心肌病、室性心动过速或心室颤动、心肌梗死急性期、缩窄性心包炎或二尖瓣狭窄伴窦性心律患者。中毒浓度 > 2ng/mL，可出现各种心律失常，立即停药，严重时使用地高辛特异性抗体纠正。

31. **去乙酰毛花苷（西地兰）**　用于病情紧急时减慢房室结传导，如合并严重左心衰竭的阵发性室上性心动过速、心房扑动和心房颤动。用法：0.2 ~ 0.4mg，稀释后缓慢静推，必要时每 2 ~ 4h 给予 0.2 ~ 0.4mg，总量 < 1.2mg/d；起效时间 10 ~ 30min，达峰时间 1 ~ 3h，半衰期 36h。注意事项：需在体内代谢为地高辛后发挥药理作用，中毒、不良反应和禁忌证同地高辛，可监测地高辛血药浓度，中毒浓度同地高辛。过量或中毒反应一般在停药后 1 ~ 2d 可消失。

32. **腺苷 A1 受体激动剂：腺苷**　用于终止房室与房室结折返性心动过速，部分房性心动过速和右心室流出道特发性室性心动过速。用法：6mg/ 次，尽可能接近心脏部位于 1 ~ 2s 内快速静推，使用生理盐水快速冲洗注射管道；1 ~ 2min 内无效可再静推 12mg。最大剂量 18mg。即刻起效，半衰期 10 ~ 30s，迅速被红细胞等摄取并降解。注意事项：禁用于 SND、AVB 和高反应性气道疾病。出现心动过缓和心脏停搏可予心脏按压；不良反应常见，如呼吸困难、胸闷等，持续时间仅数秒。也可引起一过性窦性心动过缓、窦性停搏及传导阻滞，诱发心房颤动罕见。在没有腺苷时，ATP 在国内常用：快速静推，10 ~ 20mg/ 次；儿童每次 0.2 ~ 0.4mg/kg。疗效和不良反应与腺苷类似。

33. **参仙升脉口服液**　本品用于阳虚心脉迟证，症见脉迟、脉结、心悸、胸闷、畏寒肢冷、腰膝酸软、气短乏力或头晕、舌质暗淡或有齿痕、舌有瘀斑、瘀点。本品能提高 Na^+-K^+-ATP 酶的活性，cAMP 升高、环鸟苷酸降低，cAMP/cGMP 比值升高，从而治疗心动过缓，适用于轻、中度窦性心动过缓和病态窦房结综合征，不适用于快 - 慢综合征。用法：20mL，每日 2 次。

34.参松养心胶囊　治疗期前收缩、心房颤动、缓慢性心律失常，以及由自主神经功能紊乱引起的心脏神经症，属气阴两虚，心络瘀阻证，症见心悸不安、气短乏力、动则加剧、胸部闷痛，失眠多梦、盗汗，神倦懒言，口干或见舌淡、暗者。用法：2～4粒/次，每日3次，4周为1个疗程。

（四）抗心律失常药的致心律失常作用

抗心律失常药在治疗过程中，药物剂量或血浆药物浓度低于中毒水平时，引起原有心律失常加重或诱发了新的心律失常，称为抗心律失常药的致心律失常作用。

临床上几乎所有的抗心律失常药都有致心律失常作用，致心律失常作用的发生率，随着检测方法的不同而异，一般为10%～15%。

1.发生机制

（1）遗传学多态性。特异质反应是指个别患者对某种抗心律失常药可呈现特异质反应，而突发心律失常。这些患者的用药剂量和血浆浓度均在正常范围，"奎尼丁晕厥"就是典型的例子。特异质反应可能与遗传学多态性有关。由于基因突变，其表现可能为药动学、药效学和药物遗传学不同，引起不同的药物反应，其中部分表现为致心律失常作用。长Q-T间期综合征、致心律失常右心室心肌病和Brugada综合征等隐匿性基因携带者，因基因功能缺陷导致相应离子通道功能低下，在不知情情况下使用影响离子通道的抗心律失常药，极易发生致心律失常作用。

（2）折返机制。抗心律失常药治疗折返性心律失常的机制是通过对心肌传导和／或不应期的影响，即减慢传导和／或延长不应期来建立两者间的平衡关系，从而达到治疗目的。如果药物的作用未能构成传导和不应期之间的相互平衡，反而使之更为失调，则可诱发新的折返性心律失常，即出现致心律失常作用。例如，某种抗心律失常药可使传导减慢，但对不应期无作用或使之轻度延长，即有利于产生折返，增加心律失常的发生率。由抗心律失常药引起的持续性单形室性心动过速绝大多数属折返机制。目前有一种假说认为，在应用I_c或I_a类药时出现的持续性单形性室性心动过速，是由钠通道阻断引起的传导减慢和出现稳定的折返环所致。I_c类药导致这种心律失常的可能性最大，因其具有最强的钠通道阻断作用。

（3）自律性增高和触发激动。自律性增高常与交感神经激活相关，与动作电位4相自动除极有关。正常窦房结和房室结的P细胞均具有自律性，如果心脏工作肌纤维，如心房肌和心室肌在炎症、缺血等情况下表现异常自律性，自律性增高可引起后除极，后除极达到其阈电位时即产生触发活动，从而引起心律失常。尖端扭转型室性心动过速常继发于动作电位时限延长和钙离子介导的后除极作用。目前研究较多与触发活动有关的心律失常是Brugada综合征，认为由于钠通道基因突变引起心内外膜电位差增大，增大达一定程度时引起早期后除极，发生2相折返，最后发生多形性室性心动过速或心室颤动。Ⅰ类抗心律失常药可使功能已经下降的离子通道进一步发生功能障碍，从而发生致心律失常作用。

（4）自主神经作用。多种抗心律失常药通过对自主神经的调节作用而导致心律失常发生，如洋地黄类可增高迷走神经张力，而奎尼丁和丙吡胺则有相反的作用。自主神经调节作用可改变心室不应期，从而调整由抗心律失常药引起的Q-T间期改变。

（5）窦房结功能和房室传导功能的抑制。β受体阻滞剂和胺碘酮可引起窦性心动过缓甚至窦性静止；奎尼丁亦可抑制窦房传导；普鲁卡因胺可使病态窦房结综合征患者心房调搏校正后的窦房结恢复时间延长；利多卡因和美西律可进一步降低窦房结功能低下患者窦房结的自律性和窦房传导；接受 β 受体阻滞剂治疗者同时静脉注射维拉帕米，可严重抑制窦房结功能和低位起搏点，从而引起心脏停搏；丙吡胺的抗胆碱能效应可使患者在心律失常终止前心室率呈矛盾性增快；氟卡尼使心房扑动周期长度延长的幅度超过其对房室结不应期的延长，故可促发 1：1 房室传导，使心室率加快。

（6）负性肌力作用。大多数抗心律失常药，如丙吡胺、氟卡尼、恩卡尼、索他洛尔及 β 受体阻滞剂具有负性肌力作用，可加重心力衰竭及其相关的心律失常。

（7）心肌缺血。冠状动脉狭窄可使氧供应量、组织中抗心律失常药浓度分布不均匀，因缺血而影响传导和心肌活动。心肌缺血时细胞外钾离子浓度升高，pH 下降可引起局部细胞膜电生理特性改变，包括静息电位降低，0 相上升速率和传导减慢，氧供应量、组织中抗心律失常药浓度的分布不均匀造成的区域性电生理特性的差异，在应用抗心律失常药或药物浓度变化时更为明显，最终导致心律失常的恶化。

2. 影响因素　某些易患因素的存在与致心律失常作用有关，这些因素主要有以下几方面。

（1）器质性心脏病史伴左心室功能不全。包括临床心力衰竭病史或左心室射血分数 < 0.30，以前者预测意义更大。

（2）过去有心律失常病史。室性期前收缩、非持续性室性心动过速、持续性室性心动过速、心室颤动、房性心律失常（心房颤动、心房扑动）病史，传导阻滞（尤其束支传导阻滞）。

（3）电解质紊乱。主要是低钾血症或低镁血症，引起 Q-T 间期延长，增加异动激动点的自律性，从而诱发恶性心律失常。

（4）各种原因所致血药浓度过高。

3. 临床表现特点　抗心律失常药的致心律失常作用可分为缓慢性和快速性心律失常两类，其中，室性快速性心律失常最为重要。

（1）缓慢性心律失常。洋地黄制剂和许多抗心律失常药，尤其是 I 类药过量时均可引起缓慢性心律失常，β 受体阻滞剂、钙通道阻滞剂（如维拉帕米）、胺碘酮、洋地黄等可抑制窦房结功能，引起窦性心动过缓或窦性静止。β 受体阻滞剂、钙通道阻滞剂、I 类抗心律失常药可引起和加重房室传导阻滞。I 类抗心律失常药，如奎尼丁、普鲁卡因胺、丙吡胺、氟卡尼、英地卡尼等可引起和加重希氏 – 浦肯野系统传导阻滞。临床表现不明显的潜在性窦房结功能减退的患者，给予治疗剂量或稍大剂量的抗心律失常药治疗其快速性心律失常时，其引起的缓慢性心律失常往往容易被忽视。

（2）快速性心律失常。在各种心脏活性药物中，最易引起室上性快速心律失常的药物是洋地黄。洋地黄可促发两种特征性心律失常，一是房性心动过速伴房室传导阻滞；二是非阵发性房室交界性心动过速。在使用洋地黄过程中，低血钾、血镁可以促发洋地黄致心律失常作用。联合应用某些抗心律失常药可增加洋地黄血药浓度，从而诱发洋地黄中毒，而此时洋地黄血药浓度可能并不增高。洋地黄中毒使室性心动过速发作增加，而双向性心动过速为洋地黄中毒的特有表现。

药物引起的快速性室性心律失常包括 Q-T 间期延长伴尖端扭转型室性心动过速、新发生的自发性持续性单形室性心动过速、持续性多形室性心动过速（无 Q-T 间期延长的多形室性心动过速和双向性室性心动过速）等不同的临床表现形式。某些先天性或获得性 Q-T 间期延长患者在应用抗心律失常药过程中易发生尖端扭转型室性心动过速，常见促发因素为电解质紊乱（低钾、低镁）、心动过缓等，而导致尖端扭转型室性心动过速的抗心律失常药以 I~a~ 类和Ⅲ类（特别是索他洛尔）常见。隐匿型 Brugada 综合征使用 I 类抗心律失常药易发生多形性室性心动过速和心室颤动。

4. 辅助检查

（1）心电图和动态心电图。体表心电图是检测抗心律失常药作用的最简便和有用的方法，P 波、QRS 波群增宽，P-R 间期、Q-T 间期或 J-T 间期延长，显著 U 波等是预测致心律失常作用发生的有用指标。用药后成人 Q-T 间期 500 ~ 550ms，特别是出现在异位搏动后的代偿间歇时，更易诱发尖端扭转型室性心动过速。动物实验研究表明，I 类和Ⅲ类药引起的 QRS 波增宽超过 25% 时，有可能诱发室性心律失常。典型的药源性尖端扭转型室性心动过速前的 T 波降低而 U 波增高，使二者融合，临床发现 U 波振幅的增高较 Q-T 间期绝对值的延长更能促发致心律失常作用。动态心电图是临床上最常用的一种无创监测手段，长时间监测患者心律失常的变化有助于识别药物的致心律失常作用，它对药物引起的无症状性心律失常的诊断特别有用。

（2）运动试验。运动试验主要是通过运动激发以揭示药物潜在的致心律失常作用。运动试验激发致心律失常作用与抗心律失常药 "使用依赖性（use-dependency）" 概念有关，即药物优先与激活的离子通道结合，运动时心率增快，被激活的通道增加，激发其致心律失常作用。但是，运动试验诱发药物致心律失常作用的重复性较差，且有 0.5% 的患者可诱发严重心律失常，有 0.2% 的患者死亡。因此，采用运动试验评价药物致心律失常作用时必须十分谨慎。

5. 诊断与鉴别诊断　1998 年，部分美国专家对抗心律失常药致心律失常作用的判断标准达成共识，这些标准也得到中国专家的认可。

（1）新出现的持续性心律失常。

1）快速性心律失常。①尖端扭转型室性心动过速、Q-T 间期延长；②多形性室性心动过速，Q-T 间期正常；③心室颤动；④持续性单形性室性心动过速，间歇发作；⑤持续性单形性室性心动过速，无休止性；⑥心房扑动，1:1 传导。

2）心动过缓及传导障碍。①窦房结功能低下；②房室传导阻滞；③明显的 QRS 波增宽。

（2）心律失常恶化。

1）非持续性心律失常转变为持续性。

2）心动过速频率加快。

鉴别诊断主要是除外自身心律失常的恶化。

6. 药物治疗

（1）除非有禁忌证，抗心律失常药所致的快速性心律失常应给予补钾、补镁治疗。获得性长 Q-T 间期引起尖端扭转型室性心动过速者，可给予硫酸镁静脉注射。

（2）快速性心律失常可根据心律失常类型给予相应抗心律失常药。如药物所致室性心律失常可给予利多卡因治疗。

（3）对有症状性缓慢性心律失常和 Q-T 间期延长伴尖端扭转型室性心动过速，可给予阿托品或异丙肾上腺素治疗。

（4）对于 I~a~ 类药所致无休止性室性心律失常的处理较难，可给予乳酸钠或碳酸氢钠治疗。也可试用利多卡因。

7. 非药物治疗

（1）立即停用相关抗心律失常药。

（2）快速性心律失常合并有明显血流动力学障碍者应立即电复律。对症状性缓慢性心律失常，药物治疗无效可进行临时性心脏起搏。心脏起搏也可用于治疗由 Q-T 间期延长引起的尖端扭转型室性心动过速。

8. 预防措施

（1）掌握抗心律失常药的应用指征，在一些轻的无猝死危险的"良性"心律失常，在无使用抗心律失常药适应证时，应避免滥用。

（2）警惕致心律失常作用的发生，对于有心功能不全等诱发因素者尤应重视。

（3）注意心电图 QRS 时间及 Q-T 间期的监测，用药后 Q-T 间期 ≥ 0.55s，QRS 波宽度 ≥ 原有的 150% 是停药指征。如 Q-T 间期为 0.50s，应考虑减量。

（4）注意药物剂量及影响药物排泄的因素。

（5）注意纠正电解质紊乱，如有低钾或低镁时宜及时纠正。

（6）单一药物能控制心律失常的，尽量避免联合应用抗心律失常药，尤其是应避免联合应用同类抗心律失常药。必须联合时，需适当减少剂量。

（7）使用抗心律失常药出现 Brugada 综合征样心电图改变，也是恶性心律失常的一个指标，应及时停药。

三、心律失常的非药物治疗

心律失常的非药物治疗进展迅速，主要包括体外电复律及电除颤、导管消融、器械植入及外科手术。

（一）体外电复律和电除颤

体外电复律和电除颤是利用高能电脉冲直接或经胸壁作用于心脏，致使心脏各部位在瞬间同时除极，从而中断折返，使多种快速心律失常转复为窦性心律的方法，所用仪器称为电复律器。电复律与电除颤不同，前者放电需要和 R 波同步。

适应证包括心房颤动、心房扑动、室上性心动过速、室性心动过速，以及心室颤动／心室扑动。

禁忌证为确认或可疑的洋地黄中毒、低钾血症、多源性房性心动过速，已知伴有病态窦房结综合征的室上性心动过速。

（二）导管消融治疗

导管消融是指通过置于心脏的导管输入一定的物理能量或化学药物，以破坏心动过速病灶及折返途径，达到根治或控制心律失常发作的一种介入性治疗技术。目前临床使用的大多为射频导管消融。

1. **房室旁路的导管消融** 导管消融是治疗房室旁路引起心动过速的首选。总成功率为 95%，复发率为 1% ~ 3%。左侧房室旁路消融成功率高于右侧，为 97% ~ 100%。

2. **房室结折返性心动过速的导管消融** 消融部位多在慢径路，只有慢径路消融失败时才考虑快径路消融。总成功率在 96% ~ 100%。主要并发症为三度房室传导阻滞，发生率 < 3%。

3. 房性心动过速导管消融 抗心律失常药物对房性心动过速治疗效果不理想，而射频导管消融具有高达80%～100%的成功率和较低的复发率及并发症发生率。三维标测系统的应用可进一步提高成功率。

4. 心房扑动的导管消融 对于典型心房扑动的成功率较高，可达95%，术后房扑的复发率一般低于10%；非典型心房扑动的成功率相对较低，达70%。三维标测系统的应用可明显提高非典型房扑的消融成功率。

5. 心房颤动的导管消融 导管消融治疗心房颤动是近10年来的热点，主流的消融方法包括：肺静脉环状电极指导下的肺静脉节段消融；三维标测系统指导下的环肺静脉线性消融；心腔内超声指导下肺静脉前庭电隔离；三维标测系统联合双肺静脉环状电极导管指导下的环肺静脉电隔离；碎裂心房电位消融和心房迷走神经结消融，成功率可达90%。对于年龄 < 75 岁，无或仅有轻度器质性心脏疾病，左心房直径 < 50mm 的反复发作的阵发性房颤患者，可考虑作为一线治疗手段。近年来，冷冻消融、脉冲消融技术也在心房颤动导管消融中广泛应用。

6. 室性心动过速的导管消融 导管消融主要适合于特发性室性心动过速、束支折返性室性心动过速、器质性心脏病室性心动过速。对致心律失常性右心室心肌病和扩张型心肌病室性心动过速的消融效果较差。

（三）器械植入

主要包括心脏起搏治疗和植入型心律转复除颤器（ICD），通过发放电脉冲或电击心脏达到治疗目的。植入型心脏起搏器治疗的主要适应证是症状性心动过缓。ICD 治疗是预防心脏性猝死的唯一有效方法。

（四）外科手术

外科手术是指通过切除异位兴奋灶或心动过速生成、维持与传播的组织，从而根治某些心律失常。它与射频导管消融等治疗措施相互补充，对一些难治性心律失常，如心房颤动、心肌梗死后室壁瘤室性心动过速等有效。

四、心律失常治疗需注意的问题

治疗心律失常不仅需确定其类型，还要判断其可能的原因、机制、发展趋势及临床意义，同时要因人、因时而异，绝不能拘泥于传统的治疗经验和常规的治疗方案。因此，在决定治疗方案前，必须注意以下几个问题。

（一）了解心律失常的原因

对心律失常患者，应尽可能确定其是否有器质性心脏病，详细了解患者最近使用过的药物及其剂量，特别是一些容易引起心律失常的药物，如洋地黄、胺碘酮等；此外，还要了解有无感染、中毒、缺氧、代谢障碍、电解质紊乱及患者生活、工作情况和精神状态。心律失常往往不是单一因素引起的。在心脏病基础上，若同时存在心外因素，则更易发生心律失常。如冠心病患者在紧张、繁忙的情况下出现频发期前收缩，虽然心肌缺血是其发生的基础，但精神紧张也是重要原因。因此，治疗时要同时考虑患者生活与工作的劳逸安排并适当使用镇静剂。可见，了解心律失常的基本病因和诱因很重要。许多人其病因和诱因是可消除的，因而也就无需再用抗心律失常药或其他治疗方法。

（二）了解心律失常的性质和病人的基本情况

同样的心律失常，因为病人的临床情况不同，所采取的治疗方法亦应有异。例如，连发的室性期前收缩如发生在急性心肌梗死或洋地黄中毒的病人，则应采取紧急治疗。而发生在健康人，则不一定需要治疗。此外，对于性质严重的心律失常，就要求处理更加及时，选用效果更为确切的方法。

对心律失常的发展要有预见性。某些心律失常可能是严重心律失常的先兆。如房室传导阻滞伴缓慢的心室活动就有高度危险的后果（心室颤动）；R-on-T、R-on-P、R-on-U 的室性期前收缩或多源性室性期前收缩在一定情况下可能发展为室性心动过速和心室颤动，若及时、正确处理，可能防止其发展。

了解病人的思想状况也很重要。许多病人的心律失常其实是无害的，但由于其对心悸症状甚为不安，以致造成严重病态。此外，还要了解病人有哪些重要疾病，特别是心血管方面的疾病及其功能状态。同一种心律失常发生于有心脏病的患者或无心脏病的患者，可产生不同结果。如阵发性室上性心动过速，发生于已有心力衰竭的患者，可导致严重后果；而发生在心功能正常者，却能耐受。

（三）了解心律失常的各种治疗方法

对任何一种心律失常的治疗方法，都要了解其作用原理、疗效、适应证、禁忌证、使用原则、不良反应等。要结合患者的临床情况、心律失常本身的危险程度和所给予的治疗措施可能出现的有害作用，权衡利弊选择使用。

此外，大多数抗心律失常药都有一定程度的副作用，特别是致心律失常作用。电复律及心脏起搏治疗、射频导管消融或外科手术等亦有一定风险。因此，治疗中应注意密切观察，以便采取相应措施。

第 2 章　窦性心律失常的诊治策略

第一节　窦性心动过速

窦性心动过速，是指窦房结发出的激动频率超过 100 次 /min。窦性心动过速是一种对适当的生理或病理性刺激的正常反应，若人体控制窦性心律机制出现失衡可导致异常的窦性心动过速。广义的窦性心动过速是一组异质性疾病，可分为四类。①普通性（生理性）窦性心动过速（normal sinus tachycardia，NST）：为常见的窦性心动过速，与生理、情绪、病理及使用药物相关。包括生理性和病理性因素。生理性因素如焦虑、紧张、饮浓茶、咖啡、抽烟、饮酒等均可导致心率增快。病理性因素分为心源性和非心源性因素。心力衰竭、心包积液、心肌炎、冠心病心肌缺血、心肌梗死等可发生窦性心动过速。非心源性疾病如感染、发热、贫血、慢性阻塞性肺疾病、缺氧、甲状腺功能亢进、自主神经功能紊乱等也可引起窦性心动过速。②不适当（不良性）窦性心动过速（inappropriate sinus tachycardia，IST）：在静息状态下窦性心律持续性增快，或窦性心律增快与生理、病理、情绪变化无关，又叫作特发性窦性心动过速、非阵发性窦性心动过速等。③窦房结折返性心动过速（sinusnode reentry tachycardia，SNRT）：是由于窦房结内或其周围组织发生折返而形成的心动过速，呈阵发性发作，大多发生在年老有器质性心脏病患者，如冠心病、病态窦房结综合征、风湿性心脏病、心肌炎、心肌病等。④体位性心动过速综合征（postural orthostatic tachycardia syndrome，POTS）：在仰卧位静息心率正常，当直立位出现心动过速而无低血压表现。

一、发病机制

正常情况下，窦房结频率在 60 ~ 100 次 /min，其频率受自主神经调节，还受其他很多因素的影响，包括低氧血症、酸中毒、机械张力、温度，以及激素（如三碘甲状腺原氨酸、5-羟色胺）等。

（一）普通性窦性心动过速

普通性窦性心动过速的发生主要与交感神经兴奋及迷走神经张力降低有关，当交感神经兴奋影响窦房结起搏细胞时，4 相上升速度加快，到达阈电位时间缩短，则心率加快。

（二）不适当窦性心动过速

不适当窦性心动过速确切的发病机制仍不清楚，不同的患者群体研究结果也不完全相同，提示该症病因的多样性。多数学者认为，不适当性窦性心动过速的发病是多个因素作用的结果，主要为窦房结自主神经调节的不平衡，以及窦房结本身自律性增强和对交感神经作用的超敏反应，副交感神经张力减弱。

（三）窦房结折返性心动过速

窦房结内传导的不均一性是形成窦房结折返性心动过速的基础。尚有研究表明，心房也可能参与了折返。在病理改变下，窦房结及结周围细胞的不应期长短差别增大，激动在这些细胞中的传导速度也会发生变化。所以，适时的房性期前收缩进入窦房结后，激动缓慢地经过窦房结阻滞区，如果这时原先激动过的心房已经脱离了不应期，便可再次激动引起窦性回波，反复循环形成窦房结折返性心动过速，临床表现及心脏程序刺激可以重复地诱发和终止等特点都表明这种突发突止的心动过速发生机制为折返。

（四）体位性心动过速综合征

体位性心动过速综合征发病机制复杂，潜在的机制包括自主神经功能失调、低血容量及 β 受体高反应性等。

二、临床诊断

（一）临床表现

患者的症状个体差异较大，各种类型的窦性心动过速的临床症状也不一致，还有与疾病相关的原发疾病的临床表现。

1. 普通性窦性心动过速　普通性窦性心动过速常无特殊的临床症状，与疾病相关的窦性心动过速除具有原发疾病的临床表现外，可出现心悸、气促、胸闷、烦躁等，甚至因增加心肌耗氧量而诱发心肌缺血、心绞痛、心力衰竭。心率常在 100 ~ 150 次 /min，少数情况可达 180 次 /min。窦性心动过速多为一过性，呈现逐渐增快、逐渐减慢的表现；与疾病相关的窦性心动过速则持续时间长，随原发疾病的好转，窦性心动过速可逐渐恢复正常。心脏听诊心音增强，视诊心尖搏动有力。

2. 不适当窦性心动过速　发病年龄多较轻，多数在 20 ~ 35 岁发病，就医时年龄较大的患者追述病史时可发现其症状初发时年龄常较轻。绝大多数发生于女性，并且多发生于医务人员，如护士、理疗师等。Morillo 报道的 6 例患者均为女性，Kalman 报道的一组 21 例特发性窦性心动过速中，20 例为女性。部分患者发病有家族性遗传倾向。

临床表现轻重不一，轻者可无症状或仅有心悸不适症状，在常规体检或因其他疾病就诊时发现。重者出现明显心悸，常伴乏力、胸闷、气短、头晕、活动不能耐受、易出汗等，其症状与心动过速的程度不一定成比例。心动过速多为持续性或无休止性。少数病例可发生晕厥先兆或晕厥，这可能是由于心率太快造成的心排血量下降及低血压。不存在能引起窦性心动过速的其他疾病，如甲状腺功能亢进、贫血等原因。长期心动过速可发生心律失常性心肌病，后期可发展为顽固性心力衰竭、心源性休克而死亡。

3. 窦房结折返性心动过速 临床症状为阵发性心悸。该心动过速常因情绪激动、紧张及运动诱发，部分病例无明显诱因。每次发作持续时间不等，通常为数秒到数小时。发作时心率多在 100 ~ 130 次 /min，症状的轻重取决于心率的快慢、持续时间的长短，以及是否存在基础心脏病的情况。由于该心动过速的发作时间多较短，其症状多较轻微或者无症状，但是心率较快且持续时间较长时可表现为明显的心悸，常伴气短、胸痛及头晕，极少数可伴有明显的血流动力学改变。

4. 体位性心动过速综合征 是新近发现的病理性窦性心动过速，表现为轻度自主神经调节失调，多见年轻女性，患者常有头晕、乏力、心悸，仰卧位静息心率正常，当直立位时出现心动过速而无低血压表现。

（二）辅助检查

1. 心电图和动态心电图检查 普通性窦性心动过速心电图 I、II、aVF 导联 P 波直立，aVR 导联 P 波倒置；窦性 P 波频率 > 100 次 /min。普通性窦性心动过速一般为非阵发性，呈现逐渐增快、逐渐减慢的表现（图 2-1）。

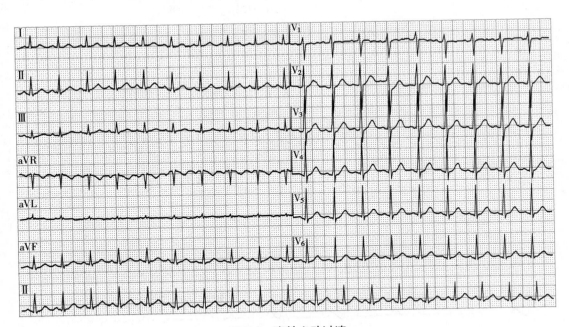

图 2-1 窦性心动过速

不适当窦性心动过速的心率在静息或最小体力活动时过度增快，出现持续性窦性心动速。动态心电图 24h 平均心率超过 95 次 /min，白天静息心率超过 95 次 /min，由平卧位变为直立位时心率增加 25 ~ 30 次 /min（图 2-2）。

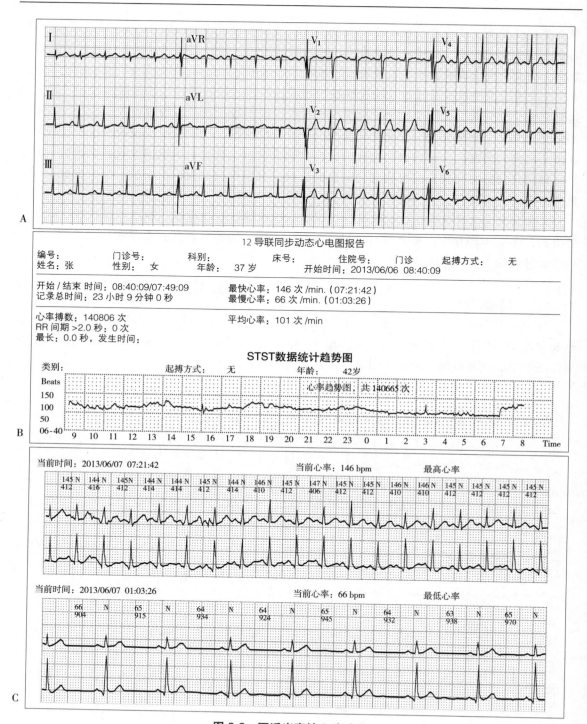

图 2-2　不适当窦性心动过速

患者女性，37 岁。心悸、脉率偏快 3 年。图 A 系日间平时卧位记录心电图，窦性心律，频率 123 次 /min，P 波略高，P-R 间期 0.16s，QRS 波群正常，ST 段在 Ⅱ、aVF 导联低平，Ⅲ 导联浅倒置。图 B 为动态心电图报告，23h 9min 心搏高达 140 806 次，最快 146 次 /min，最慢 66 次 /min，平均 101 次 /min，心率变异性偏小；心率趋势图显示全天心率较快，日间明显增快，夜间仍较快。图 C 是动态心电图的最快与最慢心率（引自《中国心电图经典与进展》，科学出版社，2020）。

窦房结折返性心动过速的心电图类似于窦性心动过速的心电图特点，但又有其特殊性，特征如下：①适当的房性或室性期前冲动可以诱发或终止心动过速；②P 波形态、激动顺序与窦性节律时相同，频率在 120 ~ 200 次 /min 之间，心律可整齐，也可不整齐；③出现房室结传导阻滞时不影响窦房结折返性心动过速的存在；④窦房结折返性心动过速终止后的间歇等于或略长于窦性周期；⑤兴奋迷走神经可终止心动过速；⑥P-R 间期的长短与心动过速的心率有关（图 2-3）。

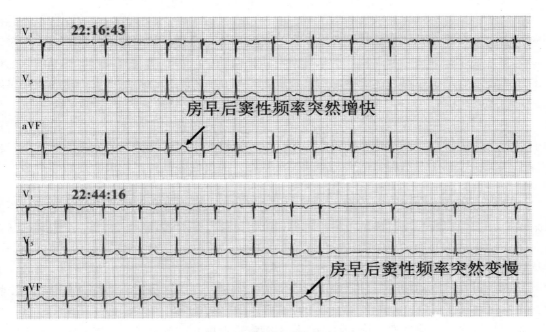

图 2-3　窦房结折返性心动过速

2. 其他检查　不适当窦性心动过速时，采用平板运动的标准 Bruce 方案，在最初 90s 的低负荷下，心率超过 130 次 /min。经食道心房或心内电生理检查有利于窦房结折返性心动过速的诊断。体位性心动过速综合征在基础倾斜试验开始 10min 内，患者心率可增加 40 ~ 60 次 /min 或最快心率达 120 次 /min。

（三）诊断与鉴别诊断

普通性窦性心动过速的诊断主要依据心电图改变，P 波规律出现，频率＞ 100 次 /min，P-R 间期在 0.12 ~ 0.2s，P-P 间期在窦性心动过速开始逐渐缩短，在终止时逐渐减慢至原来水平。

不适当窦性心动过速的诊断主要依据完整的临床特征，并有赖于相关检查除外其他心律失常。诊断标准包括：①P 波形态和心内电图的激动顺序与窦性心律相同；②心率在静息或轻微活动情况下过度增快，出现持续性窦性心动过速（心率＞ 100 次 /min），心动过速（和症状）是非阵发性的；③心悸、近乎晕厥等症状明确与该心动过速有关；④ 24h 动态心电图监测平均心率超过 95 次 /min，白天静息心率超过 95 次 /min，由平卧位变为直立位时心率增快＞ 30 次 /min；⑤采用平板运动的标准 Bruce 试验，在最初 90s 的低负荷下，心率＞ 130 次 /min；

⑥排除继发性原因（如甲状腺功能亢进、嗜铬细胞瘤、身体调节功能减退等）。

体位性心动过速综合征（POTS）是一组病因不明确，以慢性疲劳、直立不能耐受、体位性心动过速为特征的自主神经紊乱性疾病。POTS诊断标准：平卧时心率正常，直立后具有以下症状：起立后头晕或眩晕、头痛、心悸、胸闷、苍白、黑蒙、乏力等不适，严重者可出现晕厥。平卧后症状减轻或消失。在直立倾斜试验中平卧心率正常，倾斜后10min内，心率增加≥30次/min或心率最大值≥120次/min，但血压下降<20/10mmHg。同时具有直立后头晕或眩晕、头痛、胸闷、心悸、腹痛、乏力等不适，严重时有晕厥表现。

窦房结折返性心动过速的诊断需无创、有创检查，以下特点高度提示窦房结折返性心动过速：①心动过速及其相关症状呈阵发性；②P波形态与窦性心律时相同；③心内心房激动顺序与窦性心律相同，是从高到低，从右向左的激动顺序；④心动过速可由房性期前收缩诱发和终止；⑤心动过速可被迷走神经刺激或腺苷所终止；⑥心动过速的诱发与房内或房室结传导时间无关。

普通性窦性心动过速需与阵发性房性心动过速鉴别，二者P波形态不一样；阵发性房速具有突发突止、终止时有代偿间歇特点，而一般性窦性心动过速逐渐发生、逐渐减慢，终止时没有代偿间歇；阵发性房速的P-P间期绝对规则，而窦性心动过速的P-P间期常有轻度不规则。

普通性窦性心动过速与窦房结折返性心动过速鉴别，窦房结折返性心动过速通常窦房结有病变，普通性窦性心动过速是一种生理反应，也可能是某些病理状态的反应，但窦房结是正常的；窦房结折返性心动过速是突发突止的，发作持续时间一般很短，普通性窦性心动过速通常是逐渐发生、逐渐减慢的，无突发突止特点。

窦房结折返性心动过速与自律性房性心动过速鉴别，自律性房性心动过速有突发突止特点，但发作时频率较快，心房P波形态与窦性P波相比变异明显。

窦房结折返性心动过速与快–慢型的房室结内折返性心动过速鉴别，快–慢型的房室结内折返性心动过速少见，发作时R-P' > P'-R，但其P波是从心室逆传心房，故与心动过速发作前后的P波方向相反，Ⅱ、Ⅲ、aVF导联P波倒置可与窦房结折返性心动过速相区别。

三、治疗策略

（一）普通性窦性心动过速

普通性窦性心动过速治疗因窦房结本身无病变，故应主要针对原发疾病和诱发因素进行治疗。在有效治疗原发疾病、控制诱发因素后心率仍快者，可用美托洛尔从6.25 ~ 12.5mg 2次/d开始，或者比索洛尔2.5mg 1次/d开始，并依据心率逐渐加量。窦性心动过速伴有慢性阻塞性肺疾病者在心功能良好的情况下可试用地尔硫䓬15mg 2次/d控制心率。

（二）不适当窦性心动过速（IST）

不适当窦性心动过速首选药物治疗，常用β受体阻滞剂和钙通道阻滞剂（维拉帕米、地尔硫䓬），但多数患者对药物治疗反应差，需不断增加剂量，过高剂量的β受体阻滞剂和钙通道阻滞剂可引起乏力、头晕及低血压等症状使患者不能耐受。伊伐布雷定是一种高度特异性的if通道阻滞剂，通过剂量依赖方式抑制If电流，延长4期自动除极的时间，从而减慢窦房结的频率。伊伐布雷定对于心电传导及心肌收缩力无负性作用，对心室肌的复极化和机体代谢不产生影响，是目前治疗不适当窦性心动过速的常用药物，尤其适用于 β 受体阻滞剂不耐受的患者。胺碘酮也可用于治疗 IST，长期大剂量服用时，需分析其利弊。对于药物治疗无效且症状明显影响工作和生活者，射频导管消融术是一种非常重要的治疗难治性 IST 患者方法，术式包括窦房结消融或改良和窦房结神经丛消融术。窦房结改良术长期随访成功率接近 80%，再次手术可提高成功率。去肾交感神经术近年来用于治疗不适当窦性心动过速，临床研究表明，能够显著减慢心率、改善症状，并在术后 3 个月停用拮抗交感神经的药物。虽然射频导管消融对治疗不适当窦性心动过速有意义，但是目前仍不推荐把射频导管消融作为不适当窦性心动过速患者的常规基础治疗。

值得注意的是，2019 年，欧洲指南仍强调对可逆原因进行评估和处理，对于通过生活方式干预无效且症状明显的患者才推荐单用 β 受体阻滞剂（Ⅱa 类推荐）或 β 受体阻滞剂与伊伐布雷定联用（Ⅱa 类推荐）。β 受体阻滞剂在 IST 治疗中的推荐级别由 2003 年 Ⅰ 类降为 Ⅱa 类。指南中未提及维拉帕米、地尔硫䓬或导管消融应用于 IST 的治疗。

（三）窦房结折返性心动过速

窦房结折返性心动过速首选 β 受体阻滞剂如美托洛尔或阿替洛尔 12.5 ~ 25mg 2 次 /d、比索洛尔 2.5 ~ 5mg 1 次 /d，有较好的治疗效果，服用后能够预防发作，但治疗一段时间后需增加药物剂量才能维持原来疗效。也可选用钙通道阻滞剂如维拉帕米（40 ~ 80mg，2 ~ 3 次 /d）、地高辛（0.25mg，1 次 /d）及胺碘酮（0.2g，2 ~ 3 次 /d），有稳定的疗效，其机制可能与这些药物对窦房结及结周心房组织的电生理特性（不应期和传导速度）有一定的作用。窦房结折返性心动过速发作时，腺苷静脉注射有效。症状明显、发作频繁且药物治疗无效的窦房结折返性心动过速可以选择射频导管消融，从目前报道的病例来看均获较好的疗效。

（四）体位性心动过速综合征

首先尝试非药物治疗，包括停用可能与症状相关的药物（利尿剂、乙醇、神经节阻滞剂、肼屈嗪、单胺氧化酶抑制剂、硝酸酯、阿片制剂、吩噻嗪、西地那非、三环类抗抑郁药），查找并治疗基础疾病（如淀粉样变、肿瘤）和定期及渐进式锻炼，如物理康复训练（下肢和腹部及骨骼肌运动，每周进行 3 次，每次 20 ~ 30min 的有氧运动）。部分患者血容量相对减少可能参与发病机制，每天饮水 2L，摄入盐 3 ~ 5g（高肾上腺素能型体位性心动过速综合征患者除外），糖皮质激素及穿着弹力袜可能对患者有益处。对于非药物治疗无效的患者，仍推荐使用米多君、低剂量非选择性 β 受体阻滞剂或吡多司他明（Ⅱb 类推荐）治疗。推荐伊伐布雷定可应用于体位性心动过速综合征的治疗（Ⅱb 类推荐）。避免窦房结消融并进行患者健康教育。

四、预后

普通性窦性心动过速在控制原发疾病和诱发因素后预后良好。持续性窦性心动过速在伴有急性心肌梗死时可诱发心力衰竭或梗死范围扩大等情况，需引起重视。窦房结折返性心动过速一般预后良好。

不适当窦性心动过速可能会引起心动过速介导的心肌病。

第二节　窦性心动过缓

窦性心动过缓是指窦房结发出的频率低于 60 次 /min，一般为 45 ~ 55 次 /min，偶尔可慢至 40 次 /min 或低于 40 次 /min。窦性心动过缓在青年人中占 15% ~ 20%。

一、发生机制

正常人在睡眠时可由于迷走神经张力增高出现窦性心动过缓，运动员在白天及晚上时均可出现窦性心动过缓。导致窦性心动过缓的其他因素及其机制有：颅内压升高致迷走神经中枢兴奋性增高；压迫眼球、恶心、呕吐、吞咽、胃扩张、肠梗阻、胆结石等引起反射性迷走神经兴奋；某些药物如 β 受体阻滞剂、洋地黄类、镇静剂等使迷走神经兴奋性增高或抑制窦房结功能；窦房结功能受损如炎症、缺血、中毒、退行性变的损害可引起窦性心动过缓；急性心肌梗死，特别是下壁心肌梗死在发病早期也容易发生窦性心动过缓；电解质紊乱如高钾血症也可引起窦性心动过缓。

窦性心动过缓发生的电生理机制是由于窦房结起搏细胞 4 相上升速度减慢、最大舒张期电位负值增大、阈电位水平上移等，使窦房结自律性降低所致。

二、临床诊断

（一）临床表现

多数窦性心动过缓由于血流动力学改变不大，通常可无症状。在伴有器质性心脏病时，当心率持续且显著减慢，每搏输出量又不能增大时，冠状动脉、脑动脉、肾动脉供血减少，可出现气短、疲劳、胸闷、胸痛、头晕、乏力等症状，严重者可出现黑蒙、晕厥等。心率持续且显著减慢还可使室性异位节律活跃，常发生心动过缓依赖的室性心律失常，如室性期前收缩、室性心动过速等。

（二）辅助检查

1. 心电图　窦性心动过缓的心电图表现为窦性心律，频率< 60 次 /min，通常在 40 ~ 55 次 /min，多在 45 次 /min 以上，若< 45 次 /min 为严重的窦性心动过缓。窦性心动过缓的窦性 P 波与正常窦性心律的窦性 P 波有差异，在 Ⅱ、Ⅲ、aVF 导联的 P 波较正常窦性心律 P 波低平（图 2-4）。

2. 动态心电图　持续性窦性心动过缓的 24h 动态心电图的窦性心搏总数< 8 万次。

3. 食道心脏电生理检查　食道心脏电生理检查可测定窦房结功能和窦房传导时间，有利于判断是功能性窦性心动过缓，还是器质性窦性心动过缓。

（三）诊断与鉴别诊断

窦性心动过缓的诊断主要依据：具有窦性 P 波，频率< 60 次 /min，一般不低于 40 次 /min，P-R 间期及 QRS 波群正常。

窦性心动过缓需与二度窦房传导阻滞、房性期前收缩未下传、2∶1 房室传导阻滞鉴别。

经阿托品注射或者体力活动后可与二度窦房传导阻滞鉴别，窦性心动过缓者心率不成倍数升高，而二度窦房传导阻滞者心率可成倍数增加，窦房传导阻滞消失。房性期前收缩未下传和 2 ∶ 1 房室传导阻滞因未下传的 P 波埋于 T 波中而难分辨，被误认为是窦性心动过缓，需仔细观察，心电图记录时加大振幅和电压，以利观察。

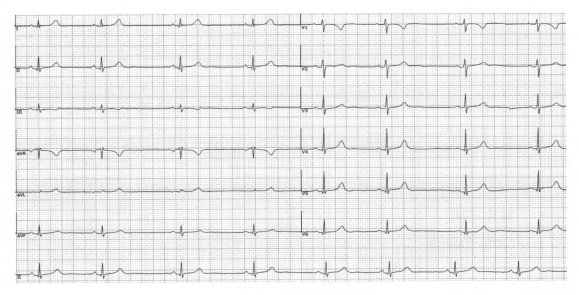

图 2-4　窦性心动过缓

三、治疗策略

（一）药物治疗

窦性心动过缓患者需寻找病因，然后针对病因治疗。在积极治疗病因的基础上依据心率及是否有心排血量减少的表现适当使用提升心率的药物。如无症状则无需治疗，定期复查；如心率很慢并出现心排血量不足的症状时，可应用阿托品 0.3mg，3 次 /d，最大剂量 1mg，或 0.5mg 静脉注射，最大剂量 2mg/ 次，不超过 3mg/d；或沙丁胺醇 2 ~ 4mg，3 次 /d，也可用异丙肾上腺素 1mg 加入 5% 葡萄糖 50mL 中静脉泵入，从 1mL/h 开始，依据心率调节；或用氨茶碱 0.1g，3 次 /d 或 0.25g 加入 5% 葡萄糖 250mL 中缓慢静脉滴注，或麻黄素 25mg，3 次 /d，以提高心率，但长时间应用效果不确定，且副作用大。中成药参松养心胶囊（2 ~ 4 粒，3 次 /d）、宁心宝（2 粒，3 次 /d）、参仙升脉口服液（20mL，2 次 /d）也有一定疗效。

（二）非药物治疗

1. 植入人工心脏起搏器　有严重症状且药物治疗效果欠佳的患者应植入人工心脏起搏器，根据病因是否可以祛除而选择临时或永久性心脏起搏。

2. 心脏神经丛消融　有症状（头晕、乏力、心悸）的窦性心动过缓患者，心脏神经丛消融可能具有一定的疗效，需排除存在以下情况的患者：结构性心脏病、任何房性或室性心律失常、药物相关的窦性心动过缓、窦性停搏＞ 2s、阿托品试验阳性、校正的窦房结恢复时间＞ 525ms、既往房性心律失常消融史。存在植入永久性起搏器的Ⅰ类适应证的患者应严格除外。

根据目前已有的研究，心脏神经丛消融对于有症状的窦性心动过缓患者可能是一种可行的治疗方法。然而，目前对于心脏神经丛消融的方法、终点、远期疗效等仍存在许多的盲区和争议。这种新兴的治疗方法在推广前仍需大量的后续研究。

四、预后

一般性窦性心动过缓者预后良好，如持续性心率过慢而影响血流动力学者，应引起重视，积极治疗。

第三节　窦性静止

窦性静止又叫窦性停搏，是指窦房结在一定时间内不能发放冲动。根据其病因可分为原发性和继发性窦性静止；根据停搏时间长短又可分为短暂性停搏（每阵停搏不超过 4s）、较久性停搏（每阵停搏超过 4s，有时可达 8s 以上）、永久性停搏（起搏点永久性丧失自律性）。

一、发生机制

（一）原发性窦性静止

原发性窦性静止即器质性心脏病，如冠心病、心肌炎、心肌病、病态窦房结综合征等损害窦房结所致的窦性静止，此种情况较常见。

（二）继发性窦性静止

继发性窦性静止即各种药物如洋地黄、胺碘酮、普罗帕酮等过量，迷走神经张力过高，心脏外伤及心脏手术损伤窦房结，电解质紊乱，特别是高钾血症、低钾血症等引起的窦性静止。此外，在各种快速性心律失常之后也可出现短暂性的窦性静止。

二、临床诊断

（一）临床表现

窦性静止若持续时间很短，可无症状；若持续时间长，但低位的潜在起搏点如房室交界区或心室发出逸搏或逸搏心律，也可无症状或有停顿感。若过长时间的窦性静止且无逸搏发生，则可引起头晕、黑蒙、晕厥，甚至发生阿－斯综合征。

（二）辅助检查

1. 心电图　心电图表现为 P 波脱漏，出现比基础窦性 P-P 间期更长的长 P-P 间期，期间无 P 波发生，长的 P-P 间期与基础 P-P 间期无倍数关系，短暂的窦性静止可不出现逸搏，有时可出现房室交界性逸搏，较长的窦性静止常伴有一过性房室交界性逸搏或逸搏心律。阵发性室上性心动过速、心房颤动、心房扑动等快速性心律失常终止时可致窦性静止（图 2-5）。

2. 动态心电图　由于多种因素的影响，使窦性停搏具有较大的易变性及偶然性，使窦性停搏多呈"一过性"心电图改变，增加了体表心电图诊断的困难，而动态心电图能在患者日常活动中，身体和精神状态不断变化条件下进行连续心电图监测，可提高诊断率。

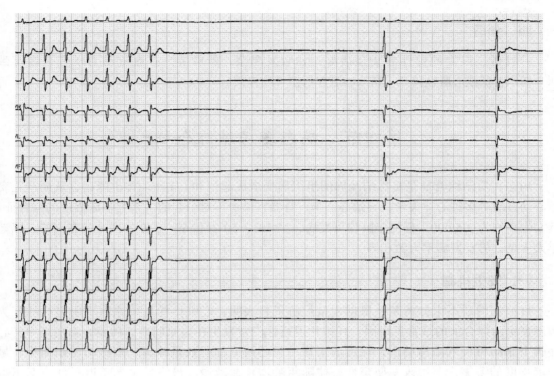

图 2-5　窦性静止

　　前部分为顺向型房室折返性心动过速，终止时出现长 R-R 间期，长达 4.3s，为窦性停搏，后部分出现过缓的交界性逸搏，提示存在快慢综合征。

（三）诊断与鉴别诊断

　　窦性静止诊断要点为长 P-P 间期与基础窦性 P-P 间期不成倍数关系，在较长 P-P 间期内可出现逸搏或逸搏心律，以交界性逸搏及逸搏心律常见，房性逸搏及室性逸搏较少见。

　　窦性静止需与窦房传导阻滞鉴别：二度 I 型窦房传导阻滞的特点是在长 P-P 间期后的逐渐缩短，然后突然又出现长 P-P 间期，表现为"渐短突长"的特点。二度 II 型窦房传导阻滞的特点是长 P-P 间期是基础窦性 P-P 间期的整数倍，但如合并窦性心律不齐则鉴别有一定困难。

三、治疗策略

　　首先需积极寻找病因，针对病因治疗。对于迷走神经张力增高所致的一过性的窦性静止又无症状者，心率在 50 次 /min 以上者，一般无需处理。对于频发的、持续时间长的窦性静止，有头晕、黑矇或晕厥发作的，可应用阿托品（0.3mg，3 次 /d）或氨茶碱（0.1g，3 次 /d）口服，严重患者可静脉注射阿托品 0.5mg，不超过 3mg/d，或异丙肾上腺素 1mg 加入 5% 葡萄糖 50mL 中静脉泵入，从 1mL/h 开始，依据心率调节速度。中成药参松养心胶囊（2 ~ 4 粒，3 次 /d）、宁心宝（2 粒，3 次 /d）、参仙升脉口服液（20mL，2 次 /d）也有一定疗效。药物治疗无效者应考虑植入心脏起搏器。

四、预后

一过性、偶发的窦性静止预后好，如频发黑蒙、晕厥等，有血流动力学变化者可致阿 – 斯综合征或心脏性猝死。植入心脏起搏器可改善预后。

第四节　病态窦房结综合征

病态窦房结综合征是窦房结及周围组织病变造成起搏和 / 或冲动传出障碍，从而产生窦性心动过缓等多种心律失常，导致心、脑、肾器官供血不足引起的一系列临床表现的综合征。其发生率约为 3/5 000，任何年龄均可发病，呈 30 ～ 50 岁和 60 ～ 80 岁两个分布高峰，以老年人多见，男女发病率大致相等。

一、发生机制

目前病因还不十分清楚，根据大量尸解资料表明，心脏传导系统原因不明退行性变为病态窦房结综合征的最常见病因。纤维化退行性变常发生在心肌间质、瓣膜、窦房结中，心外膜下脂肪可侵入窦房结内，均造成窦房结内起搏 P 细胞数量减少，窦房结体积缩小，呈一定程度的萎缩，上述改变使窦性心律随年龄增长而减慢，最终发生老年退行性病态窦房结综合征。在冠心病、心肌炎、风湿性心肌炎时，窦房结发生缺血、炎症，或纤维性病变等时，也会破坏窦房结内的起搏 P 细胞，窦房结的功能随之下降，导致心率减慢，可慢至 30 ～ 40 次 /min。有时病变不仅限于窦房结，也可影响心房、房室结及心室的传导系统，造成全传导系统病变。合并房室交界区逸搏功能障碍的，这种窦房结和房室结的病变临床上称为双结病变；如同时累及左、右束支的称为全传导系统病变。此外，其他原因还包括：①全身免疫疾病：风湿病、系统性红斑狼疮、结节性多动脉炎、硬皮病。②先天性发育异常：家族性。③全身性其他疾病：甲状腺、垂体疾病、进行性肌萎缩，遗传性共济失调。④损伤：手术、介入、纵隔放射治疗。

发生机制：① P 细胞自律性降低或丧失自律性。②窦房交界区传导障碍，引起不同程度的窦房传导阻滞。③ Watt 等通过动物实验提出了病态窦房结综合征是腺苷介导性疾病。他认为其生物化学机制可能与腺苷受体数量变化、受体敏感性增强或腺苷异常缓慢分解有关。

二、临床诊断

（一）临床表现

本病可见于任何年龄，以老年人多见。起病隐匿，发展缓慢，病程可长达数年或数十年。患者主要出现因心动过缓所致心、脑、肾等脏器供血不足的临床表现，如充血性心力衰竭、心绞痛、头昏、头晕、乏力、黑蒙、抽搐、晕厥、尿少、腰痛等，严重时抽搐、晕厥，可发生阿 – 斯综合征。一般而言，R-R 间期 > 2s 病人出现黑蒙，R-R 间期 > 5s 病人昏倒，但无抽搐，R-R 间期 > 10s 病人出现阿 – 斯综合征。如为慢 – 快综合征可因心动过速出现心悸、心绞痛等。

（二）辅助检查

1. **心电图**　根据体表心电图表现分为 5 型。①窦房结型：包括持续而严重的窦性心动过缓（＜ 50 次 /min）和窦性静止，即一系列 P 波后出现心电静止的长间歇与基本 P-P 间期之间无倍数关系。②窦房阻滞型：即窦房传导阻滞，在体表心电图仅可显示二度窦房传导阻滞，分莫氏Ⅰ型、Ⅱ型。二度Ⅰ型：P-P 逐渐缩短，直至一次 P 脱落，之后长 P-P 短于其前 P-P 的 2 倍；二度Ⅱ型：在规则的 P-P 间期中突然出现长 P-P（长 P-P 与短 P-P 之间有倍数关系），需与窦性静止鉴别。③双结病变型：在①、②型的基础上，出现房室交界区逸搏功能障碍，不能及时出现交界区逸搏（逸搏周期＞ 1.5s）或逸搏心律（频率＜ 40 次 /min）。④心动过缓 - 心动过速综合征：在心动过缓（窦性心动过缓、窦性静止、窦房传导阻滞）的基础上，间歇性出现室上性心动过速、心房扑动、心房颤动。⑤全传导系统病变型：同时有双结病变及室内传导阻滞，即伴有窦房传导阻滞、房室传导阻滞及室内传导阻滞。后 3 型为病窦综合征的晚期表现，提示病变范围已较广泛，窦房结和房室结周围均已受累（图 2-6、图 2-7）。

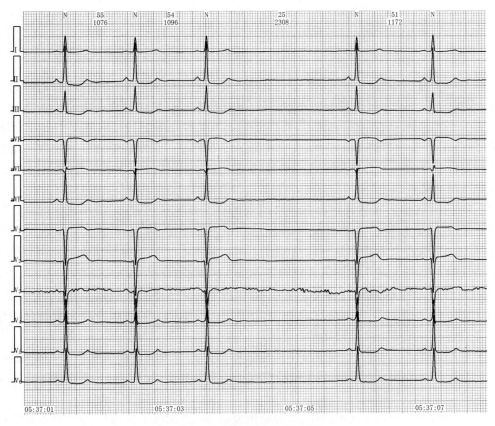

图 2-6　病态窦房结综合征

窦性心动过缓，频率 55 次 /min，第 3 个心搏后出现长 P–P 间期达 2.30s，长 P–P 间期＞ 2 倍短 P–P 间期。诊断为窦性心动过缓、窦性停搏，结合临床符合病态窦房结综合征。

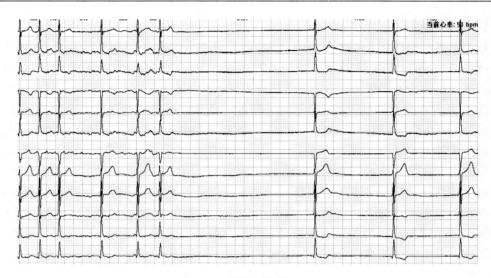

图 2-7　病态窦房结综合征

　　患者阵发性心房颤动终止时出现长达 3.5s 的 R–R 间期，提示存在窦性停搏，其后为过缓的交界性逸搏心律（34 次 /min），符合病态窦房结综合征心电图改变。

　　2. 动态心电图　动态心电图除了可记录到常规心电图的表现如持续性窦性心动过缓、窦性静止、窦房传导阻滞、过缓的逸搏心律等外，还可发现下列改变：① 24h 总心搏数＜ 80 000 次；② 24h 平均心率＜ 55 次 /min；③最高心率＜ 100 次 /min，持续时间≥ 1min；④最低心率≤ 40 次 /min；⑤窦性停搏＞ 2.0s 或频发窦房传导阻滞；⑥慢快综合征，窦性心动过缓伴阵发性室上性心动过速、心房颤动或心房扑动时，发作停止后，窦性搏动恢复时间＞ 2.0s。

　　3. 窦房结功能检查

　　（1）阿托品试验。静脉注射阿托品 2mg（0.02 ~ 0.04mg/kg），在开始注射前、注射完毕及注射后 1、3、5、7、10、15 分钟时观察心率，如不足 90 次 /min 或者出现交界区心律或交界区心律持续存在者为阳性。此法简便，用以鉴别由于迷走神经张力过高所致的功能性窦性心动过缓，但对于青光眼，前列腺增生等所致尿潴留者应禁做本试验。

　　（2）异丙肾上腺素试验。将异丙肾上腺素 0.5mg 加入 5% 葡萄糖 250mL 中静脉滴注，1 ~ 2μg/min，如心率达不到 100 次 /min 者为阳性，提示该心动过缓并非交感神经兴奋不足所致，支持病态窦房结综合征的诊断。

　　（3）运动试验。运动时交感神经递质分泌增加，正常人随运动量增大，心率相应增加，可达极量及次极量心率。相反，运动量增加时，心率达不到 90 次 /min 者支持病态窦房结综合征的诊断。

　　（4）窦房结恢复时间。无创测定窦房结恢复时间（SNRT）较常用的方法为经食道心房调搏法。心房调搏主要是利用较高频率的心电起搏，一般从高于患者自身频率 10 ~ 20 次 /min 开始起搏刺激，并逐渐如 70、90、110、130、150 次 /min 递增，每次刺激 30s，间歇 2 ~ 3min 再行重复第 2 次。较高频率心房起搏时，其频率除带动心房除极外，冲动同时传入窦房结使其处于受抑制状态，当快速起搏刺激突然停止时，如窦房结功能不良者，则窦房结恢复自身窦性活动时间延长。测定起搏最后一个电脉冲到第一个窦性P波出现的起点即为SNRT。正常人SNRT < 1 500ms，若超过2 000ms者对病态窦房结综合征有诊断意义；介于两者之间者为可疑患者，需结合其他临床资料加以判断。SNRT还可经静脉心房调搏法获得。

此外，还可采用校正的窦房结恢复时间（SNRTc）、窦房结传导时间（SACT）、窦房结电图（SAE）等多种检查手段来评价窦房结的功能。

（三）诊断及鉴别诊断

1. 诊断　病态窦房结综合征诊断，主要依靠临床表现，静息体表心电图和动态心电图，窦房结功能检查。由于病态窦房结综合征病程较长，症状表现迥异，心电图表现多样，故诊断不能仅根据某一项表现，必须综合分析。

窦房结原有激动形成或传导障碍而引起缓慢心律失常，如持续性或间歇性严重心动过缓（窦性心动过缓 < 50次/min）或窦房结传导阻滞，窦性停搏 > 2.0s），伴有或不伴有房室结起搏点功能障碍，如房室交界区逸搏心律或异位心动过速，同时具有脑或其他系统供血不足症状，阿-斯综合征，即可诊断病态窦房结综合征。

虽无眩晕（心脑综合征），却有严重心动过缓（窦性心动过缓 < 50次/min）或窦房传导阻滞，或窦性停搏 > 2.0s），其心动过缓与病态窦房结综合征有关，此时只做一般性检查即可诊断。

病人症状轻，有心动过缓，偶尔发生头晕和晕厥，难以用心动过缓来解释晕厥，此时应做动态心电图检查，如发现其症状与心动过缓有关系时，经进一步做激发试验即可诊断。

病人无症状，有心动过缓，应做24h动态心电图和药物激发试验。用阿托品和普萘洛尔阻滞自主神经测窦房结固有频率，有助于排除迷走神经功能亢进引起的心动过缓。

近年来，随着临床电生理检查的广泛开展，又有学者提出了以下诊断标准：①严重的窦性心动过缓；②严重的窦性静止；③严重的窦房传导阻滞；④在快速性室上性心律失常终止后，严重的窦律衰竭；⑤慢性心房颤动伴严重的缓慢心室反应，以前的病史证实有①～④项中之一项者；⑥SNRT或SNRTc异常延长；⑦SACT异常延长；⑧窦房结不应期延长；⑨按压颈动脉窦后窦性静止 > 3.0s。以上各项中具备一项，且能除外功能性窦房结功能不全所致者，可诊断为病态窦房结综合征。

2. 鉴别诊断　病态窦房结综合征需与药物、迷走神经张力过高的窦性心动过缓、窦性静止、窦房传导阻滞等鉴别：后面的几种情况在停用药物、降低迷走神经兴奋性、增强交感神经兴奋性后窦性心律失常可消失。

病态窦房结综合征中的心动过缓-心动过速综合征需与心动过速-心动过缓综合征相鉴别：心动过缓-心动过速综合征的发生与窦房结基础病变有关，属于慢性窦房结功能不全（慢是起因），故心电图有明显的病态窦房结综合征表现，心房颤动、心房扑动或房性心动过速发作前为窦性心动过缓、窦性静止或窦房传导阻滞，快速性心律失常为被动性。心动过速-心动过缓患者常无器质性心脏病，也无病态窦房结综合征的表现，其发生机制可能因快速室上性心动过速引起窦房结一过性缺血及一过性抑制而发生急性窦房结功能不全（快是起因），故在无心动过速发作时心电图常表现为正常。在其发生的快速性心动过速终止时，出现严重的窦性心动过缓、窦房传导阻滞、窦性停搏等缓慢性心律失常，引起急性脑缺血发作，临床出现晕厥、阿-斯综合征，甚至猝死，多发生于年轻人。

3. 病态窦房结综合征分型与分类

（1）分型。

1）Ⅰ型。窦房结型，病变局限于窦房结，发病率约占 50%，主要表现为窦房结功能低下，致窦性节律紊乱，窦性心动过缓、窦房传导阻滞、窦性停搏等。

2）Ⅱ型。窦房型，病变发生在窦房结、房内束（结间束）、心房肌处，致这些组织变性、萎缩、功能低下，造成生物电紊乱形成折返，表现为窦性心动过缓、窦房传导阻滞、窦性停搏、房性期前收缩、房内传导阻滞、房性心动过速、心房扑动、心房颤动、慢快综合征。

3）Ⅲ型。双结型，即病变累及窦房结和房室结，致两结功能障碍。心律失常的特点是窦性心律失常（窦性心动过缓、窦房传导阻滞、窦性停搏、房性心律失常），伴房室交界区功能障碍，表现为房室交界区性逸搏、房室传导阻滞、室性心动过速等。

4）Ⅳ型。系统型，病变范围广，累及窦房结、结间束、房室结、房室束、左右束支。心律失常的特点是全传导系统功能障碍的症状，心律失常主要表现为窦房结传导阻滞、窦性停搏、房室传导阻滞、心内传导阻滞。

（2）病态窦房结综合征分类。Bashout 将病态窦房结综合征按病程长短分为急性和慢性两类，每类又分为器质性和功能性。

1）急性病态窦房结综合征。病变迅速累及窦房结并产生症状。由于突然丧失起搏能力，会有长时间的窦性静止，并出现严重心源性脑缺血的各种神经症状。

2）慢性病态窦房结综合征。呈持久性或反复发作，间歇期长短不一，发作程度轻重不等。病变进展缓慢，常有代偿性房室交界区性逸搏心律或房性逸搏心律，病情较稳定。

4. 评估流程　引起病态窦房结综合征的病因大多是慢性且不可逆的。但在某些情况下，窦性心动过缓可归因于某些可逆的病因，如急性心肌梗死、高强度的运动训练、心脏外科手术（心脏瓣膜置换术、心房颤动迷宫术、冠状动脉旁路移植术）、心房颤动、电解质紊乱（高钾血症、低钾血症）、低血糖、甲状腺功能减退、药物治疗和感染等。对于有症状的病态窦房结综合征患者，推荐评估和治疗可逆病因（图 2-8）。

三、治疗策略

病态窦房结综合征无症状或症状轻微者，无需特殊治疗。有原发病者针对原发病治疗，同时避免使用一切减慢心率的药物，如 β 受体阻滞剂、胺碘酮、非二氢吡啶类钙通道阻滞剂（如地尔硫草）、利血平、洋地黄等，并定期随访观察。

（一）药物治疗

对于病态窦房结综合征，目前无满意的治疗药物。由于临床上缺乏长期有效提高心率的药物，所以药物治疗仅作为应急处理或是起搏治疗前的过渡。常用药物如下：

1. 阿托品　具有抗胆碱作用，能抑制迷走神经、增加心率，用法和剂量为 0.3mg/ 次，3 ~ 4 次 /d，口服；紧急时可予以 0.5 ~ 2mg 静脉推注。不适宜用于青光眼和前列腺肥大的患者。

2. 沙丁胺醇　为选择性 β₂ 肾上腺素受体激动药，可增强心肌细胞兴奋性，但容易产生耐受性、疗效欠佳，且可导致头晕、目眩、高血压、失眠等不良反应。用法：2 ~ 4mg/ 次，口服，3 次 /d。

3. 异丙肾上腺素　非选择性 β 肾上腺素受体激动药，对窦房结本身自律性无影响，可增

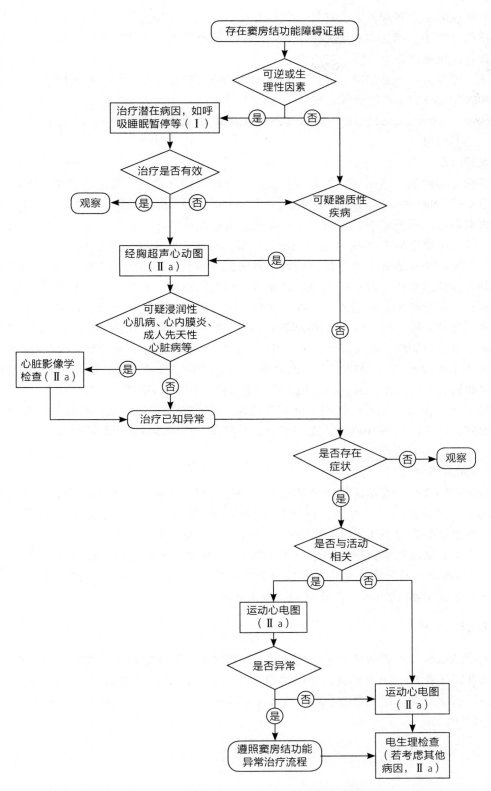

图2-8　病态窦房结综合征评估流程（引自《2020年心动过缓和传导异常患者的评估与管理中国专家共识》）

加房室交界区或心室下级起搏点自律性；仅在心动过缓已影响到血流动力学，但又暂时无法行起搏治疗前急救用。用法和剂量为 1 ~ 2μg/min，静脉泵入。心肌缺血或心功能严重受损患者易导致室性快速性心律失常，应谨慎。

4.茶碱　可改善病态窦房结综合征患者的窦性停搏、窦性心动过缓及其相应症状。而氨茶碱是一种腺苷拮抗剂，不能改善窦房结功能。

5.奥腾折帕（Otenzepad）　属于心脏选择性毒蕈碱 α 受体阻滞剂，无阿托品样反应。常用量 120 ~ 480mg/d。

6.中成药治疗

（1）参松养心胶囊。本品可增加心肌血供，改善心脏传导功能，调整自主神经功能，降低心肌细胞 Ca^{2+}、Na^+ 含量，增加 K^+ 的含量，增加 Na^+-K^+-ATP 酶的活性，从而对抗心律失常。多中心随机双盲临床研究表明，参松养心胶囊用于治疗期前收缩、心房颤动、缓慢心律失常疗效确切，提高缓慢心率 7.15 次/min。用法：口服，每次 2 ~ 4 粒，每日 3 次。

（2）宁心宝。主要成分为冬虫夏草，具有双向良性调节心律作用，改善窦房结、房室结功能，抑制异位快速起搏心律；扩张冠状动脉，增加心肌血供；抑制氧自由基合成，减少心肌细胞氧耗；平衡细胞内、外的离子浓度，保护心脏，稳定心律。研究证实，宁心宝对于窦性心动过缓、房室传导阻滞、病态窦房结综合征均具有一定作用。用法：每次 2 粒，3 次/d。

（3）参仙升脉口服液。本品能提高 Na^+-K^+-ATP 酶的活性，使环磷酸腺苷（cAMP）升高、环鸟苷酸（cGMP）降低，cAMP/cGMP 比值升高，从而治疗心动过缓，适用于轻、中度窦性心动过缓和病态窦房结综合征，不适用于快慢综合征。用法：20mL，2 次/d。

（4）参附注射液。本品可增强心脏的起搏电流，改善传导功能，增强心肌细胞收缩力，改善心肌供血。用法：40 ~ 100mL，静脉滴注，1 次/d（临床剂量使用差异较大）。

（二）心脏起搏治疗

植入心脏起搏器是病态窦房结综合征患者唯一有效的治疗措施。其适应证包括：①记录到有症状的窦房结功能障碍；经常出现导致症状的窦性停搏（ⅠC）；有症状的变时性不佳者（ⅠC）；由于某些疾病必须使用某些药物，而这些药物又可引起窦性心动过缓并产生症状者（ⅠC）。②窦房结功能障碍导致心率＜ 40 次/min，症状与心动过缓之间存在明确的证据（ⅡaC）；有不明原因晕厥者，临床上发现或电生理检查诱发窦房结功能障碍（ⅡaC）。③清醒状态下心率低于 40 次/min，但症状轻微者（ⅡbC）。

四、预后

病态窦房结综合征患者的预后主要受基础心脏病影响，而不是窦房结功能不全本身。病态窦房结综合征患者 5 ~ 10 年的死亡率与普通人群相差不大,由心律失常引起的死亡较少见。有报道病态窦房结综合征伴器质性心脏病患者 4 年的病死率达 60%，不伴器质性心脏病患者 4 年的病死率为 20%。

第3章 期前收缩的诊治策略

第一节 室性期前收缩

室性期前收缩又称室性早搏，是指在窦性激动尚未到达心室之前，心室异位起搏点提早发放激动引起心室提前除极的室性搏动，是最常见的心律失常之一。在正常人和心脏病患者中均可见到，在正常人中室性期前收缩的检出率为5%（常规心电图）～50%（动态心电图），随年龄的增长，室性期前收缩的发生率增加。就冠心病患者而言，不同病情和同样病情的不同阶段其室性期前收缩的发生率差异很大，心肌梗死最初2～3天中发生率可达85%～91%，随病程的后延，其发生率显著下降至10%左右。有研究发现，冠心病患者的室性期前收缩检出率随心功能的减退而增加，当射血分数<40%时，室性期前收缩发生率为15%～18%，而心功能正常者仅为5%～7%。

室性期前收缩根据起源部位不同，分为：①室间隔期前收缩；②右心室肌性期前收缩；③右束支性期前收缩；④左束支性期前收缩；⑤左前分支性期前收缩；⑥左后分支性期前收缩；⑦左心室肌性期前收缩；⑧心室前壁期前收缩；⑨心室后壁期前收缩。根据发生机制不同，分为：①自律性室性期前收缩；②折返性室性期前收缩；③触发性室性期前收缩。根据室性期前收缩形态分，为：①单形性室性期前收缩；②多形性室性期前收缩；③多源性室性期前收缩。

一、发病机制

自主神经功能紊乱是室性期前收缩常见原因之一，其机制为迷走神经或交感神经兴奋，使心肌快慢纤维失去平衡，不应期和传导速度发生改变，引起折返性室性期前收缩；儿茶酚胺分泌过多使心室自律细胞自律性增高，引起室性期前收缩。在无器质性心脏病的正常人中有室性期前收缩者，经心脏彩超检测，部分可发现左心室假腱索，通常是良性的，如发作不频繁则无需治疗。器质性心脏病如冠心病、风湿性心脏病、甲亢性心脏病、心肌炎、心肌病、心功能衰竭，均可因缺血、缺氧、炎症、心肌自身病变等引起心肌纤维不应期或传导速度改变或异位节律点兴奋性增高，导致折返性或自律增高性室性期前收缩。电解质紊乱（低钾、低镁等）引起的室性期前收缩与自律性增高、折返或触发活动有关。许多药物包括抗心律失常药（如洋地黄类、三环类抗抑郁药等）也可致室性期前收缩。洋地黄中毒所出现的心律失常最常见为室性期前收缩，其机制通常为心肌自律性增高。

二、临床诊断

（一）临床表现

患者有无症状及症状的程度与期前收缩发作频率不直接相关。常见的症状有心悸、心前区冲击感、心脏停跳感，有时伴头昏、胸闷等。当发生频发多源室性期前收缩影响到血流动力学时，症状可明显。心脏听诊时于期前收缩后出现较长的间歇。少数频发室性期前收缩可引起心肌病。

（二）辅助检查

1. 心电图

（1）室性期前收缩心电图特征：①提前出现宽大畸形的 QRS 波群，时限 ≥ 0.12s，其后有继发性的 ST-T 改变。②其前无 P 波。有时在宽大畸形的 QRS 波群之前或之后可见无关的窦性 P 波，极少情况下在其后见有逆行 P 波，R-P 间期 ≤ 0.20s。③代偿间歇绝大多数为完全性，少数可不完全，插入性室性期前收缩则无代偿间歇。④如为同一起源点引起的室性期前收缩，则配对间期（即室性期前收缩与前一个窦性搏动之间的间期）固定，插入性室性期前收缩和多源室性期前收缩配对间期不固定（图 3-1）。

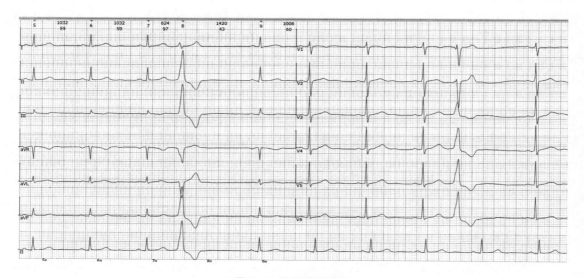

图 3-1　室性期前收缩

第 4 个提前出现的宽大畸形的 QRS 波群，其前无相关 P 波，其后代偿间歇为完全性。

（2）室性期前收缩的其他类型。①插入性室性期前收缩。提前出现的宽大畸形的 QRS 波插入两个窦性搏动之间，这两个窦性搏动之间的距离等于一个窦性周期；无代偿间歇；室性期前收缩后的窦性 P-R 间期正常或延长；多发生在窦性心动过缓时（图 3-2）。②室性期前收缩呈联律。室性期前收缩规律出现。每个窦性节律后出现一个室性期前收缩为室性期前收缩二联律，每两个窦性节律后出现一个室性期前收缩为室性期前收缩三联律，以此类推，其配对间期固定。③室性期前收缩连发。两个期前收缩连续出现，称为成对室性期前收缩，三个及三个以上室性期前收缩连续出现，称为短阵室性心动过速。④ R-on-T 现象。R-on-T 室性期前收缩发生在心室收缩中晚期，指室性期前收缩出现在前一心动周期的 T 波之上，称为 R-on-T 现象，又称 R-on-T 型室性期前收缩（图 3-3）。临床上可分为 A、B 两型，A 型是指 Q-T 间期正常时的 R-on-T 现象，可引起短暂的阵发性室性心动过速，临床较少见。该型 Q-T 间期正常，室性期前收缩是否引起反复性室性心动过速，取决于室性期前收缩联律间期与 Q-T 间期之比。若 < 1 时，易发生室性心动过速。其发生机制可能系心脏复极时心室不应期处于不均衡状态，提早激动可引起室内多发折返形成室性心动过速。B 型是指在 Q-T 间期延长基础上，出现较早的室性期前收缩 R-on-T，多见于器质性心脏病患者。在某些病理状态时，如心肌缺血、高度房室传导阻滞时的心动过缓、应用某些药物（如普鲁卡因胺、奎尼丁、胺碘酮等药物）、低血钾、过低温、颅内损害，使心室肌复极延长，Q-T 间期延长，心室肌的兴奋性、不应期、传导性等电生理特性出现明显差异，室性期前收缩落入复极不均衡的心室肌中促进了心室肌发生多发折返，并形成室性心动过速，甚至心室颤动，这种联律间期恒定的室性期前收缩是否引起反复性室性心动过速取决于前面心动周期的长度，长的心动周期使后一心动周期的 Q-T 间期延长，Q-T 间期离散度增加，增加了心室肌细胞内多发折返的形成，从而导致室性心动过速。⑤ R-on-P 型室性期前收缩，是指室性期前收缩落在窦性 P 波上或窦性 P 波后的室性期前收缩，又称 R-on-P 现象，系舒张晚期的室性期前收缩。常发生在急性心肌梗死时，易诱发室性心动过速。其机制可能为心房机械收缩牵拉心室，使心室内传导

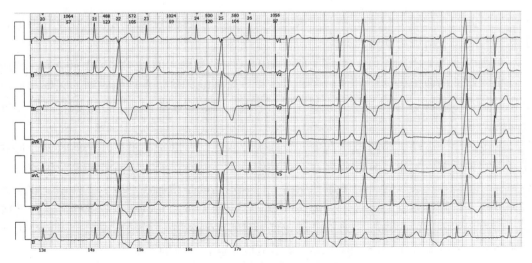

图 3-2　插入性室性期前收缩

第 3、6 个提前出现的宽大畸形的 QRS 波为室性期前收缩，插入两个正常窦性激动之间，无代偿间期。

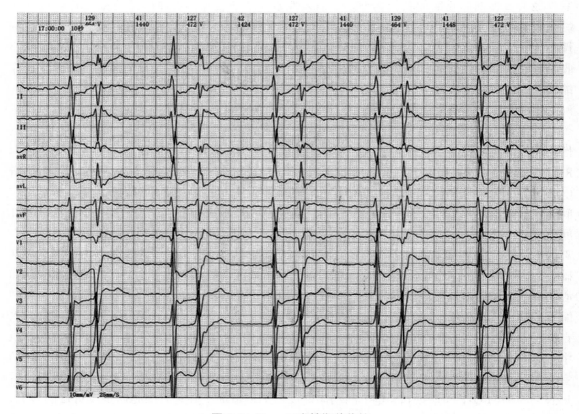

图 3-3　R-on-T 室性期前收缩

　　基本节律为心房颤动，提前出现的宽大畸形的 QRS 波为室性期前收缩，其 QRS 波群起始部落在前一个心室激动的 T 波顶点之上，这种室性期前收缩称为 R-on-T 室性期前收缩。

组织中异位起搏点的膜电位水平降低，阈电位升高，并可能使其局部儿茶酚胺释放增加，有利于发生折返而致室性心动过速。

　　2. 动态心电图　不同时间，室性期前收缩的发生率有很大的自发性的差异，24 小时中，上午发生室性期前收缩较多，其他时间相对较少。全面地评价室性期前收缩的频度和危险程度依赖于动态心电图，有时甚至要长程（2～3 天）动态心电图记录，方能较好克服这种不同时间的差异。

　　3. 运动试验　运动试验时机体发生一系列生理变化，有助于显示室性期前收缩，特别是比较复杂的和反复性的室性期前收缩常在运动中诱发。运动试验对于室性期前收缩患者，尤其是症状与运动存在关联时，应考虑该项检查以确定运动是增加还是减少室性期前收缩，评估是否可诱发持续性室性心律失常。运动试验阴性有助于排除儿茶酚胺敏感性多形性室速作为室性期前收缩原因的可能性。对运动恶化的室性期前收缩患者应尽快予以进一步检查，因为这部分患者很可能需要治疗。但运动试验不是特异性和敏感的方法。

　　4. 其他检查　超声心动图可评估心室的结构和功能、瓣膜形态与功能及肺动脉压力等，这在室性期前收缩的危险分层和治疗策略中具有重要价值。增强磁共振成像（MRI）能提供额外的诊断和预后信息。尽管没有大样本研究证实哪些患者应行 MRI 检查，但 MRI 可指导管理多种合并室性期前收缩的结构性心脏病，包括扩张型心肌病（DCM）、肥厚型心肌病（HCM）、心脏结构病、淀粉样变和致心律失常性右心室心肌病等。对于这些患者，延迟钆增强 MRI 发现室壁运动障碍或心肌瘢痕有助于判断预后。

（三）诊断与鉴别诊断

室性期前收缩的诊断主要依靠心电图和动态心电图，诊断一般不难。关键是病因的判定，特别是否良、恶性的判断有时存在困难。据中华医学会心血管病学分会的建议，临床上有以下情况的室性期前收缩应予重视：①有眩晕、黑矇或晕厥先兆等临床症状；②有器质性心脏病基础，如冠心病、急性心肌梗死、心脏瓣膜病、心肌病、高血压等；③心脏结构和功能改变，如心脏扩大、左心室射血分数减低（< 40%）或心力衰竭等；④心电图表现为多源、成对、成串的室性期前收缩及在急性心肌梗死或 Q-T 间期延长的基础上发生 R-on-T 现象。对于临床上无明显症状、无器质性心脏病、无电解质紊乱的健康人的单纯性室性期前收缩，多无重要意义。

还有学者认为，目前已知可能与预后不良相关的危险因素有：①合并结构性心脏病或心脏离子通道病；②短联律间期室性期前收缩（R-on-T）；③非流出道起源室性期前收缩。④室性期前收缩 QRS 波时限过宽；⑤室性期前收缩 24h > 2 000 次；⑥复杂室性期前收缩 / 非持续性室速；⑦插入性室性期前收缩；⑧多种室性期前收缩形态；⑨运动时室性期前收缩增多。

室性期前收缩的鉴别诊断主要与房性期前收缩伴室内差异性传导和心房颤动伴室内差异性传导的鉴别。

室性期前收缩与房性期前收缩伴室内差异性传导的鉴别要点是：房性期前收缩伴室内差异性传导，其 QRS 波群波形态宽大畸形，可因未发现提早的 P' 波而被误判为室性期前收缩。两者的鉴别关键是看期前收缩是否由提前的 P' 波引起：有 P' 波者，为房性期前收缩伴室内差异性传导；无 P' 波或无相关 P 波者，为室性期前收缩。只是有时提前明显的 P' 波与前一次激动的 T 波相重叠而不易辨别。另外，室内差异性传导的 QRS 波群形态多数呈右束支阻滞的图形，但亦有少数室内差异性传导呈左束支阻滞图形或其他形态。

室性期前收缩与心房颤动伴室内差异性传导的鉴别要点是：①室性期前收缩配对间期相等，心房颤动伴室内差异性传导无固定的配对间期；②室性期前收缩起始向量与正常 QRS 波的起始向量不一定一致，心房颤动伴室内差异性传导起始向量与正常 QRS 波群的起始向量相同；③心房颤动伴室内差异性传导时在 V₁ 导联上常呈现右束支阻滞图形（呈 rSR' 型），而室性期前收缩较少见；④心室率快的心房颤动多出现室内差异性传导，心室率缓慢的心房颤动多出现室性期前收缩；⑤宽大畸形的 QRS 波群与正常 QRS 波群交替出现者出现室性期前收缩二联律，特别是对期前收缩配对间期固定者，而室内差异性传导一般不出现上述规则。

三、治疗策略

（一）诊治流程图、专家建议和推荐

见图 3-4、表 3-1。

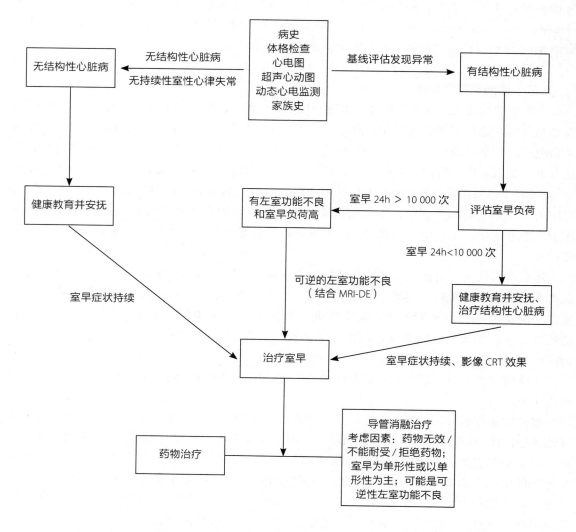

图 3-4 室性期前收缩诊治流程图（引自《2020 室性心律失常中国专家共识》）

（二）药物治疗

无器质性心脏病，也无明显症状的患者不必处理。虽无器质性心脏病，但室性期前收缩引起明显的心悸等症状，影响日常生活和工作，先予谷维素（30mg，3 次 /d）、地西泮（2.5mg，2 ~ 3 次 /d），也可试用有抗心律失常作用的中成药，如参松养心胶囊、稳心颗粒等；如无效可选用美西律（200mg，2 次 /d）或普罗帕酮（100 ~ 200mg，3 次 /d）；若血压偏高、心率偏快者，可用美托洛尔（12.5 ~ 25mg，2 次 /d），可依据心率逐渐加量。

有器质性心脏病，心功能正常或伴有轻度心功能不全，原则上只需处理基础心脏病，改善心功能不全，经针对原发病治疗有效后室性期前收缩可减少或消失。可使用上游抗心律失常药如血管紧张素转换酶抑制剂（ACEI）/ 血管紧张素 Ⅱ 受体拮抗剂（ARB）、β 受体阻滞剂。若室性期前收缩引起明显症状可予镇静，必要时使用 I$_b$ 类抗心律失常药。

表 3-1　室性期前收缩诊治的专家建议和推荐

推荐	推荐级别	证据级别
室性期前收缩患者应通过以下检查进行全面评估以明确室性期前收缩类型、负荷以及是否合并结构性心脏病：		
1. 所有室性期前收缩患者应在静息状态下行 12 导联心电图检查	I	A
2. 应用动态心电图检查评估室性期前收缩类型与负荷，评估 Q-T 间期和 ST 段改变	I	A
3. 应用超声心动图评估左心室功能以及有无结构性心脏病	I	B
4. 当超声心动图不能准确评估左、右心室功能和 / 或心肌结构改变时，建议采用 MRI 或 CT 检查	Ⅱ a	B
5. 对于无症状、心功能正常的频发室性期前收缩患者，推荐定期监测室性期前收缩负荷和左心功能	Ⅱ a	B
6. 合并结构性心脏病的频发室性期前收缩患者，消融术中行心内电生理检查，有助于 SCD 的危险分层	Ⅱ a	C
7. 未合并结构性心脏病或遗传性心律失常综合征，无或仅有轻微症状的室性期前收缩患者，仅需要安慰，无需治疗	I	C
8. 对于未合并或合并结构性心脏病的症状性室性期前收缩患者，可考虑参松养心胶囊治疗	Ⅱ a	A
9. 对于症状明显或不明原因的左心室功能障碍的频发室性期前收缩（24h > 10 000 次）患者，消融有助于改善症状和左心室功能；症状明显、药物疗效不佳的高负荷流出道室性期前收缩推荐导管消融		
（1）右心室流出道起源的室性期前收缩	I	B
（2）左心室流出道 / 主动脉窦起源的室性期前收缩	Ⅱ a	B
（3）对室性期前收缩触发的室颤反复发作导致 ICD 放电，应由有经验的术者实施导管消融	I	B
10. 症状明显、药物治疗效果不佳 / 拒绝药物治疗 / 不耐受药物治疗的频发非流出道室性期前收缩，可行导管消融治疗	Ⅱ a	B
11. CRT 治疗无反应的频发室性期前收缩患者，如室性期前收缩影响 CRT 疗效且药物不能控制室性期前收缩，可行导管消融	Ⅱ a	C

注：MRI= 磁共振成像；ICD= 埋藏式心脏转复除颤器；CRT= 心脏再同步化治疗；引自《2020 年版室性心律失常中国专家共识》。

　　有器质性心脏病，伴有较重的心功能不全，尤其是成对室性期前收缩或多源频发室性期前收缩，宜选用 β 受体阻滞剂、胺碘酮、美西律、利多卡因，紧急情况下可静脉给药。同时使用上游抗心律失常药 ACEI/ARB、螺内酯、β 受体阻滞剂及他汀类药物。

　　中成药参松养心胶囊治疗室性期前收缩有较好效果。荟萃分析研究显示，参松养心胶囊联合常规抗心律失常药可以更为有效地减少室性期前收缩发作。随机、双盲的多中心临床研究结果表明，与美西律或安慰剂相比，参松养心胶囊可以减少室性期前收缩，缓解临床症状。

对于心力衰竭合并室性期前收缩的患者，参松养心胶囊在减少室性期前收缩发生的同时，一定程度上也可以改善患者的心功能；在窦性心动过缓合并室性期前收缩的患者，参松养心胶囊不仅可以减少室性期前收缩数量，且不增加窦性心动过缓的风险，甚至还能有限地提高窦性心动过缓的心率。

急性心肌梗死早期出现的室性期前收缩，可静脉使用胺碘酮或利多卡因。胺碘酮用法：先将 150mg 加入 5% 葡萄糖液体中静脉注射，10min 推完，随后 300mg 加入 5% 葡萄糖液体 44mL 混合成 50mL，以 10mL/h 静脉泵入（速度为 1mg/min），6h 后以 5mL/h 静脉泵入（速度为 0.5mg/min）维持 1 ~ 2 天；利多卡因用法：先将 50 ~ 100mg 加入 5% 葡萄糖液体稀释后缓慢静脉注射（1 ~ 1.5mg/kg），必要时每 5 ~ 10min 重复静脉注射 1 ~ 2 次，但 1 小时内总量不超过 300mg，在用负荷量显示利多卡因有效后可继续静脉滴注，用 5% 葡萄糖液体配成 1 ~ 4mg/mL 浓度，以 1 ~ 4mg/min 速度静脉滴注维持或静脉泵入。

（三）非药物治疗

1. **生物反馈治疗**　生物反馈治疗是通过生物反馈仪器把通过传感器所采集到的内脏器官活动的信息加以处理和放大，及时、准确地用人们熟悉的视觉或听觉信号加以显示，就相当于让患者"听到或看到"自己内脏器官的活动情况。这样，通过学习和训练，患者就能够在一定范围内做到对内脏器官活动的随意性控制，对偏离正常范围的内脏活动加以纠正，恢复内环境稳定，达到治疗作用。国内报告应用生物反馈仪器治疗各类期前收缩 151 例，近期有效率达 75%。主要适用于无器质性心脏病的期前收缩，特别是情绪性期前收缩。

2. **导管消融**　导管消融适用于有明显症状的频发、药物治疗无效或不愿意长期服药的室性期前收缩患者。其适应证包括：①频发的单源室性期前收缩（含短阵室性心动过速）、特别是动态心电图监测 24h 超过 10 000 次的室性期前收缩；②通过一种以上的药物治疗无效或难以耐受，且由室性期前收缩 / 非持续性室性心动过速引起的一系列症状难以消除；③发生室性期前收缩前没有明确的器质性心脏病；④频发室性期前收缩的反复发作导致了患者的生活质量下降或引起了心脏结构与功能的改变，如心脏扩大、心力衰竭等；⑤病史 1 年以上。

近年研究发现，导管消融对缺血性心肌病患者的频发室性期前收缩可提高左心室射血分数，逆转左心功能，有明显症状的频发或药物治疗无效的患者也可考虑导管消融治疗。但室性期前收缩负荷的临界值尚不确定。

室性期前收缩消融的成功率与其起源部位高度相关，流出道室性期前收缩的导管消融成功率较高，而部分区域的室性期前收缩如冠状静脉、心外膜、左心室顶部及乳头肌等部位起源的室性期前收缩消融难度相对较大。理想的消融目标是彻底消除室性期前收缩，但即使部分消除室性期前收缩也可能显著改善临床症状和左心室功能。多形性室性期前收缩或术中不能诱发的临床室性期前收缩，会降低导管消融的成功率。室性期前收缩导管消融术较安全，目前报道的室性期前收缩消融的并发症发生率大多小于 1%。

四、预后

室性期前收缩的预后取决于室性期前收缩类型、是否触发快速性室性心律失常及患者是否伴有器质性心脏病及其严重程度，在不同的人群其预后是不一样的。正常人和无器质性心脏病患者的室性期前收缩大多无临床意义，预后良好。既往认为频发室性期前收缩和复杂性室性期前收缩（如成对室性期前收缩、多源室性期前收缩等）与演变为恶性室性心律失常预测相关，但后者发生主要取决于有无器质性心脏病及其类型和严重程度。伴有以下情况的室性期前收缩演变成恶性室性心律失常的可能性大：冠心病心肌缺血、急性心肌梗死、心肌病、心力衰竭、低钾血症、洋地黄及抗心律失常等药物毒性作用，以及特发或继发性长 Q-T 间期综合征等。近年研究显示，无器质性心脏病患者若长期反复频发室性期前收缩可引起左心室扩大、射血分数降低，导致心律失常性心肌病。

第二节　房性期前收缩

房性期前收缩又称房性早搏，是指起源于窦房结以外心房任何部位异位起搏点提前的心脏搏动。正常成人进行 24h 动态心电图监测，大约 60% 有房性期前收缩发生。各种器质性心脏病均可发生房性期前收缩，并可能是快速房性心律失常的先兆。

一、发病机制

房性期前收缩发生与精神和体力疲劳、情绪紧张、过多吸烟、饮酒、喝浓茶、咖啡、失眠、体位突然改变等因素有关。各种器质性心脏病患者房性期前收缩发生率高，如冠心病、高血压、风湿性心脏病、肺源性心脏病（易发生多源房性期前收缩）、心肌炎、心力衰竭等较常见。另外，药物（如洋地黄类、异丙肾上腺素等）、电解质紊乱、缺氧、中毒等也可引起房性期前收缩。

引起房性期前收缩最常见机制是心房组织自律性异常增高，而折返激动次之，最少见的是触发激动后除极。近年来，发现部分房性期前收缩起源于肌袖组织。所谓肌袖组织是指，缠绕于肺静脉或腔静脉壁上的心房组织。肌袖性房性期前收缩是起源于肌袖组织的单一或连续数个电激动传导到心房，引起的心房的单一或连发的提前激动。

二、临床诊断

（一）临床表现

表现为心悸、心跳突然停跳感，若期前收缩次数过多可引起心前区不适、胸闷、乏力、摸脉搏有间歇等。有些患者可一直无任何症状。此外，房性期前收缩的症状与患者的精神、情绪、心理因素有关，常常可发现除期前收缩外的其他精神、心理问题。

（二）辅助检查

1. 心电图

（1）房性期前收缩心电图特征。①提早出现的与窦性 P 波不同的异形 P 波（P' 波）。P' 波可能重叠于前一个窦性搏动的 T 波上，有时需仔细辨认。P' 波一般不是逆行的，如果起源于心房下部者，其 P' 波为逆行型。② P'-R 间期大于或等于 0.12s。当房性期前收缩出现在心动周期较晚期时，可正常地下传到心室。较早出现的房性期前收缩可能因房室传导系统仍处于相对不应期或有效不应期而导致传导延迟或阻滞，表现为 P'-R 间期延长或房性期前收缩未下传。③多数期前收缩后的 QRS 波群与主导心律相同。但较早出现的房性期前收缩传导经过房室传导系统后，由于束支的反应性可能不一致，一侧束支已脱离不应期，而另一侧束支仍处于不应期，引起形态异常增宽的 QRS 波群，称为室内差异传导。室内差异传导多表现为右束支阻滞图形。④房性期前收缩的 P' 波与窦性 P 波之间的间期称为代偿间歇。通常房性期前收缩侵入窦房结并重新安排其节律，导致期前收缩前后的窦性 P-P 间期之和小于两个正常的窦性 P-P 间期，这种情况称为不完全代偿间歇（图 3-5）。

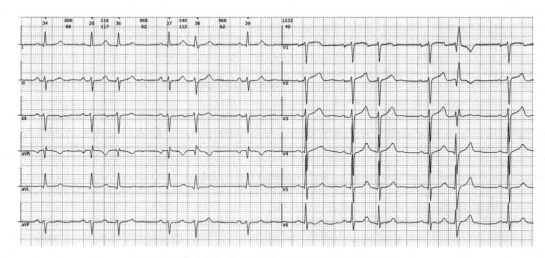

图 3-5　频发房性期前收缩（部分伴室内差异性传导）

　　第 3 个提前出现的 P' 波，其后下传的 QRS 波群与正常窦性下传的 QRS 波群一致，第 5 个提前出现的 P' 波，其后下传 QRS 波群发生了室内差异性传导，呈完全性右束支阻滞的图形。

　　（2）房性期前收缩的其他类型：①多源、多形性房性期前收缩。多源性房性期前收缩是指，心房内有两个或两个以上的异位起搏点，心电图表现为房性期前收缩的配对间期各不相同，P' 波的形态也不完全一样；多形性房性期前收缩是指房性期前收缩的配对间期相同，但 P' 波的形态不一样。②间位性房性期前收缩，是指在一个窦性心动周期的两个窦性 P 波之间，插入一个房性期前收缩，而无代偿间歇。一般很少见，必须有某种使窦房结不受异位激动干扰的保护性机制存在，才能形成间位性房性期前收缩。③房性期前收缩未下传，R-P' 间期为 0.1 ~ 0.2s 的房性期前收缩一般不能下传。房性期前收缩未下传多见于收缩中期，出现于 T 波波峰前，该期不能下传是一种生理现象。但如果是舒张早期或中期的房性期前收缩未下传，则称之为被阻滞的房性期前收缩，为病理现象。

　　（3）肌袖性房性期前收缩心电图特征。①联律间期短，多在 200 ~ 400ms。由于联律间期短，因此易出现 P'-R 间期延长或房性期前收缩未下传及室内差异性传导；②发作频，数量多，心电图或 24h 动态心电图上多呈频发短联律间期房性期前收缩，可呈二联律、三联律，房性期前收缩总数每 24h 可达数千至数万；③易与其他肌袖性心律失常并存，如房性期前收缩伴短阵房性心动过速、房性期前收缩伴短阵或持续性心房颤动等。

　　2. 动态心电图　常规心电图记录时间较短，房性期前收缩不频繁时，不一定记录到房性期前收缩。动态心电图不仅可以发现不频发的房性期前收缩，还可对房性期前收缩分类、记数、显示分布情况等，特别是对房性期前收缩伴短阵房性心动过速、房性期前收缩伴短阵或持续性心房颤动等有重要诊断价值。

（三）诊断与鉴别诊断

房性期前收缩的诊断主要依赖于心电图，诊断不难。主要是对病因和临床意义的判断。

房性期前收缩的鉴别诊断主要是房性期前收缩与房室交界区性期前收缩、未下传房性期前收缩二联律与 2∶1 房室传导阻滞及房性期前收缩伴室内差异性传导与室性期前收缩的鉴别。

房性期前收缩与房室交界区性期前收缩的鉴别要点是：前者在 Ⅱ、Ⅲ、aVF 导联上 P' 波直立，aVR 导联上 P' 波倒置，后者在 Ⅱ、Ⅲ、aVF 导联上 P' 波倒置，aVR 导联上 P' 波直立，但是心房下部的 P' 波可为逆行性，P'-R 间期 ≥ 0.12s，而房室交界区性期前收缩 P'-R 间期 ≤ 0.12s。

未下传房性期前收缩二联律与 2∶1 房室传导阻滞的鉴别要点是：未下传房性期前收缩的 P' 与前一心搏的 ST 段或 T 波相重叠时，易误诊为 2∶1 房室传导阻滞。但是房性 P' 波与窦性 P 波的形态不一样，加快心电图走纸速度或增高振幅，可以更好地显示 P 波，仔细辨认 P 波。

房性期前收缩伴室内差异性传导与室性期前收缩的鉴别要点是：房性期前收缩伴室内差异性传导在 V₁ 导联多呈现三相波形，QRS 波形的起始向量多与正常相同，其前有房性 P' 波。室性期前收缩在 V₁ 导联多呈现双相波形，QRS 波形的起始向量多与正常不相同，其前没有房性 P' 波或仅有不相关的 P 波。

三、治疗策略

在健康人及无症状的人群中，房性期前收缩一般无需处理。房性期前收缩若发现有特定原因的，如洋地黄中毒、电解质紊乱、肺部疾病所致的缺氧，甲状腺功能亢进及冠心病、心力衰竭等，应首先治疗病因，并积极治疗诱因，如精神紧张、焦虑、吸烟、饮酒、腹胀等。

（一）药物治疗

对于房性期前收缩频发、症状明显或伴有冠心病、风湿性心脏病、甲亢性心脏病等器质性心脏病者，除积极处理病因和诱因外，可选用药物治疗。

1. β 受体阻滞剂　β 受体阻滞剂为治疗房性期前收缩的首选药物，除非有禁忌证，功能性和病理性房性期前收缩都可选用。常用比索洛尔（2.5 ~ 5mg，1 次 /d）、美托洛尔或阿替洛尔（12.5 ~ 25mg，2 次 /d），从小剂量开始，逐渐加量，目标心率为安静状态下 55 ~ 60 次 /min，或房性期前收缩被控制。当患者伴有急性左心衰竭、房室传导阻滞、慢性阻塞性肺疾病、支气管哮喘等疾病时不宜使用。

2. 普罗帕酮　普罗帕酮疗效较好，但不宜用于有器质性心脏病的患者。常用 100 ~ 150mg，3 次 /d。

3. 胺碘酮　胺碘酮是广谱抗心律失常药物，可用于器质性心脏病及心力衰竭患者，但有脏器毒性，一般不宜长时间使用。常用 0.2g，3 次 /d，3 ~ 5 天后减为 0.2g，2 次 /d，服用 3 ~ 5 天后再减为 0.2g，1 次 /d。注意监测甲状腺功能、肝功能、胸片、心电图等情况。

4. 其他药物　洋地黄适用于有心力衰竭的房性期前收缩；钙通道阻滞剂（维拉帕米、地尔硫䓬）对伴发于冠心病、高血压、肥厚型心肌病的房性期前收缩有明显疗效；器质性心脏病及心力衰竭等合并房性期前收缩时可使用上游抗心律失常药如 ACEI/ARB、螺内酯、β 受体阻滞剂及他汀类药物等，也可使用有抗心律失常作用的中成药如参松养心胶囊、稳心颗粒等。

（二）非药物治疗

1. 生物反馈治疗　　国内报道应用生物反馈仪器治疗各类期前收缩 151 例，近期有效率达 75%。主要适用于无器质性心脏病的期前收缩。

2. 射频导管消融　　肌袖性房性期前收缩药物治疗效果欠佳或伴短阵房性心动过速、房性期前收缩伴短阵或持续性心房颤动的患者可行射频导管消融治疗。

四、预后

房性期前收缩一般预后良好。当祛除病因、诱因，使用抗心律失常药物后，房性期前收缩可减少或消失。当原有心脏病加重或发生心肌梗死后，房性期前收缩可以进展为房性心动过速、心房扑动、心房颤动，影响血流动力学，诱发心力衰竭。

第三节　房室交界区性期前收缩

房室交界区是指，包括房室结在内的连接房室传导系统的所有组织。可分为三部分：①结前心房区：心房的前、中、后结间束进入房室结的纤维，有起搏细胞，具有自律性，能自动产生动作电位引起激动。②房室结区：分为三个小区，自上而下又分如下。a. 房结区，位于心房与结区之间，有起搏细胞，能产生激动；b. 结区，过去认为结区只具有传导性，无自律性。现已证明，结区有舒张期自动除极化，故有自律性；c. 结希区，位于结区与希氏束之间，有自律性和传导性。③希氏束的近端，有起搏细胞，具有自律性及传导性。

房室交界区为心脏次级生理性起搏点，起搏频率较慢，一般为 40 ～ 60 次 /min，是被动性心律，具有生理性保护作用。可由于某些原因，其起搏频率可增快，超过窦性频率而控制心脏，此时房室交界区心律即由被动性转为主动性。房室交界区性期前收缩又称房室交界区性期前收缩，是指在正常窦性激动发出之前，房室交界区提前发生的一次激动。

一、发病机制

（一）病因

房室交界区性期前收缩既可见于健康人，也可见于风湿性心脏病、心肌病、心肌炎、冠心病、心力衰竭、肺源性心脏病等器质性心脏病患者中。药物中毒及电解质紊乱也可发生房室交界区性期前收缩，如洋地黄中毒、低钾血症等。

（二）发生机制

1. 自律性增高　　房室交界区内有起搏细胞，具有自律性，能在 4 期自动除极化，达到阈电位，产生动作电位，引起激动。当发生心肌受损、心肌缺血、心肌负荷过重、低血钾、药物中毒等病理情况时，阈电位下移，4 期自动除极化加速，自律性增高，超过窦性节律而出现房室交界区性期前收缩。

2. 折返激动　　房室交界区各纤维束，细胞的排列、兴奋性、传导性、自律性及不应期不完全一致，是产生折返激动的生理基础。

3. 触发活动　　部分房室交界区性期前收缩可能为触发活动所引起。

二、临床诊断

（一）临床表现

大多数患者可无任何症状，房室交界区性期前收缩常由 24h 动态心电图检测出。若期前收缩次数过多，部分患者出现心悸、心慌，有心脏停跳感，严重者可伴有胸闷、心前区不适、头昏、乏力等。

（二）辅助检查

1. 心电图

（1）房室交界区性期前收缩心电图特征：①提早出现的 QRS 波群而其前无相关的 P 波，形态和时间与窦性搏动者基本相同。②逆行 P⁻ 波（Ⅱ、Ⅲ、aVF 导联 P 波倒置，aVR 导联 P 波直立）可出现在 QRS 波群之前，P⁻-R 间期 < 0.12s；逆行 P⁻ 波出现在 QRS 波群之后则 R-P⁻ 间期 < 0.2s；有时 P⁻ 波埋在 QRS 波群之内而看不见。③可出现完全或不完全代偿间歇，这取决于期前收缩是否侵入窦房结而发生节律重整（图 3-6）。

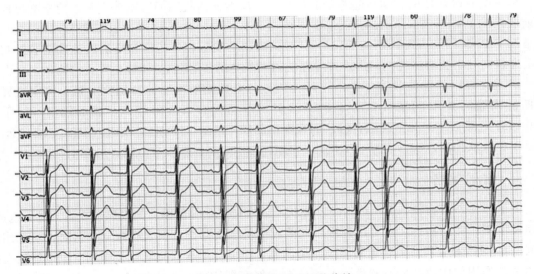

图 3-6　房室交界区性期前收缩

第 3 个提前出现的 QRS 波群，逆行 P⁻ 位于 QRS 波群前；第 6 个提前出现的 QRS 波群其前、后均无逆行 P⁻；第 9 个提前出现 QRS 波群其后有逆行 P⁻。

（2）房室交界区性期前收缩的其他类型：①房室交界区性期前收缩伴有室内差异性传导，心电图特点为：房室交界区性期前收缩的联律间期（R-R'）大多较短，可在 T 波顶峰上；房室交界区性期前收缩的联律间期前周期（R-R）相对较长；P⁻-R 间期 < 0.12s，或 R'-P⁻ 间期 < 0.16s；房室交界区性期前收缩 QRS 波群与窦性 QRS 波群主波方向常不一致；QRS 波群时限多数较宽，可达 0.12 ~ 0.14s；V₁ 导联的 QRS 波群多呈三相的完全性右束支传导阻滞（rSR'）；QRS 波群的易变性大；无室性融合波。②房室交界区性期前收缩伴有非时相性室内差异性传导，心电图特点为：期前收缩的联律间期（R-R'）不一定较短；联律间期前的周期

（R-R）不一定长；P⁻-R'间期＜0.12s，R'-P⁻间期＜0.16s；房室交界区性期前收缩QRS波群与窦性QRS波群主波方向可不一致；QRS波群时限多≤0.11s；QRS波形仅轻度畸形，与窦性QRS波形稍有差异；无室性融合波。③房室交界区性期前收缩呈联律或连发，房室交界区性期前收缩呈联律，是指几个窦性心律后出现1个房室交界区性期前收缩，形成二联律、三联律等。连发性房室交界区性期前收缩是指两个房室交界区性期前收缩连续出现，P⁻波较难辨认。

2. 动态心电图　常规心电图记录时间较短，房室交界区性期前收缩不频繁时，不一定记录到房室交界区性期前收缩。动态心电图不仅可以发现不频发的房室交界区性期前收缩，还可对房室交界区性期前收缩分类、记数、显示分布情况等。

（三）诊断与鉴别诊断

房室交界区性期前收缩的诊断不难，主要依靠心电图。同时需注意病因的诊断。

房室交界区性期前收缩的鉴别诊断主要是房室交界区性期前收缩与起源于低位心房的房性期前收缩和房室交界区性期前收缩伴室内差异性传导与室性期前收缩的鉴别。

房室交界区性期前收缩与起源于低位心房的房性期前收缩的鉴别要点是：房室交界区性期前收缩的P⁻-R间期＜0.12s，而起源于低位心房的房性期前收缩P'-R间期则＞0.12s。少数情况下P⁻-R间期可延长而＞0.12s，其原因为由于发生较早的房室交界区性期前收缩其电冲动通过尚处于相对不应期的房室传导系统时而发生的传导延迟。

房室交界区性期前收缩伴室内差异性传导与室性期前收缩的鉴别要点是：房室交界区性期前收缩的R-P⁻间期＜0.12s，QRS波多呈三相性右束支阻滞型、波形较窄、时限多≤0.14s，易变性大、无室性融合波。而室性期前收缩的R-P⁻间期＞0.12s（因距心房较远）、多呈单相或双相型，QRS波形宽大畸形、时限多＞0.12s，外形多恒定，可有室性融合波。

三、治疗策略

无器质性心脏病者一般不须治疗。症状明显者可先祛除诱因，如戒烟、戒酒、避免过劳、焦虑及停用相关药物等。经上述处理后期前收缩仍继续存在且病人有自觉症状时，可选用镇静剂、β受体阻滞剂、钙通道阻滞剂，如仍无效也可选用普罗帕酮、胺碘酮。也可使用有抗心律失常作用的中成药如参松养心胶囊。对于伴有器质性心脏病的房室交界区性期前收缩，通常不主张使用抗心律失常药，而是积极治疗原发疾病，期前收缩往往随着原发疾病的改善而好转。如期前收缩频繁诱发阵发性室上性心动过速、心房扑动及心房颤动时，则需予以治疗。

四、预后

发生于正常健康人的房室交界区性期前收缩无临床意义。频发和持久的房室交界区性期前收缩常见于器质性心脏病，如风湿性心脏病、冠心病、心肌病、心肌炎等。房室交界区性期前收缩对血流动力学影响小，宜积极治疗原发疾病。

第4章 室上性快速性心律失常的诊治策略

第一节 房性心动过速

房性心动过速指起源于心房，且无需房室结参与维持的心动过速，简称房速。目前房速分类方法较多，未形成统一的认识。根据临床表现，房速分为：非持续性房速、阵发性房速、无休止性房速。根据对房速电生理机制的认识，规则的房速可分为局灶性（归因于自律性、触发性和微折返性机制）和大折返性房速（图4-1）。一般而言的房性心动过速即指局灶性房性心动过速。

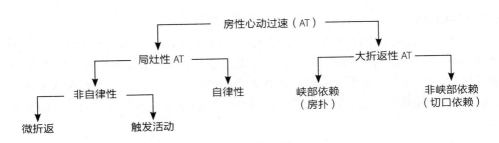

图4-1 房性心动过速分类

健康人、器质性疾病患者均可发生房速，其发生率各家报道不一致。年轻成年人持续6 ～ 12跳的非持续性房速约占2% ～ 6%，健康老年人中，1% ～ 13%存在短阵房速，多数持续不到5次心搏；二尖瓣脱垂患者中，短阵性房速发生率为3% ～ 29%；急性心肌梗死患者中房速发生率为4% ～ 19%；慢性阻塞性肺疾病（COPD）患者中发生率为20%。根据几个大样本非选择性人群的动态心电图检测结果显示，5% ～ 12%有短阵性房速。在器质性心脏病中各组年龄均可见于阵发性房速,其发生率约 33% ~ 100%。无休止性房速比阵发性房速少见,多见于儿童,发生率低,确切的流行病学情况难以估计。阵发性房速伴房室传导阻滞发生率约为 0.25% ~ 0.4%。

一、发生机制

短阵性房速的发生可有多种因素诱发,如运动、应激、心肌缺血、心肌梗死、缺氧、酗酒、慢性阻塞性肺疾病、碱中毒及低钾血症等。而持续性折返性房速可发生在先天性心脏病心脏手术后的患者,以及其他器质性心脏病患者,虽然房内折返性房速患者的心脏病发生率较低,但仍明显高于其他类型的阵发性折返性室上性心动过速患者。

房速发生机制常见有三种:折返、异常自律性、触发性。局灶性房速是指起源于心房内小面积的异位灶,向整个心房呈离心性扩展,在心动周期的大部分时间心房内膜无电位,其发生机制可以是自律性增高或触发活动或微折返。自律性局灶性房速常表现为无休止性,肾上腺素刺激可以诱发或使心率增快,发作开始时心率逐渐加快,终止之前心率逐渐降低。微折返性局灶性房速常为阵发性,突发突止,心率基本恒定。触发活动性局灶性房速(如洋地黄中毒导致的房性心动过速)由延迟后除极(DAD)所致,可以呈阵发性,也可呈无休止性。

二、临床诊断

(一)临床表现

(1)任何年龄均可发生房速,男女之间无差别。

(2)部分患者可无症状,但大多数有心悸、头晕、胸痛、呼吸困难、疲劳无力、气短和运动耐受力差,甚至黑蒙、晕厥。

(3)症状的产生主要取决于房速的频率、持续时间和有无基础疾病等。

(4)无休止性房速患者可引起心动过速心肌病,最终发展为充血性心力衰竭。

(5)洋地黄中毒引起的阵发性房速伴房室传导阻滞患者可能伴有洋地黄中毒的其他症状。

(二)辅助检查

1. 心电图 房速的心电图表现为:①心房频率常常为 150 ~ 200 次/min;②P' 波形态与窦性 P 波不同,常在 Ⅱ、Ⅲ、aVF 导联直立;③常出现二度 Ⅰ 型或 Ⅱ 型房室传导阻滞,如 2:1、3:2 方式传导,但心动过速不受影响;④P 波之间的等电位线存在;⑤刺激迷走神经不能终止心动过速,仅加重房室阻滞;⑥发作开始时常由房性期前收缩诱发且心率逐渐加速(图 4-2、图 4-3)。

2. 动态心电图 动态心电图更能反映房速发生的多少以及房速可能发生的机制。

3. 食道法或心内电生理 可进一步明确房速的诊断,特别是能明确房速的类型和发生机制。

(三)诊断与鉴别诊断

发作性心悸等呈短暂、间歇或持续性;结合典型的心电图表现可确诊,电生理检查可明确房速的类型和发生机制。

需要与下列疾病进行鉴别:①与心房颤动鉴别。房速节律一般整齐,但短阵发作,持续

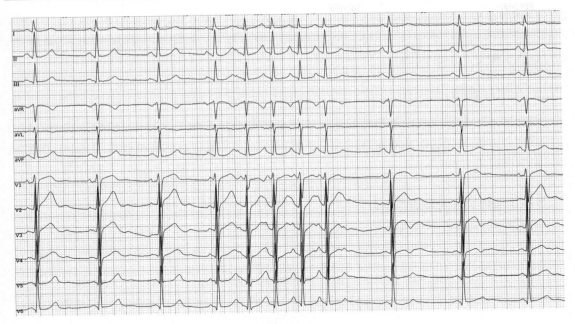

图 4-2　短阵性房性心动过速

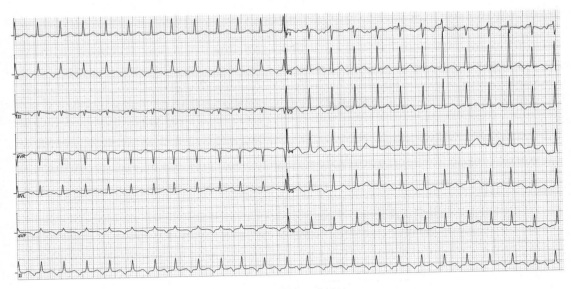

图 4-3　房性心动过速

P' 波在 Ⅱ、Ⅲ、aVF 导联倒置，在 aVR 导联直立，P-R 间期 150ms。激动来源于心房下部。

发作的早期或同时伴房室不同比例下传时，心律可不规则，听诊心律不齐，易误为心房颤动，心电图有助于鉴别。②与窦性心动过速鉴别。两者 P 波形态不同。窦性心动过速起、止均呈逐渐变化，而部分房性心动过速起、止突然。窦性心动过速时心率一般 < 160 次 /min，而房性心动过速时心率常为 160 ~ 220 次 /min。窦性心动过速发作后，心电图常无房性期前收缩，而房性心动过速终止后，心电图常有房性期前收缩。窦性心动过速时按压颈动脉窦或刺激咽

部可使心率减慢，但不能恢复到正常心率，而房性心动过速可使发作终止或无效。③与室上性心动过速鉴别。后者心电图中 P 波多不明显，即使可见，也多紧邻 QRS 波群，而房性心动过速则有明显的 P-R 间期。

三、治疗策略

根据房速的发作方式以及房速发作的症状来决定治疗策略。首先要祛除发生房速的病因及其诱因，对没有症状的非持续性房速可不必治疗，有明显症状的非持续性房速和持续性或无休止性房速需要治疗。

（一）治疗流程图及治疗建议

见图 4-4、图 4-5 和表 4-1。

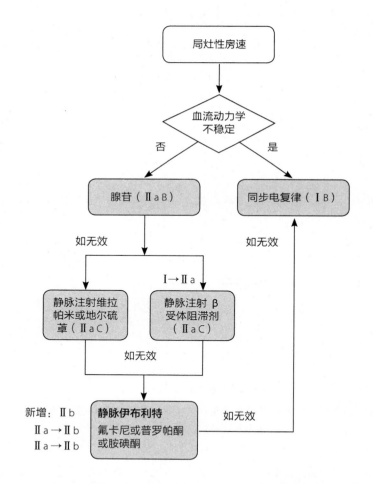

图 4-4　房速的急性期治疗流程图（引自《临床心电学杂志》，2020 年）

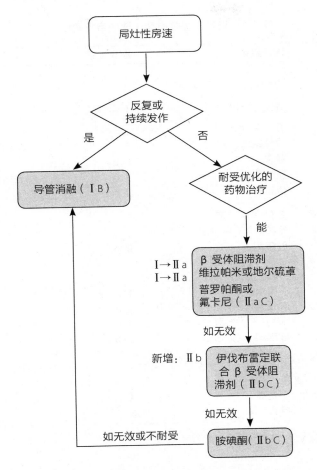

图 4-5　房速的长期管理流程图（引自《临床心电学杂志》，2020 年）

（二）药物治疗

治疗房速目前尚无特效药物，疗效均不理想。一般折返性房速和触发性房速首选 β 受体阻滞剂（如美托洛尔片 12.5 ～ 50mg/d、比索洛尔片 2.5 ～ 10mg/d，急性期可静脉给药）和钙通道阻滞剂（如维拉帕米片 40 ～ 80mg/ 次，3 次 /d，急性期可静脉给药），自律性房速则首选索他洛尔 40 ～ 80mg，2 次 /d（急性期可静脉给药）。首选药物无效可尝试氟卡尼、胺碘酮、普罗帕酮、莫雷西嗪。胺碘酮可用于伴有心功能不全的反复性房速。房速多发生于有器质性心脏病的老年人，因而在应用 I。类药物（如普罗帕酮）前要慎之又慎。地高辛可能无效，但有助于减慢心室率。洋地黄引起的房速应立即停用洋地黄。

（三）非药物治疗

房速发作时有血流动力学不稳定者可行电复律。对药物控制欠佳，且呈持续性或无休止性房速患者，可考虑导管消融或外科手术治疗，导管消融手术成功率高，复发率低。

表 4-1 局灶性房性心动过速的治疗建议

临床状况	治疗建议	推荐类别	证据水平
急性期治疗			
复律			
血流动力学不稳定	直流电复律	I	C
	β 受体阻滞剂	I	C
	维拉帕米、地尔硫䓬	I	C
血流动力学稳定	腺苷	II a	C
	胺碘酮	II b	C
	伊布利特	II b	C
室率控制（排除洋地黄中毒）	β 受体阻滞剂	I	C
	维拉帕米、地尔硫䓬	I	C
	胺碘酮	II b	C
慢性期治疗			
	导管消融	I	B
反复发作症状性房性心动过速	β 受体阻滞剂、钙通道阻	II a	C
	滞剂、普罗帕酮	II a	C
	胺碘酮、索他洛尔	II b	C
症状性或无症状性无休止房性心动过速	导管消融	I	B
非持续性或无症状性房性心动过速	不处理	I	C
	导管消融	III	C

引自《心律失常合理用药指南》。

四、预后

非持续性房速患者预后良好；部分阵发性房速在持续几年的发作中，房速能停止发作。但房速合并器质性疾病，尤其是器质性心脏病，其预后取决于基础疾病。无休止性房速引起心动过速心肌病，当心动过速经导管消融根治后，心肌病可完全逆转，预后良好。

第二节　多源性房性心动过速

多源性房性心动过速又称紊乱性房性心动过速或混乱性房性心动过速。常见于心肺功能衰竭患者，个别见于无器质性心脏病的儿童或青年。它与通常的房性心动过速有不同的心电图表现和临床意义，因此是一种独特的房性心律失常。

一、发生机制

多源性房性心动过速最常见的病因是慢性肺源性心脏病，占 60% ~ 85%。亦可见于冠心病等器质性心脏病、洋地黄中毒、肺栓塞、电解质紊乱（如低钾血症、低镁血症等）、麻醉、手术过程、感染、糖尿病等。心力衰竭常可促发多源性房性心动过速。

多源性房性心动过速的发生机制尚未完全阐明，自律性增高、折返激动及触发均属可能。心房内可有多个异位起搏点交替释放激动，或者由于心房传导系统缺血，心房肌不应期不均匀，激动在房内与结间束折返并互相干扰融合而形成多源性房性心动过速。近年来认为，多源性房性心动过速发作时，常有血浆儿茶酚胺增高，促使心肌细胞内 Ca^{2+} 积贮，形成 Ca^{2+} 负荷过度，导致触发活动形成而产生房性心动过速。Levine 等用维拉帕米治疗 6 例多源性房性心动过速，使 3 例转为窦性，1 例频率减慢。钙通道阻滞剂在不影响窦房结或房室结的情况下，能明显有效地终止多源性房性心动过速发作，说明多源性房性心动过速与触发活动有关。

二、临床诊断

（一）临床特点

（1）多源性房性心动过速大多见于病重、年老的患者，除了原发病以外，常伴有心力衰竭和 / 或呼吸衰竭，死亡率高达 50% ~ 60%。

（2）多源性房性心动过速有时是心房扑动、心房颤动的先兆，是一种较严重的心律失常。

（3）具有原发病的各种临床特点。心律极不规则，酷似心房颤动的临床体征。

（二）辅助检查

1. 心电图

（1）在同一导联中，有 3 种或 3 种以上的异位房性 P' 波和 P'-P' 间期，P'-P' 间期不等。

（2）有一系列快速出现的房性 P' 波，但没有一个稳定的占优势的心房起搏点，频率快慢不一，心房率通常为 100 ~ 250 次 /min，一般在 160 次 /min 以上。

（3）P'-R 间期不等、多变。

（4）P'-P' 之间有等电位线。

（5）可伴有不同程度的房室传导阻滞（图 4-6）。

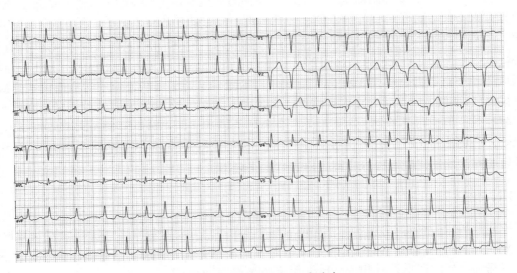

图 4-6 多源性房性心动过速

P' 波在 Ⅱ、Ⅲ、aVF 导联形态多样，P'-P' 间期不规整。P'-P' 间期有等电位线存在。

2. 电生理检查　多源性房性心动过速在电生理检查中，不能被程序刺激诱发和终止。多源性房性心动过速不是做电生理检查的适应证。

（三）诊断与鉴别诊断

当心电图出现心房率 > 100 次 /min（有研究认为应以 90 次 /min 为标准），P 波至少有 3 种不同形态，并伴不等的 P-P 间期、不等的 P-R 间期、不等的 R-R 间期时的房性心动过速，则可诊断为多源性房性心动过速。当心房率较低（< 100 次 /min）而在心电图上出现了 3 种不同形态的 P 波时，应当诊断为心房起搏点游走心律（游走性心房节律），不应称作多源性房性心动过速。

由于多源性房性心动过速的心房波形态不一，R-R 间距完全不规则，而且 QRS 波群呈室上性，故易误诊为心房颤动。如能仔细分析 12 导联心电图，尤其是 V_1 导联（该导联能清楚显示 P' 波或 f 波），就不难区分。如 12 导联心电图仍不能鉴别，可记录食道导联心电图以资鉴别。

三、治疗策略

多源性房性心动过速治疗的关键是祛除病因，如多源性房性心动过速发生在慢性肺部疾病病情恶化时，一般经积极治疗包括改善通气功能、纠正缺氧及电解质紊乱，以及治疗心力衰竭等，绝大多数患者随着基础疾病的好转，多源性房性心动过速亦随之消失。在治疗慢性肺部疾病时，应避免使用大剂量的 β 受体激动剂和茶碱类药物，因可加重或诱发多源性房性心动过速。

有些年老、病重或伴有冠心病者，在祛除各种诱因后，多源性房性心动过速仍持续存在。这时多源性房性心动过速的快速心室率可导致心肌缺血、低血压，甚至心力衰竭，必须应用有效药物控制。洋地黄有一定疗效，尤其适用于伴有心力衰竭者。但洋地黄中毒患者，必须立即停用洋地黄。β 受体阻滞剂和二氢吡啶类钙通道阻滞剂（维拉帕米或地尔硫䓬）能抑制房内异位兴奋灶、减慢房室传导，使多源性房性心动过速的心室率减慢，并可使其转为窦性心律。β 受体阻滞剂和二氢吡啶类钙通道阻滞剂口服、静脉注射均有效，几乎可使所有患者的心率减慢。有报道口服 24h 后，有 7/16 例（43.7%）患者转复为窦性心律。上述两药均可降低血压和加重心力衰竭，β 受体阻滞剂还可加重阻塞性肺疾病，应用时应谨慎选择病例。Iseri 报道，硫酸镁及钾盐治疗多源性房性心动过速有一定疗效，所治 8 例，7 例均转为窦性心律。胺碘酮有效，但通常不首选，主要应用于伴有心力衰竭者。心脏电复律对多源性房性心动过速无效。药物治疗无效的复发性多源性房性心动过速导致左心室功能障碍的患者可予房室结消融后起搏治疗（优先选择双心室起搏或 HIS 束起搏）。

四、预后

多源性房性心动过速大多见于病重、年老患者，除了原发病外，常伴有心力衰竭和 / 或呼吸衰竭，电解质紊乱，其病死率可高达 29% ~ 60%，心动过速并不直接造成死亡，死亡率是与基础疾病的严重程度相关。Fish 等（1996）、Kastor 等（1990）、Scher 等（1989）认为无器质性心脏病患者的多源心性心动过速预后较好，部分病例的房性心动过速可自行终止。但合并严重心、肺疾病者预后差。Yeager 等（1984）报道部分患者可发生猝死。

第三节　房室结折返性心动过速

房室结折返性心动过速（AVNRT），是指激动在房室结内沿环路折返所导致的室上性心动过速，约占阵发性室上性心动过速的 60% ~ 70%。但这一数据源于临床心脏电生理实验室，实际上 AVNRT 的发生率并不一定比房室折返性心动过速高。国内有报道显示 9 520 例阵发性室上性心动过速中，AVNRT 为 3 429 例（占 36.02%），房室折返性心动过速为 6 091 例（占63.98%）。AVNRT 多见于成年人，女性较男性多见，婴幼儿较少见。绝大多数不伴有器质性心脏病。根据电生理发作机制分为三种类型，即慢 – 快型（占 90%）、快 – 慢型及慢 – 慢型房室结内折返性心动过速。

一、发生机制

房室结双径路是引起 AVNRT 的电生理基础。房室结内存在纵向分离的二个通道，即有一个短不应期、传导速度慢的 α 通道（即慢径路）和一个长不应期、传导速度较快的 β 通道（即快径路）。房性期前收缩下传时，激动阻滞在快径路而经慢径路下传，然后自恢复传导的快径路逆传，形成慢 – 快型 AVNRT。少见的情况下，快径路的不应期短于慢径路，与前述相反，激动从快径路顺传，而从慢径路逆传，可产生快 – 慢型 AVNRT；另一种极少见是慢径路前传，另一条慢径路逆传而产生的慢 – 慢型 AVNRT。

AVNRT 通常无明显器质性心脏病，但在年龄较大患者中，可伴有高血压、冠心病等器质性心脏病。Hayes 等报道部分病例有家族倾向，提示为常染色体显性遗传。患者可由饮酒、吸烟、运动、激动或吃刺激性食物等诱发，也可无明显诱因发作。

二、临床诊断

（一）临床表现

AVNRT 可见于各年龄段人群，但以年轻人和中年人多见，女性多于男性。根据发作时的心室率、持续时间和有无器质性心脏病等情况，可表现为心悸或心跳加快，以及胸闷、乏力、多尿、呼吸困难、眩晕、焦躁、气促、胸痛，偶尔可出现晕厥。

典型的心动过速发作呈突发突止，每次发作时间长短不一，短者几秒钟，长者持续数天；少数患者有逐步终止过程；首次发病后往往反复发作，并持续多年，但其频繁程度和持续时间并非恒定不变。

颈部搏动征（neck pulsation，图 4-7）有助于典型 AVNRT 与房室折返性心动过速（AVRT）的鉴别。这是由于典型 AVNRT 时，心房与心室几乎同时激动、收缩，当右心房收缩时三尖瓣已关闭，血液出现搏动性反流，患者自述"衬衫摆动"和"颈部重击感"。颈部查体则观察到颈静脉大炮波。患者还有可能因为右心房压力和心房钠尿肽水平升高（左心房压增加所致）而表现多尿。相反，AVRT 时，心房与心室不是同时收缩，故患者较少出现上述表现。

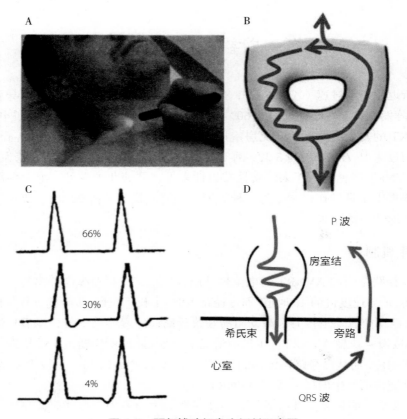

图 4-7　颈部搏动征发生机制示意图

A. 观察颈部搏动；B.AVNRT 发生示意图；C.AVNRT 的 66% 者心房逆 P⁻ 波与 QRS 波同时发生；D.AVRT 发生的示意图。

（二）辅助检查

1.心电图

（1）窦性心律时心电图。窦性心律时心电图可以正常；有时可出现房室结双径路存在的征象，表现为突然和持续的 P-R 间期延长；P-R 间期长短交替；经快、慢径路同时传导所致的双重心室反应。

（2）慢 – 快型 AVNRT 心电图。成人心室率一般在 150 ~ 200 次 /min，节律规整，少数患者偶可超过 250 次 /min，尤其是儿童；QRS 波群呈室上性（伴有室内差异性传导或原有室内束支阻滞时可呈左或右束支阻滞图形）；常由房性期前收缩或室性期前收缩诱发或终止，房性期前收缩诱发时 P'-R 明显延长；逆 P⁻ 于 Ⅱ、Ⅲ、aVF 导联倒置，aVR 直立。逆行 P⁻ 波与 QRS 波群非常接近，P⁻ 波通常隐没在 QRS 波群中，但也可在 QRS 波群略前或略偏后，V₁ 导联出现假性 r' 波，或 Ⅱ、Ⅲ、aVF 导联出现假性 s 波，高度提示慢 – 快型 AVNRT（图 4-8）。

（3）快 – 慢型 AVNRT 心电图。轻度增快的心率可诱发其发作，而不需要由一个适时的房性期前收缩促发；R-P 间期长于 P-R 间期，P⁻ 波在 Ⅱ、Ⅲ、aVF 导联呈倒置状，V₁、V₂ 和 aVL 直立，而在 Ⅰ 导联呈双向或位于等电线上；QRS 波群呈室上性（伴有室内差异性传导或原有室内束支阻滞时可呈左或右束支阻滞图形）。

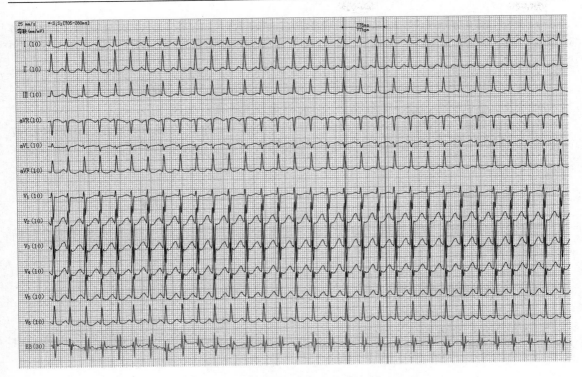

图 4-8　慢 - 快型房室结折返性心动过速

　　窄 QRS 波群心动过速，频率 187 次 /min，未见 P 波，R–R 间期规整，V_1 导联 QRS 波终末部可见假性 r 波，食道导联（EB）可见 R–P' 间期 < 60ms。

2. 电生理检查

　　（1）慢 - 快型 AVNRT 心电生理特征。①房室结双径路在心电图上表现为长短不等的两种 P-R 间期反复出现；②心动过速发作时，第一个 P-R 间期明显延长。因为逆行 P^- 波是从快径路逆传，故较快到心房。P 波常混在 QRS 波群内，心电图及食道导联心电图看不到 P 波，部分患者 P 波在 QRS 波群尾及刚结束时出现，$R-P^- < 70ms$，$R-P^- < 1/2R-R$，$R-P^- < P^--R$；③房室传导曲线不连续，S_2-R 间期呈突然跳跃延长 ≥ 60ms；④电刺激能重复诱发及终止心动过速，而诱发心动过速的第一个 P-R 间期应明显延长；⑤ S_1-R 呈跳跃式延长的文氏现象；⑥电刺激造成的心房夺获不能影响心动过速的维持；⑦颈动脉窦压迫能终止发作。

　　（2）快 - 慢型 AVNRT 的心电生理特征。①可起始于房性期前收缩，但 P'-R 间期不延长；②食道导联心电图示 $R-P^-$ 间期 > 1/2R-R 间期，$P^--R/R-P^- < 0.75$，为逆行 P^- 波，QRS 波群时限正常；③超速刺激可终止；④心动过速可发生于窦性心律加快时。

（三）诊断与鉴别诊断

　　根据典型突发突止心动过速的临床表现，发作时心电图可见快速匀齐的窄 QRS 波群心动过速，心动过速终止后体表心电图正常，及发作和未发作心电图比较无明显 P 波或 V_1 导联出现假性 r' 波，或 Ⅱ、Ⅲ、aVF 导联出现假性 s 波和食道导联 $R-P^- < 70ms$，可诊断 AVNRT。心内电生理检查可确诊。

AVNRT 须与房性心动过速、后间隔旁路介导的 AVRT 等鉴别。体表心电图 V_1 导联出现假性 r' 波，或 Ⅱ、Ⅲ、aVF 导联出现假性 S 波高度提示慢 – 快型 AVNRT。V_1 和Ⅲ导联 R-P 差值 > 20ms 提示为 AVNRT，而不是间隔部 AVRT。

心率在 140 ~ 160 次 /min 之间的窦性心动过速较难与 AVNRT 鉴别。窦性心动过速大多数逐渐增快或逐渐减慢，心率常有波动，兴奋迷走神经不能终止发作。

心房扑动伴 2∶1 下传：心室率 140 ~ 160 次 /min，心电图表现为规则的锯齿形扑动波而误诊为 AVNRT。兴奋迷走神经可使心室率减半或减慢，心电图显示明确的锯齿形心房扑动波有助于确诊。

四、治疗策略

根据发作时症状、频繁程度、持续时间、患者意愿、职业，以及是否伴有器质性心脏病等决定治疗策略。

（一）急性发作期的治疗

1. 急性发作期治疗的流程图　见图 4-9。

2. 药物治疗　药物治疗主要用于终止血流动力学稳定的 AVNRT。目前已有多种有效药物可供静脉使用，以终止 AVNRT 的急性发作。

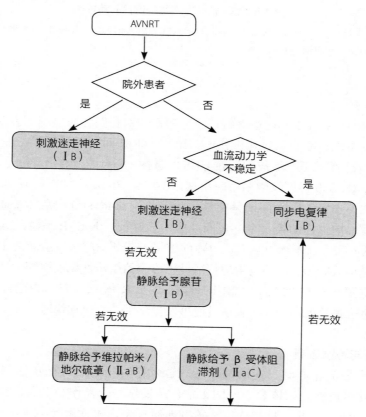

图 4-9　AVNRT 急性发作期治疗的流程图

（1）腺苷。首剂 6mg 快速静推，如无效 1～2min 后 12mg 快速静推；腺苷价格较高，国内用三磷酸腺苷（ATP）代替，成人剂量 20～30mg 快速静推（不应长于 5s），约 20s 起效，可使心动过速终止；尤其是伴有低血压及心力衰竭时，应作为首选。缺点：可引起严重心动过缓，甚至房室传导阻滞，不过很短暂，数秒钟后即消失。禁忌证：支气管哮喘、病窦综合征、COPD。

（2）普罗帕酮。普罗帕酮 70mg 缓慢静推（10min），10～20min 后可重复使用。注意：静脉用药过程中一旦心动过速终止，则立即停止用药。缺点：用药后可出现短暂严重窦性心动过缓、窦性停搏。禁忌证：伴有器质性心脏病、低血压及心力衰竭。

（3）维拉帕米。5～10mg 静推（5～10min），如无效，5～10min 后可重复使用一次。在 AVNRT 也可作为首选，伴有 COPD 者也首选维拉帕米。缺点：用药后可出现短暂窦性心动过缓、房性或室性期前收缩。禁忌证：低血压及心力衰竭。

（4）地尔硫䓬。10～15mg（0.25～0.35mg/kg）静推（1～2min），如无效，10～20min 可重复给药一次。注意：可能引起血压下降。

（5）伊布利特。1mg 缓慢静推（10min），必要时 10min 后可重复一次。应先纠正低血钾和低血镁后再给药。该药可致传导阻滞、心动过缓、扭转型室性心动过速。有扭转型室性心动过速病史和心力衰竭患者禁用。

（6）胺碘酮。5% 葡萄糖液 47mL ＋胺碘酮 150mg 静推，再用 5% 葡萄糖液 44mL ＋胺碘酮 300mg 微量泵入维持。注意：心动过速终止后可停用该药物。该药起效慢，一般不选用，可用于心力衰竭患者。

（7）毛花苷 C（西地兰）。0.4mg 稀释后缓慢静推。如无效，0.5～1h 再缓慢静推 0.2～0.4mg，总量不超过 1.2mg。起效慢，有效率低，目前仅用于合并心力衰竭患者。

此外，对于院外、无条件静脉用药者，可采取单剂口服药物治疗。适用于 AVNRT 发作不频繁，但发作后持续时间长、血流动力学稳定、不易自发终止、刺激迷走神经不敏感的患者。心功能不全、窦性心动过缓或有预激的患者不宜使用这一治疗方法。没有心脏结构和功能异常的青少年和成年人单剂口服氟卡尼（3mg/kg）或普罗帕酮（6mg/kg），可使部分 AVNRT 终止或频率明显减慢。

3. 非药物治疗

（1）兴奋迷走神经。常是患者自救的一种治疗方法，临床上常用以下几种：①捏鼻呼气法：即 Valsalva 手法。患者深吸气后闭口，手捏鼻，然后用力呼气直到不能坚持为止。②按压颈动脉窦：患者仰卧床上，医生用左手拇指向颈椎方向按，做上下活动按压动作，同时观察心电图或听心率，操作时应注意不要中断动脉血流，每次按压时间 5～10s；切记不可同时按压两侧颈动脉窦，常先按右侧，然后再试左侧。老年人应慎用。③其他：刺激咽部引起呕吐。

（2）经食道调搏。经食道调搏方法安全、操作简单，有条件时可以选用。采用的方法多用经食道超速或亚速起搏抑制终止发作，也可用程序期前收缩刺激法，有效率可达 90% 以上。

（3）同步直流电复律。药物治疗无效或 AVNRT 发作伴有血流动力学障碍者首选同步直流电复律治疗，电能 100～150J。

（4）射频导管消融。AVNR 发作时有血流动力学改变或药物、电复律、经食道调搏治疗无效，可采用射频导管消融终止，并可根治。

（二）预防发作

1. **长期管理流程图** 见图 4-10。

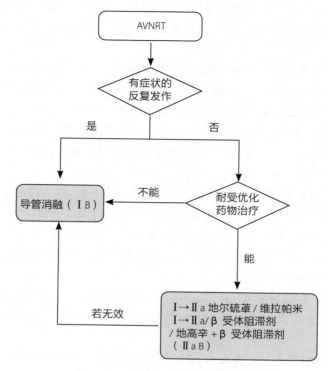

图 4-10 AVNRT 长期管理的流程图

2. **药物预防发作** 由于射频导管消融有效、安全和在临床上的广泛应用，AVNRT 患者一般不必口服抗心律失常药预防发作。但 AVNRT 发作频繁，特别是发作时有血流动力学改变的患者而不愿意接受射频导管消融者，可采取药物预防。常用药物有维拉帕米、β 受体阻滞剂、地高辛、普罗帕酮、索他洛尔、胺碘酮等。

3. **非药物预防** 射频导管消融可以根治 AVNRT，成功率达 96.1% ~ 98.8%，并发症少、复发率低、安全性好，可作为预防发作的首选方法。AVNRT 发作频繁、发作时有血流动力学改变、患者不能耐受药物治疗或不愿意接受长期药物治疗的均可选择射频导管消融根治。

四、预后

AVNRT 一般不引起明显血流动力学改变，但个别患者发作时间长时可出现血流动力学改变，合并有器质性心脏病者严重时可出现心绞痛、心力衰竭等。如频繁发作或发作时有血流动力学改变者可通过导管消融根治。AVNRT 患者总体预后较好。

第四节　房室折返性心动过速

除正常房室传导系统外，预激综合征时心房、心室之间还存在附加传导路径（房室旁路）。房室折返性心动过速（AVRT）是指激动通过房室旁路传导与房室结形成环路所形成的室上性心动过速，是预激综合征并发的最常见快速心律失常，约占全部旁路相关性心动过速的 95%。根据旁路的传导方向和特性，AVRT 一般分为两种，即顺传型和逆传型。顺传型占 AVRT 的 90%～95%，折返冲动通过房室结从心房传到心室，经旁路从心室传回心房，心电图表现为窄 QRS 波群心动过速。逆传型占 AVRT 的 5%～10%，折返冲动沿旁路从心房前传到心室，通过房室结或另一条旁路逆传，心电图表现为宽 QRS 波群心动过速。另外一种少见的隐匿性慢传导旁路与房室结形成环路而形成的无休止性心动过速称为持续性交界区折返性心动过速（PJRT）。

一、发生机制

正常人心房与心室之间唯一的电学通道是房室结和希氏束，AVRT 病人除此之外还存在房室旁路，心房肌和房室结 - 希氏束、心室肌、房室旁路形成一个闭合环路，时机恰当时（房性期前收缩、室性期前收缩、窦性心动过速等）可触发折返性心动过速。在房室折返环路中能否诱发出环行运动主要由房室结、房室旁路、刺激（诱发冲动）处心肌的传导性和不应期之间的相互关系决定的。房室结属慢反应纤维，不应期长传导速度慢，周长与不应期成反比；房室旁路类似普通心肌，属快反应纤维，其不应期短传导速度快，周长与不应期成正比。

窦性心律时，若房室旁路与房室结有效不应期相差较大，由于"回搏带"（echozohe）宽，适时期前收缩和回搏易引起旁路或房室结的逆向室房传导，产生 AVRT。隐匿性房室旁路不参与形成逆传型 AVRT，因为隐匿性房室旁路不能前传，系单向阻滞。

AVRT 常见于心脏结构正常者，但在某些特定心脏病中发生率较高，如 Ebstein 畸形中约 10% 合并房室旁道。患者可因饮酒、运动、激动等诱发，也可无明显诱因发作。

二、临床诊断

（一）临床表现

AVRT 可见于任何年龄段人群，半数以上 20 岁以前首次发病；男性多于女性，约（1.5～2.5）:1。常见的症状是心悸，感觉心跳快，可伴有胸闷、乏力、多尿、呼吸困难、头晕等；伴有器质性心脏病有气促、胸痛等。症状的轻重主要与发作的心室率、持续时间和心脏基础状态等有关。典型的心动过速发作呈突发突止，每次发作时间长短不一，短者几秒钟，长者持续几天。

（二）辅助检查

1. 心电图　窦性心律时，部分患者可见典型或不典型预激图形。顺向型 AVRT 呈窄 QRS 波群心动过速，心室率为 150～250 次 /min，频率规整，QRS 波群呈室上性（伴有室内差异性传导或原有室内束支阻滞时可呈左或右束支阻滞图形）；逆行 P$^-$ 出现在窄 QRS 波群后，R-P$^-$

间期＞70ms，R-P⁻/R-R＜0.5；少数逆传支具有慢传导性能的房室旁路，R-P⁻/R-R＞0.5。逆向型 AVRT 呈宽 QRS 波心动过速，心室率多在 200 次 /min 以上，频率规整，QRS 波群宽大畸形，时限常达 0.14 ~ 0.16s；逆行 P⁻ 出现在宽 QRS 波群后，但 P⁻ 波多数不能清楚辨认（图 4-11、图 4-12）。

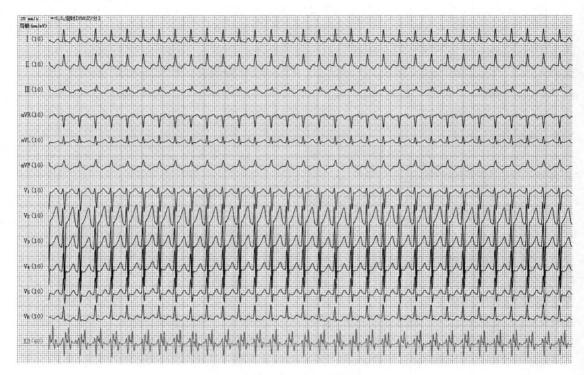

图 4-11　顺向型房室折返性心动过速

窄 QRS 波心动过速，频率 180 次 /min，R-R 间期规整，在 Ⅱ、Ⅲ、aVF 导联 QRS 波群后可见倒置的逆行 P⁻ 波，R-P⁻＜P⁻-R；食道导联（EB）R-P⁻ 间期为 130ms。

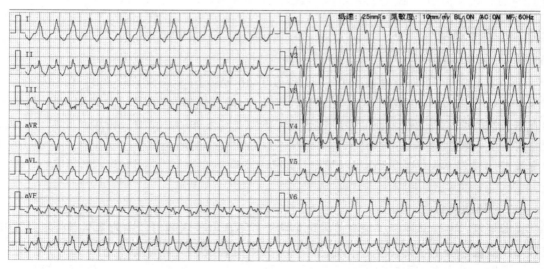

A

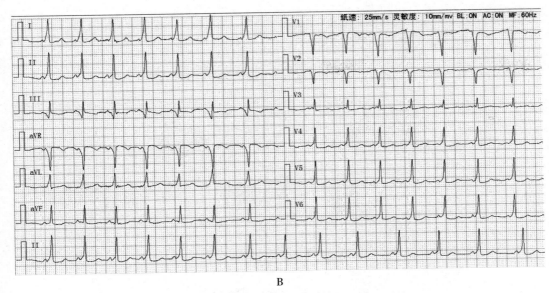

图 4-12　逆向型房室折返性心动过速（A、B）

　　患者女性，24 岁，因阵发性心悸 2 年加 1 天入院。心电图（A 图）示：各导联 P 波不清，心室率 179 次 /min，部分导联 QRS 波群终末部似可见逆行 P⁻ 波，R–R 间距匀齐，QRS 波群时限 0.15s，各导联均以 QRS 波群起始部增宽为主，且 QRS 起始部均有顿挫，考虑逆向型房室折返性心动过速。复律后心电图（B 图）示：典型预激综合征 B 型，进一步证实上图为逆向型房室折返性心动过速。

　　2. 电生理检查

　　（1）顺向型 AVRT 的电生理特征：电刺激能重复地诱发及终止心动过速，心动过速的 QRS 波群不宽；心动过速诱发或自发前明显有预激综合征。心动过速时，无 S_2-R 延长；伴有功能性束支阻滞，可比无束支阻滞时 R-R 间期延长 ≥ 30ms；逆行性 P 波，R-P⁻ < P⁻-R，R-P⁻ ≥ 100ms，但 R-P⁻ < 1/2R-R；I 导联 P 负向（左侧旁路）；伴 QRS 电交替；颈动脉窦按摩可终止发作。

　　（2）逆向型 AVRT 的电生理特征：程控期前收缩刺激可诱发及终止室上速发作；有预激波，P⁻-R 间期短；为逆行性 P⁻ 波，但预激波向量不变，QRS 波群与心动过速前相似，但更宽；颈动脉窦按摩可终止心动过速。

（三）诊断与鉴别诊断

　　根据典型的突发突止临床表现和 / 或典型预激心电图，结合发作时心电图可见快速而整齐的窄或宽 QRS 波群心动过速、QRS 波群后面可见逆行 P⁻ 波，R-P⁻ > 70ms。食道导联可见逆行 P⁻ 波，R-P⁻ > 70ms，可诊断 AVRT。心内电生理可以确诊。

　　AVRT 容易与 AVNRT 混淆，AVRT 伴束支传导阻滞或室内差异性传导及逆向型 AVRT 容易误诊为室性心动过速等，需注意鉴别。

三、治疗策略

（一）急性发作期的治疗

　　1. 急性发作期治疗的流程图　见图 4-13。

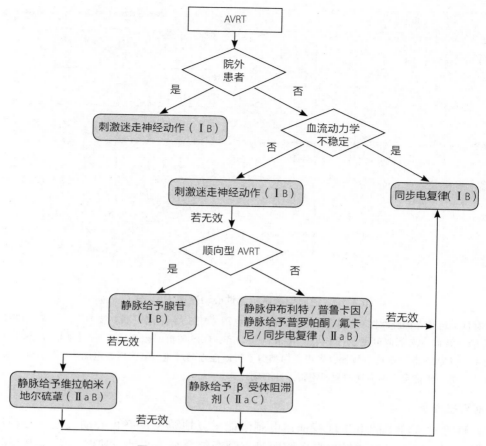

图 4-13　AVRT 急性发作期治疗的流程图

2. 药物治疗　药物治疗主要用于终止血流动力学稳定的 AVRT。顺向型 AVRT 的药物治疗与治疗 AVNRT 的药物和用法相同；逆向型 AVRT 的药物治疗，要选用房室结或房室旁路均有阻滞作用的药物如普罗帕酮、胺碘酮、依布利特。只对房室结有阻滞作用的药物如洋地黄、腺苷、维拉帕米、地尔硫草、β 受体阻滞剂则禁用，因这些药物使有旁路前传的心动过速演变为快心室率心房颤动而蜕变成心室颤动。

此外，对于院外、无条件静脉用药者，可采取单剂口服药物治疗，在心动过速时服用。这种方法适用于心电图上无预激波的患者。心动过速发作不频繁、血流动力学稳定的患者，可口服地尔硫草（120mg）加普萘洛尔（80mg），约有 80% 的患者在 2h 内心动过速可以终止。另外也可应用单剂氟卡尼终止室上速急性发作，但疗效明显低于地尔硫草和普萘洛尔合用。

3. 非药物治疗

（1）兴奋迷走神经。与 AVNRT 相同，但逆向型 AVRT 禁用。

（2）经食道调搏术。与 AVNRT 相同。

（3）同步直流电复律。药物治疗无效或 AVRT 发作伴有血流动力学障碍者首选同步直流电复律治疗，电能 100 ~ 150J。

（4）射频导管消融。AVRT 发作时有血流动力学改变或药物、电复律、经食道调搏术治疗无效，可采用射频导管消融终止，并可根治。

（二）预防发作

1. **长期管理流程图**　见图 4-14。

2. **药物预防**　由于射频导管消融有效、安全和在临床上的广泛应用，AVRT 患者一般不必口服抗心律失常药物预防发作。但 AVRT 发作频繁，特别是发作时有血流动力学改变的患者不愿意接受射频导管消融者或有射频导管消融手术禁忌证者，可采取药物预防。常用药物有普罗帕酮、索他洛尔、胺碘酮等。维拉帕米、β 受体阻滞剂、地高辛不宜选用。

3. **非药物预防**　射频导管消融可以根治 AVRT，成功率高、并发症少、复发率低、安全性好，可作为预防发作的首选方法。AVRT 发作频繁、发作时有血流动力学改变、患者不能耐受药物治疗或不愿意接受长期药物治疗均可选择射频导管消融根治。

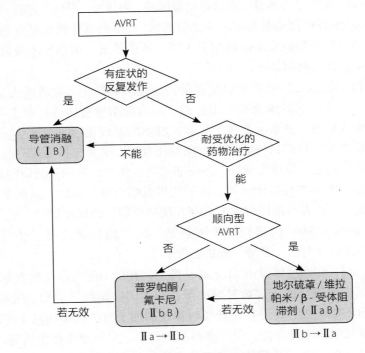

图 4-14　AVRT 长期管理流程图

四、预后

AVRT 患者总体预后良好，但是老年人、器质性心脏病，特别是有心力衰竭者，可使病情恶化。射频导管消融可以根治。

第五节　心房颤动

心房颤动（简称房颤）是指规则有序的心房电活动丧失，代之以快速无序的颤动波，为最严重的心房电活动紊乱。房颤是临床最常见的心律失常，约占心律失常住院患者的1/3。从流行病学而言，房颤不论是患病率，还是发病率都在持续升高。房颤的患病率随年龄的增加而升高，40 ~ 50 岁人群的房颤患病率＜ 0.5%，而 80 岁人群的患病率高达 5% ~ 15%。近 70% 房颤患者的年龄在 65 ~ 85 岁，年龄中位数为 75 岁，40 岁以上人群发生房颤的终生风险为 25%。60 岁之前，男女房颤的患病率相伴而升，60 岁后男性患病率却明显升高，65 ~ 69 岁的男女患病率分别为 5.8% 和 2.8%，70 ~ 79 岁男女患病率分别为 5.9% 和 5.8%。国外房颤的患病率为 1% ~ 2%；我国成人房颤患病率为 0.77%，其中男性 0.9%、女性 0.7%，总的患病率趋势较国外低。

一、发生机制

房颤的病因多种多样。现已明确的房颤相关疾病有风湿性心脏瓣膜病、心力衰竭、冠心病、高血压、心肌病、先天性心脏病、甲状腺功能障碍、糖尿病、慢性阻塞性肺疾病（COPD）、慢性肾病。肥胖和睡眠呼吸障碍是房颤新的危险因素。房颤的发生机制至今仍未清楚。近年来，随着导管消融的开展，对房颤发生的机制有了进一步的了解，但仍然不能解释所有房颤发生的机制。目前基本公认的机制如下。

（1）心房重构：包括心房结构和电生理重构，是房颤发生、发展的电生理解剖学基础。心房的结构重构主要是心房纤维化和心房扩张。心房的结构重构的机制主要有钙超载机制、蛋白降解机制、体液机制，肾素 – 血管紧张素 – 醛固酮系统也占重要地位。心房的电生理重构是指促进房颤发生和维持的任何心房电生理特性改变，主要包括心房有效不应期及动作电位时程的缩短、动作电位传导速度减慢、不应期离散度增加，有利于折返的形成。

（2）局灶起源：主要涉及局灶起源和多子波折返两个重要学说。这两个可能机制并不相互排斥，很多情况下，患者可能同时或先后存在两种机制的协同作用。

近年来发现 80% ~ 90% 的房颤源于肺静脉。除了肺静脉之外，还可源于上腔静脉、Marshall 韧带和左房后游离壁、界嵴、冠状窦等部位。

（3）多子波机制：多子波学说由 Moe 最早提出，其认为房内存在的主导环折返能引发随机的多子波微折返。房颤时的子波数量取决于心房不同部位的不应期、激动的传导速度等。当心房较大、心房不应期短、传导存在延缓时都能增加子波的数量而利于房颤的维持。多子波机制一直是房颤机制的主导理论，但三维标测的资料已对该学说提出质疑。

（4）自主神经功能的改变及其他：房颤的发生还与自主神经的调节与功能状态、一过性心房缺血、炎症等因素有关。某些房颤常发生在夜间或餐后，这与迷走神经兴奋性增强有关。相反，有些患者的房颤常发生在白天活动或情绪激动时，这与交感神经的兴奋性增高有关。有时患者在心肌缺血、心绞痛发作时发生房颤，提示心房缺血有触发房颤的作用。

（5）分子遗传学机制：研究发现房颤可能有家族发病倾向。研究证实，编码离子通道蛋白的基因发生突变是导致房颤的原因之一。

二、临床诊断

（一）临床表现

临床表现与基础心脏病情况、心室率快慢或心功能的影响程度有关。①心脏结构和功能正常的初发或阵发性房颤，心室率（律）异常所引起的心慌、胸闷、气短可能是主要表现，持续性房颤或心室率缓慢者则多为运动耐量降低，余可无症状。②器质性心脏病合并快速房颤时还可诱发心绞痛、急性肺水肿、心力衰竭等。③房颤伴明显长 R-R 间期或者慢 – 快综合征患者可出现黑蒙、晕厥,如在夜间发生,与迷走神经张力改变或使用抑制房室传导的药物有关,如清醒状态出现 3s 或以上的心室停搏,可能与房室传导阻滞有关。④房颤并发左心房附壁血栓易引起动脉栓塞,其中脑栓塞最常见,是致残和致死的重要原因。房颤持续 48h 以上即可发生左心房附壁血栓,左心耳是最常见的血栓附着部位。持续性房颤恢复窦性心律后左心房的功能需 4 周以上才能恢复,在此期间仍有形成左心房附壁血栓和引起栓塞的危险。⑤房颤的体征有脉搏短绌,心脏听诊心率快慢不一、心音强弱不等。

房颤可致患者入睡困难和心理困扰,需引起临床医生的足够重视。欧洲心律协会建议使用 EHRA 症状评分评估房颤患者症状的严重性,见表 4-2。无症状性房颤也可导致卒中和死亡等严重后果。

表 4-2　EHRA 症状评分标准

EHRA 评分	症状严重程度	描述
1	无	房颤不引起任何症状
2a	轻度	日常活动不受房颤相关症状的影响
2b	中度	日常活动不受房颤相关症状的影响,但受到症状困扰
3	严重	日常活动受到房颤相关症状的影响
4	致残	正常日常活动终止

(二)辅助检查

1.心电图　房颤的心电图表现为 P 波消失,可见快速而不规则的 f 波,频率 350 ~ 600 次 /min,V_1 导联较清楚。心室搏动完全不规则,R-R 间期不等。QRS 波群为室上性,当心室率过快时可出现心室内差异性传导,QRS 波群可宽大畸形(图 4-15)。

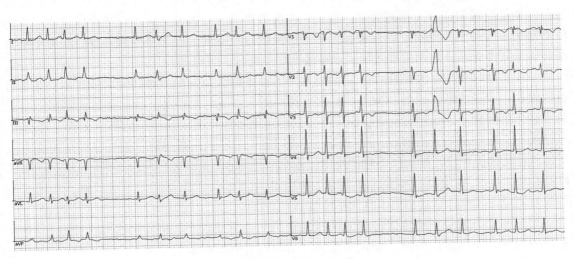

图 4-15　心房颤动

P 波消失,代之以大小不等、形态各异的 f 波,R-R 间期不等。第 6 个 QRS 波群宽大畸形,呈完全性右束支图形,为心房颤动合并室内差异性传导。

2. **动态心电图**　动态心电图有助于发现短阵性房颤，同时了解持续性房颤整体心室率情况，是否有长 R-R 间期等。

3. **运动试验**　怀疑心肌缺血的患者在应用 I$_c$ 类抗心律失常药前应接受运动试验检查。运动试验还可评价持续或者永久性房颤在活动时的心室率控制情况。

4. **心脏超声心动图和胸部 X 线检查**　心脏超声心动图可了解心脏大小结构，部分患者可发现左房内血栓。有条件做食道超声了解左心房大小及左心房内血栓情况。胸部 X 线检查能评价心脏大小和肺部情况。

5. **实验室检查**　房颤初始评估时应重点关注血清电解质，肝、肾功能，血常规，甲状腺功能等。甲状腺功能亢进是房颤的重要原因之一。无器质性心脏病的年轻患者，尤其是房颤心室率快、药物不易控制者，应疑及甲状腺功能异常。尽管无心衰症状的阵发性房颤或持续性房颤患者都可能存在脑利尿钠肽升高，但不是预测房颤的独立标志物。房颤也可以是某一疾病的临床表现之一，如重症感染、急性心衰、急性心肌炎和心包炎等，临床上需进行与可疑病因相关的实验室检查。

（三）诊断与鉴别诊断

1. **诊断与鉴别诊断**　房颤的诊断主要依靠心电图。已确诊房颤的患者，应进一步明确房颤的病因和诱因、类型、血栓栓塞的风险或高危因素，是否合并器质性心脏病和心功能状态。需与肌肉颤动、导线连接松弛引起基线波动和不纯性心房扑动、室性异位心律失常（房颤伴室内差异性传导）相鉴别。

2. **心房颤动的分类**　房颤的分类繁简不一，迄今尚无满意的分类标准和方法。国内专家共识按照房颤发作的频率和持续时间将房颤分为 4 类，该分类方法有助于指导房颤的临床管理，一般分为阵发性房颤、持续性房颤、长程持续性房颤、永久性房颤。①阵发性房颤指发作后 7 天内自行或干预终止的房颤；②持续性房颤指持续时间超过 7 天的房颤；③长程持续性房颤指持续时间超过 1 年的房颤；④永久性房颤指医生和患者共同决定放弃恢复或维持窦性心律的一种类型，反映了患者和医生对于房颤的治疗态度，而不是房颤自身的病理生理特征，如重新考虑节律控制，则按照长程持续性房颤处理。

一些特殊类型房颤在临床中经常被提及。①首诊房颤：首次检测到的房颤，不论其是否首次发作、有无症状、是何种类型、持续多长时间、有无并发症等。②非瓣膜病房颤：指无风湿性二尖瓣狭窄、机械 / 生物瓣膜置换、二尖瓣修复等情况下发生的房颤。③孤立性房颤：原指无器质性心脏病（高血压、糖尿病、心肌病等）的年轻房颤患者。但房颤的危险因素众多，该定义过于宽泛，目前已不建议使用。④沉默性房颤：又称无症状性房颤（asymptomatic fibrillation，AF），是指没有临床症状的房颤。近年有学者提出亚临床房颤的概念，即房颤持续时间短（几分钟到几小时）且无临床症状的房颤。

另一种分类方法主要依据房颤的病理生理机制分为器质性心脏病后房颤、局灶性房颤、多基因房颤、外科术后房颤、瓣膜病房颤、运动员房颤、单基因房颤。虽没得到广泛应用，但对临床决策可能具有一定的指导价值。

3. **心房颤动的危害**

（1）脑卒中及血栓栓塞。房颤增加缺血性脑卒中及体循环动脉栓塞的风险，其年发生率分别为 1.92% 和 0.24%。其缺血性脑卒中的风险是非房颤患者的 4 ~ 5 倍，且将导致近 20%

致死率及近 60% 致残率。无论是否抗凝治疗，亚裔房颤患者均较非亚裔患者更易于发生缺血性脑卒中，同时出血性脑卒中发生风险亦较高。体循环栓塞常见部位依次为下肢、肠系膜及内脏、上肢，60% 左右的患者需要介入或外科手术干预，事件发生 30 天内致残率 20%，致死率 25%。

（2）心力衰竭。心力衰竭和房颤常同时存在并形成恶性循环，二者有相同的危险因素如高血压、糖尿病及心脏瓣膜病等，房颤使心力衰竭的患病率增加 3 倍且加重心力衰竭的症状。心力衰竭（包括左心室射血分数正常的舒张性心力衰竭）是房颤的危险因素，房颤的发生率还直接与纽约心功能分级（NYHA 分级）相关，NYHA Ⅰ 级的心力衰竭患者房颤发生率 < 10%，而在 NYHA Ⅳ 级患者中为 55%。不仅如此，严重的心力衰竭也会增快房颤的心室率。

（3）心肌梗死。房颤患者发生心肌梗死的风险增加 2 倍，但与年龄相关性较小，其心肌梗死的年发病率为 0.4% ~ 2.5%，其中稳定型心绞痛、心脏瓣膜病、心力衰竭、冠状动脉介入治疗后的患者发生率更高，年发生率分别为 11.5%、4.4%、2.9%、6.3%。

（4）认知功能下降、痴呆。房颤增加认知功能下降、痴呆、阿尔茨海默病、血管性痴呆的风险，即使对于没有脑卒中的患者，房颤同样可以导致认知功能下降和海马部萎缩，其中对认知的影响主要表现在学习能力、记忆力、执行力和注意力几个方面。

（5）肾功能损伤。肾功能不全是房颤的危险因素，同时房颤患者肾功能不全的风险也增加。

三、治疗策略

房颤的治疗涉及三个目标：心室率控制、节律控制和预防血栓栓塞，三个目标之间并不互相排斥。室率控制策略是不尝试恢复或维持窦性心律，通过药物或非药物治疗的方法使心室率控制在一定的范围内。节律控制的目的为恢复或维持窦性心律。后一策略同时也需要关注心室率控制情况。有时根据患者的病情采取的策略不一定成功，需要采取另一种策略和方法。无论哪种策略，都需要预防血栓栓塞并发症。

选择心室率控制和节律控制策略时应考虑以下因素：①房颤的类型和持续时间；②症状的严重程度；③相关的心血管疾病；④患者年龄；⑤合并的其他疾病；⑥短期和长期治疗目标；⑦药物治疗和非药物治疗；⑧预激合并房颤不考虑室率控制，直接选择节律控制。一般而言，没有症状的房颤不必给予复律治疗。对于有症状的房颤，初期和长期的治疗方案因人而异。房颤持续数年后，由于心房电重构和结构重构，很难再次恢复窦性心律。为避免形成永久性房颤，对于新发或初次发现的房颤主张优先考虑复律治疗。对于持续数周且有症状的房颤，初期可给予抗凝和心室率控制治疗。如果心室率控制症状缓解不明显或有复律的指征，则应考虑节律控制治疗。如果房颤导致低血压或心力衰竭加重，则有必要早期复律。在老年患者通过心室率控制治疗使症状缓解，则不必复律治疗。对于有高血压或心脏病的持续性房颤的老年患者，心室率控制可能是一个合理的选择。年轻人，尤其是阵发性孤立性房颤的患者，节律控制可能是一个比较好的初始治疗方案。

（一）心室率控制策略

房颤时心室率多快于窦律，尤其在体力活动时，因此不论何种类型房颤（阵发性、持续性、永久性）都需控制心室率。根据 AFFIRM 试验结果，提出房颤静息心室率控制 < 80 次 /min，

6 分钟步行试验心率要求＜ 110 次 /min。但 RACE Ⅱ试验，持久性房颤者宽松地控制心室率，即静息时心率控制在＜ 110 次 /min，其效果并不劣于严格控制心室率。因此，指南推荐心室率控制最佳水平是，如房颤无症状或症状能耐受，把心室率控制在小于 110 次 /min，如有症状或心脏扩大，发展成心动过速心肌病，则采取严格控制心室率。严格控制心室率者应用动态心电图评估它的安全性，以免产生严重心动过缓。近期，Europace 发表了一项研究，评估了房颤患者在控制心室率治疗下，心室率与 1 年内新发心力衰竭和全因死亡风险的关系，结果发现：在心电图提示房颤且接受控制心率治疗的患者中，心室率≥ 100 次 /min 与新发心力衰竭存在量效关系，即较高的心室率与更大的心力衰竭风险相关；在心电图提示房颤且接受控制心率治疗的患者中，心室率≥ 100 次 /min 也与 1 年死亡的风险增加相关。结果显示，相比目前指南的推荐的宽松的心室率控制，相对更低的心室率与更好的预后相关。

1. 药物治疗　常用的药物包括 β 受体阻滞剂、非二氢吡啶类钙通道阻滞剂、洋地黄类及抗心律失常药，如胺碘酮等（表 4-3）。房颤时，心室率主要由房室结不应期、房室传导特性及交感神经和副交感神经的兴奋性决定。延长房室结不应期的药物均可用于控制心室率。对血流动力学稳定的患者，通常口服给药控制心室率；需要尽快控制心室率时，可静脉给药。有时，需要联合用药才能将心室率控制在目标范围内。地高辛与 β 受体阻滞剂或钙通道阻滞剂联合是临床常用的联合方式。当预激综合征合并房颤时，禁忌静脉应用 β 受体阻滞剂、洋地黄、钙通道阻滞剂、腺苷及利多卡因等减慢房室结的传导而加快房室旁路前传的药物。甲状腺功能亢进症并发房颤应用 β 受体阻滞剂或钙通道阻滞剂，慎用洋地黄。

表 4-3　控制心室率的常用药物

药物	静脉给药剂量	口服剂量
β 受体阻滞剂		
酒石酸美托洛尔	2.5 ～ 10.0mg, 可重复给药	25 ～ 100mg, 每日 2 次
琥珀酸美托洛尔	不适用	47.5 ～ 95mg, 每日口服
阿替洛尔	不适用	25 ～ 100mg, 每日 2 次
艾司洛尔	0.5mg/kg 1min, 0.05 ～ 0.25mg/(kg·min)	不适用
普萘洛尔	1mg, 可重复给药	10 ～ 40mg, 每日 3 ～ 4 次
纳多洛尔	不适用	10 ～ 240mg, 每日 1 次
卡维地洛	不适用	3.125 ～ 25mg, 每日 2 次
比索洛尔	不适用	2.5 ～ 10mg, 每日 1 次
非二氢吡啶类钙离子通道阻滞剂		
维拉帕米	0.07 ～ 0.15mg/kg 2min, 30min 后无效可加 10mg, 继以 0.005mg/kg 维持	120 ～ 480mg, 每日 1 次
地尔硫䓬	0.25mg/kg 2min, 继以 5 ～ 15mg/h 维持	120 ～ 360mg, 每日 1 次
洋地黄类		
地高辛	0.25mg, 可重复剂量, 每日不超过 1.5mg	0.0625 ～ 0.25mg, 每日 1 次
毛花苷 C	0.2 ～ 0.4mg, 可重复剂量, 24h 总量 0.8 ～ 1.2mg	不适用
其他		
胺碘酮	300mg 1h, 继以 10 ～ 50mg/h 维持 24h	100 ～ 200mg, 每日 1 次

选择控制心室率的药物需考虑患者症状的严重程度、血流动力学状态、是否伴有心力衰竭和是否有潜在的诱因而进行综合判断。所有的治疗药物均有潜在的副作用,应从低剂量开始,逐渐滴定增加剂量直至症状改善,临床实践中通常需要联合用药以达到较好的心室率控制目标(图 4-16)。

2. 非药物治疗　房室结消融加永久性起搏器植入,用于症状严重的永久性房颤伴药物治疗不能满意控制心室率或病人不能耐受抗心律失常药物患者。起搏模式的选择(具有或不具有除颤功能的右心室或双心室起搏)应考虑患者的个体临床特征,包括左心室射血分数。

(二)节律控制策略

心室率控制和节律控制是改善房颤患者症状的两项主要治疗措施。节律控制是指尝试恢复并且维持窦性心律,即在适当抗凝和心室率控制的基础上进行包括心脏复律、抗心律失常药物治疗和 / 或导管消融治疗(图 4-17)。恢复和维持窦性心律是房颤治疗中不可或缺的一部分。

多数阵发性房颤可进展为持续性房颤,随时间推移将导致心房不可逆的电重构与结构重构,早期进行节律控制可能有益于阻止房颤进展。节律控制适用于经充分心室率控制治疗后仍有症状的房颤患者,其他适应证还包括心室率不易控制的房颤患者、年轻患者、心动过速性心肌病、初发房颤、有节律控制意愿的患者。

1. 恢复窦性心律　复律前应根据房颤持续的时间而采用恰当的抗凝治疗。当房颤持续时间在 48h 以内,复律前不需要抗凝。如房颤持续时间不明或 ≥ 48h,临床可有两种抗凝方案,一种是先开始华法林抗凝治疗,使 INR 达到 2.0 ～ 3.0,3 周后复律;另一种是经食道超声心动图检查,如果没有发现心房血栓,静脉注射肝素后复律。复律后肝素和华法林合用,直到

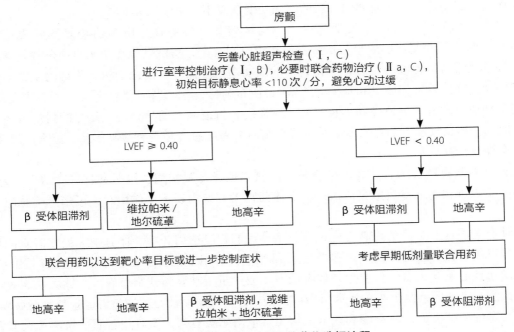

图 4-16　控制房颤心室率的药物选择流程

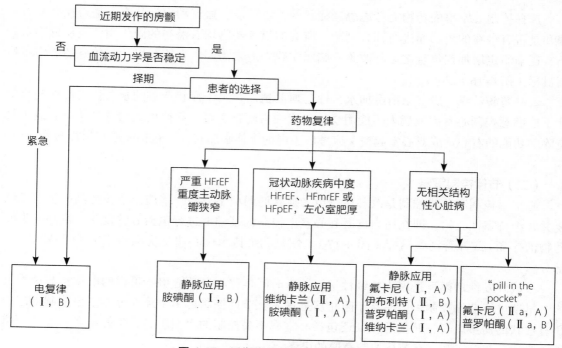

图 4-17　近期发作的房颤节律控制治疗

HFrEF：LVEF 下降的心衰；HFmrEF：LVEF 中间状态的心衰；HFpEF：LVEF 保留的心衰；pill in the pocket：口袋药。

INR ≥ 2.0 停用肝素，继续应用华法林。在转复为窦性心律后几周，患者仍然有全身性血栓栓塞的可能，不论房颤是自行转复为窦性心律或是经药物或直流电复律，均需再行抗凝治疗至少 4 周，因复律后在短时间内心房的收缩功能恢复不完全（图 4-18）。

（1）药物复律。抗心律失常药可用于房颤转复窦性心律。房颤药物复律的成功率为 30%～80%，药物复律的效果与房颤发作持续时间有关，房颤发作在 7 天以内药物复律的效果最好，随着房颤持续的延长，药物转复的成功率则降低。目前用于房颤复律的主要药物是 I$_c$ 类（氟卡尼、普罗帕酮）和Ⅲ类（胺碘酮、伊布利特、多非利特、维纳卡兰）抗心律失常药，它们分别通过减慢传导速度和延长有效不应期终止折返激动而达到房颤复律的目的。药物在起效时间、不良反应方面存在差异。选择药物时需考虑患者是否有基础疾病、药物作用特点、和安全性及治疗成本等因素。

对于无器质性心脏病患者，可静脉应用氟卡尼、普罗帕酮、伊布利特、维纳卡兰复律。多非利特也可用于新发房颤复律治疗。上述药物无效或出现不良作用时，可选择静脉应用胺碘酮。

伴有器质性心脏病的患者，应根据其基础病的程度选用药物。伴有中等程度器质性心脏病患者可以选择静脉伊布利特、维纳卡兰。维纳卡兰可用于轻度心衰患者（NYHA Ⅰ 或Ⅱ级），包括缺血性心脏病患者，但要除外伴有低血压或严重主动脉瓣狭窄患者。上述方法无效可选用胺碘酮。伴有严重器质性心脏病、心力衰竭患者，以及缺血性心脏病患者应选择静脉胺碘酮。在恢复窦性心律方面，胺碘酮和氟卡尼均比索他洛尔更有效。文献报告Ⅲ类抗心律失常药尼非卡兰具有转复心房扑动、房颤的作用。

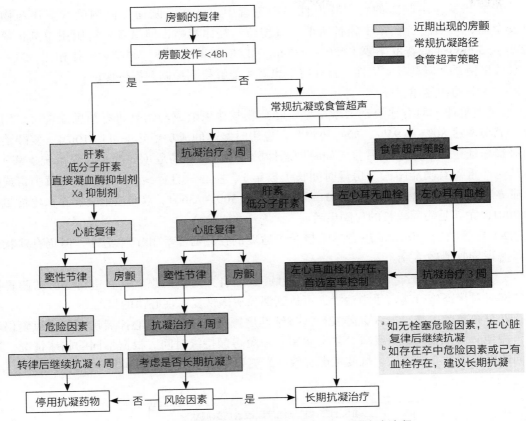

图 4-18 血流动力学稳定的房颤患者复律的抗凝治疗流程

常用转复房颤的抗心律失常药的作用特点、应用方法及注意事项，见表 4-4。

表 4-4 转复房颤常用的抗心律失常药

药物	给药途径	剂量和用法	不良反应
胺碘酮	口服	0.6 ~ 0.8g/d，总量至 6 ~ 10g 后改为 0.2 ~ 0.4/d 维持	低血压、心动过缓、Q-T 间期延长、消化道症状、便秘、静脉炎、扭转型室速（罕见）
	静脉	3 ~ 7mg/kg，30 ~ 60min，然后静脉滴注 0.6 ~ 1.2g/d，或改为口服，总量至 6 ~ 10g 后 0.2 ~ 0.4g/d 维持	
普罗帕酮	口服	450 ~ 600mg/d	低血压、转为心房扑动后伴快速心室率、室内传导阻滞
	静脉	1.5 ~ 2mg/kg，10 ~ 20min	
多非利特	口服	125 ~ 500μg，2 次 /d，血清肌酐清除率 < 20mL/min 时禁用	Q-T 间期延长、扭转型室速，根据年龄、肾功能、体重调整剂量
伊布利特	静脉	1mg，10min，可重复 1 次	Q-T 间期延长、扭转型室速
维纳卡兰	静脉	3mg/kg，10min 等待 15min 后 2mg/kg，10min	低血压、非持续性室性心动过速、Q-T 间期和 QRS 延长

在症状发作不频繁的特定阵发性房颤患者中，已在医院通过监测确认下述药物有效且安全后，可由患者在家中施行所谓"口袋药"复律策略，即患者自行服用单剂量氟卡尼（200～300mg）或普罗帕酮（450～600mg）以恢复窦性心律。与院内复律相比，这一方法似乎效果稍差，但具有实用性，且在特定患者中能够得到控制并提供保证。

（2）非药物复律。

1）电复律。对有血流动力学不稳定和药物复律失败或药物复律有禁忌证者可采用电复律，成功率达80%～95%，如与药物联合应用时复律的成功率几乎可达100%。复律治疗的相对禁忌证包括患者的预后差（如晚期恶性肿瘤）、麻醉高危（如严重呼吸系统疾病）、伴有其他严重器官功能障碍、房颤时间长（数年）、左心房直径＞60mm、洋地黄中毒或低钾血症等。一般首次电击能量为200J，无效可增至300～360J。双向波电复律首次电能量也推荐200J，尤其是病程较长的房颤患者。

2）导管消融。房颤的患者尽管接受了适度的控制心室率和节律治疗，但仍有症状，通常可考虑导管消融治疗。

3）外科手术治疗。主要适用于风湿性心脏病合并房颤的患者，在进行心脏瓣膜置换手术的同时对房颤施行迷宫手术治疗，可达到消除房颤恢复窦性心律的目的。

2. 维持窦性心律　大多数阵发性或持续性房颤患者恢复窦性心律后房颤复发风险仍然很大，需预防房颤复发和／或减少复发频率、缩短房颤持续时间。根据不同的临床情况，选择不同的维持窦性心律方法，既要考虑有效性，更要考虑安全性（图4-19）。

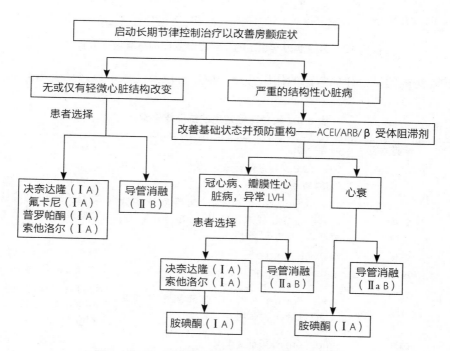

图4-19　在症状性房颤中启动长期节律控制治疗

ACEI= 血管紧张素转换酶抑制剂；ARB= 血管紧张素Ⅱ受体拮抗药；LVH= 左心室肥厚；列于各个治疗框中的抗心律失常药以首字母排序。

（1）药物治疗。

1）抗心律失常药。抗心律失常药维持窦性心律的有效性，要求要适度，只要能减少房颤复发，就认为有效，而不是消除复发。指南将胺碘酮、决奈达隆、氟卡尼、普罗帕酮、索他洛尔都列为维持窦性心律的 I 类适应证，但它们适用的对象不同。胺碘酮在维持窦律上比索他洛尔、氟卡尼、普罗帕酮有效，但因其毒性反应，一般只用于其他药物无效或有禁忌证时才选用。在重症心力衰竭时（NYHA Ⅲ、Ⅳ级）或 NYHA Ⅱ 级心力衰竭不稳定，只能选用胺碘酮。无论心脏结构正常与否，只要心力衰竭稳定，NYHA Ⅰ、Ⅱ级，阵发性或持续性房颤患者维持窦性心律，首选是决奈达隆，无效时才选胺碘酮。无心脏病患者或心脏有轻微异常者维持窦性心律则选用氟卡尼、普罗帕酮、索他洛尔。

常用复律后维持窦性心律的抗心律失常药物的作用特点、应用方法及注意事项，见表 4-5。

此外，随机、双盲、对照、多中心临床试验显示，对于阵发性房颤，参松养心胶囊维持窦性心律的效果与普罗帕酮相当，且具有更好的安全性。此外，小样本临床研究提示，稳心颗粒也有助于阵发性房颤的窦性心律维持。

2）房颤的上游药物治疗。血管紧张素转换酶抑制剂（ACEI）、血管紧张素 Ⅱ 受体拮抗药（ARB）、醛固酮受体阻滞剂、他汀类和不饱和脂肪酸等可用于预防房颤的发作（一级预防）或减少房颤的复发（二级预防）。心力衰竭和射血分数下降、高血压、左心室肥厚者可考虑应用 ACEI/ARB 预防房颤复发；冠状动脉搭桥术、瓣膜病术后应用他汀类预防房颤复发。一些房颤的原发病或伴发疾病也需应用 ACEI/ARB、他汀类治疗。如无心血管疾病而单为预防房颤而应用 ACEI/ARB、他汀类，则起不到应有的治疗作用。

（2）非药物治疗。

1）导管消融。近年来研究结果显示，导管消融治疗在维持窦性心律和改善生活质量等方面明显优于抗心律失常药治疗，新的消融能源（冷冻消融、脉冲消融等）对房颤治疗的安全性和有效性也得到进一步证实。因此，药物维持窦性心律困难的患者，导管消融可作为有效地维持窦性心律的指征。

I 类：症状性阵发性房颤患者，若经至少一种 I 类或 Ⅲ 类抗心律失常药治疗后，效果不佳或不能耐受者，可行导管消融（证据级别 A）。

Ⅱₐ 类：①反复发作、症状性阵发性房颤患者使用 I 类或 Ⅲ 类抗心律失常药之前，导管消融可作为一线治疗（证据级别 B）；②症状性持续性房颤患者使用抗心律失常药治疗后无效或不能耐受者，导管消融可作为合理选择（证据级别 B）；③症状性持续性房颤患者使用抗心律失常药治疗之前，权衡药物与导管消融风险及疗效后，导管消融可以作为一线治疗（证据级别 C）；④伴有心力衰竭、肥厚型心肌病、年龄 > 75 岁的房颤患者在应用抗心律失常药之前或之后均可考虑行导管消融，但须慎重权衡导管消融风险及疗效（证据级别 B）；⑤伴有快慢综合征的房颤患者，导管消融可为合理的治疗选择（证据级别 B）；⑥对于职业运动员，考虑到药物治疗对运动水平的影响，导管消融可以作为一线治疗（证据级别 C）。

Ⅱb 类：①对于症状性长程持续性房颤患者，无论之前是否接受过抗心律失常药治疗，权衡药物与导管消融风险及疗效后，均可行导管消融（证据级别 C）；②对于一些无症状阵发性或持续性房颤患者，权衡导管消融风险及疗效后，均可行导管消融（证据级别 C）。

Ⅲ 类：存在抗凝药物治疗禁忌的房颤患者选择导管消融（证据级别 C）。

选择导管消融需考虑的因素：影响患者适应证选择和导管消融结果的因素包括年龄、左心房大小、房颤类型及持续时间、有无二尖瓣反流及其程度、有无基础心血管疾病及其严重程度、手术者经验等。对于左心房直径＞55mm、心房肌纤维化、房颤持续时间过长和伴有

表 4-5　用于复律后窦性心律维持的抗心律失常药

药物	剂量	主要禁忌证和预警	停药征象	减慢房室结传导	建议启动时心电图监测
胺碘酮	每日600mg，分次口服1周；400mg 口服1周；后每日200mg	当与延长Q-T间期的药物联合治疗，以及在有窦房结或房室结及传导系统病变的患者中应禁用。若同时应用VKAs和洋地黄，二者应减量；增加他汀肌病风险。肝病患者应慎用	Q-T 间期延长＞500ms	房颤时为10～12次/min	基线、1周、4周
氟卡尼	100～150mg，每日2次	如果 CrCl<50mL/min，肝病、IHD 或 LVEF 下降为禁忌证	QRS 时限较基线水平增加＞25%	无	基线，第1天，第2～3天
氟卡尼缓释剂	200mg，每日1次	存在窦房结、房室结或传导系统病变者应慎用。CYP2D6 抑制剂（如氟西汀或三环类抗抑郁药）增加血浆浓度			
普罗帕酮	150～30mg，每日3次	IHD 或 LVEF 下降为禁忌证	QRS 时限较基线水平增加 >25%	轻度	基线，第1天
普罗帕酮缓释剂	225～425mg，每日2次	存在窦房结、房室结或传导系统病变，肝肾损伤以及哮喘者慎用，增加洋地黄和华法林浓度			第2～3天
索他洛尔	80～160mg，每日2次	存在明显左心室肥厚、收缩性心衰、哮喘、Q-T 间期延长、低钾血症、CrCl＜50mL/min 为禁忌证。中度肾功能受损需要谨慎调整剂量	Q-T 间期＞500ms，起始治疗下 Q-T 间期延长60ms 以上	与高剂量阻滞剂相似	基线，第1天，第2～3天
决奈达隆	400mg，每日2次	NYHA Ⅲ或Ⅳ级或不稳定性心衰，与延长 Q-T 间期的药物或强 CYP3A4 抑制剂（如维拉帕米、地尔硫草、咪唑类抗真菌药物）联合治疗，以及 CrCl＜30mL/min 为禁忌证。洋地黄、β 受体阻滞剂和某些他汀类应当减少剂量。常见血肌酐升高0.1～0.2mg/dL，不代表肾功能下降。肝病患者应慎用	Q-T 间期延长＞500ms	房颤时为10～12次/min	基线，1周、4周

注：CrCl = 肌酐清除率；CYP3A4= 细胞色素 P4503A4 酶；IHD = 缺血性心脏病；LVEF= 左心室射血分数；NYHA = 纽约心功能分级；VKA= 维生素 K 拮抗剂。引自《心律失常合理用药指南》。

明确器质性心脏病而未被完全纠正者,导管消融术后复发率高于无这些伴随情况的房颤患者。存在左心房 / 左心耳血栓是房颤导管消融的绝对禁忌证。目前房颤导管消融以射频能源为主,也有其他能源的临床研究评价,包括冷冻、脉冲和激光消融等,尤其是冷冻球囊消融,已和射频导管消融成为房颤导管消融的两种主要消融能源。

2)起搏器植入。症状性心动过缓的患者,心房起搏有助于降低房颤风险。窦房结功能不全和房室传导正常的患者双腔起搏有预防房颤作用。

(三)预防血栓栓塞的策略

房颤是卒中的独立危险因素,与房颤相关的卒中与无房颤者相比,其病死率、致残率均显著升高,以及住院天数延长。因此,预防房颤引起的血栓栓塞事件,是房颤治疗的首要任务。在血栓栓塞危险较高的房颤患者中,应用华法林或新型口服抗凝药物(NOAC)抗凝可明显减少血栓栓塞事件,并改善患者的预后。

根据 Framingham 研究资料,非风湿性瓣膜病房颤的卒中发生率是对照组的 5.6 倍,风湿性瓣膜病合并房颤是对照组的 17.6 倍。在国人中,非风湿性瓣膜病房颤的卒中发生率是对照组的 6 ~ 8 倍,而发生栓塞事件的概率为每年 5% 左右,在缺血性卒中所占的比例为 15% ~ 33%。肥厚型心肌病是房颤患者血栓栓塞的独立危险因素,应行抗凝治疗;心腔内有血栓或有自发超声回声现象,也是抗凝治疗的适应证。

房颤患者的血栓栓塞风险是连续的和不断变化的,对于房颤患者应定期评估其血栓栓塞风险。$CHADS_2$ 评分法是根据患者是否有近期心力衰竭(cardiac failure,1 分)、高血压(hypertension,1 分)、年龄 ≥ 75 岁(age,1 分)、糖尿病(diabetes,1 分)和血栓栓塞病史(卒中、TIA 或非中枢性血栓栓塞)(stroke,2 分)确定房颤患者的危险分层。$CHADS_2$ 积分相对简单,不足是对卒中低危患者的评估不够细致。CHA_2DS_2-VASc 积分是在 $CHADS_2$ 积分基础上将年龄 ≥ 75 岁由 1 分改为了 2 分,增加了血管疾病、年龄 65 ~ 74 岁和性别(女性)3 个危险因素,最高积分为 9 分(表 4-6)。血管疾病是指心肌梗死、复合型主动脉斑块,以及外周动脉疾病。与 $CHADS_2$ 积分比较,CHA_2DS_2-VASc 积分对卒中低危患者具有较好的血栓栓塞预测价值(表 4-7)。国人的数据也提示,与 $CHADS_2$ 积分相比,CHA_2DS_2-VASc 评分可更准确地预测栓塞事件;房颤患者的生存曲线也与 CHA_2DS_2-VASc 积分相关,但与 $CHADS_2$ 积分无关,因此,对房颤患者血栓栓塞风险的评估推荐采用 CHA_2DS_2-VASc 评分方法。CHA_2DS_2-VASc 积分 ≥ 2 分的男性或 ≥ 3 分的女性房颤患者血栓事件的年发生率较高,抗凝治疗带来的临床净获益明显。越来越多的临床研究也显示,CHA_2DS_2-VASc 积分 ≥ 1 分的男性或 ≥ 2 分的女性房颤患者服抗凝药物亦有较明显的临床净获益。

阵发性房颤与持续性或永久性房颤具有同样的危险性,其抗凝治疗的方法均取决于危险分层。

1. *抗凝药物治疗* 根据血栓 - 栓塞风险评估选择药物。瓣膜病性房颤均应采用华法林治疗。非瓣膜病性房颤则按照 CHA_2DS_2-VASc 评分,如评分 ≥ 2,校正年卒中率 2.2%,则推荐华法林治疗,把凝血功能国际正常化比值(INR)调整为 2.0 ~ 3.0 或选择 NOAC。

抗凝药物的主要副作用是出血,特别是颅内出血,但华法林只要 INR 不超过 4.0、高血压患者血压获得控制、保持恒定的饮食、不随意更改用药、勤随访,颅内出血率并不高(老年人大约在 0.1% ~ 0.6%)。为评估出血风险,推荐使用 HAS-BLED 评分,≥ 3 分者为出血高风险（表 4-8）。抗凝药物治疗需谨慎，需低剂量、勤随访。

华法林可使房颤患者发生卒中的相对危险度降低 64%，每年发生卒中的绝对危险度降低 2.7%，且在卒中一级与二级预防中获益幅度相同。华法林治疗可使全因死亡率降低 26%。在有关 NOAC 的四个大型随机对照研究中，华法林预防房颤患者血栓栓塞的有效性得到进一步验证和肯定。虽然华法林的抗凝效果确切，但该药也存在局限性：一是不同个体的有效剂量变异幅度较大；二是有效治疗窗较窄，抗凝作用易受食物和药物的影响，在用药过程中需频繁监测凝血功能 INR。

表 4-6　CHA_2DS_2-VASc 评分表

标记	血栓风险因素	评分
C	充血性心力衰竭 / 左心室功能不全	1
H	高血压	1
A	年龄 ≥ 75 岁	2
D	糖尿病	1
S	卒中 / 短暂性脑缺血发作 / 血栓 – 栓塞	2
V	血管疾病	1
A	年龄 65 ~ 74 岁	1
S	性别（女性）	1

表 4-7　根据 CHA_2DS_2-VASc 评分校正年卒中率（%）
（根据 7329 例分析）

CHA_2DS_2-VASc 评分	例数	校正年卒中率（%）
0	1	0
1	422	1.3
2	1 230	2.2
3	1 730	3.2
4	1 159	4.0
5	679	6.7
7	294	9.6
8	82	6.7
9	14	15.2

表 4-8　HAS-BLED 出血风险评分表

标记	风险因素	评分
H	高血压	1
A	异常肝、肾功能各计 1 分	1 或 2
S	卒中	1
B	出血	1
L	INR 不稳定，偏高	1
E	老年（> 65 岁）	1
D	药物、饮酒各计 1 分	1 或 2

华法林起始用量 2.5 ~ 3.0mg/d，2 ~ 4d 起效，5 ~ 7d 达治疗高峰。因此，在开始治疗时应每周监测 1 ~ 2 次，稳定后，每月复查 1 ~ 2 次。华法林剂量根据 INR 调整，如果 INR 低于 1.6，则增加华法林的剂量；如高于 2.8，则减少华法林的剂量。华法林剂量每次增减的幅度在原剂量的 1/4 左右，剂量调整后需重新监测 INR。由于华法林的药代动力学受多种食物、药物、酒精等的影响，因此，华法林的治疗需长期监测和随访，控制 INR 在治疗范围内。

NOAC 可特异性阻断凝血瀑布中某一关键环节，在保证抗凝疗效的同时显著降低出血风险，包括直接凝血酶抑制剂达比加群酯以及 Xa 因子抑制剂利伐沙班、阿哌沙班与艾多沙班。NOAC 具有稳定的剂量相关性抗凝作用，受食物和其他药物的影响小，应用过程中无需常规监测凝血功能，便于患者长期治疗。

对于高龄（≥ 75 岁）、中等肾功能受损（肌酐清除率 30 ~ 50mL/min）以及存在其他出血高危险因素者需减少达比加群酯剂量，避免引起严重出血事件。伴有肾功能不良的房颤患者卒中和出血的风险均增加，研究提示在中度肾功能不良的非瓣膜病房颤患者中，低剂量利伐沙班（15mg，1 次 / 日）可获得与华法林相近的预防血栓栓塞事件的疗效并可明显减少致命性出血的风险。艾多沙班在肌酐清除率为 30 ~ 50mL/min 的患者应用时，也应选择低剂量（表 4-9）。对于已接受 NOAC 的患者，应定期复查肝肾功能，及时调整抗凝治疗方案。NOAC 的半衰期较短，预防房颤患者血栓栓塞事件的有效性与药物的依从性密切相关。NOAC 的临床应用为房颤患者血栓栓塞并发症的预防提供了安全有效的新选择，但对于中度以上二尖瓣狭窄及机械瓣置换术后的房颤患者只能应用华法林进行抗凝。其他瓣膜疾病患者合并房颤时，应根据 CHA_2DS_2-VASc 评分确定是否需要抗凝，选用华法林或 NOAC 均可。

表 4-9 心房颤动患者服抗凝药物的剂量

肾功能	华法林	达比加群酯	利伐沙班	阿哌沙班	艾多沙班
正常 / 轻度肾功能障碍（CrCl ≥ 50mL/min）	调整剂量，使 INR 达 2.0 ~ 3.0	110 ~ 150mg，每日 2 次；110mg，每日 2 次的剂量建议用于年龄 > 75 岁、出血高危患者（HAS-BLED ≥ 3）或者使用相互作用药物的患者	20mg，每日 1 次，与晚饭同服	5.0 或 2.5mg（体重 ≤ 60kg，年龄 ≥ 80 岁），每日 2 次	60mg 或 30mg（体重 ≤ 60kg，使用强效 P-gp 抑制剂），每日 1 次
中度肾功能障碍（CrCl 30 ~ 49mL/min）	调整剂量，使 INR 达 2.0 ~ 3.0	110mg，每日 2 次	15mg，每日 1 次，与晚饭同服	5.0 或 2.5mg（体重 60kg，年龄 ≥ 80 岁），每日 2 次	30mg，每日 1 次
重度肾功能障碍（CrCl 15 ~ 29mL/min）	调整剂量，使 INR 达 2.0 ~ 3.0	不推荐	慎用，15mg，每日 1 次，与晚饭同服	不推荐	慎用，30mg，每日 1 次
终末期 CKD，透析或不透析（CrCl<15mL/min）	调整剂量，使 INR 达 2.0 ~ 3.0	不推荐	不推荐	不推荐	不推荐

不同抗凝药物转换过程中需要注意保证抗凝治疗不中断的情况下，尽量减少出血风险。

（1）华法林转换为 NOAC：停用华法林后监测 INR，当 INR＜2.0 时，立即起始 NOAC（注：利伐沙班说明书建议 INR＜3.0 时即可给药）。

（2）NOAC 转换为华法林：从 NOAC 转换为华法林时，两者合用直至 INR 达到目标范围。需注意：合用期间监测 INR 的时间应该在下一次 NOAC 给药之前；NOAC 停用 24 小时后监测 INR 值来确保华法林达到目标强度；换药后 1 个月内密切监测以确保 INR 稳定（至少 3 次 INR 在 2.0～3.0）。服用达比加群酯的患者，应该根据肾功能评估给药时间，CrCl ≥ 50mL/min 者，停用达比加群酯 3 天前开始给予华法林；CrCl：30～50mL/min，停用达比加群酯前 2 天给予华法林；CrCl：15～30mL/min，停药 1 天前给予华法林。

（3）NOAC 之间转换：从一种 NOAC 转换为另一种时，下次服药时即可开始服用新NOAC，注意肾功能不全患者可能需要延迟给药。

（4）NOAC 与肝素之间转换：从注射用抗凝药物转换为 NOAC，普通肝素停药后即可服用 NOAC；低分子肝素，下次注射低分子肝素时服用 NOAC。从 NOAC 转换为注射用抗凝药物时，在下次服药时给予注射用抗凝药物。注意慢性肾功能疾病患者 NOAC 半衰期延长，需延迟给药。

（5）抗血小板药物转换为 NOAC：阿司匹林或者氯吡格雷停药后即可服用 NOAC。

2. 非药物治疗　经皮左心耳封堵或外科手术方法封闭左心耳是预防房颤患者血栓栓塞事件的策略之一，主要有两种方法：植入装置封堵左心耳以及缝合结扎左心耳。对于 CHA_2DS_2-VASc 评分 ≥ 2 的非瓣膜性房颤患者，具有下列情况之一：①不适合长期规范抗凝治疗；②长期规范抗凝治疗的基础上仍发生血栓栓塞事件。③ HAS-BLED 评分 ≥ 3，可行经皮左心耳封堵术或外科手术方法封闭左心耳，预防血栓栓塞事件（ⅡaB）。

（四）急性心房颤动的治疗策略

急性房颤发作是指房颤首次发作、阵发性房颤发作期，以及持续性或永久性房颤发生快速心室率和 / 或症状加重，常由于心室率过快和不规则，出现症状突然明显加重，包括心悸、气短、乏力、头晕、活动耐量下降、尿量增加；更严重的包括静息状态呼吸困难、胸痛、晕厥前驱或者间歇性晕厥等。

急性房颤发作的常见病因包括高血压、肥胖、瓣膜性心脏病、各种原因引起的心衰、急性心肌梗死、心肌病、先天性心脏病、甲状腺功能亢进症、睡眠呼吸暂停、慢性阻塞性肺疾病等。急性房颤发作可与某些急性、暂时性的诱因有关，如过量饮酒、毒素、外科手术后、心功能不全、急性心肌缺血、急性心包炎、急性心肌炎、肺部感染、急性肺动脉栓塞和电击等。

对急性房颤患者，首先要评估房颤伴随的风险：①询问病史。房颤发作开始的时间及持续时间，应用 EHRA 评分评价症状，CHA_2DS_2-VASc 评估卒中风险，诱发因素（如劳累、睡眠、咖啡因、饮酒）等。②必要的检查。生命体征：包括心率、血压、呼吸频率和血氧饱和度、神志等；心电图：确诊房颤、评估有无左心室肥大、病理性 Q 波、delta 波或短 P-R 间期、传导阻滞、Q-T 间期延长等情况；TTE 检查：初次房颤发生时 TTE 为常规检查，评估有无瓣膜性心脏病、心房和心室大小、室壁厚度和运动幅度、心脏功能、肺动脉压以及心包疾病；CT 检查（必要时）：评价有无急性脑卒中；实验室检查：血清电解质，肝、肾功能，凝血功能，肌钙蛋白（怀疑 ACS 者），甲状腺功能等。

房颤的急诊处理需要考虑多方面因素，包括准确诊断，评价病人生命体征是否稳定，有无可纠正的病因和诱因，心律调控（节律控制或心室率控制），是否需要抗凝治疗，以及患者相关教育和后续随访。临床上根据处理策略不同，将急性房颤分为血流动力学不稳定性和血流动力学稳定性两大类（图 4-20）。

1. **血流动力学不稳定性急性房颤的处理** 血流动力学不稳定性房颤的定义：①收缩压 < 90mmHg，并有低灌注的表现（神志不安、躁动、迟钝，皮肤湿冷，尿量减少 < 20mL/h）；②肺水肿；③心肌缺血（持续性胸痛和 / 或有急性缺血的心电图表现）。

转复窦性心律是恢复血流动力学稳定的首要任务，如无禁忌，首选同步直流电复律治疗。对血流动力学不稳定的卒中高风险房颤患者，在接受电复律前应立即给予治疗量的普通肝素或低分子肝素。需要紧急电复律，来不及抗凝治疗，复律后应立即给予普通肝素或低分子肝素，或新型口服抗凝剂进行抗凝治疗。所有电复律后房颤患者电复律后需要继续口服抗凝药物治疗 4 周，然后根据 CHA_2DS_2-VASc 风险评估再决定是否长期抗凝治疗。持续性房颤或电复律未成功者，可以给予转复房颤药物后再进行电转复。

引起血流动力学不稳定的更常见原因有感染（败血症）、消化道出血、肺栓塞、各种原因感染的毒素以及心室率难以控制。如果患者心室率不快，应注意房颤可能不是循环衰竭主要的原因，应进行全面的临床评价，并针对病因进行相应治疗。

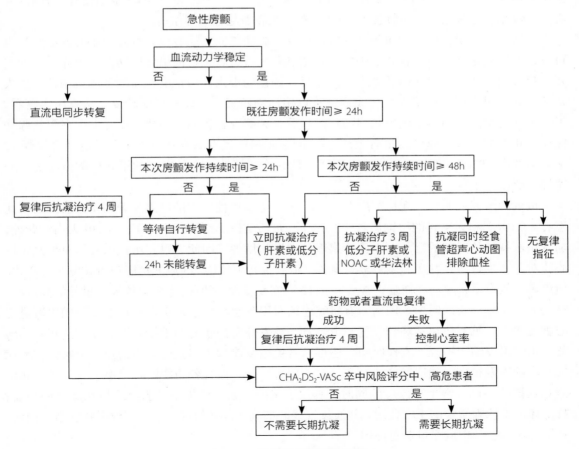

图 4-20 急性房颤复律流程图

2. 血流动力学稳定的急性房颤的处理　治疗策略：首先，评价血栓栓塞的风险，决定开始抗凝的时间，以及是否需要长期抗凝治疗；其次，根据心室率、症状和有无器质性心脏病，决定是否需要控制心室率；最后，决定是否复律、复律的时间、复律的方式，以及复律后预防房颤复发。

对于急性处理后的房颤患者，需要对其进行随访和管理，确认心室率控制是否有效（是否调整剂量，是否出现药物不良反应），是否需要继续抗凝治疗，是否需要咨询电生理专家接受电复律，是否需要纠正易发因素（肥胖、运动、睡眠呼吸暂停等）。随访期间告知患者一旦发生出血，或房颤复发如何处理，并教育患者如何通过改变生活方式（如控制血压、停用非甾体抗炎药）以控制出血危险因素等。

（五）特殊类型心房颤动的治疗策略

1. 甲状腺功能亢进患者的房颤　房颤是甲状腺功能亢进（甲亢）患者最常见的心律失常，发病率为 5%～15%，60 岁以上患者发病率明显增加。

甲亢房颤的主要机制是细胞膜功能改变引起心房不应期缩短、触发肺静脉的心肌细胞活动、增加室上性异位活动，这些致心律失常病灶的激活是由甲状腺激素水平升高引起的。甲状腺激素直接作用于甲状腺受体，导致心肌细胞的蛋白质基因转录增加。甲状腺激素通过上调肌浆钙 ATP 酶、肌球蛋白重链 α、电压门控 K^+ 通道、Na^+ 通道和 β_1 肾上腺素受体增加心率、心室的收缩和心肌肥厚，而肌浆钙 ATP 酶对心肌收缩起着核心作用。

一般认为，甲亢引起的房颤和一般器质性心脏病不同，随着甲亢好转，甲亢性心脏病也可以逐渐恢复正常。甲亢合并房颤的治疗重点是维持患者正常的甲状腺功能。甲亢房颤的主要治疗方法是在控制甲亢的基础上，限制每日钠盐的摄入、纠正电解质紊乱和应用抗心律失常药。如果甲亢引起的房颤比较顽固，难以用药物转复，可以采用电转复。从临床实践看，甲亢引起的房颤采用传统抗甲状腺药物治疗后，大部分患者窦性心律的恢复发生在甲状腺功能恢复正常之后 4 个月内，也有大约 40% 的甲亢房颤患者病程超过 6 个月，电转复房颤 12 个月后存在 50%～70% 的复发率。因而，认为病程持续 6 个月以上的甲亢房颤恢复窦性心律的可能性很小。

最近的研究表明，甲亢房颤患者（9.4%）发生缺血性卒中的风险显著高于无房颤的甲亢患者（0.6%）和无甲亢的房颤患者（3.1%），尤其是在房颤诊断后的第一个 30 天内。此外，随着房颤持续的时间的延长，血栓栓塞事件的风险增加。因此，甲亢房颤患者尽早恢复窦性心律对于减少致命并发症的风险至关重要。控制甲亢可使约 2/3 甲亢房颤患者转复窦性心律，但患者一般在甲状腺功能恢复正常后 8～10 周恢复窦性心律，考虑到血栓栓塞事件的高风险，这是一个比较漫长的时期。因而，有研究建议对甲状腺功能恢复正常后仍然房颤的患者进行心脏复律。心脏复律包括药物转复和电转复。阵发性房颤转复和维持窦性心律宜选择药物转复，不仅可以缩短房颤的发作时间，还可以避免电复律和应用其他有创治疗。影响药物复律成功率的因素很多，如房颤持续时间、左心房大小等，而且各药物的转复率也有差异。胺碘酮在发挥抗心律失常生物效应的同时，释放大量碘元素，增加甲状腺合成甲状腺素的功能，扰乱体内甲状腺激素的正常代谢，并通过直接的细胞毒性和间接反馈作用致甲状腺组织损伤，在甲亢房颤患者中应尽量避免使用。

40% 的甲亢房颤患者在甲状腺功能恢复正常后仍不能恢复窦性心律，会成为永久性房颤。

对于这些患者，及时控制心室率不仅可以改善血流动力学、改善左心室舒张功能，还可以预防一过性脑缺血和心动过速性心肌病的发生。目标心率通常认为是静息时 60 ~ 80 次 /min，中度运动后 90 ~ 115 次 /min。

2. **老年人房颤**　随着年龄增长，房颤发病率也逐年增加，80 岁以上人群中约 35% 发作过房颤。老年房颤患者的临床症状可能轻微且无特异性，常有其他伴随疾病。随着年龄增长，脑卒中的风险亦逐渐增加。在 CHA_2DS_2-VASc 危险评分系统中，65 ~ 74 岁评分为 1 分，而大于 75 岁则评分为 2 分。老年人对抗心律失常药的代谢清除能力下降，容易出现致心律失常作用及药物相关的心动过缓，因此，老年人房颤的治疗策略常优先选择控制心室率，而直流电复律的应用较少。控制心室率建议使用 β 受体阻滞剂或非二氢吡啶类钙离子通道阻滞剂。由于老年患者容易出现体位性低血压或心动过缓，且常合并其他临床疾病，因此更需要精心护理。此外，对于日常活动量较少的患者，也可用地高辛控制心室率，但应关注药物的不良反应。

3. **运动员房颤**　阵发性或持续性房颤在运动员中较常见，一般能自行转复，也可被其他室上性心动过速所触发。对于年龄较大的患者，应考虑合并基础心脏疾病，如高血压和冠心病的可能性，应行超声心动图排除结构性心脏病。房颤发作时心室反应的评估可依据动态心电图和 / 或心电图运动试验，其中运动负荷应与患者训练运动量相似。治疗上，包括经导管消融或抗心律失常药等。

4. **肥厚型心肌病合并房颤**　肥厚型心肌病（HCM）确诊依赖超声心动图发现心肌肥厚且心室腔不扩张，并排除其他心脏或系统性疾病导致的心肌肥厚。HCM 患者常发生房颤，随着年龄增长，患者对房颤症状的耐受性也会下降。房颤在 HCM 患者中的发病率约为 2%，其中约 2/3 为阵发性房颤。房颤与 HCM 患者病死率增加相关，主要死因是心力衰竭，如左心室流出道梗阻，且房颤发病年龄较早（50 岁以前），则发生心力衰竭的风险更高。脑卒中和系统性栓塞是 HCM 合并房颤患者的重要风险。在一项 480 例 HCM 患者的研究中，HCM 合并房颤患者发生脑卒中的危险比为 17.7。尽管目前缺乏 HCM 患者抗凝治疗的临床随机对照研究，但由于栓塞发病率高，因此，抗凝治疗并不单纯取决于 CHA_2DS_2-VASc 评分。直接凝血酶抑制剂或 Xa 因子抑制剂可降低 HCM 合并房颤患者栓塞事件的风险，但目前缺乏相关研究。鉴于 HCM 患者对房颤的耐受力差，房颤转复可作为优先治疗策略。同时可考虑选择非二氢吡啶类钙离子通道阻滞剂和 / 或 β 受体阻滞剂控制心室率。地高辛作为正性肌力药物，可增加 HCM 流出道压差而避免使用。虽然多种抗心律失常类药包括丙吡胺、普罗帕酮、胺碘酮、索他洛尔、多非利特和决奈达隆已用于治疗 HCM 合并房颤，但仍缺乏系统研究。通常建议胺碘酮或丙吡胺与控制心室率的药物联用。有研究证实，对 HCM 合并房颤患者行导管消融的成功率、并发症发生率与治疗其他器质性心脏病合并房颤的效果相近，但该研究结果可能受病例选择偏倚的影响。此外，外科迷宫手术治疗 HCM 合并房颤也取得了一定疗效，但患者须接受开胸等创伤性操作。对于 HCM 合并房颤患者，均建议抗凝治疗，而不单纯取决于 CHA_2DS_2-VASc 评分。抗心律失常药可用于预防 HCM 患者的房颤复发，建议胺碘酮与 β 受体阻滞剂或非二氢吡啶类钙离子通道阻滞剂联用，如抗心律失常药物无效或不耐受，可考虑导管消融。

5. **急性冠脉综合征合并房颤**　急性冠脉综合征（ACS）患者中房颤发生率为 10% ~ 21%。患者年龄越大、梗死程度越重，房颤发病率越高。有研究报道房颤发生与 ACS 患者住院病死率、30 天病死率和 1 年死亡率增加相关，多因素分析表明房颤是 ACS 患者住院病死率、30 天病死率和 1 年死亡率增加的独立指标。相比院前已有房颤的患者，住院期间发生房颤提示预后更差。此外，心肌梗死合并房颤患者的脑卒中发生率也更高。因此，房颤可作为评估 ACS 患者远期预后的独立因素。ACS 抗栓治疗通常使用阿司匹林联合另一种抗血小板药物（如氯吡格雷），若合并房颤则需考虑使用华法林或 NOAC，并根据 CHA_2DS_2-VASc 评分明确是否抗凝治疗及治疗时机。对于既往无房颤、CHA_2DS_2-VASc 评分低危的 ACS 患者，可考虑使用双联抗血小板药物。而对于持续性房颤或 CHA_2DS_2-VASc 评分中高危的患者，则应评估是否需长期抗凝。对于 PCI 术后的 ACS 合并房颤患者，应根据其血栓危险分层、出血危险分层、支架类型等决定抗栓治疗的策略和时间。对于 CHA_2DS_2-VASc 评分 ≥ 1 分、HAS-BLED 评分 ≤ 2 分的 ACS 患者，应选择三联抗栓治疗 6 个月，然后单用华法林或应用华法林联合氯吡格雷的两联抗栓治疗至 12 个月；ACS 伴 HAS-BLED 评分 ≥ 3 分的高出血风险患者，可以应用华法林联合氯吡格雷的两联或三联抗栓治疗 4 周，然后单用华法林或应用华法林联合氯吡格雷的两联抗栓治疗 12 个月。同时应尽量避免应用药物洗脱支架，减少三联抗栓治疗的疗程。

新发房颤患者出现 ACS 合并持续心肌缺血、血流动力学不稳定，以及心率控制不佳的情况，可紧急电复律治疗。静脉使用 β 受体阻滞剂可减慢心率、降低心肌耗氧量。静脉使用胺碘酮可控制心率且有助于转复窦性心律。对严重左心室功能不良或血流动力学不稳定的患者，可考虑使用地高辛。对于大面积前壁心肌梗死及持续性房颤的 ACS 患者应进行系统抗凝治疗。此外，ACEI 类药物可减少 ACS 合并房颤患者左心室功能不良的发生率。ACS 患者新发房颤合并血流动力学不稳定、持续心肌缺血、心室率控制不佳，推荐紧急电复律；ACS 合并房颤患者在无心力衰竭、血流动力学不稳定、支气管痉挛情况下，推荐静脉使用 β 受体阻滞剂控制心室率；ACS 合并房颤患者其 CHA_2DS_2-VASc 评分 ≥ 2 分，若无禁忌，推荐使用华法林抗凝。ACS 合并房颤患者伴严重左心室功能不良或血流动力学不稳定，可使用胺碘酮或地高辛控制心室率；ACS 合并房颤患者若无显著心力衰竭及血流动力学不稳定，可考虑使用非二氢吡啶类钙离子通道阻滞剂控制心室率。

6. 急性非心源性疾病合并房颤　某些急性非心源性疾病也可发生房颤，如高血压、外科术后、肺栓塞、病毒感染等。此类患者的治疗重点是控制原发病和祛除诱因。大多数患者在有效控制原发病后，房颤能自行转复。然而，当患者不能耐受症状时则需电复律、减慢房室传导和 / 或使用抗心律失常药。控制心室率还是房颤转复取决于患者的原发疾病。由于此类患者常伴有儿茶酚胺水平升高，因此首选 β 受体阻滞剂，除非有用药禁忌。此外，是否需抗凝治疗尚不明确，应综合考虑患者基础疾病、房颤的危险分层及房颤持续时间等。

7. 慢性阻塞性肺疾病合并房颤　慢性阻塞性肺疾病（COPD）患者常见多种类型的室上性心动过速，包括房颤。但临床上需鉴别房颤与多源性房性心动过速。多源性房性心动过速通常对直流电复律不敏感，而用非二氢吡啶类钙离子通道阻滞剂治疗有效。控制原发病后，多源性房性心动过速多能自行好转。COPD 患者发生房颤时，应首先治疗肺部基础疾病、纠正低氧血症和酸碱失衡。此时抗心律失常药及直流电复律可能无效，除非呼吸衰竭得到纠正。茶碱类药物和 β 受体激动剂可增加控制心室率的难度。非 $β_1$ 选择性受体阻滞剂，如索他洛尔、普萘洛尔和腺苷禁用于支气管痉挛患者。如患者无支气管痉挛，β 受体阻滞剂如索他洛尔、普萘洛尔可考虑应用。通常非二吡啶类钙离子通道阻滞剂或胺碘酮可安全有效控制心室率。对于 LVEF 正常的患者，地高辛可与钙离子通道阻滞剂类合用。药物治疗无效或复发的患者，可考虑行房室结消融后植入起搏器。对于 COPD 合并房颤患者行抗凝治疗，建议在危险分层后选择抗凝策略。

8.预激综合征合并房颤 预激综合征合并房颤时，因旁路前传可能导致心室率过快，甚至发生室颤，因此临床需警惕。根据 10 年统计资料，预激综合征患者发生房颤的比例约为15%，但发生机制仍不明确。旁路射频导管消融的安全性和有效性已得到临床验证，但消融旁路并不能预防房颤发生，特别是老年患者。因此，消融旁路后，仍需药物或导管消融治疗房颤。旁路射频导管消融后的房颤治疗策略与普通房颤相同。房颤发作时，心室率由旁路和房室结竞争性下传决定，如出现血流动力学不稳定，需立即直流电复律。部分药物抑制房室结传导但不延长旁路不应期，可能加快心室率，导致血流动力学不稳定，甚至室颤。普鲁卡因胺和依布利特可减慢旁路传导，减慢心室率，并可能使房颤转复为窦性心律，推荐用于血流动力学稳定的预激综合征合并房颤患者；而口服或静脉维拉帕米、地尔硫䓬、腺苷、洋地黄，以及静脉应用胺碘酮可增加室颤风险，应避免使用。静脉应用利多卡因也可能有害。口服胺碘酮可减慢旁路传导或阻断旁路，可用于维持治疗。理论上认为 β 受体阻滞剂是有害的，尽管临床依据很少，但此类患者应慎用。对于预激综合征合并房颤，心室率快，血流动力学不稳定的患者，推荐立即直流电复律；预激综合征伴房颤，心室率快，血流动力学稳定，推荐静脉应用普鲁卡因胺或依布利特转复窦性心律或控制心室率。预激综合征合并房颤患者，也推荐导管消融旁路，特别是旁路不应期短且有快速前传时。

9.心力衰竭合并房颤 心力衰竭患者出现房颤更加常见，心力衰竭患者的心功能分级与房颤发生率显著相关。在心功能 I 级患者中，房颤发生率为 4%；而在心功能 IV 级患者中，房颤发生率高达 40%。而且房颤是心力衰竭进展的独立预测因素，对 LVEF 降低的心力衰竭和 LVEF 正常的心力衰竭均有预测价值。心力衰竭和房颤可以相互影响和促进。房颤可以加重心力衰竭的临床症状，而心力衰竭恶化也可导致房颤的心室率增加。与其他房颤人群相似，心力衰竭合并房颤的主要治疗目标也是预防栓塞和控制症状。除非有禁忌证，心力衰竭合并房颤均应考虑抗凝治疗。一般性治疗包括祛除房颤发作的诱因，优化心力衰竭的药物治疗。对于快心室率房颤导致的心力衰竭，推荐控制房颤发作时的心室率，而对于心力衰竭患者而言，快心室率房颤也是少数能够纠正的诱发因素之一。新近发生的心力衰竭合并快心室率房颤的患者，应考虑心动过速性心肌病的可能，这种情况可考虑两种治疗策略。首先，控制心室率，观察心功能是否恢复。其次，可以转复房颤。通常口服胺碘酮 1 个月后行直流电转复，同时胺碘酮也能有效控制心室率，并且致心律失常作用较小。对于心力衰竭恶化导致的房颤，节律控制策略并不优于心室率控制，导管消融是可选的房颤转复方案。β 受体阻滞剂可用于心力衰竭合并房颤的心室率控制，并且能降低心力衰竭的致死率和致残率，地高辛可与 β 受体阻滞剂联合应用。非二氢吡啶类钙离子通道阻滞剂，如地尔硫䓬在心力衰竭合并房颤的患者中应慎用，由于其具有负性肌力作用，可能导致 LVEF 进一步下降。而对于 LVEF 正常的心力衰竭患者，非二氢吡啶类钙离子通道阻滞剂可用于控制心室率，联合应用地高辛则更加有效。当药物治疗方案无效或患者不能耐受时，房室结消融或心室再同步化治疗是可选的治疗方案。对于代偿期心力衰竭和 LVEF 正常的心力衰竭患者，建议使用 β 受体阻滞剂或非二氢吡啶类钙离子通道阻滞剂控制房颤时的静息心率；对于不合并预激综合征的心力衰竭患者，建议静脉使用 β 受体阻滞剂（或非二氢吡啶类钙离子通道阻滞剂）控制房颤时的心室率，但充血性心力衰竭、低血压、LVEF 明显降低的患者要慎用。对于不合并预激综合征的心力衰竭患者，建议静脉使用毛花苷 C 或胺碘酮控制房颤时的心室率。

10. 家族性（遗传性）房颤　房颤具有可遗传性，如果家族成员中有房颤患者，发生房颤的危险增加40%，特别是一级亲属中有66岁以前发生房颤的患者，其发病危险性可成倍增加。因此，年轻的房颤患者应询问家族史。过去10年，对散发病例和房颤家族的研究中已发现很多与房颤发病相关的基因突变。这些相关的基因突变累及范围较广，包括多种离子通道、细胞信号转导分子及相关蛋白，但多数房颤患者对于这些基因突变的作用机制知之甚少。基于人群和基因组研究已经确认了9个以上与房颤相关的基因位点。此外，结合房颤相关的单核苷酸多态性研究方法可以识别房颤的高危患者。但是这些基因突变在房颤的危险分层、疾病演变及临床预后中的作用尚不明确。因此，不推荐对房颤患者进行常规基因检测。对于有房颤家族史的房颤患者，可考虑到有条件的医疗中心行相关基因的测序和检测。

11. 阻塞性睡眠呼吸暂停　阻塞性睡眠呼吸暂停（OSA）是一种常见的睡眠相关呼吸系统疾病，表现为睡眠时反复发作的呼吸困难或通气量下降。其病理生理基础可能与自主神经紊乱、高碳酸血症、低氧血症，以及呼吸困难时胸腔内负压增加有关。与正常人群及对照组相比，OSA患者房颤的发病率增高，是房颤发生的独立危险因素。一项在中重度OSA患者中进行的研究表明，24h动态心电图检测到的房颤发生率大约为3%，且房颤发生率与睡眠呼吸障碍的严重程度有关。而在房颤患者中，OSA的发生率也明显升高，可达30% ~ 80%。即使祛除肥胖、高血压及心力衰竭等因素后，OSA与房颤的发生仍密切相关。在治疗方面，有少数研究结果显示治疗OSA能够减少房颤的复发。因此，对于存在OSA的房颤患者，除常规治疗及治疗可逆性因素外，要考虑对OSA进行针对性诊治。治疗OSA或能减少房颤的复发。

12. 心脏外科围术期房颤　心脏手术后房颤的发生率很高，大约30%的冠状动脉旁路移植术（CABG）患者合并房颤或心房扑动，而心脏瓣膜置换术后并发房颤或心房扑动的比例则高达60%。随着手术数量的增加，这一特定条件下发生房颤的患者数量也将继续增加。对8 565例患者进行的58项研究的系统综述表明，预防和/或治疗术后房颤的措施如 β 受体阻滞剂、索他洛尔或胺碘酮对终点有益（房颤、脑卒中和住院时间）。

近几十年来，尽管手术、麻醉和术后护理已有很大进展，但术后房颤发生率却没有降低。虽然术后房颤并不增加病死率，但不规则的快速心室率及不规律的心房活动可导致低血压、心力衰竭、疲劳和心悸等症状。术后房颤可增加脑卒中发生风险，延长住院时间以及增加医疗费用。此外，心脏手术后房颤通常发生在术后5天之内，术后第2天是高峰期，并不需长期治疗。药物预防治疗的理论基础是减少术后房颤导致的症状及血流动力学改变，尽量缩短住院时间和减少医疗费用。一项包括13个随机对照试验的Meta分析结合显示，1 783例心脏手术患者术前预防性使用抗心律失常药可显著降低术后房颤发生率，与住院时间缩短相一致，减少平均住院日。在心脏手术之前和之后都使用 β 受体阻滞剂比仅在手术前或手术后使用更有效，停止使用 β 受体阻滞剂是术后发生房颤的显著危险因素。总的来说，胺碘酮预防用药能够使术后房颤的发生率减少8% ~ 72%。术前7天开始口服胺碘酮是唯一能够有效降低术后房颤发生率、缩短住院时间和减少医疗费用的预防房颤药物治疗方案。

心脏手术后房颤的患者症状表现明显、血流动力学状态不稳定、脑卒中危险性增高，是选择转复房颤并维持窦性心律，还是心率控制及抗凝治疗，目前尚无统一意见。对心脏手术后伴有明显症状、血流动力学状态不稳定或存在抗凝治疗禁忌证的房颤患者，选择恢复并维持窦性心律的治疗策略。对于自限性的术后房颤应在积极处理诱发因素后待其自动复律，如不能有效控制心室率，则应及时复律。紧急情况下房颤的同步电复律是安全有效的，处理方式同非围手术期房颤。非紧急情况则采用药物复律，因药物在术后短期内转复房颤是有效的，并可维持正常窦性心律。对于左心室功能被抑制但不需紧急电复律的术后房颤患者，建议应用胺碘酮进行药物复律。对于 CABG 或心脏瓣膜置换术后房颤患者，胺碘酮是理想的治疗选择，其对结构性心脏病患者相对安全，并且不会导致低血压。口服负荷剂量胺碘酮可以恢复窦性心律，持续应用对维持窦性心律非常有效。Ⅲ类药物被广泛用于治疗房颤，除胺碘酮外，其他药物的转复率及在维持窦性心律方面基本相似。有推荐伊布利特用于术后房颤的复律。伊布利特仅有静脉制剂，与Ⅰ$_a$类药物及索他洛尔具有相似疗效。该药亦可用于既往对电复律缺乏反应患者的预处理。

术后发生的房颤尽管自发性复律很常见，但对于术后发生房颤或心房扑动并伴有快速心室率的患者来说，应用药物控制心室率仍是心脏手术后的一个重要课题。房性心律失常往往是自限性的，因此须慎重评估治疗的相对风险与益处。心脏手术后房颤在处理原则上，对所有心室率过快者，应首先应用药物控制心室率（如有严重的血流动力学影响需紧急电转复）以缓解症状并改善血流动力学效应。控制心室率后，在其他致房颤的病理生理基础得到改善时，房颤可能自行终止。一项随机对照研究比较了艾司洛尔与地尔硫革治疗 CABG 或心脏瓣膜置换术后房颤或心房扑动患者的有效性。对未转复为窦性心律的患者，在 24 小时内应用艾司洛尔与地尔硫革控制心室率同样有效。研究显示，与用地高辛治疗的患者相比，用地尔硫革治疗的患者在 2 小时内心室率显著较慢，但在 24 小时后两者无差异。地尔硫革使心室率得到控制的平均时间短于地高辛。3 组随机对照研究比较了胺碘酮与地高辛、地尔硫革控制心室率的作用，研究显示胺碘酮在控制心室率方面与地高辛同样有效，在 24 小时也显现出更好控制心室率的趋势，没有患者发生药物不良反应。

近年来大量研究显示，心脏手术后的脑卒中 36% 源于房颤。如何处理手术后抗凝问题主要依据患者发生血栓栓塞的危险性。在心脏手术，特别是在进行心肺分流术时，凝血状态变得复杂：凝血因子减少、血小板功能改变且纤溶产物增加。此时，需权衡心脏手术后房颤患者抗凝治疗的利与弊，以减少患者发生血栓栓塞和脑卒中的风险。对于心脏手术后短期内发生的房颤，持续时间 ≥ 48 小时或持续时间不明确者，如出血风险可以接受，建议口服华法林抗凝，INR 目标值 2.5（范围 2.0 ~ 3.0）。转复窦性心律后继续抗凝 4 周，尤其适用于有血栓栓塞高危因素的患者。对于心脏瓣膜修补或置换术后合并房颤的患者，建议口服华法林治疗，INR 目标值 3.0（范围 2.5 ~ 3.5），高于常规的抗凝靶目标 INR 目标值 2.5（范围 2.0 ~ 3.0），并且可以根据瓣膜置换的类型、位置及其他危险因素适当加用阿司匹林。对于房颤合并稳定性冠心病患者应单用华法林。尽管肝素会使出血风险增高，不推荐将其用作术后房颤抗凝常规治疗，但对于有脑卒中或一过性缺血发作病史的高危患者，仍应考虑使用肝素。

四、预后

房颤的发生率显著上升，对人类健康与生命的危害日趋严重，可增加死亡率、住院率和脑卒中，降低生活质量、运动耐量和左心室功能。

（一）病死率增加

通过连续 4 年观察 613 例患者，发现 6% 的患者出现房颤，与窦性心律组比较，房颤组校正后总死亡危险比为 5.15，而冠状动脉疾病造成的死亡危险比为 8.16。这提示房颤是死亡及日后发生严重冠脉事件的重要预测因子。Framingham 心脏研究显示，在 5 年的随访中，男性患者的病死率是非房颤患者的 1.5 倍，女性患者的病死率是非房颤患者的 1.9 倍。

（二）栓塞

房颤易导致左心房附壁血栓形成、脱落而引起动脉栓塞性疾病，其中以脑卒中最常见，尤其伴有高血压、糖尿病、脑卒中等危险因素者，房颤患者脑卒中的发生率更高，致残、生活质量下降，给个人、家庭及社会带来极大危害，严重者可致死。胡大一等对中国房颤患者住院病例进行多中心对照研究，结果提示房颤住院患者的脑卒中患病率达 24.8%。

（三）心力衰竭

由于房颤患者失去了房室同步收缩、心房整体收缩对心室的充盈作用，加之不规则心室的反应使患者心搏量明显减少，使射血分数减少而心功能恶化。Framingham 心脏研究中，房颤 10 年随访有 1/3 的患者最终发生心力衰竭；我国的资料显示，住院患者中有 1/3 存在心力衰竭。心力衰竭促进房颤的发生，而房颤会加重心力衰竭，两者相互诱发和促进。

房颤危害严重，不仅降低患者生活质量，也容易导致各种严重并发症，如卒中和心力衰竭等。房颤患者的卒中风险是非房颤患者的 5 倍，且房颤引起的卒中往往比非房颤患者的卒中更具致残性和致命性。房颤还常常引起患者的心理障碍，致使患者出现焦虑和抑郁等症状。此外，房颤常与心血管和非心血管的各种危险因素和疾病共存，进一步导致房颤危害的复杂化。因此，对房颤患者应采取更综合、更科学、更全面的优化管理，以降低房颤患者死亡率和不良事件的发生。有学者提出房颤综合管理 ABC 方案（图 4-21），简单易记、实用，有利于提高临床医生和护理人员的认识及综合管理决策能力。

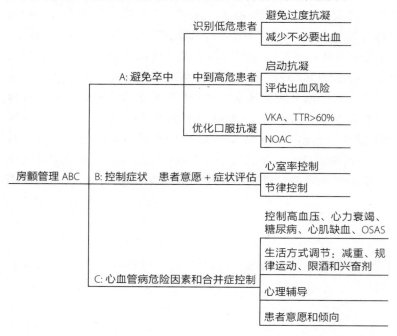

图 4-21　房颤的综合管理：ABC 方案

第六节　心房扑动

心房扑动（房扑）是指快速而规则的异位心房节律。心电图表现为 P 波消失，代之以大小相等、频率快而规则（心房率一般在 240 ~ 340 次 /min），至少一个体表导联上无等电位线的心房扑动波。

目前将房扑分为典型房扑和非典型房扑两大类。典型房扑包括顺钟向折返性房扑和逆钟向折返性房扑两类。非典型房扑的扑动波形与典型者有差异，频率常在 340 ~ 433 次 /min。

房扑比较少见，其发病率约为心房颤动的 1/10。

一、发生机制

阵发性房扑可发生于无器质性心脏病者，也常见于急性疾病如急性心肌梗死、心肌缺血、肺栓塞、酸碱平衡失调及电解质紊乱、慢性肺部疾病合并急性感染、急性酒精中毒、甲状腺功能亢进、贫血、心力衰竭、心脏手术等。持续性房扑则多见于器质性心脏病，如风湿性心脏病、冠心病、心肌病等。

典型房扑分为逆钟向和顺钟向两型。最常见的典型房扑是三尖瓣环峡部（CTI）依赖性房扑，激动围绕三尖瓣环呈大折返，三尖瓣环峡部是折返环路的下部边界。激动经右心房游离壁下传，经三尖瓣环峡部，自右房间隔向上传导，再传导到左心房，左心房为被动激动。激动在环路上部的除极向量可指向上腔静脉的前面或后面。从心尖观察，上述传导通路呈逆时针方向。当激动沿相反方向（顺时针）传导时，心电图表现与上述不同，称为顺钟向典型房扑。非典型房扑是不依赖于下腔静脉和三尖瓣环之间的大折返性房性心动过速，折返环可位于左心房或右心房。引起非典型房扑的激动除可围绕二尖瓣环进行折返外，也可围绕其他解剖障碍，外科手术或其他原因引起的心房纤维化瘢痕、不完整的射频导管消融线等进行折返。

二、临床诊断

（一）临床表现

房扑呈阵发性时，常突然发作、突然终止，每次发作可持续数秒、数小时、数天。若持续时间超过 2 周即为持续性发作。

房扑的临床症状主要由心室率过快引起。轻者可无明显不适，或仅有心悸、心慌、乏力；严重者头晕、晕厥、心绞痛或心功能不全。体检可能发现并存的器质性心脏病表现，心室率多在 150 次 /min，心律比较规整，也可不规整，颈静脉搏动快而浅，其频率与心室率不一致，超过心室率。房扑可能引起可逆性左心室收缩功能障碍及心动过速性心肌病。

（二）辅助检查

1. 心电图　心电图上正常 P 波消失，而代之以波浪形或锯齿形的 F 波。典型的 F 波形态、大小、间距均呈一致，由于 F 波连续不断，心电图上无等电位线，在 Ⅱ 、Ⅲ 、aVF 导联特别明显。逆钟向房扑表现为 Ⅱ 、Ⅲ 、aVF 导联负向扑动波和 V₁ 导联正向扑动波，顺钟向房扑则表现为Ⅱ、Ⅲ、aVF 导联正向扑动波和 V₁ 导联负向扑动波。另有少数折返环不固定，F 波不典型。典型房扑心房率 250 ~ 350 次 /min，多为 300 次 /min；不典型房扑心房率多为 340 ~ 433 次 /min。房室传导比例多为 2∶1 ~ 4∶1。房室传导比例可不固定，致使心室律极不规整。当房扑合并预激综合征，房室传导比例可为 1∶1。房扑时 QRS 波群形态多正常，也可因室内差异传导或原先有束支传导阻滞时 QRS 波群宽大畸形（图 4-22）。

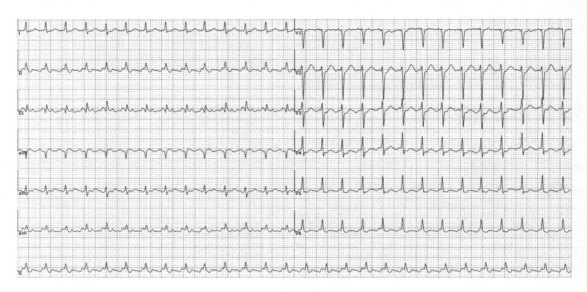

图 4-22　心房扑动

P 波消失，代之以大小相同、形态一致的 F 波，在Ⅱ、Ⅲ、aVF 导联 F 波倒置，呈 2∶1 下传心室。

2. **食道导联心电图**　当 F 波与 QRS 波群重叠而不易辨认时，描记食道导联心电图，可清楚显示 F 波，从而做出正确诊断。

（三）诊断与鉴别诊断

房扑的诊断主要依靠心电图。逆钟向房扑时，心房节律规整，频率 250 ~ 330 次 /min，心房锯齿波在下壁导联倒置，V₁ 导联直立。顺钟向房扑时，下壁导联房扑波宽大直立，V₁ 导联通常双向或负向。典型房扑解剖依赖性强，具有很强的可重复性，心电图可反复记录到。但心脏手术和广泛射频导管消融术等可使心电图表现不典型，但也不能排除三尖瓣峡部依赖的典型房扑。

心室率为 150 次 /min 左右的房扑需与窦性心动过速和室上性心动过速鉴别。仔细寻找心房活动的波形及其与 QRS 波群的关系，辅以减慢房室传导以暴露扑动波的措施，不难做出鉴别。房扑与心房率在 250 次 /min 左右且伴有 2∶1 房室传导阻滞的房速有时难以鉴别。此时，静脉给予腺苷能增加房室阻滞的程度，进而揭示出房扑典型的心电图表现。然而，腺苷也能促进房室传导变为 1∶1，也有可能使房扑蜕化为房颤。因而，仅在诊断需要和已备好心肺复苏设备时才加以考虑。

三、治疗策略

（一）房扑治疗流程

见图 4-23、图 4-24。

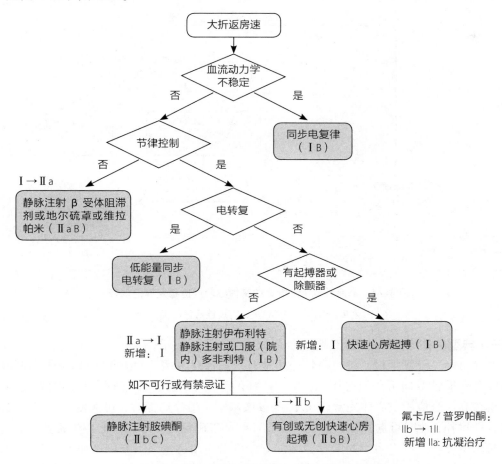

图 4-23　稳定的房扑或大折返房速急性发作时的治疗

（二）典型房扑急性发作时的治疗

对于有症状伴有快速心室率的患者，首先要控制房扑发作时的心室率（维拉帕米和地尔硫䓬或 β 受体阻滞剂），但有时难以实现，必要时还是要将房扑转复为窦性心律。纯Ⅲ类抗心律失常药多非利特和伊布利特（伊布利特成人体重 ≥ 60kg 者用 1mg，溶于 5% 葡萄糖液 50mL 内静注。如需要，10min 后可重复；成人体重 < 60kg 者，以 0.01mg/kg 按上法应用；急性房扑的转复成功率可达 60% ~ 90%），静脉给药通常能转复房扑（多非利特可以口服），而Ⅰₐ类和Ⅰ。类药物几乎没有作用。低能量（50J 即有 > 95% 的成功率）心脏电复律用于血流动力学失代偿或前项措施失败时，可作为首选。如果已经放置心房电极，可以使用类似房颤的短暂高频心房刺激转复房扑。用普鲁卡因胺进行预处理可促进心房起搏转复房扑。也可经食道心房调搏通过短阵超速心房起搏来终止房扑，恢复窦性心律。尚缺乏房扑转复前抗凝的数据，但通常采取与房颤患者一样的抗凝策略。

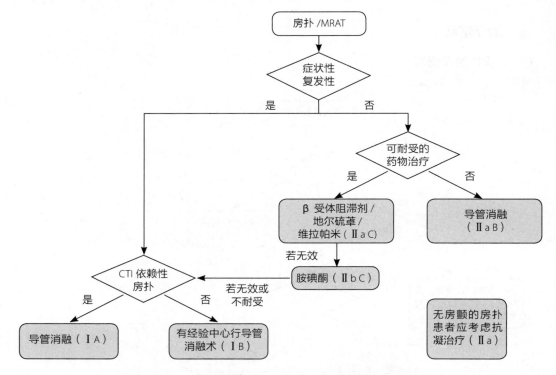

图 4-24　心房扑动 / 大折返性房性心动过速稳定期的治疗

CTI= 三尖瓣峡部；MRAT= 大折返性房性心动过速。

（三）典型房扑稳定期的治疗

1. **导管消融**　导管消融是维持窦性心律最有效的治疗方法，疗效优于胺碘酮。在消融三尖瓣环峡部并验证双向阻滞的房扑患者中，房扑的复发率＜ 10%。然而，长期随访发现房颤的发生率较高。当应用抗心律失常药（ I 。类或胺碘酮）治疗房颤时，可能发生典型三尖瓣环峡部依赖性房扑，此时可选择导管消融三尖瓣环峡部以确保继续服用抗心律失常药治疗房颤。

2. **药物治疗**　控制心室率是治疗的一部分，可以应用房室结阻断剂，如地尔硫䓬、维拉帕米或 β 受体阻滞剂。不适合或不愿意接受导管消融的患者，可用抗心律失常药维持窦性心律。多非利特和索他洛尔有效，但需要考虑其致心律失常作用。也可以考虑应用胺碘酮，但仅限于心衰和有严重结构性心脏病的患者。

3. **抗凝治疗**　虽然房扑患者的血栓栓塞风险低于房颤，但房扑与房颤常共存，需要预防血栓栓塞，房扑患者应接受和房颤患者一样的抗凝治疗。房扑持续时间超过 48h 紧急复律时应采取与房颤同样的抗凝策略。此外，CHA_2DS_2-VASc 评分用于预警房扑患者缺血性卒中的价值尚未确定。

四、预后

房扑可导致失去心房辅助泵血的功能，使心室舒张期充盈减少；房扑的快速心室率可导致心肌缺血、心功能不全、心动过速心肌病；房扑可蜕变为心房颤动；房扑可导致肺动脉栓塞和体循环栓塞，有证据表明，反复房扑可致心房内血栓形成，并导致脑卒中。

第 5 章　室性快速心律失常的诊治策略

室性快速心律失常是临床上常见的心律失常，主要包括室性期前收缩（见第 3 章）、室性心动过速（室速）、心室扑动（室扑）和心室颤动（室颤）。室性快速心律失常多发生在诊断明确的结构性心脏病和离子通道病患者，但在心脏结构正常的人群中并非少见。室性快速心律失常的临床表现差异很大，患者可以毫无症状，也可有明显的心悸或黑蒙，甚至发生心脏性猝死（SCD）。在许多基础心脏疾病患者，室性快速心律失常多伴随出现，而在有些心脏异常的患者，室性快速心律失常可能为患者最早或唯一的临床表现。由于室性快速心律失常的危险分层和预后判断复杂，因此，治疗策略需根据患者的具体情况确定。室性快速心律失常常用术语定义见表 5-1。

表 5-1　室性快速心律失常常用术语定义

术语	定义
室速	连续 3 个或以上起源于心室的综合波、频率＞ 100 次 /min（周长＜ 600ms）的心律失常
	持续性：室速持续时间≥ 30s 或虽＜ 30s，但患者血流动力学不稳定，需立即终止心动过速
	非持续性：室速持续时间＜ 30s，心动过速自行终止
	单形性：室速时 QRS 波群为同一种形态
	多形性：室速时 QRS 波群形态变化或为多种形态
	双向性：室速时 QRS 波群形态交替变化，常见于洋地黄中毒或儿茶酚胺敏感性多形性室速
	束支折返性：室速折返涉及希氏束 – 浦肯野系统，通常心动过速显示左束支阻滞（LBBB）形态，常发生于心肌病患者
	无休止性：室速呈无休止性持续发作达数小时，各种干预措施均不能终止
	尖端扭转型室速：常与长 Q–T 间期有关，也可以发生在心动过缓如高度房室传导阻滞患者，因其长短间期顺序导致尖端扭转型室速，心动过速时心电图显示 QRS 波峰围绕等电位线扭转
室扑	室性心律失常节律规则、频率约为 300 次 /min（周长 200ms）、QRS 波群呈单形性
室颤	快速且不规则、心室率超过 300 次 / 分（周长＜ 200ms），其 QRS 波群形态、联律间期和振幅明显变异
室速 / 室颤风暴	24h 内持续性室速 / 室颤反复发作 3 次或以上，需要治疗干预以终止发作

第一节 室性心动过速

室性心动过速（室速）是指起源于希氏束以下水平的左、右心室或心脏的特殊传导系统，连续 3 个或 3 个以上的快速性心律失常。如果是心脏电生理检查中程序刺激所诱发的室速，则必须持续 6 个或 6 个以上连续的心室搏动。室速的发生率为 2.7%，动态心电图检出率约为 7%。90% 室速在器质性心脏病基础上发生，约有 10% 的室速无明显器质性心脏病的证据，称为特发性室速。室速的分类复杂，根据发生机制，室速可分为折返性室速、触发活动性室速、自律性增高性室速；根据发生的持续时间，室速分为非持续性室速（< 30s）、持续性室速（> 30s 或虽 < 30s，但伴明显血流动力学障碍需要终止）、无休止性室速（心动过速反复发作，占心搏总数 10% 以上）；根据 QRS 波群形态分为单形性室速、多形性室速、双向性室速；根据发作形式分为阵发性室速、非阵发性室速、反复发作性室速；根据室速起源部位分为肌性室速、分支性室速；根据病因分为特发性室速、器质性室速等。

一、非持续性室性心动过速

非持续性室性心动过速（NSVT）是指连续 3 个及 3 个以上的室性心律、频率 > 100 次 /min、持续时间 < 30s，且血流动力学稳定、能够自行终止。典型的 NSVT 一般由 3 ~ 10 个室性心律组成，心室率多在 100 ~ 200 次 /min。有人将持续反复发作、能够自行终止的 NSVT 称作反复性单形性室速。

随着动态心电图应用于临床，人们发现 NSVT 是临床上常见的无症状性心律失常。与期前收缩相似，NSVT 是结构性和无结构性心脏病患者的常见表现，也可见于表面上健康的人群，在伴有心悸症状的患者中，约有 6% 为 NSVT。大多数情况下，NSVT 发生短暂，无临床症状，在表面健康人群中 NSVT 不增加猝死的风险，在老年人中也是如此。然而越来越多的资料证实，这些看似正常，但出现室性心律失常的人群可能存在潜在疾病。临床上对于那些看似正常而实际上有潜在疾病的 NSVT 患者进行危险分层至关重要。在结构性心脏病患者中，NSVT 是持续性室速或 SCD 危险性增加的指标。NSVT 的临床意义取决于潜在的心脏病或所患的结构性心脏病，所以对于 NSVT 患者，治疗患者的基础心脏病比治疗心律失常更为重要。

由于大多数 NSVT 患者无症状，且仅有 50% 左右的 NSVT 患者可重复记录，所以难以获得可靠的 NSVT 流行病学资料。在 24h 动态心电图监测中，0% ~ 3% 的健康、无症状的个体发现有 NSVT，男性和女性间差异无统计学意义。有报告，11% 的表面健康的老人发现有 NSVT。NSVT 似乎随年龄增长而增加，与是否有心脏疾病无关。

（一）发生机制

1. 病因　各种心脏病患者都可以发生 NSVT，健康人群也可记录到 NSVT。急性心肌梗死 48h 内，45% 的患者发生 NSVT，但不增加远期死亡风险。在心肌梗死 48h 后至第 1 个月，NSVT 发生率为 5% ~ 10%，NSVT 的发生与新发和陈旧性心肌梗死患者死亡率明显增加有关，合并 NSVT 患者 3 年猝死率（21%）明显高于无 NSVT 患者（8%）。多因素分析显示，NSVT 使总死亡率和猝死的危险性增加 2 倍，在左心室功能下降的患者中，NSVT 相关危险性更高。

在冠心病患者中约 5% 有 NSVT，但射血分数低于 0.40 者，NSVT 发生率可增加到 15%。

肥厚型心肌病（HCM）患者，NSVT 发生率在 20% ~ 30%，在曾有晕厥或心脏骤停发作史的 HCM 患者，70% ~ 80% 存在 NSVT，而无晕厥或心脏骤停病史者，NSVT 患病率为 2%。HCM 合并 NSVT 患者，每年猝死率为 8% ~ 10%，而没有 NSVT 患者，每年猝死率仅为 1%。

扩张型心肌病（DCM）患者，无症状 NSVT 发生率较高（40% ~ 70%），大多数左心室功能下降的 DCM 患者可发生 NSVT，这些人群中猝死的危险也较高。但在心功能代偿的 DCM 患者，仅有 5% 可监测到 NSVT，并未显示有不良的临床预后。

在心脏瓣膜病患者中，NSVT 发生率也较高，尤其是主动脉瓣狭窄、明显二尖瓣反流的患者 NSVT 发生率可达 25%。

高血压合并左心室肥厚患者，NSVT 发生率为 2% ~ 15%，而单纯高血压患者 NSVT 的发生率约为 6%。

30% ~ 80% 心力衰竭患者有 NSVT。随着左心室射血分数（LVEF）进行性下降，NSVT 的发生率增加。有 NSVT 的心力衰竭患者猝死风险较高。

2. 发生机制　　NSVT 的发病机制与持续性快速心律失常相似，这些机制大多是间接观察来自对自律性改变有关的心律失常。对于没有结构性心脏病患者的 NSVT，目前疑为局灶性室速。局灶性室速的发病机制包括异常自律性、触发活动和微折返。触发活动似乎是发生 NSVT 的主要发生机制，浦肯野细胞或心室肌的早期后除极是多数长 Q-T 综合征（LQTS）有关的多形性室速［如尖端扭转型室速（Tdp）］的发生机制，而室速的维持机制可能与折返有关。其本质是细胞内环磷酸腺苷（cAMP）增多，导致细胞内钙离子水平增加所介导的触发活动。右心室流出道 NSVT 的可能机制与触发活动有关。折返可能是慢性冠心病的 NSVT 发生机制，其本质是存在传导延缓和单向阻滞，这与心肌梗死后持续性室速病理机制有相似之处。

室性心律失常发生的病理因素包括心肌缺血、局部纤维化、心室肌肥厚、异常室壁张力、交感张力增高和电解质异常等。

（二）临床诊断

1. 临床表现　　NSVT 通常无症状，可有心悸、胸闷等不适，也可导致心排血量下降及重要脏器血流灌注不足，而引发乏力、气促、出汗、头晕等。有时即使患者左心室功能处于代偿状态，心室率过快、持续时间超过数秒的 NSVT 仍可引起晕厥。大约 10% 的 NSVT 患者没有明显的心脏疾病，这些心动过速可能是临床上潜在心脏病的早期表现或心室肌的原发性心电学异常。

2. 辅助检查

（1）心电图和动态心电图。NSVT 的心电图形态可以是单形性、也可以是多形性，形态特点与基础心脏病没有关系。由于 NSVT 在心电图上表现为形态不一，也称之为复杂的室性异位心律。动态心电图可记录到相对较慢且无症状的非持续性单形性室速发作（图 5-1）。

（2）运动试验。运动试验有助于右心室室速和 NSVT 的诱发与诊断。

（3）其他检查。胸部 X 线检查、超声心动图及心脏磁共振对心脏器质性疾病及其心功能

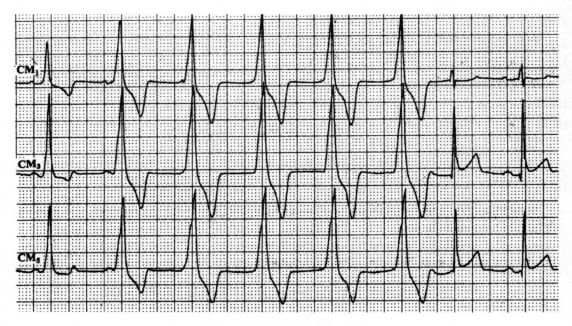

图 5-1　非持续性单形性室速

状态可做出准确诊断。

3. 诊断与鉴别诊断

（1）诊断。体表 12 导联心电图是诊断 NSVT 的首要依据，最好能记录到多导联同步记录的心电图。分析非发作期和心动过速发作时的心电图多可以明确诊断。24 小时动态心电图为 NSVT 的诊断及鉴别诊断提供进一步帮助。除心电图外，应该应用超声心动图评价有无结构性心脏病。对于怀疑结构性心脏病，但超声心动图无法确诊者，可以考虑 MRI，其能够确定是否存在心肌瘢痕组织或室壁运动异常。

（2）鉴别诊断。应注意与离子通道疾病及其他遗传性心律失常（如尖端扭转型室性心动过速等）鉴别，此类心律失常的治疗与普通的 NSVT 不同，详见有关章节。应注意与室上性心律失常伴束支传导阻滞或室内传导阻滞的心电图相鉴别。

（3）病情评估。首先应明确患者是否合并器质性心脏病、有否伴离子通道疾病或遗传性心律失常。当心脏结构正常时，评估 NSVT 是否与运动有关，运动中的 NSVT 并不少见，但如果发生在运动后的恢复期则提示预后较差。对于多形性 NSVT，无论是否有症状均应全面评估，并仔细检测有无心肌缺血、儿茶酚胺敏感的多形性室速、LQTS 等。运动员合并的 NSVT 需要仔细判断是否合并肥厚型心肌病，因为长期运动可造成心肌适应性的肥厚。心电图、超声心动图、常规血液检查（电解质）、24 小时动态心电图监测、运动试验、冠状动脉 CTA、心脏磁共振、电生理检查以及基因检测等为重要的检查手段。

NSVT 亦常发生于器质性心脏病，特别是扩张型心肌病患者，其他如各种原因导致的心力衰竭、肥厚型心肌病、缺血性心脏病急性期或慢性期等均可发生，可表现为单形性，也可表现为多形性室速，很可能是恶性室性心律失常的先兆，应寻找并纠正可能存在的病因及诱因，以预防发生影响血流动力学的持续性室性心律失常。可以进行心脏超声、冠脉造影、冠脉 CTA、心脏磁共振等检查评估患者基础疾病情况。

NSVT 在缺血性心脏病中非常常见，30% ~ 80% 的患者在长时间的心电监测中可以发现无症状的 NSVT。有研究表明，急性冠脉事件最初 48h 内 NSVT 并不影响远期预后，而 48h 以后发生的 NSVT 则与死亡率增加有关。扩张型心肌病患者中观察到的 NSVT 是否影响预后尚不明确。目前尚无证据表明药物或导管消融能够降低无症状 NSVT 患者死亡率。

无器质性心脏病合并非持续性单形性室性心动过速一般不是恶性心律失常的先兆，没有预后意义，除注意纠正可能存在的诱发因素外，无症状患者一般无须治疗。对于 NSVT 患者，应做超声心动图及动态心电图随访复查，若监测提示伴有心脏收缩功能下降或心室容量增加，需要进一步治疗。

（三）治疗策略

1. 诊治流程图　见图 5-2。

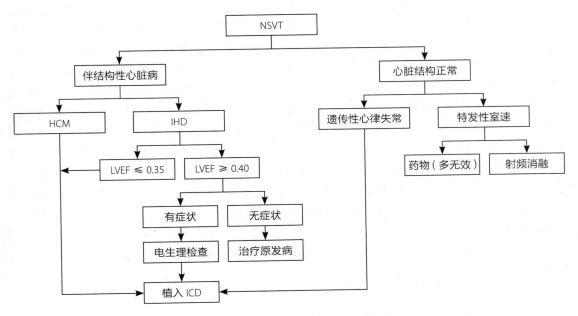

图 5-2　非持续性室性心动过速诊治流程图

NSVT= 非持续性室性心动过速；HCM= 肥厚型心肌病；IHD= 缺血性心脏病；室速＝室性心动过速；ICD= 埋藏式心脏转复除颤器。

2. 治疗措施　NSVT 的治疗策略选择仍基于患者是否合并基础心脏疾病。无器质性心脏病的特发性单形性 NSVT 多起源于左心室或右心室流出道，这些室速极少引起心脏性猝死，当发作持续时间较短而无症状时不需要治疗。干预的指征为出现症状、心动过速无休止发作以及合并心力衰竭。如果患者合并基础心脏疾病，那么治疗基础心脏疾病比干预心律失常本身更为重要，比如患者存在心肌缺血，那么改善冠状动脉血供则为主要的治疗措施。

（1）无器质性心脏病。

1）如 NSVT 发作时无明显症状，可不给予抗心律失常药治疗。

2）如 NSVT 发作时症状明显，可考虑口服 β 受体阻滞剂或参松养心胶囊、非二氢吡啶类钙通道阻滞剂治疗缓解症状。一般来讲，起源于乳头肌的 NSVT 对 β 受体阻滞剂反应良好，左心室的折返性室速对维拉帕米敏感。对于症状明显且 NSVT 负荷较重的患者，除外结构性心脏病后可应用 I$_a$ 类抗心律失常药物丙吡胺，I$_c$ 类抗心律失常药物普罗帕酮、氟卡尼或莫雷西嗪治疗。一般无需选择静脉注射药物。

3）特发性单形性 NSVT 导管消融效果较好，症状明显的患者可以首先考虑导管消融。

（2）合并器质性心脏病。

1）合并急性冠状动脉综合征。急性冠状动脉综合征（ACS）患者可合并 NSVT。如 ST 段抬高型心肌梗死患者行急诊 PCI 或溶栓治疗时，室性心律失常是再灌注心律失常的表现之一。较少引起血流动力学障碍，常无需特殊治疗。应积极处理原发病和可能合并的内环境紊乱，如低钾血症等。再灌注治疗、抗血小板治疗及 β 受体阻滞剂是降低恶性室性心律失常的有效措施。如无明显症状，可不予抗心律失常药物治疗。如患者存在明显症状，或 NSVT 影响血流动力学时，在积极处理原发病和诱因的同时，可考虑使用抗心律失常药：β 受体阻滞剂或胺碘酮、参松养心胶囊，如上述药物效果不佳或存在使用禁忌证，可使用利多卡因、美西律。

2）合并心力衰竭。应积极处理原发病和可能合并的内环境紊乱，如低钾血症、代谢性酸中毒等。如无症状，可不予抗心律失常药物治疗，予以优化的抗心衰治疗，如应用 β 受体阻滞剂、血管紧张素转换酶抑制剂等，在心衰治疗的基础上加参松养心胶囊，待心力衰竭得到纠正后，NSVT 可减少或消失。有 ICD 指征的患者应植入 ICD：LVEF < 35%；LVEF < 40% 程序电刺激可以诱发心室颤动或持续性室速；LVEF ≥ 40% 伴有晕厥的患者。对于冠心病合并左心受损程度中等（LVEF 在 35% ~ 40%）的 NSVT 患者，或者心肌梗死后 LVEF > 40%，而且患者无症状，则治疗基础心脏病而无需特殊抗心律失常药。对于经过综合治疗仍有症状的患者可以考虑给予抗心律失常药，但应注意抗心律失常药的安全性问题。如患者症状明显，可给予胺碘酮治疗，如胺碘酮存在使用禁忌证，可考虑使用利多卡因、美心律。避免使用 I$_c$ 类氟卡尼、普罗帕酮、莫雷西嗪和 IV 类维拉帕米、地尔硫䓬等抗心律失常药。当心电图出现 Q-T 间期延长合并尖端扭转型室速时，应检查患者的合并用药以及电解质状态，并纠正可逆性的致心律失常因素。

（四）预后

NSVT 的预后评估包括一般性评估、NSVT 伴心脏结构正常和伴结构性心脏病的评估（表 5-2）。

二、持续性室性心动过速

单形性室速持续时间 ≥ 30s，或持续时间虽 < 30s，但室速发作时伴随血流动力学障碍，需早期进行干预治疗，则称为持续性单形性室速（SMVT）。

（一）发生机制

1. 病因　SMVT 多见于各种类型的器质性心脏病患者，少数见于正常人。引起 SMVT 的原因很多，可概括为以下三个方面：

（1）器质性心脏病。冠心病是发达国家室性心律失常的最常见原因。急性心肌缺血可诱发多形性室速或室颤，而心肌梗死后的瘢痕形成容易发生持续性单形性室速。其他可见于扩张型心肌病、致心律失常性右心室心肌病、肥厚型心肌病、高血压病、限制型心肌病、先天

表 5-2　NSVT 的评估内容

一般性评估

标准评价

　病史

　　心血管病史

　　高血压

　　黑蒙或晕厥

　　反复心悸

　　症状与运动的关系

　家族史

　　心脏性猝死、遗传性心律失常综合征、冠心病、心肌病

　用药史

　　延长 Q-T 间期的药物、钠通道阻滞剂、药物相互作用

　体格检查

　　12 导联心电图：Q 波、缺血性改变、QRS 波增宽或为碎裂 QRS 波、Q-T 间期延长或缩短 $V_1 \sim V_3$ 导联 ST 段抬高、早期复极、epsilon 波、T 波倒置

　　超声心动图：心室腔大小、室壁厚度及运动、收缩和舒张功能、瓣膜情况、先天性异常肺动脉压力

　　实验室检查：电解质、肾功能

进一步评估

　运动试验

　　疑似冠心病、运动相关症状、Q-T 间期异常

　冠脉造影

　　疑似冠心病或冠脉异常

　心脏 MRI

　　ARVC/HCM/ 心脏结节病、先天性异常

　基因测试

　　疑似遗传性心律失常综合征、遗传性心律失常综合征家族史

　电生理检查

　　未确诊的反复心悸、疑有房室传导阻滞、冠心病伴 NSVT、左心室功能不全

性心脏病、代谢性心肌病、二尖瓣脱垂综合征和心肌炎，以及原发性或转移性心脏肿瘤等。

　　（2）无明显器质性心脏病的原发性心电异常。如特发性室速（IVT）、Brugada 综合征、先天性长 Q-T 间期综合征（LQTS）、短 Q-T 间期综合征（SQTS）等。

　　（3）引起室速的外界因素。包括：①药物和毒物的作用，如洋地黄过量、抗心律失常药物的致心律失常作用、抗抑郁药、拟交感药物和乌头碱中毒等；②电解质和酸碱平衡失调等，如低钾血症、高钾血症、低镁血症和酸中毒等；③其他如心脏外科手术、造影或心导管刺激等也可引起室速。

2. 发生机制 SMVT 的发生机制主要包括折返激动、自律性异常增高和触发活动。器质性心脏病患者心室内的病变或瘢痕组织，以及心肌重构后的心肌肥大和纤维化等，构成了室速发生的解剖基质；心室不同部位的兴奋性、传导性与不应期的异常和各向异性、自律性增高，以及存在非兴奋组织等，构成了室速发生的电生理基质。

（1）折返激动。正常情况下，相邻部位心室肌的兴奋性与传导性是相近的，但当某一部位发生缺血、炎症等病变时，出现了结构或功能性的不应期相差较大的两条或多条传导径路，当前传的冲动在一侧传导径路中遇到单向阻滞，则从另一传导径路缓慢前传，然后再经单向阻滞区逆传到原处，引起部分心肌激动。如果折返激动得以持续并替代正常节律，就形成了折返性心动过速。根据折返径路的大小可以分为束支折返和围绕瘢痕组织的大折返，也可以是局限于小块心肌、瘢痕内部或蒲肯野纤维网的微折返。

（2）触发活动。是指由前一个动作电位触发的膜电位振荡，如幅度达到阈电位水平则引起后除极激动。根据发生的时间分为早期后除极和晚期后除极。早期后除极发生在动作电位的 2 相或 3 相早期，即复极完成之前，可能与先天性或获得性 LQTS 相关的尖端扭转型室速的发生有关。常发生在心动过缓和动作电位时程延长时。晚期后除极发生在动作电位的 3 相结束时，即复极完成以后，可能是儿茶酚胺敏感性室速、腺苷敏感性室速（反复性单形性室速）和洋地黄中毒等引起的室速的发生机制。

（3）自律性增高。在交感神经兴奋和儿茶酚胺分泌增加、低钾血症、缺血、缺氧和酸中毒等情况下，原来有自律性的心肌细胞可能出现异常增高的自律性，原来无自律性的心肌细胞也可产生异常自律性，从而引起自律性室速。

（二）临床诊断

1. 临床表现 SMVT 的发作比较突然，可持续数分钟、数小时或数日。发作时心率过快、持续时间较长或有器质性心脏病，由于心排血量下降，常伴有血压下降、头晕、恶心、呕吐，甚至晕厥、休克、心力衰竭、心绞痛等。发作时心率不过快、持续时间较短或无器质性心脏病，则症状轻，仅有心悸、乏力等，甚至无症状。查体发现心率过速，多为 150 ～ 200 次 /min，节律规整或稍有不整。患者可有血流动力学障碍的一些表现，如低血压、S_3 奔马律、肺部啰音等，心尖区第一心音响度常有变异（强弱不等）。颈静脉搏动图上可见孤立性 a 波。此外，可有原发疾病的症状和体征。

详细的病史询问常能提供室速的诊断线索，特别在以下几个方面：①是否有提示室性心律失常发作的三大常见症状，即心悸、近似晕厥或晕厥；②是否有提示合并结构性心脏病的某些症状，特别是胸痛、呼吸困难等；③详尽的用药史（包括药物及剂量）；④有无心脏性猝死（SCD）家族史。除非患者正处于室速发作中，或者合并某些结构性心脏病（如心脏瓣膜病），否则体格检查通常并不能提供诊断室性心律失常的线索。

2. 辅助检查

（1）心电图和动态心电图。心电图和动态心电图是 SMVT 诊断的主要依据，其心电图特征有：①心室率多数在 100 ～ 250 次 /min，持续性室速的频率多数在 180 次 /min 左右。②持续性单形性室速的 R-R 间期一般是规则或相对规则的，R-R 间期之差一般少于 20ms，但多形性室速的 R-R 间期可极不规则。③QRS 波群宽大畸形，时限多大于 120ms，其前无 P 波，其中一半以上的病例超过 140ms，但起源于高位室间隔或束支的室速 QRS 波群时限可小于 120ms。④心室激动（R 波）与心房激动（P 波）的关系可表现为房室分离、室房 1：1 传导或室房部分传导（文氏型或其他类型的传导阻滞）。由于室速时 QRS-T 波群显著增宽，P 波往往难以辨别，仅 1/4 的室速可找到 P 波。⑤心室夺获或室性融合波。⑥约有 70% 的室速电轴左偏（-30°～-90°）；其余的病例中约一半为电轴右偏（+90°～+270°），另一半正常（图 5-3）。

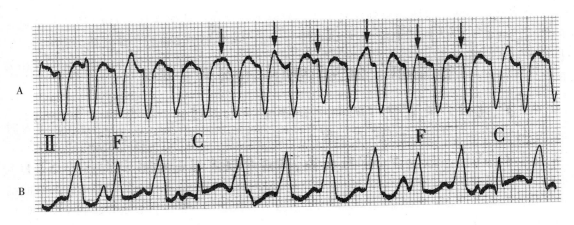

图 5-3　室性心动过速

　　QRS 波群宽大畸形，呈房室分离、室性融合波、心室夺获。图 A：心室率 190 次 /min，箭头示心房活动，P 与 QRS 波群无关，呈房室分离。图 B：心室率 120 次 /min，可见室性融合波（F）和心室夺获（C）。

　　（2）食道心电图及经食道心脏电生理检查。当体表心电图上未能证实房性活动时，记录食道心电图是十分有用的，应用这种方法能证明是否存在房室分离或伴有 1：1 室房逆传，将有助于 SMVT 的诊断。如以大于心动过速频率的心房调搏来恢复正常的 QRS 波群或出现房室分离，可明确室速的诊断。同样，心动过速能被心室调搏终止（临床较少使用），也可证实室速的诊断。

　　（3）心内电生理检查。心内电生理检查是确诊室速最重要的方法。若能在心动过速发作时记录到希氏束电位，通过分析希氏束电位开始至心室电位（V）开始的 H-V 间期，有助于鉴别室上速与室速。室上速 H-V 间期应等于或大于窦性心律时 H-V 间期，室速的 H-V 间期小于窦性 H-V 间期或为负值。

　　（4）运动试验。运动试验可检测冠状动脉疾病或激发儿茶酚胺敏感性室速。

　　（5）胸部 X 线检查、超声心动图及心脏磁共振。胸部 X 线检查可了解心脏形态和肺部情况。器质性心脏病者可有心影增大，合并心力衰竭时可有肺淤血表现。超声心动图及心脏磁共振可对心脏器质性疾病及其心功能状态做出准确诊断。

　　3. 诊断与鉴别诊断

　　（1）诊断。室速的诊断主要依赖于心电图和动态心电图。有报道 80%～90% 的宽 QRS 波群心动过速，依靠心电图可以明确诊断；10%～20% 的宽 QRS 波群心动过速需靠心脏电生理检查才能明确。

具有以下特征的宽 QRS 波群心动过速有利于室性心动过速的诊断：QRS 波群形态与发作前后室性搏动形态相同；伴有房室分离、室性融合波、心室夺获；QRS 波群时限 ≥ 140ms，呈右束支阻滞图形；QRS 时限 ≥ 160ms，呈左束支阻滞图形；胸壁导联 QRS 波群全部正向或全部负向波形；呈束支阻滞图形合并电轴显著左偏；窦性心律时为右束支传导阻滞，心动过速时为左束支传导阻滞；QRS 波群在 Ⅱ、Ⅲ、aVF 呈 R 形，电轴正常或右偏；胸部导联 Vi/Vt > 1。

（2）鉴别诊断。室速的鉴别诊断主要是与室上性快速心律失常呈宽 QRS 波群心动过速的鉴别。如室上性心动过速伴室内差异性传导、束支传导阻滞或室内传导阻滞，逆向型房室折返性心动过速，经房室旁路前传的房性心动过速、心房扑动或心房颤动，以及起搏器相关的心动过速（起搏器介导的心动过速或房性心律失常时发生心室跟踪起搏）等。

（3）病情评估。

1）评估血流动力学状态。对于室速患者，首先应识别是否存在血流动力学障碍并及时纠正。

2）评估是否合并器质性心脏病、是否存在离子通道疾病及遗传性心律失常。通过超声心动图、心脏磁共振、运动实验、心肌负荷/灌注显像及冠脉造影检查待评估患者心脏的结构、功能、是否存在心肌缺血，以及有无心肌瘢痕、致心律失常性右心室心肌病（ARVC）、HCM、心脏结节病等。

3）评估是否存在室性心律失常的诱因。如心衰加重，心脏神经及内分泌调节紊乱、酸碱平衡紊乱，应用致心律失常药物（干扰或破坏心脏正常的电活动）等。

4）评估心电图形态及 Q-T 间期情况。

（三）治疗策略

SMVT 的治疗应个体化，因为基础心脏病、心脏功能、血流动力学的耐受性、室速的频率，以及对既往治疗的反应均可影响治疗的选择和效果，见 SMVT 诊治流程图（图 5-4）。此外，寻找与祛除 SMVT 的病因和诱因十分重要。

1. 急性发作期治疗

（1）药物治疗。药物治疗主要用于终止血流动力学稳定的持续性室速和非持续性室速。也可在进行电复律治疗前的准备时应用或同时应用抗心律失常药，以加强电复律效果。

1）胺碘酮。静脉负荷量 150mg，用 5% 葡萄糖液稀释后 10min 注入。10 ～ 15min 后可重复 150mg。维持量 1mg/min 持续静脉滴注，6h 后减至 0.5mg/min 维持 18h，第 1 个 24h 内用药一般为 1 200mg，最高不超过 2 000mg。复发或对首剂治疗无反应，可以追加负荷量。第 2 个 24h 及以后的维持量根据心律失常发作情况酌情减量，静脉应用最好不要超过 4d。器质性室性心动过速如无可纠正的诱因或病因，通常同时口服胺碘酮，从常规负荷量起始。静脉应用的主要不良反应为肝功能损害、心动过缓、低血压。

2）利多卡因。剂量 1.0 ～ 1.5mg/kg，5 ～ 10min 内静脉注射，无效，3 ～ 5min 可重复，总量 < 3mg/kg。静脉滴注用于心律失常转复后的维持。负荷量后可用 1 ～ 4mg/min 静脉滴注，再次出现心律失常时可以 0.5mg/kg 静脉注射的小剂量冲击性给药，并加快静脉滴注速度。24h 后应减量，减少或防止蓄积中毒和副作用。心功能损害、70 岁以上老年人、肝功能异常者应减量。

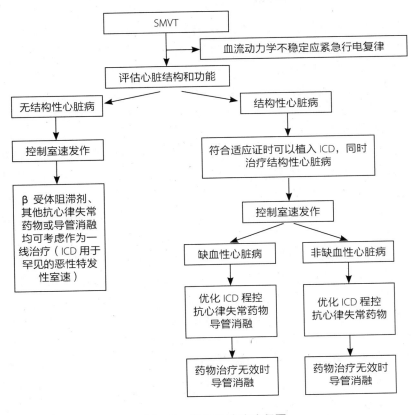

图 5-4　SMVT 诊治流程图

3）美西律。首剂 250mg 加入 5% 葡萄糖液 100mL 中，在 20min 内静脉滴注完毕，随后用 1.5 ～ 2mg/min 的速度维持 1 ～ 2 日。

4）普罗帕酮。对部分无器质性心脏病（不宜用于 Brugada 综合征等心脏电疾病）患者可选用普罗帕酮治疗。1 ～ 2mg/kg 稀释后以 10mg/min 速度静脉注射，极量 210mg。

5）β 受体阻滞剂。对急性缺血所致的室速，可选用 β 受体阻滞剂治疗。常用美托洛尔 5mg 静脉注射（5min 内），可间隔 5 ～ 10min 重复一次，连续给药 3 次，共 15mg，然后口服；艾司洛尔 0.5mg/kg 静脉注射（1min 内），继以 50μg/min 静脉滴注维持，4min 后无效可重复负荷量，然后维持量加至 100μg/min，此后类推，最大维持量 300μg/min，可连续用药 48h。

6）尼非卡兰。是一种单纯的钾通道阻滞剂，主要阻断快速延迟整流钾电流（I_{Kr}）：其低浓度（3μM）时仅阻滞 I_{Kr}，较高浓度（10μM）时可阻滞瞬时外向钾电流（I_{to}）和内向整流钾电流（I_{Ki}）。尼非卡兰延长心房和心室肌细胞的动作电位时程和有效不应期，心电图上表现为 Q-T 间期的延长，发挥其抗心律失常作用，尤其对各种折返性心律失常效果明显。尼非卡兰不阻断钠离子通道，对心肌细胞除极和传导速度几乎没有影响；也不阻断钙离子通道和 β 肾上腺素受体，不存在负性变力作用，一般不会引起低血压和心动过缓。但由于心室壁各心肌细胞 I_{Kr} 的不均一性，尼非卡兰可能会导致各心室壁细胞复极程度不一致，在 Q-T 间期延长的基础上造成跨室壁复极离散度增加，诱发尖端扭转型室性心动过速（Tdp），这是尼非卡兰最主要的不良反应。

对于血流动力学障碍的室速、室颤，尼非卡兰可有效改善电复律效果，复律的成功率与胺碘酮相当，高于利多卡因，复律时间快于胺碘酮；尼非卡兰能有效预防室速、室颤复发，预防室速、室颤复发的效果与胺碘酮相当；对于血流动力学相对稳定的单形性室速，尼非卡兰也具有较好的治疗效果。此外，尼非卡兰（药品说明书适应证外）对房扑也较高的转复率，可降低心房颤动的除颤阈值，提高除颤效果。

剂量和用法：将本品溶入 0.9% 氯化钠注射液或 5% 葡萄糖注射液中，推荐尼非卡兰浓度为 1mg/mL，最高浓度不超过 2mg/mL。①负荷量单次静脉注射：成人常规用量每次 0.3mg/kg，在连续心电监护下，5min 内注射完毕。可适当增加剂量，最大剂量不得超过 0.5mg/kg（国内临床试验最大剂量）。重复单次静脉注射应间隔 2h 以上。②维持量静脉输注：成人常规用量 0.4mg/（kg·h），在持续心电监护下等速静脉输注。可根据患者对药物的反应情况适当增减剂量，最大用量不得超过 0.8mg/（kg·h），连续输注时间最长不超过 14 天。

（2）非药物治疗。

1）电复律。室速伴血流动力学障碍或药物治疗无效，应给予同步电复律治疗。常用电量为单相波 100 ~ 200J，如无效可用 300 ~ 360J；双向波 10 ~ 50J 即可见效，无效可再次给予 10 ~ 50J 电量。

2）人工心脏起搏。对一些顽固性室速，可用人工心脏超速起搏抑制其发作，对基础心率缓慢者疗效较佳。一般采用股静脉插管，经右心室起搏终止室速。

2. 预防发作　积极有效地治疗室速的病因和诱因是预防室速复发的重要措施。

（1）药物治疗。有症状者常用 β 受体阻滞剂预防，如无效可选用普罗帕酮（无器质性心脏病者）或胺碘酮（有器质性心脏病者）。当不宜用胺碘酮时，只能短期使用其他抗心律失常药，如索他洛尔、美西律、莫雷西嗪。心肌梗死后长期应用 β 受体阻滞剂有助于降低猝死率。近年来一些临床试验结果表明，心功能不全伴室性心律失常患者联合应用血管紧张素转换酶抑制剂、血管紧张素 II 受体拮抗剂可降低室性心律失常的发生率。他汀类药物和醛固酮受体拮抗剂也可降低缺血性心肌病患者室性心律失常的发生率。

（2）非药物治疗。

1）ICD。ICD 不仅能立即终止室速的发作，而且可有效降低心脏性猝死率。其适应证包括：①血流动力学不稳定性室速引起心脏停搏后存活的患者，排除一切可逆因素后，需植入 ICD；②存在器质性心脏病和持续性室速的患者，无论血流动力学是否稳定，均可植入 ICD；③不明原因晕厥患者，在电生理检查时诱发出有临床意义的血流动力学不稳定的持续性室速应植入 ICD。

2）导管消融。导管消融对无明显器质性心脏病的特发性室性心动过速有效，成功率达 95%，复发率 < 10%。导管消融对多数扩张性心肌病患者的束支折返性持续性室速有效，对其他器质性心脏病所致室速有一定疗效。

3）外科手术。外科手术是治疗室速的有效途径。对反复发作的室速且药物治疗无效或需长期药物治疗维持者，可考虑外科手术治疗。外科手术分为间接性和直接性手术两种。间接性手术有冠状动脉球囊扩张或旁路移植手术、室壁瘤切除术；直接手术有心内膜切除术和冷冻消融术。

（四）预后

室速的预后主要包括如下几方面：①室速反复发作；②心脏性猝死；③室速长时间反复发作可导致心脏的组织学和病理生理学发生类似于心肌病的改变，即心动过速性心肌病，其临床表现为心脏扩大、心功能下降。

室速的预后大多不佳，但与心动过速的类型及基础心脏病有关。持续性单形性室速大多发生在心肌梗死之后，如果心动过速发作时的血流动力学稳定，则心脏性猝死的发生率相对较低。多形性室速的患者常常提示有较为严重的心肌病变，一旦心动过速发作常常伴有明显的血流动力学紊乱，心脏性猝死的发生率相对较高。特发性室速的预后一般较好，国内有学者报道连续观察了 11 年，心脏仍无明显异常表现。但有少数患者心动过速发作时发生晕厥和低血压，甚至发生心脏性猝死。腺苷敏感性室性心动过速的预后大多良好。大多数患者可长期生存而经有效的抗心律失常治疗后无明显症状，但也有少数患者仍有心动过速发作，有的甚至发生心脏性猝死。

第二节　多形性室性心动过速

多形性室性心动过速（多形性室速）是指在任何心电图记录导联显示室速伴连续变化的QRS 波群形态，节律不规则，频率＞ 200 次 /min 并持续 10 个心搏以上者，包括多种临床类型，预后恶劣，容易转为心室颤动。

根据多形性室速的原因、发病机制、心电图特点及治疗不同，可分为 4 类。①伴发于 Q-T间期延长的多形性室速（又称尖端扭转型室速）；②伴发于正常 Q-T 间期的多形性室速；③伴发于极短联律间期的多形性室速；④某些特殊类型的多形性室速，主要是发生在遗传性心律失常综合征患者，如长 Q-T 间期综合征、短 Q-T 间期综合征、儿茶酚胺敏感性多形性室速（CPVT）、Brugada 综合征或早复极。这部分特殊类型的多形性室速在第 8 章介绍。

一、发病机制

（一）Q-T 间期延长多形性室速的发病机制

伴发于 Q-T 间期延长的多形性室速即是通常所称的尖端扭转型室速（Tdp），分为长间歇依赖型、儿茶酚胺（肾上腺素能）依赖型和中间型。

1. 长间歇依赖型的发病机制　长间歇依赖型多形性室速主要发生于获得性 Q-T 间期延长综合征患者，常见病因有：①电解质紊乱（低钾血症、低镁血症）；②药物作用（如抗心律失常药、某些抗生素、三环类抗抑郁药和某些毒物等）；③心动过缓（如三度房室传导阻滞、窦房结病变等）；④液体蛋白饮食；⑤自主神经不平衡；⑥中枢神经系统病变（如颅内损伤、蛛网膜下腔出血等）。其发生机制，一是 Q-T 间期延长使心室复极离散度增大，引起多环路或不规则折返；二是心动过缓、使用 Q-T 间期延长药物、低钾、低镁等情况诱发早期后除极和触发效应。

2. 儿茶酚胺依赖型的发病机制　儿茶酚胺依赖型多形性室速主要见于先天性长 Q-T 间期综合征患者，其发生机制是心室交感神经不平衡，儿茶酚胺刺激使已经存在的兴奋性差异增加，并使不应期缩短，产生折返所致。部分学者认为与早期后除极有关。

（二）正常 Q-T 间期多形性室速的发病机制

正常 Q-T 间期多形性室速的发病机制大多见于冠状动脉疾病，少数可由其他病因，如心肌病、心室肥厚、二尖瓣脱垂等引起。发病机制尚未完全清楚，一些作者认为由心脏多发病灶所致；另一些作者提出与局部传导阻滞及多个折返径路有关，使激动循不同径路传导，形成多形性室速，并非心肌复极异常。本类多形性室速可用电生理实验诱发，也提示属于折返机制，并认为可能与局部传导延迟有关。

（三）极短联律间期的多形性室速的发病机制

极短联律间期的多形性室速的病因不明，有少数病例心肌活检显示心肌炎症，但病例数太少，其性质难以确定。确切的发病机制不清楚，根据室性期前收缩发生极早，心肌尚处于绝对不应期，钠通道处于失活状态，此时钙离子最为活跃。因此，推测发生机制与早期后除极引起的触发活动或慢钙离子流引起的折返有关。临床上作用于钠通道的 I 类抗心律失常药治疗无效，而对钙通道阻滞剂极为敏感，似乎也支持上述观点。

二、临床诊断

（一）临床表现

Q-T 间期延长的多形性室速主要见于获得性长 Q-T 间期综合征和先天性长 Q-T 间期综合征患者，临床上以反复发作性晕厥为特征，可进展为心室颤动而死亡。儿茶酚胺依赖型的晕厥多于运动、激动、疼痛、惊恐时发作。正常 Q-T 间期多形性室速主要见于冠状动脉疾病及其他器质性心脏病患者，临床表现为黑蒙、晕厥和猝死，并有相应的基础心脏疾病的表现，如冠心病、HCM、DCM、ARVC、充血性心力衰竭等的相应临床表现。交感刺激治疗（如异丙肾上腺素）可使病情恶化，起搏预防无效，I 类抗心律失常药有效。极短联律间期的多形性室速常见于无器质性心脏病患者，临床表现为心悸、晕厥或伴抽搐，反复发作可致死亡。交感神经兴奋药无效且可能加重发作。I、II、III 类抗心律失常药通常无效而维拉帕米十分有效。

（二）辅助检查

1.Q-T 间期延长的多形性室速的心电图特点

（1）长间歇依赖型心电图特点。①室速呈发作性，常由 500 ~ 700ms 的长联律间距室性期前收缩诱发，亦可由一长一短间歇诱发（即长间歇后的提早心动引起发作）或长间歇后心动显示 Q-T 间期延长，T 或 U 波增宽、增大，随后室速发作。室速节律不规则，频率 200 ~ 250 次 /min；② QRS 波群极性及振幅呈进行性改变，使 QRS 波群呈围绕等电位线扭转的形态；③基础心律时 Q-T 间期延长，T 或 U 波增宽、增大；④可自发终止，也可进展为心室颤动；⑤偶可演变为持续性单形性室速，见图 5-5。

（2）儿茶酚胺依赖型心电图特点。这种多形性室速的心电图表现与长间歇依赖型相同，但多形性室速发作并非由长间歇及长联律室性期前收缩诱发，而与儿茶酚胺水平升高如情绪激动、运动、应激反应或使用交感神经兴奋药物有关，呈儿茶酚胺依赖表现。通常当心率增快至某一水平即可发作。

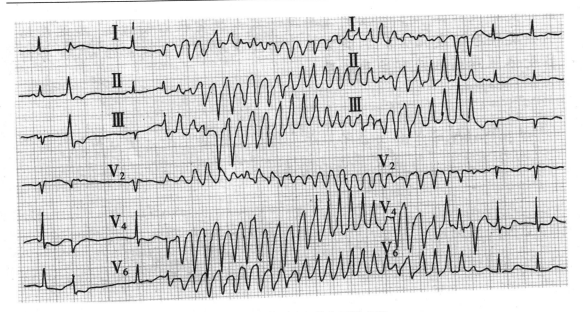

图 5-5　Q-T 间期延长的多形性室速

Q-T 间期延长的多形性室速，由一长一短间歇诱发。

2. 正常 Q-T 间期多形性室速的心电图特点　正常 Q-T 间期多形性室速心电图的 QRS 波群形态与 Q-T 间期延长的多形性室速相同，但发作前及发作间歇时窦性心律的 Q-T 间期和 T 波、U 波形态均正常，室性异位心律的联律间距不长。

3. 极短联律间期的多形性室速的心电图特点　极短联律间期多形性室速心电图的 QRS 波群形态酷似前述的尖端扭转型；无论单一或诱发室速的室性期前收缩均显示极短的联律间期，通常在 280～300ms；基本心律中 T 波、U 波形态及 Q-T 间期均正常（图 5-6）。

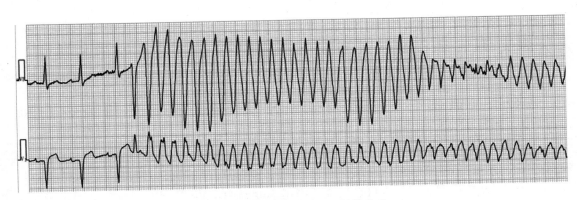

图 5-6　极短联律间期的多形性室速

联律间距 260ms，Q-T 间期正常。

（三）诊断与鉴别诊断

多形性室速的心电图诊断并不困难，其心电图诊断主要基于以下两点：①室性心动过速的心电图表现；② QRS 波群形态不一，呈尖端扭转型。由于各型的治疗措施及方法完全不同，因此需根据临床及心电图特点做好分型诊断。还要注意有无原发性心电疾病的心电图表现。

鉴别诊断主要包括预激综合征伴心房颤动、单形性室速和心室颤动。

三、治疗策略

（一）Q-T 间期延长多形性室速

1. 获得性 Q-T 间期延长多形性室速

（1）病因及诱因治疗。获得性 Q-T 间期延长多形性室速者，须寻找并停用一切或引起 Q-T 间期延长的药物或纠正相关因素；纠正电解质紊乱。

（2）药物治疗。获得性 Q-T 间期延长 QT（长间歇依赖型）多形性室速的药物治疗主要是：①应用提高心率的药物，如异丙肾上腺素，常用 0.5 ～ 1mg 溶于葡萄糖液 250 ～ 300mL 内，以 2μg/min 速度静脉滴注，使心率维持在 110 ～ 120 次 /min，可有效维持 3 ～ 5 日，然后逐渐减量停药。也可用阿托品 0.5 ～ 2mg 静脉注射，每 30 ～ 60min 一次，但效果不理想。②补钾、补镁治疗，十分重要。硫酸镁缓慢静脉注射（硫酸镁 1 ～ 2g 稀释后 5 ～ 10min 静脉注射）用于发作频繁且不易自行转复者，控制后静脉滴注（25% 硫酸镁稀释成 1% ～ 2% 的浓度，以 2 ～ 20mg/min 的速度静脉滴注）用于减少和预防发作，直至尖端扭转型室速减少和 Q-T 间期缩短至 500ms 内；积极静脉及口服补钾，将血钾水平维持在 4.5 ～ 5.0mmol/L。③利多卡因也有较好的效果，但剂量不宜过大。有房室传导阻滞、窦房结功能低下和基础心率过缓（< 45 次 /min）者，利多卡因也不宜使用。部分获得性 Q-T 间期延长合并尖端扭转型室速的患者可能存在潜在遗传基因异常，上述治疗措施无效时，在临时起搏基础上可考虑 β 受体阻滞剂和利多卡因治疗。④ Ⅰ$_a$、Ⅰ$_c$ 及 Ⅲ 类抗心律失常药禁用此类患者。

（3）非药物治疗。①起搏治疗。Q-T 间期延长的多形性室速可行心房或心室临时起搏，常需 70 ～ 90 次 /min 或更快频率起搏（＞ 110 次 /min），以缩短 Q-T 间期，抑制尖端扭转型室速的发作。临时起搏可能需要数日，待纠正其致 Q-T 间期延长的因素后，可逐渐减慢起搏频率，直至停用。无房室传导阻滞者，也可试用经食道心房起搏。②电复律。无论何种类型的多形性室速，引起严重的血流动力学障碍或蜕变为心室颤动者均可电复律，但不宜反复多次电击。

2. 先天性 Q-T 间期延长多形性室速

（1）病因及诱因治疗。先天性 Q-T 间期延长多形性室速者，应减少或避免剧烈体力活动、声响刺激、精神刺激或情况激动等；纠正电解质紊乱。

（2）药物治疗。先天性 Q-T 间期延长（儿茶酚胺依赖型）多形性室速的药物治疗主要包括：①应用 β 受体阻滞剂，首选普萘洛尔 1 ～ 3mg 稀释后静注，继之口服，剂量宜大，120 ～ 240mg/d 并长期服用。也可选用美托洛尔 5mg 稀释后静注，然后口服 60 ～ 120mg/d，也应长期服用。单用 β 受体阻滞剂无效，可加用苯妥英钠与苯巴比妥，以增强疗效。②利多卡因及口服美西律对第 3 型先天性 Q-T 间期延长综合征可能有效。③补钾、补镁治疗。④也可试用 β 受体阻滞剂与维拉帕米联合治疗。阿托品提高心率对终止儿茶酚胺依赖型多形性室速也有一定效果。⑤禁用儿茶酚胺类药物和延长 Q-T 间期的药物。

（3）非药物治疗。①起搏治疗。同获得性 Q-T 间期延长多形性室速。②电复律。严重的血流动力学障碍或蜕变为心室颤动者可电复律。③ ICD。药物治疗效果不佳或不能耐受药物治疗者可给予 ICD 治疗，以预防猝死。④左侧交感神经节切除。药物治疗无效，可做左侧交感神经节切除术。⑤导管消融治疗。

（二）正常 Q-T 间期多形性室速

1. **病因及诱因治疗**　急性冠脉综合征和陈旧性 Q 波心肌梗死是 Q-T 间期正常的多形室速室颤的主要原因。因此，急性缺血所致的持续性多形性室速／室颤首要治疗方法为冠状动脉血运重建。并处理诱因，如纠正电解质紊乱。

2. **药物治疗**　正常 Q-T 间期多形性室速的药物治疗主要针对基础心脏病（如心肌缺血所致，应给予抗心肌缺血药物），终止发作的药物目前建议首选胺碘酮静脉注射，150mg 静脉缓慢推注（10min），然后 1mg/min 静脉滴注 6h，随后 0.5mg/min 持续 18h。可同时口服胺碘酮。β 受体阻滞剂也可作为首选。如胺碘酮、β 受体阻滞剂无效，可静脉应用利多卡因治疗。还可应用尼非卡兰治疗。

3. **非药物治疗**

（1）电复律。严重的血流动力学障碍或蜕变为心室颤动者可电复律。

（2）ICD。ICD 是不可逆原因所致的持续性多形性室速患者的主要治疗措施。对于有可能在短时间内再发持续性多形性室速但不适合植入的患者，可考虑穿戴式心律转复除颤器（WCD）治疗。

（3）导管消融。反复发作的多形性室速的患者，如果触发室速的室性期前收缩形态仅有 1 种或少数几种，可考虑导管消融治疗。

（三）极短联律间期的多形性室速

1. **药物治疗**　极短联律间期的多形性室速的药物治疗首选维拉帕米，是唯一有效的药物，室速发作时可用维拉帕米 5mg 稀释后静注，然后 10 ～ 15min 后酌情重复注射。血流动力学稳定者维拉帕米总量可用至 25mg，室速控制后改为口服（240mg/d）。需要注意的是，要告诫患者坚持服药，切不可中断治疗，以免复发致死。奎尼丁也可试用。有报道指出维拉帕米和美托洛尔联合、利多卡因、普罗帕酮、胺碘酮、硫酸镁治疗也有一定疗效，但一般只在维拉帕米无效或无药时才考虑试用。

2. **非药物治疗**

（1）电复律。严重的血流动力学障碍或蜕变为心室颤动者可电复律。

（2）ICD。对明确诊断为极短联律间期的多形性室速的患者推荐植入 ICD。

（3）导管消融。ICD 频繁电击，可考虑导管消融治疗。

四、预后

多形性室速是一组恶性室性心律失常，室性心动过速发作不稳定，常可迅速进展为心室颤动，猝死发生率高。积极的病因、药物及非药物治疗可降低猝死率。

第三节 双向性室性心动过速

双向性室性心动过速（双向性室速）是指室速发作时，心电图的同一导联上 QRS 波群主波方向交替发生正负相反的改变。1920 年 Schwensen 首次作为洋地黄中毒的心电图表现而被报告。近年来，越来越多的临床情况能伴发双向性室速。

一、发生机制

双向性室速的发生机制不清，而折返性、自律性和触发性机制作为发生机制曾被提出。自律性机制包括室上性或室性机制。室上性机制是室上性心动过速伴阵发性三分支阻滞，心动过速起源于希氏束分叉以上，顺传心室时呈固定的完全性右束支传导阻滞和功能性左前、左后分支交替阻滞。室性机制认为激动起源于希浦系统远端的一个局部兴奋灶，激动下传时交替出现左束支的各分支阻滞。还有人认为左、右心室各有一个异位兴奋灶交替发放冲动，且互不干扰。

折返机制提出两种可能的折返形式：①单源心室异位起搏点在心室内折返，有两个不同部位出口交替使用；②束支参与大折返环位于左束支分叉以上的单个心室异位兴奋灶，在左前、左后分支交替阻滞，发生折返。

触发性机制认为洋地黄、乌头碱中毒以及运动、精神紧张引起儿茶酚胺释放增多，使肌浆释放钙离子增多，或细胞内钙离子超载，产生一过性内向电流 Iti，后者通过诱发膜电位震荡，引起延迟后除极，当达到钠电流兴奋阈值，即触发异常搏动。交替起源于左前、左后分支的触发活动产生典型的完全性右束支传导阻滞伴心电轴交替左偏与右偏的心电图改变。

新近有认为，双向性室速的机制是乒乓机制，该机制认为：①心脏存在两个不同的位点（图 5-7），而触发两个位点发生迟后除极的阈值心率不同；②其中一个位点引发迟后除极的心率

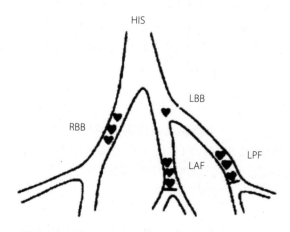

图 5-7 不同形态双向室速时异位兴奋灶的组合

HIS= 希氏束，LBB= 左束支，RBB= 右束支，LAF= 左前分支，LPF= 左后分支。

低，例如 90 次 /min，另一个位点的阈值心率可能为 110 次 /min。③当患者窦性心律升高到阈值心率时，则在一次正常的心室激动后，一次迟后除极将触发一次新的动作电位而形成室性期前收缩，甚至是室性期前收缩二联律，待窦性心律再上升到另一位点的阈值心率时，将触发该部位的迟后除极，结果形成双向性室速；④位于希浦系统两个不同位点的组合有 4 种双位点组合，即右束支和左束、左前分支和左后分支、右束支和左后分支、右束支和左前分支。最常见的组合是位于左前分支和左后分支两个位点形成的双向性室速，其特点则为完全性右束支伴电轴左偏、右偏交替发生。目前认为乒乓机制比较合理地阐明了双向性室速的发生机制，同时还说明其可能进展为多形性室速及室颤的机制。

二、临床诊断

（一）临床表现

双向性室速过去主要发生于洋地黄中毒的患者。近年来发现，多种临床情况均可发生双向性室速，如严重心肌病、心力衰竭、缺血性心肌病、严重低钾血症、某些毒物中毒（如乌头碱中毒等）及原发性心电疾病（如儿茶酚胺敏感性多形性室速等）。发作时可产生心悸、胸闷、头晕、黑蒙、晕厥等症状。查体心率快 140 ~ 200 次 /min，大多心律整齐，少数可不齐。还可有原发疾病的症状及体征。

（二）辅助检查

双向性室速的心电图特征为：①心率在 140 ~ 200 次 /min，也有报道在 120 ~ 150 次 /min，大多心律整齐，少数可不齐。可呈短阵发作，也可呈持续性发作，可反复发作。② QRS 波群宽大畸形，QRS 时限在 0.14 ~ 0.16s，也有 QRS 时限等于或小于或稍大于 0.12s。③心电图上显示 QRS 波群主波方向发生交替变化，即一次向上，一次向下；或是在某些导联呈 QRS 波群主波一次较宽，一次较窄；或呈现 QRS 波群主波一次较高，一次较低。④双向性室速并不同时出现在所有导联上，因此一定要记录心动过速时的 12 导联心电图。双向性室速相对多见于肢体导联，在其他导联上可能是 QRS 波群形态和 / 或振幅变化，类似于多形性室速。⑤无心动过速发作时，心律可为窦性心律、心房颤动或其他异位心律。有时双向性室速发作前后或见频率相等或稍慢的单向性室速，其 QRS 波群形态与双向性室速的其中一种 QRS 波群相同，见图 5-8。

双向性室速的心电图可根据心动过速时 R-R 间期的规则性进行分型。Ⅰ型：心动过速时两种 QRS 波群交替，R-R 间期恒定；Ⅱ型：心动过速时两种 QRS 波群交替，R-R 间期长短交替；Ⅲ型：心动过速时两种 QRS 波群交替，R-R 间期长短变化不规则。

（三）诊断与鉴别诊断

双向性室速的诊断不难，主要依据发作时的心电图特征。关键是要明确引起双向性室速的原因。

需与心房颤动伴室内差异性传导、室性期前收缩二联律、阵发性室上性心动过速伴室性期前收缩二联律、尖端扭转型室速相鉴别。此外，需进行各种病因的鉴别。

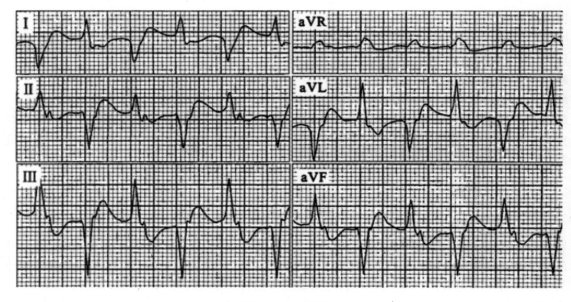

图 5-8　双向性室速

QRS 波群主波方向发生交替变化，即一次向上，一次向下。

三、治疗策略

（一）药物治疗

洋地黄中毒者，立即停用洋地黄。可给予苯妥英钠、利多卡因静脉注射和补充钾、镁等治疗。

非洋地黄中毒的双向性室速，则应区别不同病因选择抗心律失常药物，如儿茶酚胺敏感性双向性室速，可选用 β 受体阻滞剂；如是心肌病、冠心病引起的双向性室速，则选用利多卡因或胺碘酮。双向性室速一般多见于严重器质性心脏病或原发性心电疾病患者，一般不宜选用 I$_a$ 类和 I$_c$ 类抗心律失常药。

（二）非药物治疗

药物治疗无效的双向性室速，心脏起搏治疗是终止双向性室速发作较好的方法。

蜕变为多形性室速，造成血流动力学障碍或蜕变为心室颤动者应立即电复律治疗。但洋地黄中毒者应慎重。

四、预后

双向性室性心动过速是一种严重的心律失常，很容易发展为心室颤动，病死率较高。

第四节　特发性室性心动过速

特发性室性心动过速（特发性室速）是指发生在无明确器质性心脏病，亦无致心律失常因素存在基础上的一种室速，它包括一组不同类型、对药物和运动或儿茶酚胺反应各异的临床实体，约占全部室速的 10% ~ 15%。文献中报道的"分支性室速""维拉帕米敏感性室速""右心室室速""反复单形性室速""儿茶酚胺敏感性室速""肾上腺素能敏感性室速"及"运动诱发性室速"等均属于特发性室速的范畴。

目前，临床上常根据起源部位，将特发性室速主要分为流出道室速和特发性左心室室速两类。其中特发性流出道室速多起源于右心室流出道，亦有少数起源于左心室流出道及主动脉瓣瓣上冠状窦区域等部位。右心室流出道室速占全部特发性室速的 70%。

一、发生机制

特发性室速的病因迄今并不十分清楚，可能有两类情况：一类可能是心脏结构确实无任何病理改变，称为原发性心电疾病；另一类可能是亚临床型器质性心脏病，但由于疾病隐匿而未被发现，例如隐匿性冠心病、高血压、运动员心脏、轻度的二尖瓣或三尖瓣脱垂、隐匿性心肌病和心肌炎及局部的解剖、生化和代谢异常等。有学者对 24 例特发性室速患者进行有创检查，发现约 70% 的患者存在心室活动异常和轻度血流动力学改变，表现为终末舒张压升高或心室容量或室壁运动异常，认为患者心室功能和 / 或心室结构均有轻度损伤。还有学者采用磁共振技术发现，在排除了致心律失常右心室心肌病之后，有 70% 左右的右心室流出道室速患者有右心室解剖学异常，包括脂肪组织替代、退行性增厚、运动减低或心室壁变薄等。

特发性室速可分为：①分支性或维拉帕米敏感性室速；②流出道室速；③流入道（二尖瓣环、三尖瓣环起源）室速；④乳头肌起源室速；⑤冠状静脉系统起源室速（包括起源于心大静脉远端及前室间沟静脉室速）。分支性室速为左心室特发性室速中最为常见的一种类型，相关研究表明，该类室速为异常和正常的浦肯野纤维网参与的大折返性心动过速。流出道室速常为运动所诱发，其产生机制与儿茶酚胺依赖性异常自律性增高及环磷酸腺苷介导钙依赖性的延迟后除极所致的触发活动有关。相对于流出道室速而言，流入道、乳头肌及冠状静脉系统起源室速相对少见，其确切机制尚不清楚，是否与流出道室速相似有待证实。

二、临床诊断

（一）临床表现

特发性室速可发生于任何年龄组，以青、中年发病占多数，右心室流出道室速女性多见；分支性室速以男性为多，常有反复发作的心动过速病史。虽然发作时症状多轻微，但 80% 有心悸，50% 有头晕，10% 可能发生晕厥。

（二）辅助检查

1.心电图

（1）特发性右心室流出道室速的心电图表现。

1）心动过速时的心电图表现。① QRS 波群较宽，多在 0.14 ~ 0.16s，呈左束支阻滞图形，其速率范围为 150 ~ 260 次 /min。Ⅰ 导联 QRS 波群较小，aVL 导联总为负向波，而 Ⅱ、Ⅲ、aVF 导联呈正向大 R 波。②额面电轴与室速起源部位有关。起源于流出道近间隔时，Ⅰ 导联 QRS 波群负向，额面电轴右偏；起源于流出道游离壁近三尖瓣环部位时，Ⅰ 导联 QRS 波群向上呈正向波，电轴正常；起源于以上两个部位之间时，Ⅰ 导联 QRS 波群振幅小，电轴不偏或轻度右偏。③胸前 V$_1$ ~ V$_6$ 导联振幅逐渐增大，多在 V$_3$ ~ V$_5$ 导联 R/S>1，室速起源点越高（离肺动脉瓣越近）或偏向流出道右侧游离壁，则胸前导联 R/S 移行越早，即 V$_3$ 导联 R/S>1；起源点越低或接近流出道间隔部，R/S 移行越晚，至 V$_4$ 或 V$_5$ 导联才呈 R/S>1。④心动过速发作形式可表现为两种，一是阵发性持续性单形性室速，持续时间大于 30s。二是非持续性反复性单形性室速，可表现为无休止性室速，可在短阵室速之间夹有数个窦性搏动（图 5-9）。

2）平时心电图表现。窦性心律时心电图正常，无 ST-T 改变，无 Epsilon 波。常可见到与室速同形的室性期前收缩。

（2）左心室特发性室速的心电图表现。左心室特发性室速多起源于左心室间隔部，少数起源于左心室流出道等其他部位。

1）心动过速时心电图表现。左心室间隔部室速可起源于希氏束 – 浦肯野系统的任何部位，最多见于左后分支区域，又称分支性室速。具体部位可在左后分支区域远端（近心尖部），也可在左后分支近段（近基底部），两者之间最多见，即后间隔中 1/3 部。左前分支区域起源少见。室速的 QRS 波群呈右束支传导阻滞图形伴电轴左偏者，起源于左后分支浦肯野纤维网，多位于左心室心尖部下间隔区，也可在左心室中间隔区。室速的 QRS 波群呈右束支传导

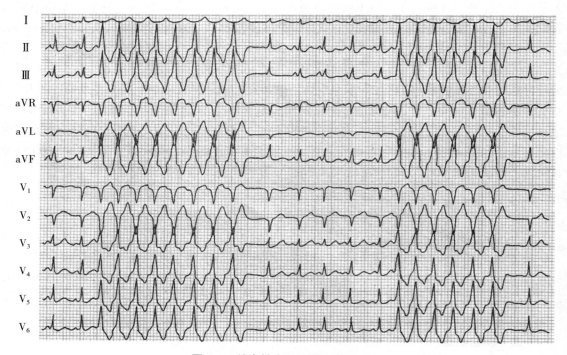

图 5-9　特发性右心室流出道室速

Ⅰ 导联 QRS 波群较小，aVL 导联为负向波，Ⅱ、Ⅲ、aVF 导联呈正向大 R 波。

阻滞伴电轴右偏者，起源于左前分支浦肯野纤维网，位于左心室心尖部前上游离壁。

左后分支区域起源的左心室间隔部室速 12 导联心电图表现为 V_1 导联 QRS 波群呈右束支传导阻滞形态（RBBB），QRS 波群相对较窄，宽度多在 0.11 ~ 0.14s，电轴左偏或极度右偏，可有房室分离或非固定 1∶1 关系，aVL 导联多呈特征性窄而高的 QRS 波群，aVR 导联 QRS 波群的 q 波较大、R 波振幅偏小者，起源点邻近基底部；但是 q 波较小者起源点不一定偏离基底部。这种心电图特征不是 100% 可排除室上速伴差传，事实上，左后分支起源室速的 QRS 波群形态和"RBBB+ 左前分支阻滞"的形态类似，只是室上速合并这种特殊差传的机会较少。

左心室流出道室速是指起源于主动脉瓣上或瓣下的左心室流出道部位心肌的室速。可表现为两种发作形式：阵发性持续性单形性室速或非持续性重复性单形性室速。其心电图特征为 Ⅱ、Ⅲ、aVF 导联呈高幅 R 形态，仅此 1 项特点可确诊流出道室速。胸导联 QRS 波群形态多变，但是均与右心室流出道室速不同，对诊断左心室流出道室速准确性高。在确定流出道室速诊断的基础上，若符合以下 4 项之一，则可独立诊断左心室流出道室速：① V_1 导联呈右束支传导阻滞形态；② V_1 导联主波向上或 R 波振幅较大（右心室流出道室速 V_1 导联的 r 波极小）；③ V_1 导联呈 RS 形态，但是 V_1 导联 R 波振幅 > V_2 导联；④ V_1 导联虽然呈左束支传导阻滞形态，但是 V_5、V_6 导联 QRS 波群终末部有 S 波。此外，Ⅰ 导联 QRS 波群可呈多种形态，但是均与右心室流出道室速不同，Ⅰ 导联可呈 rs、rS、RS 或 QS，振幅超过 0.5mV（右心室流出道间隔部室速 Ⅰ 导联 QRS 振幅极小，而且不规则；右心室流出道游离壁部室速 Ⅰ 导联呈 R 形态）。aVL 和 aVR 导联均呈 QS 形态，aVL 导联 QS 振幅（深度）> aVR 导联（图 5-10）。

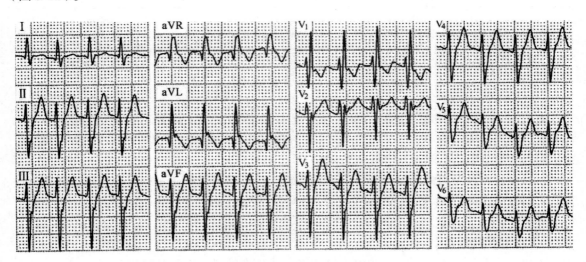

图 5-10　左心室特发性室速

左心室特发性室速，呈右束支阻滞图形伴电轴左偏。

2）平时心电图表现。窦性心律时心电图正常。少见同形室性期前收缩。

2. 运动试验　运动试验可使 1/4 ~ 1/2 的特发性右心室流出道室速的患者诱发出临床型室速，一种是在运动过程中出现的室速，一种可能在运动后恢复期出现，表现为临界的窦性心律频率依赖性，即在一定窦性心律的频率范围内容易发生室速。

3. 动态心电图 动态心电图也能证明右心室流出道特发性室速有窦性心律临界心率的依赖性。室速持续时间与室速发作前窦性心律速率呈正相关，室速发作前有窦性周期逐渐缩短表现，室速发作前一个周期长度明显短于其窦性周期。

（三）诊断与鉴别诊断

临床上有室速发作，心动过速时心电图具有上述特征，通过下列检查方法确诊无器质性心脏病和致心律失常因素存在，即可诊断特发性室速。①临床查体心脏无异常征象；②常规心电图、动态心电图、活动平板试验除室速外，无明显其他异常；③ X 线心脏影像正常；④超声心动图检查正常；⑤心脏核素和 / 或心脏磁共振结果正常或轻微异常；⑥血象及血电解质正常；⑦侵入性检查包括心肌活检、左右心室造影、冠状动脉造影结果无异常或仅有轻微异常。

从室速 QRS 波群形态可大致推测右心室流出道特发性室速的起源点（表 5-3）。

表 5-3 从室速 QRS 波群形态可大致推测右心室流出道特发性室速起源点

QRS 波形	前间隔	后间隔	前游离壁	后游离壁
I 导联	QRS 负波	QRS 正波	QRS 负波	QRS 正波
R_{II}、R_{III}、R_{aVF}	高、窄	高、窄	宽、矮 切迹	宽、矮 切迹
胸导联过渡区	早		晚、V_4 R/S>1	晚、V_4 R/S>1
QRS 波宽度	< 140ms	< 140ms	>140ms	>140ms

特发性室速的鉴别诊断主要与有器质性心脏病的室速相鉴别。

三、治疗策略

（一）药物治疗

右心室流出道特发性室速的药物治疗首选 β 受体阻滞剂（普萘洛尔、美托洛尔等）或钙通道阻滞剂（地尔硫䓬、维拉帕米），亦有选用腺苷或三磷酸腺苷（ATP）。无效可选用普罗帕酮或索他洛尔，仍然无效可选用胺碘酮。

左心室特发性室速的药物治疗首选维拉帕米，也可使用地尔硫䓬。无效时考虑胺碘酮或普罗帕酮治疗。

（二）非药物治疗

药物治疗无效，不能耐受或不愿意服用者，或伴有眩晕、晕厥的患者可行射频导管消融术治疗。导管消融局灶性右心室流出道室速的成功率高且操作风险低；导管消融非右心室流出道室速成功率较右心室流出道室速低且手术过程相对复杂。分支性室速和非流出道起源的局灶室速（如左心室或右心室乳头肌室速）可首选导管消融治疗。但需要注意的是，受限于心律失常的诱发、室速折返环路的正确定位及导管贴靠等问题，乳头肌室速消融后的复发率较高。

四、预后

特发性室速的预后一般良好，绝大多数能很好控制且随访中不出现器质性心脏病。有不少患者可长期不用药，部分特发性室速可完全消失。射频导管消融术可根治特发性室速，成功率能达 90% 以上。

第五节　束支折返性室性心动过速

束支折返性室性心动过速（BBRVT）是指左右束支间折返构成的室速，是一种恶性心律失常，其发病率约占室性心动过速的 6%，在特发性心肌病患者可诱发出的持续性单形性室速中约占 41%。

一、发生机制

BBRVT 多见于扩张型心肌病伴严重心力衰竭的患者，也可见于缺血性心肌病及心脏瓣膜病、Ebstein 畸形及肥厚型心肌病的患者，甚至无器质性心脏病的患者。无论患者有无基础疾病，BBRVT 的本质仍为心脏传导系统的病变，且以希蒲系（HPS）的病变为主。

心内电生理研究表明，在窦性心律时，BBRVT 患者常可见 HPS 的传导延迟，表现为 P-R 间期延长或室内传导阻滞。当短联律间期的期前收缩恰遇一侧束支的不应期，则循另一侧束支缓慢下传，激动心室后再沿着阻滞侧束支逆传回希氏束，若可继续循另一侧束支下传并持续存在，则形成折返性心动过速。此时，希氏束（至少其远端）、双束支、浦肯野纤维及部分心室肌构成折返环路（图 5-11）。

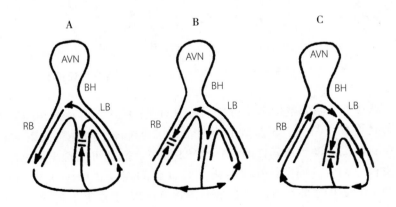

图 5-11　束支折返示意图

A. 激动由左束支逆传至希氏束，沿右束支顺传至心室，产生 LBBB 波形；B. 心室激动经由左束支的一个分支（常是后分支）逆传，而经由另一个分支顺传至心室，从而左心室先激动，产生 RBBB 波形，为分支性室性心动过速；C. 心室激动沿着右束支逆传至希氏束和左束支，并经左束支的一个分支顺传至心室，产生 RBBB 波形。

二、临床诊断

（一）临床表现

BBRVT 的临床表现多较严重，心室率快，一般在 200 次 / min（170 ~ 250 次 / min）。可有明显心悸、低血压、晕厥或心脏骤停，常需电复律等紧急处理。

（二）辅助检查

1. 心电图　体表心电图无法记录到希氏束电位和束支电位，且 BBRVT 在体表心电图上缺乏特异性表现。所以，心电图无法确诊 BBRVT。但是，体表心电图可以提供疑诊为 BBRVT 的一些特征：①近期或既往基础心律时，有 HPS 传导异常的表现，如 P-R 间期延长、室内传导阻滞等；②心动过速发作时呈明显的室房分离；③心动过速发作时 QRS 波群增宽，时限＞ 140ms；④心动过速发作时的 QRS 波群呈束支或分支阻滞图形（图 5-12）。

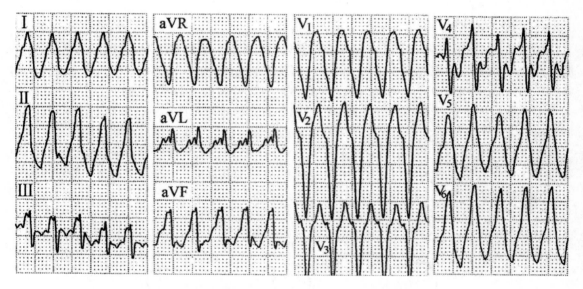

图 5-12　束支折返性室性心动过速（经心内电生理证实）

2. 心内电生理检查　心内电生理检查是确诊 BBRVT 的主要方法。BBRVT 除了折返性心律失常的共性外还有如下特征：①基础心率时，希氏束电图上可见希氏束 - 心室（H-V）间期的延长（＞ 60ms）。②心动过速发作时，每个 QRS 波群之间都可见希氏束电位或右束支电位。且在心动过速发作之初，其周期往往会变化，但 H-H 间期或 RB-RB 间期的变化出现在心室间期（V-V 间期）的变化之前。③心动过速时 H-V 间期大于或等于窦性心律时的 H-V 间期，可能与处于不应期内的希氏束逆传速度减慢或传导系统纤维的各向异性等机制有关，是与分支性室速的重要鉴别特征。④束支发生传导阻滞或室上性激动使希氏束下端阻滞后可终止心动过速，即希氏束（至少其远端）是折返环不可或缺的部分。

3. 超声心动图　束支折返性室速多见于扩张型心肌病患者，超声心动图检查有心脏扩大、室壁运动普遍减弱、左心室射血分数明显下降等。如为其他病因所致，则会出现相应的超声心动图改变。

（三）诊断与鉴别诊断

1. 诊断　束支折返性室速的临床及心电图表现无特异性。所以，不能单纯依据临床表现和心电图而确诊。但当患者系扩张型心肌病，心电图呈完全性左束支阻滞型室速，心电轴明显左偏，并有一度房室传导阻滞，经常规室速药物治疗无效时，应高度疑为束支折返性室速，须及早进行心内电生理检查。当心内电生理符合前述电生理特征时即可确诊。但是，近年来不少学者对前述的 BBRVT 电生理诊断标准提出了质疑。如 Li 等对 13 例确诊为 BBRVT 的患者研究后发现，其中 6 例在窦性心律时 H-V 间期完全正常。因此，他们认为窦性心律时 H-V 间期延长只是 BBRVT 的一种表现或一种类型，并非诊断的必要条件。Merino 等认为，当希氏束电位不够稳定或振幅较小、不易辨认时，前述标准难施行，此时可给予心室超速起搏诱发心动过速后，比较首次起搏间期变异与心动过速周长的关系，两者相差＜ 30ms，可以诊断 BBRVT。

2. 鉴别诊断　需注意与心肌内起源的室速、心房 – 分支性折返性心动过速、特发性室速、分支性室速相鉴别。

3. 分型　临床根据希浦系的折返激动把 BBRVT 分为三型：① Ⅰ 型：即典型的 BBRVT，激动由右束支前传，左束支逆传。心动过速发作时呈左束支阻滞图形。此型最常见，约占 BBRVT 的 98%。② Ⅱ 型：也称分支型 BBRVT，其折返由左束支的前、后分支组成。心动过速发作时由于右束支的蝉联现象，不参与折返环，所以呈右束支阻滞图形。③ Ⅲ 型：为罕见型 BBRVT，与 Ⅰ 型相反，其折返激动是经由左束支前传，右束支逆传，呈现右束支阻滞图形。可见于右束支不应期短于左束支时，或右束支传导存在裂隙现象时。

三、治疗策略

（一）药物治疗

常用 Ⅰ 类或 Ⅲ 类抗心律失常药，但药物治疗不能预防和根治 BBRVT，甚至有学者认为抗心律失常药在某种程度上对室速的发作起到了易化作用，使用抗心律失常药后室速更易于稳定诱发。因此，除急诊用药控制病情外，一般不主张药物治疗。

1. 尼非卡兰　无论患者是否合并器质性心脏病，以及器质性心脏病的类型（急性心肌梗死、陈旧性心肌梗死或心肌病等），尼非卡兰均可有效终止室速发作。尼非卡兰溶入 0.9% 氯化钠注射液或 5% 葡萄糖注射液中推荐浓度为 1mg/mL，最高浓度不超过 2mg/mL。①负荷量单次静脉注射：成人常规用量每次 0.3mg/kg，在连续心电监护下，5min 内注射完毕。可适当增加剂量，最大剂量不得超过 0.5mg/kg。重复单次静脉注射应间隔 2h 以上。②维持量静脉输注：成人常规用量 0.4mg/（kg·h），在持续心电监护下等速静脉输注。可根据患者对药物的反应情况适当增减剂量，最大用量不得超过 0.8mg/（kg·h），连续输注时间不超过 14 天。

2. 胺碘酮　先将 150mg 胺碘酮加入 5% 葡萄糖液体中静脉注射，10min 注射结束，随后 300mg 加入 5% 葡萄糖液体 44mL 混合成 50mL，以 10mL/h 静脉泵入（速度为 1mg/min），6h 后以 5mL/h 静脉泵入（速度为 0.5mg/min）维持 1 ~ 2d。如仍有室速发生或滴注胺碘酮时室速再发，可追加 150mg，10min 以上注完。

3. 利多卡因　先将 50 ~ 100mg 利多卡因加入 5% 葡萄糖液体稀释后缓慢静脉注射（1 ~ 1.5mg/kg），必要时每 5min 重复静脉注射 1 或 2 次，但 1h 内总量不超过 300mg。在用负荷量后可继续静脉滴注，用 5% 葡萄糖液体配成 1 ~ 4mg/mL 浓度，以 1 ~ 4mg/min 速度静脉滴注维持或静脉泵入。

（二）非药物治疗

1. 电复律　BBRVT 是一种恶性心律失常，常导致严重血流动力学障碍，急性发作时应给予电复律治疗。

2. 导管消融　射频导管消融一侧束支可以彻底治愈 BBRVT，成功率可接近 100%。右束支在解剖上呈细长圆索状，易被成功消融，消融右束支是治疗 BBRVT 的经典方法。在某些特殊情况，如消融右束支之后左束支不能维持 1∶1 的房室传导时，可以采取消融左束支，以保留右束支，维持房室传导。分支型 BBRVT 消融较为困难，需多点消融。

3.ICD　BBRVT 常可进展为心室扑动、心室颤动，可植入 ICD。但因导管消融疗效确切，故一般不选择 ICD 治疗。

四、预后

BBRVT 是一种严重的恶性心律失常，易发生晕厥或猝死，病死率高。射频导管消融根治 BBRVT 后，病死率明显下降。但最终的预后取决于原发心肌病的性质和发展，扩张型心肌病合并 BBRVT 者预后不良。

第六节　加速性室性自主心律

加速性室性自主心律，又称非阵发性室性心动过速、加速性室性逸搏心律、缓慢的室性心动过速、心室自搏性心动过速等，是指位于心室的异位节律点自律性增高而接近或略微超过窦性起搏点的自律性而暂时控制心室的一种心动过速。

1910 年，Lewis 首先报告这种心律失常。1950 年 Harris 描述了在实验性心肌梗死时发生的这种心律失常。它并非突发、突止，其速率与窦性心律差不多，常与窦性心律轮流主导心搏，并注意到它是良性的，并不导致心室颤动。非阵发性室性心动过速的概念是 1967 年由 Rothfield 首先提出，在临床上比较少见，多发生在急性心肌梗死，也可见于洋地黄及其他某些药物中毒、风湿性心脏病、扩张型心肌病、急性心肌炎、高血压性心脏病等，偶见于无明显器质性心脏病的正常人。

在急性心肌梗死行心电监护期间，加速性室性自主心律检出率为 8% ~ 46%。在急性心肌梗死发病 24h 内发生的加速性室性自主心律占 90%。

一、发生机制

加速性室性自主心律的发生机制主要是心室自律灶的自律性增高，其发生是逐渐的［即"温醒"现象（Warm-up）］，其偶联间期比一般的室性期前收缩长。加速性室性自主心律的频率一般不超过 120 次 /min，大多是单形的（单灶），也有多形的（多灶），一般持续时间不长（多在数分钟）。终止也是缓慢的［即"冷却"现象（cool-down）］，或者窦性心律加速，超过室性心律而终止，也可能室性心律减慢，让位给窦性心律而终止。

二、临床诊断

（一）临床表现

加速性室性自主心律的频率不快，对血流动力学无多大影响，不伴有生命体征的改变，所以临床无特殊表现，其症状的轻重主要取决于原发疾病。

体格检查心律比较规则，大多在 70 ~ 80 次 /min，很少超过 100 次 /min，也有报告在 55 ~ 120 次 /min。第一心音强弱不等，有时可闻及收缩期奔马律，第一心音与第三心音常有分裂音，颈静脉可见炮波。

（二）辅助检查

1. 心电图　加速性室性自主心律的心电图特征是：①宽大畸形的 QRS 波群连续出现了 3 个或 3 个以上，QRS 波群的前面无恒定的 P 波；② QRS 波群的节律规整，频率为 60 ~ 100 次 /min；③心动过速的持续时间较短，大多数患者的发作仅仅为 4 ~ 30 个心搏；④心动过速常常以舒张晚期的室性期前收缩或室性融合波开始，有时以室性融合波结束，并随之过渡到窦性心律；⑤部分 QRS 波群之后可见逆行性 P 波；⑥室速可与窦性心律交替出现(图 5-13)。

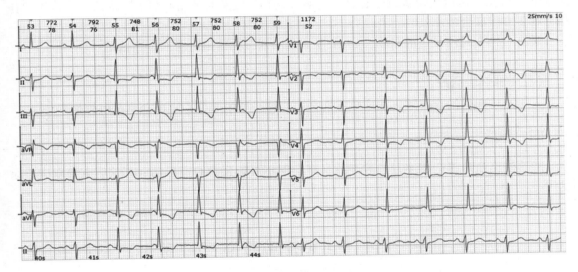

图 5-13　加速性室性自主心律

室性 QRS 波群与窦性心搏交替出现，可见室性融合波。

2. 动态心电图和心电监护　加速性室性自主心律常呈短阵发作，有时心电图难以捕捉。而动态心电图和心电监护可提高加速性室性自主心律的检出率。

（三）诊断与鉴别诊断

1. 诊断与鉴别诊断　目前国内所采用的加速性室性自主心律的诊断标准如下：① QRS 波群宽大畸形，室性融合波、房室分离及心室夺获的存在有助于确定激动起源于心室；②心室固有频率增速，一般为 75 ~ 80 次 /min，很少超过 100 次 /min，心室节律可有轻度不齐。

需与并行心律性室性心动过速、间歇性左束支传导阻滞、间歇性预激综合征及阵发性室速相鉴别。

2.临床分型　加速性室性自主心律可分为四型：①Ⅰ型（等律型），其频率与原窦性频率相近，二者常交替出现，常伴有心室夺获及室性融合波，其心率52～100次/min，室率较匀齐，临床症状不明显。②Ⅱ型（室性逸搏型），常在一个较长的间歇后以室性逸搏开始，其心率50～80次/min，室率多慢而匀齐，偶伴室性期前收缩或三度房室传导阻滞。③Ⅲ（室性期前收缩型），以室性期前收缩或室性融合波开始，其心率78～114次/min，室率多快而不匀齐，常由慢到快，多在一个长间歇后终止。多伴有频发多源性室性期前收缩和/或短阵性室速，偶并发心室颤动，特别是室率由慢变快者。④Ⅳ型（混合型），室性期前收缩型兼等律型或逸搏型，均伴有多源性室性期前收缩，其中部分伴室速、心室颤动。

三、治疗策略

（一）药物治疗

加速性室性自主心律无血流动力学障碍一般无需特殊治疗，以积极治疗原发疾病为主。若窦性频率＜60次/min或伴有传导阻滞者，可用阿托品1mg静脉注射。如室率较快（＞85次/min）特别是由慢变快者或伴有室性期前收缩者，应及时使用利多卡因治疗，也可用阿托品与利多卡因联合治疗。

具有负性变时性效应的药物，如β受体阻滞剂和钙通道阻滞剂应当慎用。

（二）非药物治疗

人工心房起搏治疗可终止加速性室性自主心律。如蜕变为心室颤动可行电除颤治疗。

四、预后

加速性室性自主心律本身一般预后良好，偶尔可蜕变为心室颤动。其预后主要取决于原发病。

第七节　心室扑动与心室颤动

心室扑动（室扑）是极快的、规则的心室收缩；心室颤动（室颤）则是快速的、不规则的、不同步的心室收缩，其结果均是心脏立即丧失泵血功能。突然丧失正常的心排血量和组织低灌注，将产生全身组织的缺血，心、肺和脑是最为敏感的器官。室扑和室颤常同时存在，或互相转换，以室颤为常见，单纯的室扑不常见。

室颤和室扑是引起心脏性猝死的主要原因，80%～90%的心脏性猝死是由快速恶性心律失常引起的。据统计，美国每年大约50万人猝死，我国每年猝死总人数估计高于该值。

一、发生机制

（一）病因

1.结构性心脏病变　引起室扑与室颤常见的结构性心脏病变有冠心病（急性心肌梗死/

心肌缺血）、心肌病（扩张型心肌病、肥厚型心肌病、致心律失常性右心室心肌病等）、先天性心脏病（复杂性）、心肌炎、心脏瓣膜病、主动脉夹层动脉瘤、肺动脉高压、肺栓塞等。

2. 原发性心电疾病　如长 Q-T 间期综合征（LQTS）、短 Q-T 间期综合征（SQTS）、Brugada 综合征、预激综合征、特发性室颤。

3. 其他病因　如电解质 / 代谢紊乱（如代谢性酸中毒、低钾血症时室颤的阈值降低）、药物 / 其他毒物中毒、自主神经功能失衡等。

（二）发生机制

临床上与房颤相比，室颤的发生率低。这主要与心室壁厚、血液供血丰富、室内有完整的希浦系（HPS）传导系统、室内传导速度快、左右心室电活动的同步性强、心室肌细胞之间的连接（闰盘及缝隙连接）丰富、心室不应期较长等诸多因素相关。

1. 单源快速激动学说　室性异位起搏点自律性强度极度增高而发生室颤。支持这一学说的依据是室性心律的频率逐渐加快直至室颤，在连续记录的心电图上可以看到室速转为室扑，并发展为室颤的全过程。不支持这一学说的依据是，将犬发生缺血性心室颤动的心室肌迅速分割成若干小块，每小块心室肌仍以各自的频率颤动着。

2. 多源性激动形成学说　心室内有数个起搏点自律性强度异常增高，各起搏点先后、几乎同时或同时发出激动，引发室颤。支持这一学说的依据是，室颤多由多源性室性期前收缩或多源性室速发展而来。

3. 单源多发折返学说　发生于心室易颤期室性期前收缩，在心室内产生多发性折返，形成室颤。当心室肌发生急性缺血、损伤、梗死、电解质紊乱、变性、炎症、扩张及心室内压力改变时，心室各部位心肌兴奋性和传导性不一致，不应期缩短，有利于折返激动形成室颤。在心电图上可以观察到 R-on-T 现象室性期前收缩诱发室颤和室速频率逐渐加快，转为室颤。

4. 环形运动学说　激动在心室内沿着大折返传导，产生室扑；在大折返沿途发出快速而又不规则的子波，形成室颤。

二、临床诊断

（一）临床表现

室颤和室扑均属于排血功能几乎完全丧失的心室停搏，发生后数秒钟内可出现急性循环中断和急性脑缺血的相关临床症状，归纳为"五无伴抽搐"的临床表现：①无心音；②无脉搏及大动脉搏动；③无血压；④无意识（意识丧失短则引起晕厥，较长则引起昏迷）；⑤无呼吸或呼吸不规则；⑥全身性抽搐及瞳孔散大、对光反射消失。

（二）辅助检查

室颤和室扑属于最严重的心律失常，因此，辅助检查只需选择心电图和心电监护。室颤的心电图表现为原来规整的 QRS-T 波群被形态、振幅、时距均不相同的紊乱的室颤波替代，其频率常为 250 ~ 500 次 /min。室扑的心电图表现为心室波形规律、快速、幅度大，"呈正弦曲线样"波形。心电图上有时见室扑和室颤二者同时存在时，称之为"不纯室扑"或"心室扑动 – 颤动"，属两者之间的过渡型。它常见于室扑与室颤的转换过程中（图 5-14）。

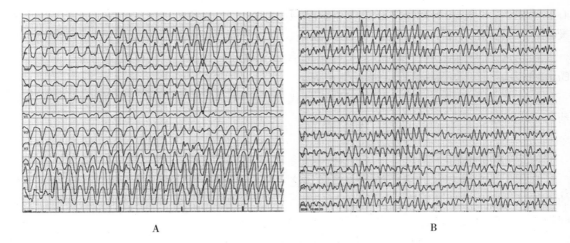

A   B

图 5-14　心室扑动与心室颤动

A. 心室扑动；B. 心室颤动。

（三）诊断与鉴别诊断

1. 诊断与鉴别诊断　室颤、室扑的诊断包括临床诊断和心电图诊断两方面。临床诊断主要为前述的 "五无伴抽搐" 的临床表现，心电图诊断主要表现为 QRS-T 波群消失，由极不规整的室颤波或相对规整的室扑波所替代。室扑、室颤是导致患者死亡的快速恶性心律失常，且极少能自行终止，因此需尽快明确诊断，尽早抢救治疗。需与导致心脏骤停的其他心律失常相鉴别。

2. 分型　根据室颤波频率分为：①快速型：室颤波频率 > 100 次 /min，预后相对较好，除颤成功率高。②缓慢型：室颤波频率 < 100 次 /min，预后差，多数为濒死表现，继之全心停搏。根据室颤波振幅分为：①粗颤型：室颤波振幅 > 0.5mV，该型多见于心肌收缩功能相对较好的病例，对电除颤治疗效果较好，预后相对好，应即刻电除颤。②细颤型：室颤波振幅 < 0.5mV，临床多见于心肌收缩功能较差的情况，电除颤疗效差，预后差。根据室颤前心功能分为：①原发性室颤（又称非循环衰竭性室颤）：室颤发生前无心力衰竭、低血压或呼吸衰竭等，循环功能相对良好，室颤的发生与心肌梗死等急性病变有关。此型除颤成功率约为 80%，预后相对较好。②继发性室颤（又称循环衰竭型室颤）：室颤发生前常有明显心力衰竭、低血压及呼吸衰竭，常同时合并电解质紊乱、药物作用等因素，80% 的患者除颤无效，预后差。③特发性室颤：室颤发生前后均未发现器质性心脏病，室颤常突然发生，多数来不及复苏而发生猝死，部分患者自然终止而幸存。该型室颤幸存者常有复发倾向，属于单纯的心电疾病。④无力型室颤（又称临终前室颤）：垂死病人临终前心电图约 50% 可出现室颤，其心电图特点为室颤波频率慢、振幅低，该种细颤波又称全心停搏。该型室颤属于濒死心电图的一种。

三、治疗策略

（一）紧急处理策略

1. 非药物治疗

（1）立即实施电除颤。早期电除颤是非常重要的，因为室颤是心脏骤停最初和最常见的心律失常，而电除颤是终止室颤的最佳或最有效的选择；随着时间推移，电除颤成功的可能性愈发下降。因此，施救者身边有除颤仪时，应立即实施电除颤；如身边无除颤仪则立即行心肺复苏，一旦除颤仪准备就绪，则立即使用。除颤能量的选择根据除颤波形有所不同，单相波除颤时，一开始就应该使用 360J，如果第一次电击后室颤仍存在，则第二次及以后的电量均给予 360J。双相波除颤时应用较低的电量（200J）就能够有效终止室颤发作，如果使用双相指数截断（BTE）波形，第一次除颤的能量为 150 ~ 200J，使用直线双相（RB）波形除颤则应选择 120J。而第二次电击应选择相同或更高的能量。

（2）心肺复苏。见第 9 章心脏性猝死的诊治策略。

2. 药物治疗

（1）药物除颤。胺碘酮是药物除颤的最好选择，能提高室颤、室扑患者的住院生存率，一般初始剂量可给予 300mg，此后还可以追加 150mg。利多卡因也可应用，目前建议作为胺碘酮的替补药物，初始计量为 1 ~ 1.5mg/kg，可在 5 ~ 10min 后追加 0.5 ~ 0.75mg/kg，最大剂量不超过 3mg/kg。尼非卡兰也有较好效果。

（2）其他药物。如肾上腺素、硫酸镁等，请参见第 9 章心脏性猝死的诊治策略。

（二）复苏后处理策略

心肺复苏后应争取进一步生命支持，建立更有效的通气和更稳定的血液循环，维持重要脏器如心脏、大脑的血供，以期提高患者的生存率，降低致残率，改善生活质量。请参见第 9 章心脏性猝死的诊治策略。

（三）预防

1. 非药物治疗

（1）ICD。室颤 / 室扑预后差，院外发生室颤 / 室扑的患者存活率极低，因此，室颤 / 室扑抢救成功后，一般均应预防性植入 ICD。

（2）导管消融。近年来，导管消融治疗特发性室颤和心电异常性室颤（如长、短 Q-T 间期综合征）及器质性心脏病室颤均取得一定疗效。目前多用于已植入 ICD 的患者，如果出现室颤 / 室扑频发进而导致 ICD 频繁放电者。

2. 药物治疗

（1）β 受体阻滞剂。器质性心脏病，尤其伴有心力衰竭患者，应用 β 受体阻滞剂可降低总死亡率和心脏性猝死率。如无禁忌证，无论是否植入 ICD，均应给予 β 受体阻滞剂治疗。

（2）胺碘酮。多项临床试验结果表明，胺碘酮可使心肌梗死后的心律失常性死亡率和院外心脏猝死的死亡率明显降低，但对降低总死亡率作用很小。

四、预后

室扑 / 室颤如未能及时救治，多在数分钟内因组织缺氧而导致生命器官损害或死亡。

第八节　宽 QRS 波群心动过速

宽 QRS 波群心动过速（WCT）是指 QRS 波时限 ≥ 120ms 和频率 > 100 次/min 的心动过速。室速和部分室上性心动过速均可以表现为 WCT，但临床上两者的治疗及预后大相径庭，是内科医师，特别是急诊科医师经常面临的一个难题。对它的正确诊断，不仅有助于治疗，且对患者的预后判断与进一步处理亦有重要意义。因此，掌握 WCT 的鉴别诊断方法是心内科、急诊科医师及时判断、正确处理 WCT 患者的基本技能。

一、发病机制

宽 QRS 波群心动过速可由 6 种不同的机制引起：①各种室上性心动过速（窦性、房性、房扑、房颤、房室结折返性心动过速等）伴原有的或频率依赖性功能性束支传导阻滞；②顺向型房室折返性心动过速（经房室结前传）伴原有的或频率依赖性功能性束支传导阻滞；③各种不同室上性心动过速经旁道前传（如房扑经旁道前传等）；④逆向型房室折返性心动过速（经旁道前传与经房室结逆传）；⑤房室折返性心动过速（经结室纤维前传与经希氏束或另一支旁道逆传）；⑥室性心动过速。其他引起 WCT 的少见病因有：高钾血症、起搏器介导的心动过速（PMT）、心室瘢痕等。

二、临床诊断

（一）临床表现

临床表现和病史在鉴别 WCT 起源部位有一定作用。一般情况下，青年人既往无心脏病史，反复发作的心动过速多为室上性心动过速；年龄大于 50 岁，特别是首次发作年龄超过 60 岁时，WCT 多为室速。既往有心脏病史，特别是发生于心肌梗死的 WCT 首先考虑室速。但室速也可发生于心脏正常者，室上性心动过速也可见于器质性心脏病患者，不能将青年人或无心脏病史的 WCT 一概诊断为室上性心动过速。Tchou 等分别对 31 例连续的心电图表现为持续性 WCT 的患者提出两个有关病史的问题：①以前是否有心肌梗死病史；②心动过速的症状是否在心肌梗死后出现。当病人两个问题都肯定回答时，则迅速做出室速的诊断。结果 29 例室速患者，28 例仅通过病史提问就做出了正确的诊断。当然，Tchou 的病例组可能有其特殊性，但能够看出，既往心肌梗死的病史对室速的诊断有重要价值。按压眼球、颈动脉窦按摩和咽部刺激可以终止的 WCT 是诊断室上性心动过速的有力证据。WCT 发作时伴有明显的血流动力学障碍，如血压下降，甚至发生阿 – 斯综合征，多为室速；少数频率过快的室上性心动过速也可伴有明显血流动力学障碍，但很少发生阿 – 斯综合征。个别单形性持续性室速，如果频率不很快，也可不伴血流动力学改变。因此，对发生 WCT 的患者，应仔细询问病史，了解患者心动过速发作时的临床表现，并进行必要的查体，有助于对 WCT 的鉴别。

（二）辅助检查

1. 心电图　由于 WCT 中室速所占的比例大，因此，临床心电图的鉴别指标均是为了诊断是否为室速。

（1）频率与规则性。室性心动过速的频率通常在 100 ～ 220 次 /min，超过 220 次 /min 的室性心动过速比较少见。故若心室率 ≥ 220 次 /min 时，应考虑经旁路 1 : 1 传导的房扑或房颤。仔细测量后者的 R-R 间期，一般差异较大，多大于 50ms。若宽 QRS 波群心动过速的频率在 150 次 /min 左右，则应首先想到为 2 : 1 房室传导的房扑或室上性心动过速伴室内差异性传导，但亦可能是室性心动过速。

（2）房室分离。是鉴别室速与室上性心动过速的重要条件。心电图表现为 WCT 的心室率快于心房率（即 QRS 波与 P 波的比例 ＞ 1）。据较大系列文献报告，20% ～ 50% 的室速存在完全性房室分离，WCT 时 P 波和 QRS 波群的周长各自恒定，二者无固定关系。15% ～ 20% 的室速呈室房文氏传导（即不完全性房室分离），P 波周长存在周期性变化，但 QRS 波群周长恒定，P 波与 QRS 波群无固定关系或呈固定关系（2 : 1 或 3 : 1 室房传导）。WCT 时通常在心电图 Ⅰ 导联和 V₁ 导联易发现房室分离现象。绝大多数学者认为其诊断室速的特异性为 100%，但敏感性 ＜ 20%。临床上另一种室速房室分离的表现是 WCT 时心房率 ＞ 心室率，例如心房扑动合并室性心动过速或心房颤动合并室性心动过速时，心电图的心房波与 QRS 波群无固定关系。

（3）心室融合波或心室夺获。多见于有房室分离和频率较慢的室速（＜ 170 次 /min）。是诊断室速的另一项重要指标。单凭心电图上的心室融合波并不能完全排除室上性心动过速，因为室上性心动过速伴束支阻滞的 WCT，如果出现束支阻滞一侧的室性期前收缩，则可以使心室同时除极，使 QRS 波变窄，表现为心室融合波。

（4）无人区电轴。一般来讲，QRS 波群电轴越左偏，诊断室速的可能性就越大。因为单纯左前分支阻滞或左后分支阻滞，QRS 波群电轴为 -30° ～ -90° 或 +110° ～ +150°，所以室上性心动过速伴束支阻滞时，QRS 波群额面电轴不会为 -90° ～ ±180°。如果 QRS 波群电轴位于"西北"或"右上"象限内，则室速的可能性很大。此外，另一种 QRS 波群电轴在 -90° ～ ±180° 表现形式是 Ⅰ、Ⅱ 和 Ⅲ 导联的 QRS 波群主波均为负向波，有人称为"肢导联 QRS 波负向同向性"。

（5）胸前导联 QRS 波同向性。指胸前 V₁ ～ V₆ 导联的 QRS 波群主波均为正向或负向波。主要见于室速，特异性为 90%，敏感性仅约 20%，但需注意，临床上亦见室上性心动过速胸前导联 QRS 波群同向性，例如左后侧房室旁路前传的预激性心动过速，其 V₁ ～ V₆ 导联的 QRS 波群均为正向。而侧壁心肌梗死患者的室上性心动过速伴左束支阻滞时，胸前导联的 QRS 波群可以是负向同向性。

（6）V₁ 导联前兔耳征。V₁ 导联 QRS 波群呈 3 相的 RSR' 型（R 和 R' 之间有或没有 S 波），其中前 R 波振幅高于后 R' 波，即 V₁ 导联前兔耳征（亦称左兔耳征）。如前 R 波振幅低于后 R' 时，即 V₁ 导联后兔耳征（亦称为右兔耳征）。室上性激动（如右束支传导阻滞、室上性激动伴室内差异性传导）及室性异位激动均可出现后兔耳征。Wellens 等分析证明，室速和室上性心动过速伴差异性传导各 100 例的心电图特征，V₁ 导联呈前兔耳征阳性者 100% 为室速，V₁ 导联呈后兔耳征者 93% 为室内差异性传导。

（7）V₁ ～ V₆ 导联 QRS 波群形态。胸前导联 V₁ ～ V₆ 导联 QRS 波群形态均非 RS 型或 rS 型，而呈 QR 型、QS 型、QrS 型，诊断室速特异性 100%（但敏感性约 21%）。此外，胸前导联 V₁ ～ V₆ 导联 QRS 波群形态有一个或一个以上呈 RS 型时，R-S 间期 ＞ 100ms，诊断室速特异性约 98%（敏感性 66%）。

（8）QRS 波群时限。早期有关临床研究发现，约 70% 室速的 QRS 波群时限＞140ms；而室上性心动过速伴束支阻滞的 QRS 波群不超过 140ms。Akhtar 提出诊断室速的标准是：左束支阻滞形态的 WCT，QRS 波时限＞160ms；呈右束支阻滞形态的 WCT，QRS 波时限＞140ms。但有些情况例外，例如抗心律失常药的作用可以使室上性心动过速的 QRS 波群增宽。经房室旁路前传的室上性心动过速也是经心室肌之间传导完成心室除极，其 QRS 波时限＞140ms 或 160ms。此外，非器质性心脏病患者的特发性室速或希氏束旁的室性心动过速，其 QRS 波群时限常为 120 ~ 140ms。

（9）其他心电图标准。主要依靠右胸和左胸导联 QRS 波群的图形特点，左心室室速的心电图表现为类右束支阻滞图形时，存在着"右 3 左 1"的特征。所谓"右 3"特征是指右胸 V$_1$ 导联出现 R 波，兔耳征 R 波或 qR 波时均可诊断室速，其中兔耳征特指左耳大的兔耳征；而"左 1"特征是指左胸 V$_6$ 导联的 S 波＞R 波（即 R/S＜1）时可诊断室速（图 5-15A）。而右心室室速的心电图表现为类左束支阻滞时，也存在着"右 3 左 1"的特征，此时"右 3"特征是指右胸 V$_1$、V$_2$ 导联出现 r 波时限＞30ms，S 波有顿挫，以及 r-S 间期＞60ms 时均可诊断室速，而"左 1"特征是指左胸 V$_6$ 导联存在 q 或 Q 波时均为室速（图 5-15B）。

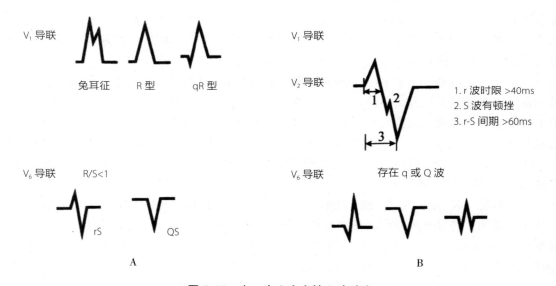

图 5-15 左、右心室室性心动过速

A. 类右束支阻滞图形时的"右 3 左 1"特征，左心室室速图形（V$_1$ 主波向上）；B. 类左束支阻滞时的"右 3 左 1"特征，右心室室速图形（V$_1$ 主波向下）。

2. 食道心电图及经食道电生理检查

（1）心动过速时，体表心电图不能清楚地辨认 P'，无法了解 P' 波与 QRS 波群之间的关系。此时食道导联心电图有重要参考价值。在食道导联上多能清楚地辨认出 P' 波，如有房室分离，且心室率＞心房率，可确诊室速。

（2）WCT 如随着心房起搏周期逐渐缩短，产生 1∶1 下传的心室夺获，即宽 QRS 波群变为窄 QRS 波群，应考虑此心动过速为室速。如果心房起搏使心率增快，但无 QRS 波群形态改变，仍为宽 QRS 波群时，应考虑室上性心动过速伴室内差异传导。

（3）WCT 在食道心电图显示 2∶1 室房逆传时，可排除房室折返性心动过速，但不能排除房室结折返性心动过速伴室内差异性传导及室速。

3. 心内电生理检查　90% 的室速利用心电图能得到明确的诊断，对于少数根据心电图不能明确诊断时，心内电生理检查不仅能明确诊断，而且能明确室速的性质，并做进一步处理。心内电生理检查主要通过观察以下指标鉴别 WCT。

（1）心动过速的室房关系。① WCT 发作时有房室分离或房室传导阻滞几乎全见于室速。只有极少数房室结折返性心动过速表现为向心房侧的阻滞，在合并束支阻滞时易与 VT 混淆，在诊断室速时应排除这种可能；②室速时大约 25% 的患者室房传导呈 1∶1，此时需根据 H-V 间期、希浦系统激动顺序即心房刺激进一步鉴别。

（2）H-V 间期。① WCT 时 H-V 间期≥窦性心律时的 H-V 间期，见于室上性心动过速伴室内差异性传导、束支折返性室速。可排除逆向性房室折返性心动过速及起源于心肌的室速，如特发性室速。宽 QRS 波群心动过速时 H-V 间期＜窦性心律时的 H-V 间期，支持室速诊断。② WCT 时 H-V 间期≤ 0（即希氏束电位与 QRS 波群起点相同或晚于 QRS 波群起点），见于逆向型房室折返性心动过速和起源于心肌的室速。可排除室上性心动过速伴室内差异性传导及束支折返性室速。③ WCT 时 V 波前记录不到希氏束电位，支持室速的诊断。在做诊断时，应首先排除记录的位置不正常，若记录中有室上性搏动，并在这些搏动时记录到明确的希氏束电位，则证明电极位置无误；此外，选择适当的滤波频率，也可能记录到埋藏在 V 波中的H 波。

（3）希浦系统激动顺序。①希氏束激动早于右束支，见于室上性心动过速伴室内差异性传导和左束支阻滞型束支折返性室速。如存在房室分离或室房阻滞，则支持束支折返性心动过速。如室房传导 1∶1 关系，应进一步检查，若心动过速，希氏束激动较右束支电位的提前量（HB-RB）≥窦性心律时的提前量，支持室上性心动过速伴室内差异性传导；在左束支阻滞型束支折返性心动过速的 HB-RB ≤窦性心律时的 HB-RB。②希氏束激动较右束支落后，见于逆向型房室折返性心动过速，右束支阻滞型束支折返性室速和起源于心肌的室速。如存在房室分离或室房阻滞，则可排除逆向型房室折返性心动过速。此时如左束支电位晚于希氏束激动，则诊断为束支折返性室速；如左束支电位早于希氏束激动，支持起源于心肌的室速。另外，束支折返性室速时，V-V 间期随 H-H 间期变化而变化，而起源于心肌的室速，H-H 间期随 V-V 间期变化而变化。

（4）宽 QRS 波群心动过速时心房刺激。①心动过速发作时以快于心动过速的频率起搏心房，如心房起搏能夺获心室，使心动过速加速，但 QRS 波群形态无改变，可确诊为室上性心动过速。如心房起搏使心动过速加速且把 QRS 波群形态变成窦性心律时的窄 QRS 波群，应考虑室速；如心房起搏时，心室率及 QRS 形态无改变，则支持室速诊断。因为，室速的心室激动可使房室传导系统产生隐匿性传导，阻滞心房起搏。②心动过速时期前收缩刺激出现窄 QRS 波群支持室速诊断。

（三）诊断与鉴别诊断

目前，WCT 的诊断多采用诊断流程图的方式。1991 年 Brugada 等提出了四步法及补充的三步法鉴别室速与室上性心动过速：①胸导联 QRS 波群无 RS 形；②胸导联 R-S 间期＞

100ms；③房室分离；④ V₁、V₆ 导联图形特点：右束支传导阻滞图形时其 V₁ 导联呈单向、双向波，呈 R、RS 或 RSr' 形，左束支传导阻滞图形时其 V₁ 导联 R 波 > 30ms，RS > 60ms 或 S 波有切迹，V₆ 导联呈 QS 或 QR 形。上述四条支持室速诊断（图 5-16A、图 5-16B）。

2007 年，Vereckei 等又提出新四步法流程图鉴别诊断 WCT。该流程图适用于节律规整的 WCT。他们分析了 287 例患者的 453 次单形性 WCT，并与电生理结果做对比分析，提出新四步法（图 5-16C）。第一步，是否存在房室分离，如果存在则诊断室性心动过速；第二步，观察 aVR 导联是否初始就是大 R 波，在 aVR 导联 QRS 波呈 R 形或 RS 形诊断诊断室性心动过速，如果呈 qR 形不能诊断室速；第三步，QRS 波是否符合束支传导阻滞或分支传导阻滞图形，如不符合则诊断室速；第四步，测量心室初始激动速度（Vi）与终末激动速度（Vt）之比，Vi/Vt ≤ 1 诊断为室速。Vi 是心室初始除极或激动传导 40ms 时的振幅值（mV），而 Vt 是心室终末除极或激动前 40ms 时振幅值（mV）（图 5-17）。

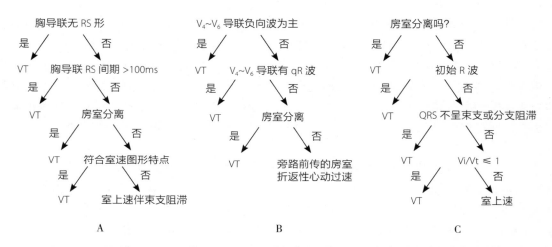

图 5-16　A.Brugada 四步流程图；B.Brugada 三步流程图；C.Vereckei 新四步流程图

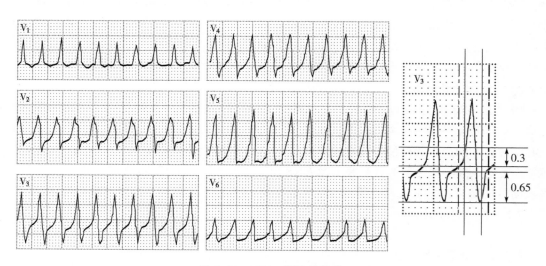

图 5-17　Vi/ Vt 值诊断室速

Vi = 0.3mV，Vt = 0.55mV；Vi/ Vt < 1，诊断为室速。

测量 Vi、Vt 值必须保证心室激动 QRS 波群起点与终点清晰可认的导联。同步多导联心电图，可选 QRS 波起点及终点明确某一导联，从此点画直线以确定多导联的起、终点。选择 QRS 波呈双相或多相波的导联，其 R 波要高，S 波又深的导联。以选择胸导联为主，多选用 V_3 导联，再次之为 V_2。个别也可选用肢体导联。Vi 和 Vt 值取绝对值，不分正负。

测量方法：从 QRS 始点后移 40ms 处测其电压绝对值为 Vi；从 QRS 终点前移 40ms 处测其电压绝对值为 Vt 值，Vi/Vt ≥ 1 为室上性心动过速，Vi/Vt ≤ 1 为室速（图 5-18）。

在 2007 年诊断流程的基础上，2008 年，Vereckei 进一步大胆创新，提出了 aVR 单导联鉴别 WCT 的新流程。aVR 单导联鉴别宽 QRS 波心动过速的新四步流程内容简单、易记：① QRS 波起始为 R 波时诊断室速，否则进入第二步；② QRS 波起始为 r 或 q 波的时限 > 40ms 为室速，否则进入第三步；③以 QS 波为主波时，起始部分有顿挫为室速，否则进入第四步；④ QRS 波的 Vi/Vt 值 ≤ 1 为室速，Vi/Vt 值 ≥ 1 为室上性心动过速（图 5-19）。

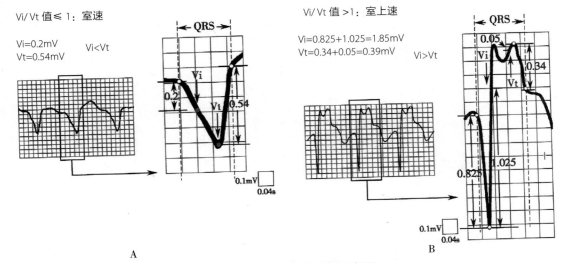

图 5-18　Vi/ Vt 值诊断标准示意图

A.Vi/ Vt 值 ≤ 1 为室速；B.Vi/ Vt 值 > 1 为室上性心动过速。

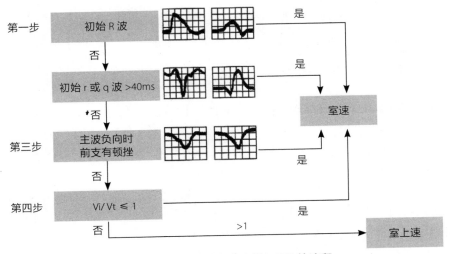

图 5-19　aVR 单导联诊断 WCT 的流程

2015 年，波兰学者 Jastyzebski 介绍了一种新的心电图积分法，称之为室速积分法，以协助判断是否为室速。经过大组病例对比研究发现，此记分法比目前沿用的方法有更高的特异性（99.6%）。室速积分法共有 7 项心电图特征：V_1 导联 R 波；V_1/V_2 导联起始 r 波 > 0.04s；V_1 导联 S 波有切迹；aVR 导联起始为 R 波；Ⅱ 导联 R 波达峰时 ≥ 0.05s；全部胸导联均无 RS 波；房室分离。除房室分离积 2 分外，其余每项积 1 分。积分 ≥ 1 分诊断室性心动过速的总正确性为 83%，而 aVR 导联法仅为 70%，Brugada 法则为 81%；积分 ≥ 3 分者，在室速组中占 66%，其特异性（99.6%）高于其他诊断流程；积分 ≥ 4 分者在室性心动过速组中占 33%，其诊断室速特异性达 100%。（图 5-20）。

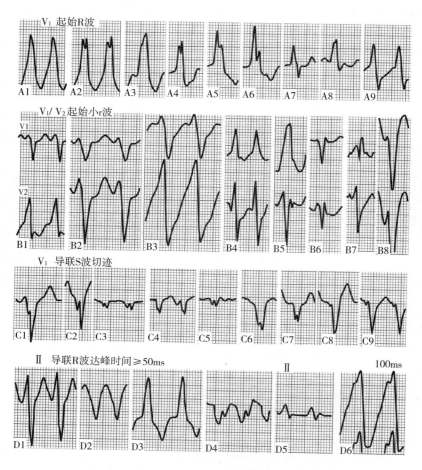

图 5-20　Jastyzebski 室速积分法诊断室速的典型 QRS 波群形态特征

2019 年，有学者提出一种简便、重复性好、诊断准确率高的肢体导联诊断室速方法，具体如下：满足以下三项中的任意一项即可判断为室速，反之是室上性心动过速。① aVR 导联单项 R 波（图 5-21A）；②Ⅰ、Ⅱ、Ⅲ导联均主波方向为负（QS、Qr、rS、Qrs、qrS、rSr′ 等）（图 5-21A、图 5-21B）；③肢体导联两极分化（OQL）（图 5-21 C1 ~ C5）。即所有下壁导联为极性相同的单向 QRS 波（QS 或 R），同时其他肢体导联中 2 ~ 3 个导联出现和下壁导联相反的单向 QRS 波（QS 或 R 波）。

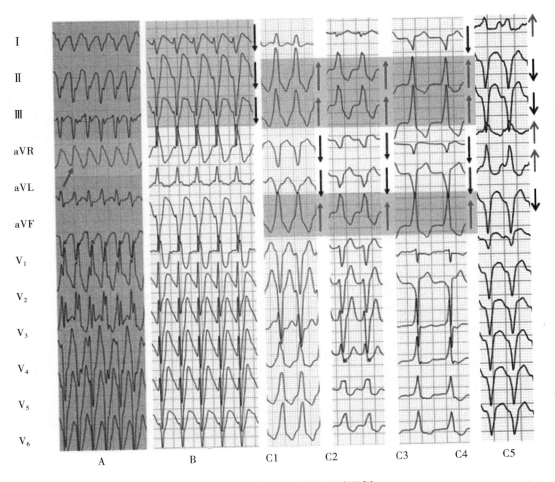

图 5-21　肢体导联诊断室速示例

2021 年，有学者研究提出并验证了一种新的鉴别宽 QRS 波群心动过速患者为室速的心电图流程即 D12V16 流程，该流程包括分析 Ⅰ、Ⅱ、V_1 和 V_6 导联 QRS 波群的主波方向。第一步：若四个导联（Ⅰ、Ⅱ、V_1 和 V_6）主波方向为负向（R/S < 1），则考虑室速。若无，则进行下一步。第二步：若四个导联至少有三个导联主波方向为负向，则诊断为室速（图 5-22）。若无，则进行下一步。第三步：若四个导联，至少有两个导联主波方向为负向（必须包括 Ⅰ 或 V_6 导联），则诊断为室速（图 5-23）。若以上三步都没有满足，则诊断假设为室上性心动过速伴差传。但应强调，当室速不满足 D12V16 心电图算法时，由于敏感度相对较低（68.7%）并因此存在遗漏一些室速诊断的风险，不能得出结论认为室上性心动过速伴差传是最终诊断。

2022 年瑞士巴塞尔大学的 Federico 教授提出宽 QRS 波群心动过速新的鉴别法，被称为巴塞尔（Basel）算法。巴塞尔算法包括三项诊断标准：①患者有发生室速的临床背景：如有心肌梗死病史、慢性心力衰竭史（EF < 35%）、ICD 或 CRT 植入史等。②Ⅱ 导联 QRS 波群达第一峰时间 > 40ms。③ aVR 导联 QRS 波群达第一峰时间 > 40ms（图 5-24A）。QRS 波群达第一峰值时间是指从 QRS 波群起始点至第一个波峰之间的时间。当上述标准中 ≥ 2 项为

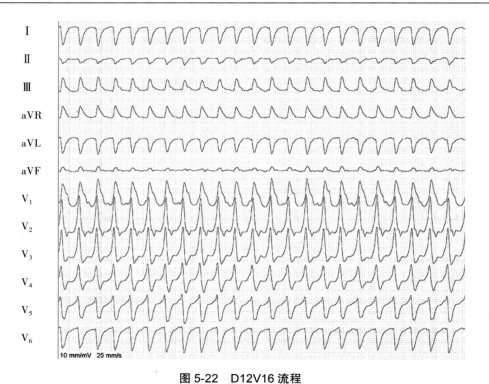

图 5-22　D12V16 流程

Ⅰ、Ⅱ、V₁ 和 V₆ 导联有三个导联主波方向为负向，提示为室速。

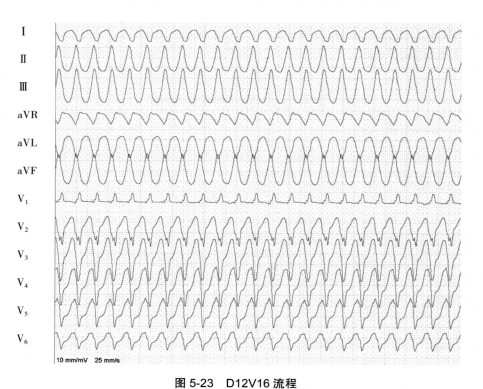

图 5-23　D12V16 流程

Ⅰ、Ⅱ、V₁ 和 V₆ 导联有 2 个导联主波方向为负向，提示为室速。

阳性时诊断为室速，否则为室上速（图 5-24Ba，图 5-24Bc）。

　　巴赛尔算法鉴别宽 QRS 波群心动过速不同发生机制的敏感性、特异性和准确性分别是 92%、89% 和 91%，与 Brugada 算法、和 Vereckei 算法无显著差异，但比 Vereckei 算法更快捷。巴赛尔算法简单、标准、易记，十分利于急诊、非心电图专业医师迅速对宽 QRS 波群心动过速做出鉴别诊断，避免不良事件发生；该算法标准只涉及肢体导联，因此在紧急情况，仅有肢体导联心电图或仅有肢体导联动态心电图和远程心电图时都十分适用。但宽 QRS 波群心动过速的各种鉴别方法几乎都存在盲区。如特发性室速（束支或分支起源性室速），其初始激动经希浦系统传导，因此 QRS 波群起始部锐利，QRS 波群时限相对较窄，容易误为室上速（图 5-24Bb）。而室上速伴束支阻滞或旁路前传时，初始激动经心室肌传导，使 QRS 波群的初始部宽钝，QRS 波群相对更宽，容易误为室速（图 5-24Bd）。因此巴塞尔算法不适合这些宽 QRS 波群心动过速的诊断与鉴别。

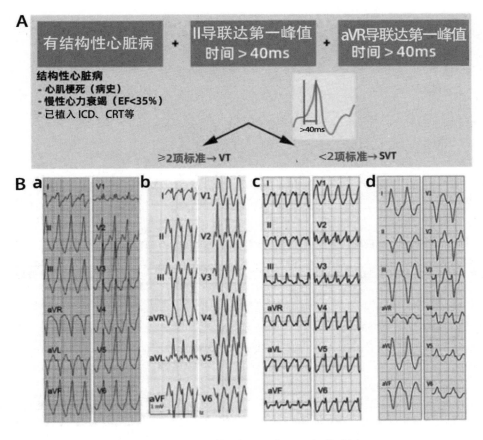

图 5-24　巴赛尔算法的三项标准及相关病例

A. 巴赛尔算法三项标准的示意图；B. 4 个病例中：a、c、d 为室上速，b 为室速。

　　WCT 的鉴别诊断，主要是室速与室上性心动过速伴室内差异性传导的鉴别（表 5-4）和室速与房颤伴房室旁路前传、房颤伴室内差异性传导的鉴别（表 5-5）。

表 5-4　室速与室上性心动过速伴室内差异性传导的鉴别

有关资料	诊断价值
临床症状	无帮助
临床病史	
冠心病伴或不伴心梗史	室速
心梗后首次发作心动过速	室速
心肌病伴或不伴心力衰竭	室速
体检检查	
有房室分离	室速
血压高低	无帮助
心率	无帮助
心电图	
QRS 波时限 > 160ms	室速
QRS 波时限 < 160ms	无帮助
心电轴左偏	提示室速
心电轴右偏或正常	无帮助
胸前导联（$V_1 \sim V_6$）	
均呈正向同向性	室速或左后旁道前传
均呈负向同向性	室速
房室分离	室速
无房室分离	无帮助
利多卡因静注有效	提示室速

表 5-5　房颤伴房室旁道前传、房颤伴室内差异性传导及室速的鉴别诊断

鉴别要点	预激综合征并发房颤	室速	房颤并发室内差异性传导
病史	自幼可有反复心动过速发作史	多有器质性心脏病	多有器质性心脏病或甲亢史
血流动力学	一般尚可	常合并心力衰竭	与病因和心室率有关
心室率	多大于 200 次 /min	多小于 200 次 /min	多在 150 ~ 200 次 /min
心电图			
P 波	消失	房室分离或无 P 波	消失
QRS 波	形态变异大，可见预激波	形态基本相同	宽大 QRS 波多发生在长 R-R 间期之后，出现越早，畸形越明显，可呈蝉联现象，90%V_1 呈 rsR'
R-R 间期	显著不等	轻度不等	显著不等
发作前后	呈预激征	可见相同的室性早搏	无预激征
对洋地黄反应	心室率增快（易发生室颤）	无效（或出现毒副反应）	心室率减慢，宽大 QRS 波减少

三、治疗策略

（一）药物治疗

对于一时难以鉴别 WCT 起源部位的，则可选用对室上性心动过速和室速均有效，同时又不缩短旁路传导时间及有效不应期的药物，如普鲁卡因胺、胺碘酮和普罗帕酮等药物。

（二）非药物治疗

WCT 药物治疗效果不佳时可应用经食道或静脉心室程序期外刺激，或超速起搏法终止心动过速的发作。

如果患者在发生 WCT 时伴有明显的血流动力学障碍，甚至发生阿 – 斯综合征时，应紧急同步直流电复律；对于发作持续时间长，不能用药物纠正的 WCT，不论能否确定其起源部位，也可进行同步直流电复律治疗。

（三）后续治疗

在确定 WCT 的起源部位以后，心动过速的药物治疗则根据心动过速的性质及类型选择相应药物。在终止 WCT 后，应根据病因进行下一步治疗，如射频导管消融等。

四、预后

WCT 的预后决定于心律失常本身的性质及基础心脏病的严重程度。

第九节　心脏交感风暴

心脏交感风暴又称电风暴，是指在 24h 内发生 2 次或 2 次以上（有文献认为是 3 次或 3 次以上）的室性心动过速或心室颤动，导致血流动力学不稳定，需要紧急治疗的临床症候群。随着埋藏式自动复律除颤器（ICD）的普遍使用，心脏交感风暴在临床上日趋常见。有学者认为 ICD 植入后心脏交感风暴的定义应更为严格，普遍认可的定义是 24h 内出现 3 次或 3 次以上互不关联的室性心动过速和 / 或心室颤动需要 ICD 介入（包括 ATP 治疗和除颤治疗）的临床症候群。

心脏交感风暴的发生率国内无统计资料，国外只有植入 ICD 患者的相关资料，因为只有 ICD 植入患者才能及时记录到室性心律失常事件。因此，心脏交感风暴的确切发生率尚不清楚。根据心脏交感风暴的定义不同，其发生率差别很大，如果将心脏交感风暴定义为 24h 内发生 2 次或 2 次以上室性心动过速，发生率在 10% ~ 40%；将心脏交感风暴定义为 24h 内出现 3 次或 3 次以上室性心动过速，发生率在 10% ~ 30%，多数研究发现是在 20% 左右。Fries 等将心脏交感风暴定义为在 1h 窦性心律中出现 2 次或 2 次以上的室性心动过速，则在 57 例患者有 34 例（60%）发生心脏交感风暴。

一、发生机制

（一）病因与发病机制

心脏交感风暴可以发生在各种情况下，主要发生于器质性心脏病、非器质性心脏病、遗传性心律失常及 ICD 后。①器质性心脏病：心脏交感风暴可见于各种器质性心脏病，尤其是急性心肌梗死、陈旧性心肌梗死、稳定型或不稳定型心绞痛或冠状动脉痉挛等，其中以急性冠脉综合征的发生率最高。此外，还可见于糖尿病、高血压病、扩张型心肌病、先天性心脏病等。②非器质性心脏病：心脏交感风暴可发于无器质性心脏病患者，包括脑出血、急性呼吸衰竭或急性呼吸窘迫综合征、急性重症胰腺炎、心脏型过敏性紫癜、嗜铬细胞瘤危象、急性肾衰竭等。此外,精神心理障碍疾病、电解质紊乱和酸碱平衡失调时也可发生心脏交感风暴。③遗传性心律失常。④植入 ICD 患者的心脏交感风暴。

心脏交感风暴发生的可能机制有以下几种。①交感神经过度激活：急性冠脉综合征、运动、情绪激动、心力衰竭发作时、围手术期等交感神经过度激活的情况下，大量儿茶酚胺释放，改变了细胞膜离子通道的构型，使大量钠离子、钙离子内流，钾离子外流引起恶性室性心律失常。由于恶性室性心律失常反复发作，以及频繁的电击治疗，进一步加重了脑缺血，导致中枢性交感兴奋，使交感风暴反复发生，难以平息。② β 受体的反应性增高：Lowe 等认为肾上腺素可能通过 β 受体激活，使心肌复极离散度增加，触发室性心律失常；Billman 等发现用 β 受体阻滞剂可显著降低实验犬心肌梗死恢复期心室颤动的发生率；Cuparencu 等发现，β 受体阻滞剂可以显著延长离体猪心脏的有效不应期，增加心室颤动阈值。③希浦系统传导异常：临床观察和动物实验研究认为希浦系统传导异常参与了心脏交感风暴的形成，起源于希浦系的异位激动不仅能触发和驱动室性心动过速 / 心室颤动，而且由于其逆向传导阻滞，阻止了窦性激动下传，促使室性心动过速 / 心室颤动反复发作，不易终止。房室传导阻滞伴束支传导阻滞、H 波分裂、H-V 间期 ≥ 70ms 等均为发生心脏交感风暴的电生理基础。

（二）影响因素

1. **心肌缺血及心力衰竭** 心肌缺血是最常见的促发因素，多数患者有冠心病，急性心肌缺血发作通常是心脏交感风暴的首要促发因素。心力衰竭时，心功能失代偿、交感神经过度激活、心肌应激性增加、心电不稳定性增加，容易促发心律失常。

2. **电解质紊乱及酸碱失衡** 严重的电解质紊乱和酸碱平衡失调可使心肌细胞处于电病理状态（如自律性增高、室颤阈值降低等），加剧原有心肌病变和 / 或增加某些药物对心肌的毒性作用，其中以血钾、血镁过低或过高和重度酸中毒时极易诱发交感风暴，易发生于扩张型心肌病、遗传性心律失常等情况。

3. **药物影响** 抗心律失常药、利尿药及儿茶酚胺类血管活性药等可促发心脏交感风暴。

4. **自主神经的影响** 自主神经功能失平衡在心脏交感风暴的发生中起决定性作用，其不但可促发室性心动过速 / 心室颤动，且可使其顽固而不易转复。

二、临床诊断

（一）临床表现

患者常突然起病，病情凶险、急剧变化，突然出现发作性晕厥，这是心脏交感风暴的特征性表现，多数患者因晕厥入院，可由床边心电监测或动态心电图记录到发作过程中的室性心动过速 / 心室颤动，且室性心动过速和心室颤动反复发作，需多次电复律或电除颤治疗。患者常合并有交感神经兴奋性增高的表现，如血压增高、呼吸加快、心率加速等。

此外，患者多存在基础病因和诱因，如急性冠脉综合征、植入埋藏式自动复律除颤器、遗传性心律失常、电解质紊乱、心力衰竭、颅脑损伤、躯体或精神应激和感染等。

（二）辅助检查

心电图和 / 或动态心电图、心电监测是诊断心脏交感风暴的主要辅助检查。

1. 预警性心电图表现　心脏交感风暴发作预兆表现包括：①窦性心动过速、联律间期不等的多形性和 / 或多源性室性期前收缩（急性心肌梗死患者出现 R-on-T 现象）、ST 段抬高或压低、T 波增高或倒置加深、新出现 U 波等；②原发性（遗传性）离子通道病可出现 Q-T 间期更长或缩短、Brugada 波、Epsilon 波或 T 波宽大更显著等；③获得性离子通道病可出现尼亚加拉瀑布样 T 波、T 波电交替和 U 波电交替等；④晕厥合并三度房室传导阻滞伴有室性期前收缩以及心电图显示 H-V 间期延长、H 波分裂等。

2. 室性心动过速 / 心室颤动的特点　心脏交感风暴发作时的室性心动过速 / 心室颤动反复发作，呈连续性，需及时药物干预或多次电复律，反复发作的时间间隔有逐渐缩短趋势；室性心动过速多表现为多形性或尖端扭转型室性心动过速，也有反复发生的单形性室性心动过速。

（三）诊断与鉴别诊断

心脏交感风暴的诊断不难，具有下列几点可确定诊断：①存在基础病因和诱因，如急性冠脉综合征、电解质紊乱、左心室射血分数 ≤ 0.35、颅脑损伤、埋藏式自动复律除颤器植入等。发作前常伴有交感神经过度激活的全身症状，如血压升高、心率增快、呼吸急促和多汗等。②心电图可见多形性或多源室性期前收缩，同时有 ST-T 改变，如 ST 段抬高或压低、T 波宽大畸形、T 波电交替、尼亚加拉瀑布样 T 波或 Brugada 波等。③在 24h 内出现 2 次或 2 次以上室性心动过速或心室颤动。④常规抗心律失常药如胺碘酮、普鲁卡因胺和利多卡因疗效不佳或无效，甚至电复律或电除颤疗效不佳。β 受体阻滞剂静脉应用有效。

需注意与其他原因所致晕厥的鉴别。

三、治疗策略

心脏交感风暴是室性心动过速 / 心室颤动的危重状态。根据心律失常的血流动力学耐受性及伴随疾病的严重程度进行危险分层。常需要电复律、药物及非药物等综合措施的紧急处理（见表 5-6、图 5-25）。

表 5-6 心脏交感风暴急诊处理的专家推荐

推荐	推荐级别	证据级别
1. 心脏交感风暴发作时若血流动力学不稳定,尽快电复律	I	A
2. 纠正可逆性因素,电解质紊乱、致心律失常药物、心肌缺血或慢性心力衰竭失代偿	I	C
3. 若患者已植入 ICD,应调整 ICD 的参数,以便能更好地识别和终止心律失常发作	I	B
4. 必要时评价射频导管消融的可能性	IIa	C
5. 对持续单形性室速,频率< 180 次 /min 且血流动力学相对稳定者可植入心室临时起搏导线,快速刺激终止室性心动过速	I	C
6. 抗心律失常药		
胺碘酮:合并结构性心脏病的非 Q-T 间期延长的室性心律失常可首选	IIa	A
抗心律失常药的基础上联合使用 β 受体阻滞剂(美托洛尔、艾司洛尔)	IIa	B
尼非卡兰:非 Q-T 间期延长所致的室性心律失常可选用	IIa	B
胺碘酮无效或不适用时可考虑利多卡因与抗心律失常药联合治疗,如胺碘酮联合利多卡因	IIa	B
7. 血流动力学器械支持(主动脉内球囊反搏、心室辅助装置)	IIa	C
8. 应给予镇静、气管插管,必要时行冬眠疗法	IIb	C
9. 神经调控(胸椎硬膜外麻醉、心脏交感神经去神经支配)	IIb	C

注:ICD= 埋藏式心脏转复除颤器(引自《中国心脏起搏与心电生理杂志》,2020 年)。

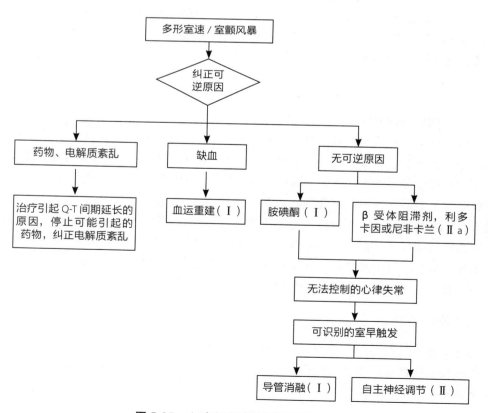

图 5-25 心脏交感风暴的处理流程

（一）药物治疗

1. **β 受体阻滞剂** β 受体阻滞剂是治疗心脏交感风暴的主要药物，其作用机制是：① β 受体阻滞剂能逆转交感风暴时的多种离子通道的异常，抑制 Na^+、Ca^{2+} 内流增加及 K^+ 外流增加。② β 受体阻滞剂能作用于交感神经中枢，抑制交感神经过度激活，降低心率，使心室颤动阈值升高 60% ～ 80%。③ β 受体阻滞剂具有治疗基础心脏病的作用，如降低心肌耗氧量，预防心肌缺血；逆转儿茶酚胺对心肌电生理方面的不利影响，使缺血心肌保持电的稳定性；抗肾素 – 血管紧张素 – 醛固酮系统的不良作用及抗高血压作用；抑制血小板的聚集；减少儿茶酚胺对粥样斑块的破坏等。

常用美托洛尔，负荷量首剂 5mg，加液体 10mL 稀释后 1mg/min 静脉注射，间隔 5 ～ 15min，可重复 1 或 2 次，总量不超过 0.2mg/kg，15min 后改成口服维持；艾司洛尔 200mg，稀释成 500mL，负荷量 0.5mg/（kg·min），维持量按 50μg/（kg·min）的速度静脉滴注，必要时滴速可增加到 300μg/（kg·min）。

如果单独运用 β 受体阻滞剂不能控制心律失常时，可联合应用其他抗心律失常药，如胺碘酮。

2. **胺碘酮** 胺碘酮能有效抑制复发性室性心动过速、心室颤动，对心肌梗死后患者的心脏交感风暴，联合应用 β 受体阻滞剂比使用其他抗心律失常药更能降低短期病死率。

胺碘酮静脉注射 1 ～ 2h 起效，通常用 150mg 静脉注射 10min，随后 1mg/min 持续 6h，以后 0.5mg/min 可维持 18h 或数天。24h 用量可达 2 000 ～ 3 000mg。一般同时口服负荷量和维持量，以尽快达到有效浓度。

3. **尼非卡兰** 是超速激活的整流性钾通道阻滞剂，能够延长心房动作电位时程恢复时间，增加有效不应期，并且减少复极储备。对于血流动力学障碍的室性心动过速、心室颤动，尼非卡兰可有效改善电复律效果，复律的成功率与胺碘酮相当，高于利多卡因，复律时间快于胺碘酮；尼非卡兰预防室性心动过速、心室颤动复发的效果与胺碘酮相当。可诱发尖端扭转型室性心动过速，是尼非卡兰最主要的不良反应，因此仅用于非 Q-T 间期延长所致的室性心律失常。

4. **维拉帕米** 维拉帕米是钙通道阻滞剂，可抑制心室或浦肯野纤维的触发性心律失常，对于由极短联律间期引发的室性心动过速 / 心室颤动和无器质性心脏病的特发性室性心动过速有效，一般 5 ～ 10mg 静脉注射。

5. **其他药物** 对于部分难治性交感风暴可酌情选用托西溴苄铵；急性心肌梗死患者的心脏交感风暴，利多卡因也有一定疗效；Brugada 综合征发生交感风暴时首选异丙肾上腺素。

补钾、补镁及积极治疗原发疾病的药物，如改善心肌缺血，ACEI/ARB 和醛固酮受体拮抗剂的应用也十分重要。

对于紧张、焦虑情绪者可选择冬眠疗法、全身麻醉，应用抗焦虑药等。

（二）非药物治疗

1. **植入埋藏式自动复律除颤器和调整参数** 植入埋藏式自动复律除颤器是目前及时纠治心脏交感风暴发作的最佳非药物治疗方法，特别对于无法驱除或未能完全驱除心脏交感风暴病因（如遗传性心律失常）的患者更为重要。对于已植入埋藏式自动复律除颤器发生心脏交感风暴的患者，应去除其他相关诱因，如新发生或恶化的心力衰竭、抗心律失常药的更改、合并其他疾病、精神焦虑、腹泻和低钾血症等诱发心脏交感风暴。同时，应酌情调整埋藏式自动复律除颤器的相关参数，以便发挥更好的效能。

2. 射频导管消融　Carbucicchio 等报告，对连续 95 例药物难治性心脏交感风暴进行射频导管消融的前瞻性单中心研究，结果 72 例冠心病、10 例原发性扩张型心肌病、13 例致心律失常性右心室心肌病经射频导管消融治疗后，全部病例的心脏交感风暴即予终止。随访 1 ~ 43 个月（中位数 22 个月），87 例（92%）未再发作心脏交感风暴，63 例（66%）未再发生室性心动过速，8 例（8%）心脏交感风暴复发。可见射频导管消融术对心脏交感风暴的短期疗效满意，而长期疗效尚需联合应用相关药物和 ICD 等。

3. 其他非药物治疗　如针对病因的介入和手术治疗、交感神经切除术、心脏移植手术等。

四、预后

心脏交感风暴的发生机制不甚清楚，处置常感困惑，预后令人心忧。急救时，电除颤虽能挽救生命，但反复电击，患者痛苦不堪，并可造成皮肤损伤、心肌损伤和肺水肿等并发症。心脏交感风暴预后不佳，即便植入埋藏式自动复律除颤器与药物治疗，2 年死亡率仍高达 24% ~ 30%。

第6章　心脏传导阻滞的诊治策略

第一节　窦房传导阻滞

窦房传导阻滞系指窦房结周围组织病变,使窦房结形成的冲动在向心房传导的过程中发生延缓或阻滞。

一、发生机制

(一)病因

本病大多见于器质性心脏病患者,冠心病是最常见的病因,其次是急性下壁心肌梗死。此外,也见于高血压、风湿性心脏病、心肌病、心肌炎、先天性心脏病、慢性炎症或缺血所致的窦房结及其周围组织病变、高钾血症、高碳酸血症、白喉、流感,窦房结周区的退行性硬化、纤维化、脂肪或淀粉样变,迷走神经张力增高或颈动脉窦过敏、药物中毒,以及药物作用亦可引起。少数原因不明,个别可为家族性。

(二)发病机制

窦房结发出的冲动要通过窦房交界区传至周围心房肌,使心房肌除极产生心房波,即窦性P波,以此来间接测出窦房结的活动。窦房传导阻滞与窦性停搏不同,窦房结仍按时有规律地发出冲动,但冲动从窦房交界区向外传至心房肌时,发生传导延缓或不能传出,为传出阻滞。

当窦房结发出的冲动在下传过程中,传导速度呈进行性减慢,直到完全被阻滞不能传入心房,这是传导功能逐渐衰减的表现。主要是由于窦房交界区的相对不应期发生病理性延长所致。此现象周而复始地出现,称为典型文氏型窦房传导阻滞。文氏周期开始时,窦房传导时间逐渐延长,而窦房传导间期的增量逐渐减少,在窦性激动不能下传前增量反而增加,称为变异型文氏窦房传导阻滞。其发生机制是由于窦性冲动在下传过程中发生了逆行性、隐匿性传导，引起其后的窦性冲动的窦房传导意外地延长。当窦房传导时间逐渐延长，窦房传导间期的增量逐渐增加而并非逐渐减少时，称为不典型文氏型窦房传导阻滞。二度Ⅱ型窦房传导阻滞主要是由于窦房交界区的绝对不应期发生病理性延长所致，使单个窦性冲动不能传入心房。三度窦房传导阻滞是指窦性冲动全部在窦房交界区内受阻而不能下传。

二、临床诊断

（一）临床表现

窦房传导阻滞可暂时出现，也可持续存在或反复发作。患者通常无症状，也可表现为轻度心悸、乏力感，以及"漏跳"，心脏听诊可发现心律不齐、心动过缓、"漏跳"。如果反复发作或长时间阻滞，连续发生心搏漏跳，而且无逸搏出现，则会出现头晕、晕厥、昏迷、阿 – 斯综合征等。另外，尚有原发病的临床表现。

（二）辅助检查

1. 心电图　理论上窦房传导阻滞可分为三度，但是一度窦房传导阻滞从体表心电图难以辨认，三度窦房传导阻滞在体表心电图上无法与窦性静止相区别，只有二度窦房传导阻滞因窦房结形成的冲动部分被阻滞，未能全部下传到心房，在体表心电图上可以被识别。

二度窦房传导阻滞根据其心电图特点可以分为二度Ⅰ型窦房传导阻滞及二度Ⅱ型窦房传导阻滞。

二度Ⅰ型窦房传导阻滞根据 P-P 间期的变化特点可分为典型文氏型、变异型文氏型、不典型文氏型。

典型文氏型窦房传导阻滞心电图（图 6-1）特点：①必须为窦性心律, 窦性 P 波；②有 P-P 间期逐渐缩短而后出现长的 P-P 间期，并且周而复始；③长 P-P 间期小于最短 P-P 间期的 2 倍。

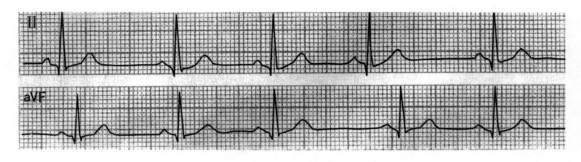

图 6-1　窦房传导阻滞

图为二度Ⅰ型窦房传导阻滞 4 : 3 文氏周期。

变异型文氏窦房传导阻滞心电图特点：①必须为窦性心律，窦性 P 波；②窦性 P-P 间期逐渐缩短，其后 P-P 间期不变或稍长，最后出现一个无窦性 P 波的长间歇；③无窦性 P 波的长间歇，即长 P-P 间期略短于 2 个窦性周期。

不典型文氏型窦房传导阻滞的心电图特点：①必须为窦性心律，窦性 P 波；②窦性 P-P 间期逐渐延长，继而突然明显延长或一个无窦性 P 波的长间歇；③长间歇略短于 2 个窦性周期。

二度 II 型窦房传导阻滞有传导比例规整的和传导比例不规整的两种类型。

传导比例规整的二度 II 型窦房传导阻滞的心电图（图 6-2）特点：①窦性 P 波；②规律的 P-P 间期中突然出现一个长间期，其间无 P-QRS-T 波群；③规律的 P-P 间期与其后的长间期之间呈固定的比例，如 2：1 或 3：2 或 4：3 等；④长的 P-P 间期是短的 P-P 间期的整数倍。

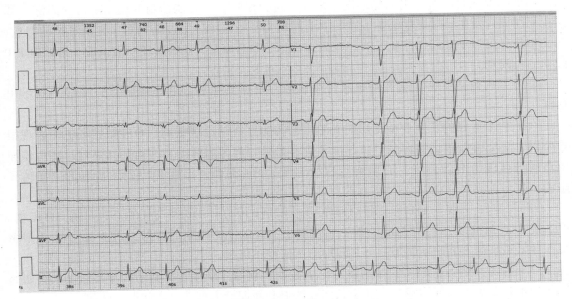

图 6-2　二度 II 型窦房传导阻滞（4：3 和 5：4）

传导比例不规整的二度 II 型窦房传导阻滞的心电图特点：在一系列窦性心律中，突然出现一个无窦性 P 波的长间歇，长间歇和 P-P 间期恰为窦性周期的 P-P 间期的 2 倍。其传导比例不固定，可呈 2：1、3：2 或 4：3 等。

2.窦房传导时间测定　窦房传导时间可通过心房调搏间接测定，也可用心内窦房结电图直接测量从窦性激动到心房激动的时间。临床常用经食道心房调搏间接测定，采用 Breithardt 法计算窦房传导时间的正常值< 160ms，老年人（50 岁以上）< 180ms。窦房传导阻滞的窦房传导时间均延长。

（三）诊断与鉴别诊断

1.一度窦房传导阻滞　一度窦房传导阻滞为窦房传导时间延长，激动仍可全部传至心房。一般情况下，一度窦房传导阻滞常规心电图无法诊断，只能通过直接或间接测定窦房传导时间而诊断。但下列两种情况时可在常规心电图上诊断一度窦房传导阻滞：①当窦性心律整齐同时又伴有二度 II 型窦房传导阻滞时，此时二度窦房传导阻滞漏搏所致的长间歇，比 2 个窦性周期稍短，即可诊断为一度窦房传导阻滞；②当合并房性期前收缩后有超代偿间歇时，可根据下列公式计算窦房传导时间。

窦房传导时间（ms）=（期前收缩后回转窦性周期－基本窦性周期）/2

如计算的窦房传导时间＞150ms时，可提示窦房传导时间延长，即为一度窦房传导阻滞。

2. 典型文氏型窦房传导阻滞　在规则的窦性心律中出现典型文氏型窦房传导阻滞的心电图改变。根据每周期的规律性很易做出诊断，但需与二度Ⅱ型窦房传导阻滞相鉴别。前者的P-P间期有逐渐缩短的现象，并有周而复始的特点；而后者的长间隔前P-P间期相等。

3. 变异型文氏窦房传导阻滞　根据此型心电图特点，一般不难做出诊断。但需注意与窦性心律失常鉴别：①必须用文氏周期所计算出的窦性激动周期，对心电图各导联出现的类似文氏周期的P-P时间所画出的梯形图结果大致符合诊断者，方能诊断此型窦房传导阻滞；②文氏周期周而复始；③窦性心律失常时P-P间期与呼吸有关，呈逐渐缩短又逐渐延长的特点。而此型传导阻滞P-P间期变化是有一定规律的，是逐渐缩短，最后出现一次接近2倍的短P-P间期的长间期。

4. 传导比例规整的二度Ⅱ型窦房传导阻滞　根据其典型的心电图特点，一般不难做出诊断。

（1）2：1传导的二度Ⅱ型窦房传导阻滞需与窦性心动过缓鉴别。单纯根据心电图表现很难鉴别，只有直接描记窦房结电位才能鉴别；另外，当体力活动或注射阿托品后，窦房传导阻滞改善可转为1：1传导，心率突然增加1倍，则可确诊为二度Ⅱ型2：1传导的窦房传导阻滞。

（2）与3：2二度Ⅰ型窦房传导阻滞鉴别。均可呈短的P-P间期与长的P-P间期交替出现，但二度Ⅰ型3：2窦房传导阻滞的长P-P间期小于短的P-P间期的2倍；而3：2二度Ⅱ型窦房传导阻滞长的P-P间期是短的P-P间期的2倍或整倍数。

（3）与窦性期前收缩二联律的鉴别。窦性期前收缩二联律长P-P间期不是短P-P间期的2倍。而3：2窦房传导阻滞二度Ⅱ型长间歇的P-P间期恰为窦性P-P间期的2倍。

5. 三度窦房传导阻滞　在心电图表现为窦性P波消失，难与窦性静止相鉴别。如患者过去曾出现过二度窦房传导阻滞，则较为符合三度窦房传导阻滞的诊断；如注射阿托品后出现二度窦房传导阻滞，也可推导诊断三度窦房传导阻滞。窦房结电图可以明确诊断。

三、治疗策略

（一）药物治疗

对暂时出现且无症状者可进行密切观察，不需特别治疗。频发、反复、持续发作或症状明显者，可口服参松养心胶囊（每日3次，每次2～4粒）、参仙升脉口服液（每次20mL，每日2次）、阿托品（每次0.3～0.6mg，每日3次）、异丙肾上腺素（每次10mg，每日3次）；严重病例可将异丙肾上腺素1mg加于5%葡萄糖200mL中缓慢静脉滴注。急性心肌炎或急性心肌梗死所致者，可使用肾上腺糖皮质激素。

（二）非药物治疗

对发生晕厥、阿-斯综合征，并且药物治疗无效者，应及时安装人工心脏起搏器。

四、预后

窦房传导阻滞如为偶发者，多为功能性迷走神经张力增高等所致；频发或发作时间持久者多为器质性疾病所致。心室率＞50次/min、持续时间短、无晕厥、无阿-斯综合征发作者,一般预后好。如为老年人或晚期心脏病患者有频发或持久的窦房传导阻滞,如无逸搏心律,则可发生阿-斯综合征,预后差。

第二节 房室传导阻滞

房室传导阻滞是指由于房室传导系统某个部位(有时两个以上部位)的不应期异常延长,冲动自心房至心室传导的过程中,传导速度延缓,或者部分甚至全部冲动不能下传的现象。房室传导阻滞可以是一过性、间歇性或永久性的。永久性房室传导阻滞一般是器质性病变或损伤的结果,而一过性及间歇性房室传导阻滞,除器质性因素外,尚可因迷走神经张力增高或其他一些心内或心外因素引起。

临床上通常把房室传导阻滞分为三度。①一度房室传导阻滞:房室传导时间延长,但每个来自心房的冲动都能下传心室。②二度房室传导阻滞:一部分来自心房的冲动被阻不能下传心室,通常进一步分为莫氏Ⅰ型(文氏型)和莫氏Ⅱ型。二度房室传导阻滞也称为不完全性房室传导阻滞。阻滞程度较重(3:1阻滞或更重)的二度房室传导阻滞,也称为高度房室传导阻滞。高度房室传导阻滞可以是文氏型或莫氏Ⅱ型。③三度房室传导阻滞:所有来自心房的冲动都不能传至心室,因此又称为完全性房室传导阻滞。除根据阻滞程度及心电图表现将房室传导阻滞进行分型外,还要考虑房室传导阻滞发生病变的解剖部位定位,这具有重要的临床意义。发生阻滞的病变部位可以在房室结、希氏束内(局限在希氏束)或希氏束下(希氏束以下)。一般来说,房室结水平的阻滞,其逸搏心律较为安全;而希氏束内或希氏束下阻滞的逸搏心律不稳定,可能迅速进展恶化,造成严重临床后果。

一、发生机制

房室传导阻滞的病因分为遗传性与获得性,其中获得性因素更为常见,包括退行性变、感染、炎症、缺血、医源性、迷走神经过度激活、内环境紊乱等。而房室传导系统退行性变是临床中最为常见的病因。

一度房室传导阻滞可见于正常人,中青年人发病率为0.65%～1.1%,在50岁以上的正常人中可达1.3%左右。一些运动员中发生率可达8.7%。急性心肌梗死患者其发生率为4%～15%,尤其多见于急性下壁心肌梗死患者。

动态心电图发现二度Ⅰ型房室传导阻滞与一度房室传导阻滞一样,可以发生在正常的青年人(尤其是运动员),而且多发生在夜间。在急性心肌梗死患者二度房室传导阻滞的发生率为2%～10%(北京阜外医院报告为6.9%)。二度Ⅰ型多见于急性下壁心肌梗死患者,且多数是由一度房室传导阻滞发展而来。

风湿热、风湿性心肌炎患者中的26%可伴有一度和/或二度房室传导阻滞,以一度多见。冠心病、急性心肌梗死二度房室传导阻滞的发生率为2%～10%,二度Ⅱ型房室传导阻滞多见于前壁心肌梗死,其发生率为1%～2%,多在发病后72h内出现。扩张型心肌病二度房室传导阻滞者约占4%。二度Ⅱ型房室传导阻滞的阻滞部位几乎完全在希浦系统内。希氏束电图证实阻滞部位在希氏束中段或下段者占35%,在希氏束以下者占65%。在体表心电图上,约71%的患者QRS波群是宽的(≥0.12s)。

三度房室传导阻滞常见于冠心病患者，急性心肌梗死时三度房室传导阻滞的发生率在1.8% ~ 8%，北京阜外医院报告为2.6%。有报告列夫（Lev）病和勒内格尔（Lenegre）病占引起三度房室传导阻滞病因的42%，其他如15% 扩张型心肌病有三度房室传导阻滞。

产生房室传导阻滞的病理生理基础主要是传导系统不应期异常延长，少数为传导系统某部分的结构中断或先天性畸形。相对不应期延长将使激动传导延缓，绝对不应期延长将使激动传导停止。

二、临床诊断

（一）临床表现

1. 症状　一度房室传导阻滞常无症状；二度Ⅰ型和Ⅱ型房室传导阻滞常有心悸、乏力等不适；高度、几乎完全性和三度房室传导阻滞的症状取决于发病原因和心室率快慢，常有心悸、心功能不全、心绞痛、眩晕或晕厥，甚至发生阿 – 斯综合征或猝死。

2. 体格检查　一度房室传导阻滞常有第一心音减弱；二度房室传导阻滞常有心搏脱落；三度房室传导阻滞第一心音强弱不一，间可闻及响亮清澈的大炮音，为心房、心室几乎同时收缩所致，心率慢而规则，35 ~ 50 次 /min。

（二）辅助检查

1. 心电图检查

（1）一度房室传导阻滞。窦性或房性心律时，P-QRS-T 波按顺序规律出现，P-R 间期延长，超过正常范围。① P-R 间期，成人＞ 200ms，老年人＞ 210ms，儿童＞ 180ms；② P-R 间期超过该心率的正常上限（表 6-1）；③心率无显著改变，P-R 间期较前增加 0.04s 以上，即使 P-R 间期仍在正常范围。

表 6-1　P-R 间期与心率的关系

心率（次 /min）	P-R 间期最大值（s）
＜ 70	0.20 ~ 0.21
70 ~ 90	0.19 ~ 0.20
91 ~ 110	0.10 ~ 0.19
111 ~ 130	0.17 ~ 0.18
＞ 130	0.16 ~ 0.17

（2）二度房室传导阻滞。心电图上表现为间断出现 P 波后无 QRS 波群（心室脱漏），可分为两型。

二度Ⅰ型房室传导阻滞，亦称莫氏Ⅰ型或文氏型房室传导阻滞。心电图（图 6-3）特点：一系列规则出现的窦性 P 波后，P-R 间期依次逐渐延长，直到 P 波不能下传心室，发生心室脱漏，在心室脱漏后的第一个 P-R 间期又恢复至初始的时限，然后再逐渐延长，这种周而复始的现象称为文氏现象；P-R 间期延长的增量逐次递减，使 R-P 间期进行性缩短，直到心室脱漏时出现明显变长的 R-R 间期；发生心室脱漏时的长 R-R 间期短于任何两个短 R-R 间期之和（不典型文氏现象可不完全符合上述现象）。

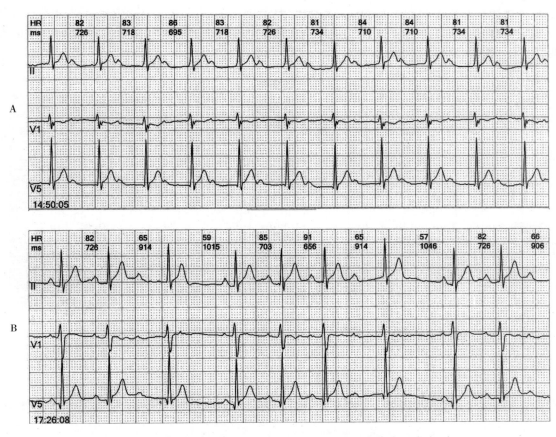

图 6-3　一度房室传导阻滞（A）合并二度 I 型房室传导阻滞（B）

图中房室传导比例分别为 4∶3 和 5∶4。

二度 II 型房室传导阻滞，亦称莫氏 II 型房室传导阻滞。心电图（图 6-4）特点：一系列规则出现的窦性 P 波后，P-R 间期相等（可正常或延长），但有间歇性 P 波不能下传心室，发生心室脱漏；发生心室脱漏时的长 R-R 间期等于短 R-R 间期的 2 倍或整倍数。

高度房室传导阻滞和几乎完全性房室传导阻滞（图 6-5）。在一帧常规 12 导联心电图中，若 P 波与 QRS 波群的传导比例 ≥ 3∶1 者，称为高度房室传导阻滞；若能下传心室的 P 波少于 3 个，称几乎完全性房室传导阻滞。

（3）三度房室传导阻滞，亦称完全性房室传导阻滞。心电图（图 6-6）特点：①P-P 间期和 R-R 间期有各自的规律性，P 波与 QRS 波群无关（无传导关系）。若基本心律为心房扑动或心房颤动，则 F 波或 f 波与 QRS 波群无关。②P 波频率较 QRS 波群频率快。③在整帧常规 12 导联心电图中，QRS 波群缓慢而规则，为被动出现的逸搏心律。若房室传导阻滞水平较高，逸搏起搏点位于房室束分叉以上，则为房室交界区逸搏心律。QRS 波群形态与窦性 QRS 波群相同，频率 35 ~ 50 次 /min；若房室传导阻滞水平较低，逸搏起搏点位于房室束分叉以下，则为室性逸搏心律，QRS 波群宽大畸形，频率 < 35 次 /min。

2. 希氏束电图

（1）一度房室传导阻滞。一度房室传导阻滞的希氏束电图特点根据阻滞部位不同而不同。

①心房内阻滞，P-A 间期＞ 60ms，而 A-H、H 和 H-V 间期都正常；②房室结内阻滞，A-H 延长＞ 140ms，而 H-V 和 P-A 间期正常；③希氏束内阻滞，H-H' 间期延长＞ 20ms；④束支阻滞，H-V 间期延长＞ 60ms。

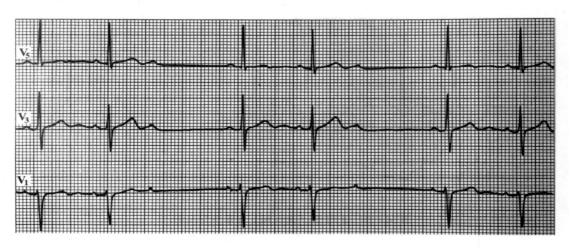

图 6-4　二度Ⅱ型房室传导阻滞

图中房室传导比例为 3：2。

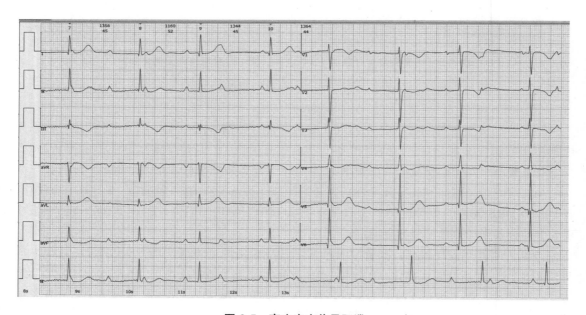

图 6-5　高度房室传导阻滞

　　患者女性，79 岁，临床诊断为老年性退行性瓣膜病变、高血压病。12 导联同步动态心电图片段显示窦性心律，P-P 间期匀齐，频率 81 次 /min，绝大多数 P 波与 QRS 波无关，QRS 波群多缓慢而匀齐，频率为 45 次 /min，QRS 波形态正常，仅 R_3 提前出现为窦性下传即窦性夺获。心电图诊断窦性心律，高度房室传导阻滞，窦性夺获，交界区逸搏心律。

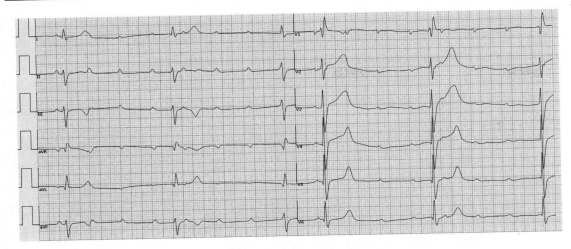

图 6-6　三度房室传导阻滞

患者男性，69 岁。临床诊断为冠心病。12 导同步心电图显示 P 与 QRS 无关；心房率为 100 次 /min，心室率为 29 次 /min，QRS 波宽大畸形，呈右束支阻滞图形。心电图诊断窦性心律，三度房室传导阻滞，室性逸搏心律。

（2）二度Ⅰ型房室传导阻滞。二度Ⅰ型房室传导阻滞的阻滞部位 70% ~ 80% 在希氏束近侧端，表现为 A-H 间期进行性延长，直至完全阻滞，而 H-V 间期正常。少数患者（7% ~ 21%）也可在希氏束内或希氏束远端阻滞，表现为 H-H' 或 H-V 间期逐渐延长直至完全阻滞。

（3）二度Ⅱ型房室传导阻滞。二度Ⅱ型房室传导阻滞病变 35% 发生在希氏束，65% 发生在希氏束远端。发生在希氏束近端阻滞时，希氏束电图表现为 A-H 延长，但下传的 H-V 间期正常，不能下传的 A 波后无 H 波，无 V 波。希氏束远端阻滞时，希氏束电图表现为 A-H 间期正常，H-V 间期延长，不能下传的那次心搏 H 波后无 V 波。

（4）三度房室传导阻滞。三度房室传导阻滞阻滞区位于希氏束者占 14% ~ 20%，位于希氏束近端（房室结内）者占 16% ~ 25%，位于希氏束远端者占 56% ~ 68%。希氏束近端阻滞时，A 波后无 H 波，而 V 波前有 H 波，H-V 间期固定，A 波与 V 波无固定关系；希氏束内阻滞时，A 波后有 H 波，H-V 间期固定正常，A 波与 V 波无关，H-H' 中断，每个 V 波前有 H'，V 波可以正常；希氏束远端阻滞时，A 波后 H 波，A-H 间期固定，但 H 不能下传，其后无 V 波，完全阻滞于 H-V 之间。

3. 运动心电图　运动心电图通常不作为常规检查，但对于特定的一些患者，如怀疑运动期间发生可疑心动过缓相关症状者、2 : 1 房室传导阻滞者为判断阻滞部位时应行运动心电图检查。

4. 动态心电图　大部分心动过缓和传导异常的患者，心律失常间断发作，为明确心律失常与症状的相关性，推荐进行心脏节律监测。对于发作频繁者，推荐进行 24h 或 48h 连续动态心电图检查。发作频率较低者，推荐更长程的心脏节律监测。

5. 心脏影像学检查　对记录到或怀疑传导异常的患者应进行心脏影像学检查，以评估心脏的结构和功能，识别潜在的器质性心脏病。新发二度Ⅱ型房室传导阻滞、高度房室传导阻滞或三度房室传导阻滞伴或不伴明确器质性心脏病或冠心病者，推荐经胸超声心动图检查；其他类型心动过缓或传导异常者，若怀疑存在器质性心脏病，应进行经胸超声心动图检查；

若怀疑存在器质性心脏病，常规检查未能明确时，应进行更高级别的心脏影像学检查（如经食道超声心动图、心脏CT、心脏磁共振或核素成像）。一度房室传导阻滞，且无器质性心脏病临床证据者，因检查的诊断率低，心脏影像学检查不作为常规推荐。

6. 实验室检查　临床怀疑某些特殊病因或继发性疾病导致的心动过缓或传导异常时，应进行相应的实验室检查，例如电解质水平、血气分析、甲状腺功能、莱姆病病原学及血清学检查。

7. 基因检测　传导异常由基因突变所致确诊者，推荐其一级亲属接受遗传咨询和基因检测，以筛查出类似疾病者。遗传性传导疾病患者，可以考虑对亲属进行遗传咨询和基因检测，有助于诊断评估。

8. 睡眠呼吸监测　对于有记录或怀疑在睡眠期间发生心动过缓或传导异常的患者，推荐进行睡眠呼吸监测，以验证是否与临床症状相关。对于存在睡眠相关的心动过缓或传导异常，同时合并阻塞性睡眠呼吸暂停的患者，推荐接受针对睡眠呼吸暂停的相应治疗（如持续气道正压通气和减轻体重）。已经植入或考虑植入永久性起搏器的患者，应进行睡眠呼吸暂停的筛查。

9. 植入型心脏监测仪　植入型心脏监测仪（ICM）是一种能够长时间持续监测患者心电信号的可程控器械，植入于患者的胸前皮下，可自动及手动记录患者的心律失常事件，并可以无线程控及读取数据。ICM克服了体外心电监测仪监测时间相对较短，间断监测，对于偶发、短时间的心律失常的诊断能力有限的局限性，能够提供更长程的持续心脏节律监测，适用于症状发作不频繁或不可预测性的疑似心动过缓或传导异常患者，便于明确心动过缓与临床症状的关系。因此，对于怀疑心动过缓相关症状的患者，若发作不频繁（症状发作间隔＞30d），常规的非侵入性检查未能明确时，应使用ICM进行长程心脏节律监测。另外，ICM不仅能够提高诊断率，而且有助于患者及时治疗，从而降低整体医疗成本，对于诊断未明且疑似心动过缓或传导阻滞患者，应尽早植入ICM。

（三）诊断与鉴别诊断

1. 诊断与鉴别诊断　房室传导阻滞的诊断主要依靠心电图，但心电图难以明确阻滞的部位。希氏束电图对房室传导阻滞的诊断和阻滞部位的判定有很高的价值，但至今尚无可靠的体表描记方法，需采用有创的心导管技术描记，因此限制了其在临床上的应用。对于偶发、短时间的房室传导阻滞可行长程的心脏节律监测或ICM检查。

一度房室传导阻滞需与其他一些原因所致的P-R间期延长鉴别。如发生较早的房性期前收缩其P'-R间期可延长；各种期前收缩（室性、交界区性或房性）后的第一个窦性搏动的P-R间期延长，尤其在插入性室性或交界区性期前收缩后；房室结双径路传导所引起的P-R间期突然显著延长；隐匿性希氏束期前收缩或隐匿性分支期前收缩引起的P-R间期延长。

二度房室传导阻滞最重要的鉴别诊断是它本身属于文氏型还是莫氏Ⅱ型。区别二度Ⅰ型与Ⅱ型房室传导阻滞最重要的心电图标志是P-R间期是否恒定。二度Ⅱ型房室传导阻滞，心搏脱漏之前和之后的下传搏动的P-R间期是恒定的，相差不超过5ms。

三度房室传导阻滞需与加速性交界性自主心律和加速性心室自主心律等相鉴别。

2. 房室传导阻滞的评估流程　见图6-7。

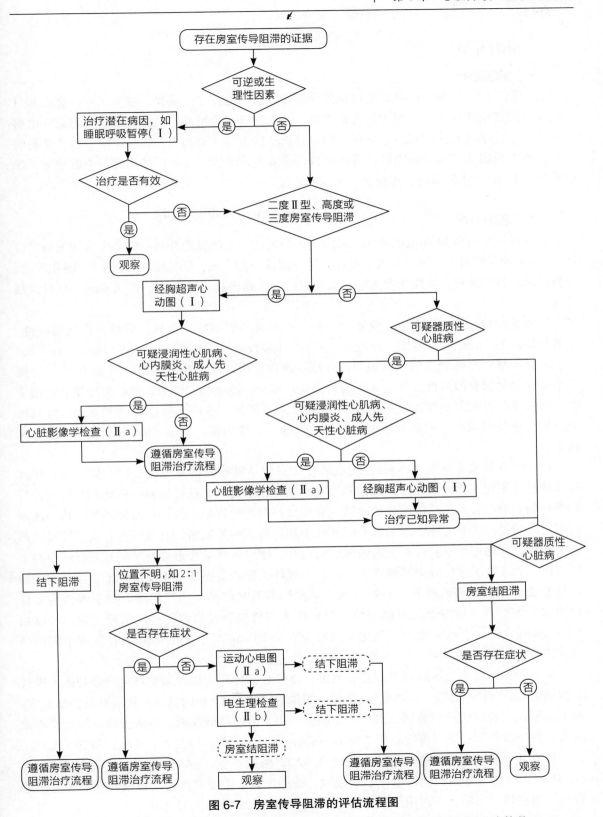

图 6-7　房室传导阻滞的评估流程图

图中实线表示没有争议的选择策略，虚线表示可能的选择策略，仅基于某些特殊临床情况。

三、治疗策略

（一）病因治疗

无论是一度、二度，还是三度房室传导阻滞，病因治疗十分重要，发生于一些急性和可逆情况下的房室传导阻滞，例如洋地黄中毒、迷走神经张力增高、风湿热、急性感染、电解质紊乱、急性下壁心肌梗死、心导管术和心血管造影术等所致的房室传导阻滞，往往是暂时性的，原发病因消退或被祛除后，可逐渐自行恢复正常的房室传导。禁用抑制心脏传导系统的药物，如 β 受体阻滞剂、洋地黄、维拉帕米等。

（二）药物治疗

1. 阿托品　阻滞 M 胆碱能受体，解除迷走神经对心肌细胞的抑制，提高窦房结细胞兴奋性，提升心率，但对于二度 II 型及三度房室传导阻滞可能无效，可引起口干、眼干、瞳孔扩大、视物模糊、排尿困难，禁用于青光眼、前列腺肥大、高热者。用法：0.3 ~ 0.6mg，口服，每日 3 次。

2. 沙丁胺醇　为选择性 β_2 受体激动剂，可增强心肌细胞兴奋性，但容易产生耐受性、疗效欠佳，且可导致头晕、目眩、高血压、失眠等不良反应。用法：2 ~ 4mg，口服，每日 3 次。

3. 氨茶碱　为磷酸二酯酶抑制剂，有拮抗腺苷作用，促进 Ca^{2+} 内流，兴奋 β 受体，提高细胞内的环腺苷酸浓度，促进儿茶酚胺释放，增强心肌细胞收缩力，使心率增快。适用于窦房结病变引起的缓慢性心律失常、希氏束以上传导阻滞、表现为窄 QRS 波群逸搏心律高度或三度房室传导阻滞。可能导致继发性心动过速、心律失常。用法：0.1 ~ 0.2g，口服，每日 3 次。

4. 肾上腺糖皮质激素（激素）　激素治疗房室传导阻滞的机制可能是：①激素有直接促进或恢复房室传导的效应；②能加速及稳定心室异位起搏点，这可解释一些病例在房室传导阻滞得到充分改善前，已能明显控制阿 - 斯综合征发作的现象；③促使血钾降低，从而改善房室传导功能；④对心肌炎或急性心肌梗死引起的房室传导阻滞，有减轻水肿或炎症浸润的抗炎作用；⑤降低中枢神经系统对缺氧的敏感性，这可解释某些患者给予激素后能够控制晕厥，但未能改善房室传导阻滞的现象；⑥改善冠状动脉侧支循环。主要适合于急性病变，如急性心肌炎、急性心肌梗死、心脏直视手术损伤等引起的房室传导阻滞。对于慢性房室传导阻滞所致的阿 - 斯综合征可能有效，但仅作为等待安装起搏器的过渡治疗。常用泼尼松 10 ~ 20mg，每日 3 或 4 次，或氢化可的松 100 ~ 200mg 溶于 250 ~ 500mL 溶液中缓慢静脉滴注。

5. 参松养心胶囊　本品可增加心肌血供，改善心脏传导功能，调整自主神经功能，降低心肌细胞 Ca^{2+}、Na^+ 含量，增加 K^+ 的含量，增加 Na^+-K^+-ATP 酶的活性，从而对抗心律失常。多中心随机双盲临床研究表明，参松养心胶囊可用于治疗期前收缩、心房颤动、缓慢性心律失常，其疗效确切，提高缓慢心率 7.15 次 /min。用法：口服，每次 2 ~ 4 粒，每日 3 次。

6. 参仙升脉口服液　本品能提高 Na^+-K^+-ATP 酶的活性，cAMP 升高、环鸟苷酸降低，cAMP/cGMP 比值升高，从而治疗心动过缓，适用于轻、中度窦性心动过缓和病态窦房结综合征、房室传导阻滞，不适用于快 - 慢综合征。用法：20mL，每日 2 次。

7. 黄芪注射液　具有正性肌力作用，能增强心肌细胞的舒缩功能，改善能量代谢，同时可扩张血管，减轻心脏负荷，增加心肌细胞抗缺氧能力，特别适用于冠心病、病毒性心肌炎所致的心律失常，对室性期前收缩的效果最好，对窦性心动过缓及一、二度房室传导阻滞具有一定疗效。但也有研究证实黄芪注射液对缓慢性心律失常没有疗效。用法：20mL，静脉滴注，每日 2 次。

8. **参附注射液**　可增强心脏的起搏电流，改善传导功能，增加心肌细胞收缩力，改善心肌供血。用法：40 ~ 100mL，静脉滴注，每日 1 次（临床剂量使用差异较大）。

9. **急诊药物治疗**　血流动力学不稳定时，需紧急处理，提高心率、血压，保证生命体征平稳。

（1）阿托品。常用 0.5 ~ 1mg，静脉注射，每 3 ~ 5min 重复 1 次，总量最大为 3mg。

（2）异丙肾上腺素。阿托品无效时使用，为非选择性 β 受体激动剂，可增强心肌收缩力，提高房室结心肌细胞兴奋性，提升房室交界区心率，对严重二度及三度房室传导阻滞均有效，但可加重心肌缺血，急性心肌梗死患者禁用。0.5 ~ 1.0mg 稀释后维持静脉滴注。

（3）肾上腺素。为 α、β 受体激动剂，对心肌细胞产生正性变时、变力、变传导作用，适用于心搏骤停、房室交界区或室性逸搏心律。1mg 静脉注射，每 3 ~ 5min 重复 1 次。

（4）多巴胺、去甲肾上腺素。可用于提高心率、血压。

（5）碳酸氢钠、乳酸钠。可改善心肌细胞应激性、促进传导系统心肌细胞对拟交感神经药物反应的作用，适用于高钾血症或酸中毒时。

（三）非药物治疗

1. **休息**　有症状的房室传导阻滞或虽无症状，但心室率 < 50/min 的患者应卧床休息。

2. **人工心脏起搏**　二度 Ⅱ 型以上的房室传导阻滞多属不可逆性，对血流动力学有较大影响，常可发生心源性晕厥，多需安装起搏器。安装起搏器的指征：①有症状的完全性房室传导阻滞都应安装起搏器；无症状的完全性房室传导阻滞者若阻滞在房室结或希氏束，心室率不太慢且稳定，超速起搏不出现异常抑制现象者，可能不需要永久性起搏器；无症状的先天性完全性房室传导阻滞者应做长程心电图检查以排除其他严重心律失常。②无论何处阻滞，有症状的二度房室传导阻滞患者都应考虑起搏治疗。阻滞在希浦系或阻滞在房室结，但药物治疗无效者，可安装起搏器。③H-V 间期明显延长且有晕厥史的患者若能排除其他原因引起的晕厥，可安装永久性起搏器。急性病变所致的房室传导阻滞，且有恢复可能者，则可采用临时性起搏。

四、预后

大多数一度及二度 Ⅰ 型房室传导阻滞患者阻滞部位在房室结，大多为迷走神经兴奋所致，通常预后良好。但少数一度及二度 Ⅰ 型房室传导阻滞部位在希氏束内或希氏束下（双侧束支水平），它们均为急性或慢性心肌病变所致，很可能会进展为高度或三度房室传导阻滞。少数患者也可发展为致命性室性心律失常。急性下壁心肌梗死患者出现的一度房室传导阻滞通常是短暂的，也可发展为二度、三度房室传导阻滞，故必须严密追踪观察。

二度 Ⅱ 型房室传导阻滞几乎全部发生在希氏束内和双侧束支水平，几乎都是病理性的。这种心律不稳定，可突然发生心脏停搏或进展为三度房室传导阻滞。急性心肌梗死伴发的二度 Ⅱ 型阻滞经积极治疗原发病后，部分病例可完全恢复。

三度房室传导阻滞患者如伴有过缓的房室交界性逸搏（< 40/min）或过缓的室性逸搏心

律（＜25/min），提示逸搏心律的自律性低，有发展为心室停搏的可能。如在二度房室传导阻滞向三度房室传导阻滞发展过程中，或室性逸搏不稳定时，易发生心室颤动或心室停搏。大多数急性下壁心肌梗死患者出现的三度房室传导阻滞通常是暂时的，预后较好，一般不需永久性起搏治疗。约10%的患者阻滞部位在希氏束内，由于逸搏心律不稳定，常需永久起搏治疗。急性前壁心肌梗死并发三度或二度Ⅱ型房室传导阻滞，常伴以双侧束支损伤，室性逸搏心律很不稳定，预后差，需安置起搏器。一些急性或可逆性的房室传导阻滞往往是暂时的，当病因祛除后，传导阻滞可自行恢复。发生于慢性器质性心脏病的房室传导阻滞，通常是永久性的，由于其有基础心脏病，心功能差，当发生三度房室传导阻滞时，可使心排血量进一步减少，而发生心力衰竭，常有猝死风险。先天性三度房室传导阻滞如伴发其他先天性心脏病，逸搏心律QRS波群宽且常伴Q-T间期延长，虽多数患儿无症状，但可发生晕厥，甚至猝死。

第三节　束支传导阻滞

束支传导阻滞又称房室束支传导阻滞、心室内传导阻滞（室内阻滞），是指传导障碍发生在希氏束（房室束）以下的传导阻滞，它包括左束支、右束支、左束支的分支左前分支、左后分支及中隔支的传导阻滞，以及不定型束支传导阻滞。

右束支传导阻滞可见于正常人，但较少。以儿童和青年人较多，以不完全性右束支阻滞较多见。约1%的正常人有不完全性右束支传导阻滞；完全性右束支传导阻滞发生率为0.25%～1.0%，完全性右束支传导阻滞患者绝大多数有器质性心脏病。急性心肌梗死时完全性右束支传导阻滞发生率为3%～7%，主要发生于前壁的心肌梗死，多为左前降支近端阻塞。

左束支传导阻滞的发生率远较右束支传导阻滞少，30岁以下的患者发生率更低，左束支传导阻滞在40岁以上患者的发生率为3.6%，40岁以下者为0.9%，右束支传导阻滞发生率比左束支传导阻滞高8～16倍。

左前分支传导阻滞在35岁以上人群中随年龄增加而增加，66%～78%的左前分支传导阻滞患者有器质性心脏病；35岁以下的男性左前分支传导阻滞者中，86%无心脏病。左前分支传导阻滞在前壁梗死时的发生率为24.2%、下壁梗死为16.5%。左后分支传导阻滞比左前分支传导阻滞少见。

一、发生机制

束支传导阻滞的病因多种多样，常见的有冠心病、高血压、左心室肥厚、风湿性心脏病、急性或慢性肺源性心脏病、心肌病、心肌炎，以及淀粉样变、结节病和血色病等浸润性疾病。原发性心脏传导系统疾病，如列夫（Lev）病和勒内格尔（Lenegre）病等，均可以直接引起希氏束和/或束支的损伤，并最终引起束支传导阻滞；右束支传导阻滞还多见于埃布斯坦（Ebstein）畸形、肺栓塞、三环类抗抑郁药中毒和系统性硬化症进展期患者；对于儿童人群，特定类型的束支传导阻滞往往具有遗传倾向，并与心脏的某些结构缺陷（如房间隔缺损）相关。医源性束支传导阻滞的发生并不少见，各种心导管检查、射频导管消融治疗，以及起搏器植入等心脏介入手术和心外科手术后均可发生束支传导阻滞，但通常为一过性。

右束支传导阻滞比左束支传导阻滞多见，其原因与右束支细长、分支少、不应期长、单一的血管供血等病理生理因素有关。右束支不应期病理性延长，室上性激动抵达希氏束后，右束支出现传导延长或阻滞性传导中断，当右束支较左束支激动延迟 25 ～ 40ms 时，便可出现不完全性右束支传导阻滞图形；若右束支除极较左束支迟 40ms 以上，则可出现完全性右束支传导阻滞图形。右束支传导阻滞时，心室间隔和左心室除极基本正常，即 QRS 波群初始部分（心室除极后 60ms 之内）是正常的，即 rSR' 波群中 rS 正常，R' 波由 QRS 波群附加微量环所形成。右心室壁除极较晚且缓慢，产生一个向右、向前的 QRS 终末附加环，形成终末 R' 波。ST 段向量的方向与 QRS 波群附加环方向相反。

左束支比右束支传导阻滞少见，其临床意义比右束支传导阻滞更重要。左束支不应期病理性延长，室上性激动抵达希氏束后，左束支出现传导延长或阻滞性传导中断，当左束支激动迟于右束支 25 ～ 40ms 时，便可出现不完全性左束支传导阻滞图形；若左束支除极较左束支迟 40ms 以上，则可出现完全性左束支传导阻滞图形。左束支传导阻滞以后，心室除极程序发生改变，因右束支于室间隔右侧先除极，产生的 QRS 起始向量指向左前方或左后方，V_1、V_2 导联一开始就出现起始向下的负向波或小 r 波，V_5、V_6 导联出现正向 R 波，随后间隔部、右心室及左心室也相继除极，产生的最大 QRS 向量指向左后方，投影在 V_1、V_2 导联负侧。继 r 波或 q 波之后，出现深而宽大的 S 波，而 V_5、V_6 导联出现宽大的 R 波。因左心室心尖部最后除极结束，终末向量指向左前方，V_5、V_6 导联不出现 S 波，呈单向切迹 R 波。左束支除极时产生的 ST-T 向量方向与 QRS 最大向量方向相反，故以 R 波为主的 I、II、aVL、V_4 ～ V_6 导联导联 ST 段下降，T 波倒置，而以 rS 或 QS 波为主的 aVR、V_1、V_2 导联 ST 段抬高及 T 波直立。

左束支三分支传导系统中，以左前分支传导阻滞最多见。这可能与左前分支细长，位于压力较高的血液流出道易受损伤，为单一的血管供血易受到缺血性损害，不应期较长易发生传导延缓等因素有关。左前分支传导阻滞时左心室激动沿左后分支下传，引起心室间隔后半部以及后下壁先除极，然后绕道通过浦肯野纤维吻合处扩展到左心室的前侧壁，最大 QRS 向量在额面指向左上方，表现为额面 QRS 电轴显著左偏。横面 QRS 环体位于左后方，呈顺钟向转位图形。

左后分支传导阻滞少见，其原因是左后分支短而宽，位于压力较低的流入道，接受双重血供，不易发生损害。再者左后分支传导阻滞的心电图表现不像左前分支传导阻滞那样醒目，即使明显的电轴右偏，也不一定就是左后分支传导阻滞的表现。左后分支传导阻滞时激动沿左前分支和中隔支传导到左心室，再通过浦肯野传导左心室后分支所支配的左心室空间。起始 0.01 ～ 0.02s 时的 QRS 向量指向左前上方，最大 QRS 向量指向左后下方。在横面，QRS 环大部分在左后方，常偏右，在右后方的面积超过总面积的 20%，呈逆钟向运转。额面 QRS 环的变化比横面典型，起始向量指向左上，之后呈顺钟向运转，最大 QRS 向量指向右下方。投影在 I、aVL 导联呈 rS 型，在 II、III、aVF 导联呈 qR 型。

二、临床诊断

（一）临床表现

单一束支传导阻滞本身不产生明显的血流动力学异常，故临床上常无症状。如出现症状及体征则多为原发疾病所致。

双侧束支传导阻滞、双分支传导阻滞或三分支传导阻滞程度较轻时，其本身无明显症状，如发展为三度房室传导阻滞时，心室率可很慢，常出现心悸、胸闷、头晕、晕厥、阿 – 斯综合征等。

（二）辅助检查

1. 心电图

（1）右束支传导阻滞。心电图（图 6-8）特点：①右胸 V_1、V_2 导联的 QRS 波呈 rsR'、rSR' 型、rsr' 型或 M 型，其 R' 波通常高于 r 波；少数呈宽大有切迹的 R 波。V_5、V_6 导联 S 波显著宽大，时限 ≥ 0.04s，但不深。②Ⅲ、aVR 导联呈 qR 波，该 R 波多增宽而不高，Ⅰ、aVL 及Ⅱ导联则多为宽大不深的 S 波。③ QRS 时限 ≥ 0.12s 为完全性右束支传导阻滞；QRS 时限 < 0.12s 为不完全性右束支传导阻滞。④ V_1、V_2 导联呈有切迹的 R 波时，R 波峰时间（室壁激动时间）> 0.05s。而 V_5、V_6 导联 R 波峰时间正常。⑤ ST-T 方向与 QRS 波终末向量方向相反，即 V_1、V_2 导联的 ST 段压低，T 波倒置，而 V_5、V_6 导联 ST 段升高，T 波直立。

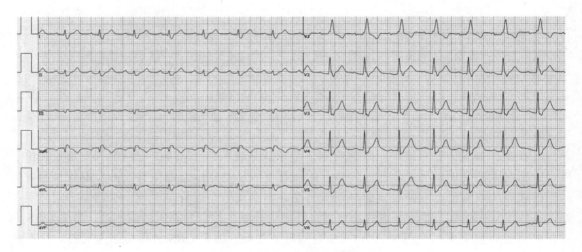

图 6-8　完全性右束支传导阻滞

（2）左束支传导阻滞。心电图（图 6-9）特点：①左侧导联 V_5、V_6、Ⅰ、aVL 导联出现宽大、顶端粗钝、有切迹的 R 波。左胸导联通常无 q 波。②右胸 V_1、V_2 导联呈 rS 型，V_1、V_2 导联偶呈 QS 型，V_3 导联罕见 QS 型。胸前导联顺时针转位。③Ⅲ、aVF、aVR 导联 QRS 波多呈 QS 型。④ QRS 时限 ≥ 0.12s 为完全性右束支传导阻滞；QRS 时限 < 0.12s 为不完全性右束支传导阻滞。⑤ V_5、V_6 导联室壁激动时间（R 峰时间）≥ 0.06s（大多在 0.08s 以上），V_1、V_2 导联室壁激动时间正常。⑥ ST-T 方向与 QRS 主波方向相反，V_1 导联 ST 段略抬高，T 波直立；V_5、V_6 导联 ST 段压低，T 波倒置；Ⅰ、aVL 导联 ST 段压低，T 波倒置；Ⅲ、aVF、aVR 导联 ST 段往往有不同程度升高，T 波直立。

（3）左前分支传导阻滞。心电图特点：① QRS 电轴左偏 −45° ～ −90°。②Ⅰ、aVL 导联呈 qR 型，但 q 波不超过 0.02s，R 波较高，R_{aVL} > $R_{Ⅰ}$；Ⅱ、Ⅲ、aVF 导联呈 rS 型，S 波较深，$S_Ⅲ$ > $S_Ⅱ$。③ QRS 时间正常或稍延长，多在 0.10 ～ 0.11s。④ aVL 导联的室壁激动时间（R 波峰时间）≥ 45ms。⑤胸前导联 QRS 波群无明显改变。

（4）左后分支传导阻滞。心电图特点：① QRS 电轴右偏 +90° ～ +180°。②Ⅰ、aVL

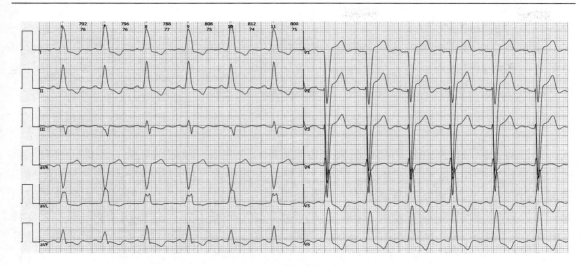

图 6-9　完全性左束支传导阻滞

导联呈 rS 型，Ⅱ、Ⅲ、aVF 导联呈 qR 型，q 波＜ 0.02s，呈 $S_IQ_Ⅲ$ 型特点。③ QRS 不增宽或轻度增宽，时限＜ 0.12s。④Ⅱ、Ⅲ导联的 R 波相对较高，$R_Ⅲ＞R_Ⅱ$。⑤心前区导联 QRS 波无明显改变，V_1 导联可呈 QS 型，V_2 导联可呈 rS 型。

2. 心电向量图检查

（1）右束支传导阻滞。横面心电向量图改变最具特征性，起始 0.06s 内 QRS 环体运行如同正常，0.06s 以后 QRS 环归心支向前移位，运行迟缓，形成朝向右前的附加环，QRS 环体时间≥ 0.12s。出现向左后的 ST 向量，QRS-T 夹角增大。

（2）左束支传导阻滞。QRS 环朝向左后，振幅增大，环体中部及终末部分运行迟缓，环体时间≥ 0.12s。ST 向量朝向右前，QRS-T 夹角可达 180°。

（3）左前分支传导阻滞。心电向量图改变主要反映在额面上，QRS 环逆钟向运行，起始向量朝向右下，最大 QRS 向量朝向左上，环体时间略延长。ST 向量减小，QRS-T 夹角略增大。

（4）左后分支传导阻滞。心电向量图改变也主要反映在额面上，QRS 环顺钟向运行，起始向量朝向左上，最大 QRS 向量朝向右下。ST 向量不甚明显，QRS-T 夹角可略增大。

（三）诊断与鉴别诊断

束支传导阻滞的诊断主要依赖心电图。心电向量图诊断束支传导阻滞优于心电图。

完全性右束支传导阻滞需与右心室肥厚相鉴别；完全性左束支传导阻滞需与 B 型预激综合征相鉴别。

三、治疗策略

（一）药物治疗

单侧束支传导阻滞本身对血流动力学无明显影响，临床上常无症状，可不需特殊处理，应定期随访观察。束支传导阻滞的药物治疗主要是针对病因及诱因的治疗。必要时可使用提高心率的药物，但疗效不稳定，仅临时应用。

（二）非药物治疗

束支传导阻滞的非药物治疗主要是人工心脏起搏治疗。室内三支传导阻滞者，按房室传导阻滞的心脏起搏治疗原则选择起搏治疗指征；室内二支传导阻滞伴晕厥或近乎晕厥者，或H-V 间期延长达 100ms 以上者应行人工心脏起搏治疗。

四、预后

急性前壁心肌梗死并发完全性右束支传导阻滞，说明有广泛心肌坏死，因此，常有严重的左侧心力衰竭和 / 或心源性休克，约有 1/3 患者可发展为三度房室传导阻滞，并易形成不稳定的折返环，从而诱发心室颤动致死，其发生率约为 25%。所以，急性前壁心肌梗死新出现完全性右束支传导阻滞常伴有大面积心肌坏死，预后较差。伴有左侧心力衰竭的右束支传导阻滞，住院病死率可高达 50% ~ 60%。下壁合并右心室梗死伴发右束支传导阻滞者，易发生心源性休克等严重并发症，预后不佳。急性下壁心肌梗死合并右束支传导阻滞多为短暂的，预后较好。心脏手术引起的右束支传导阻滞可以消退，且与预后有关。少数单纯完全性右束支传导阻滞患者经长期随访追踪，其心血管病发病率与正常人无明显差异。单纯性右束支传导阻滞的年轻人，经检查无器质性心脏病者，不影响预后。完全性右束支传导阻滞的老年人则不同，往往伴有器质性心脏病，其预后与基础心脏病及其严重程度有关。很多不完全性右束支传导阻滞者，无任何器质性心脏病变，无病理意义。

急性心肌梗死时交替出现的左束支传导阻滞和右束支传导阻滞，或同时并发房室传导阻滞者的病死率高。急性心肌梗死并发完全性左束支传导阻滞的病死率与并发完全性右束支传导阻滞者相似，但均低于合并双侧束支传导阻滞。凡并发症多或并发症出现在急性心肌梗死的基础上，尤其并发恶性心律失常者，预后恶劣。左束支传导阻滞的预后与基础心脏病密切相关。

急性心肌梗死并发的单纯左前分支传导阻滞患者，其临床经过平稳，对近期预后无重要影响。左前分支传导阻滞伴下壁心肌梗死者，提示存在多支血管病变可能，除右冠状动脉有病变外，左前降支也存在病理改变或狭窄。无心血管并发症的单纯左前分支传导阻滞不影响预后，是一种良性束支传导阻滞。

左后分支传导阻滞一旦出现，其病理意义比左前分支传导阻滞更严重，常表示有弥漫性心肌损害，病变严重，常伴有右束支或左前分支传导阻滞，构成双束支或三束支传导阻滞，并易发展为三度房室传导阻滞，导致晕厥、阿 – 斯综合征、心脏停搏等，预后差。急性心肌梗死并发左后分支传导阻滞者预后不佳，急性期病死率高。

第四节　阿 – 斯综合征

阿 – 斯综合征是指心脏性原因引起心排血量突然锐减或暂停，导致急性脑缺血发作。常见于严重心律失常，亦可见于急性心脏排血受阻，如主动脉瓣狭窄、梗阻性肥厚型心肌病、二尖瓣狭窄、心房黏液瘤或球瓣样血栓等，或严重急性心肌收缩无力，如急性广泛性心肌梗死、重症急性心肌炎等。本节仅介绍心律失常引起的阿 – 斯综合征。

一、发生机制

缓慢性和快速性心律失常造成心排血量的急性锐减或暂停均可引起阿－斯综合征。常见的心律失常类型为：①快速性心律失常，如室性心动过速（包括尖端扭转型室性心动过速）、心室颤动、心房颤动伴极快心室率、心房扑动伴 1∶1 传导、阵发性室上性心动过速（心室率极快者）；②缓慢性心律失常，如心脏停搏、窦性静止、窦房传导阻滞、严重窦性心动过缓、心房颤动或心房扑动伴高度房室传导阻滞、二度莫氏Ⅱ型或完全性房室传导阻滞、室性自主心律、过缓的交界区逸搏心律、快慢综合征快速性心律失常以缓慢性心律失常告终。

阿－斯综合征的病因很多，凡能引起上述心律失常的病因均为阿－斯综合征的病因。常见的病因有：①冠心病，包括心肌梗死；②电解质紊乱，如低钾血症、低镁血症；③病毒性心肌炎；④脑血管意外，尤其是蛛网膜下腔出血；⑤药物，如胺碘酮、奎尼丁；⑥迷走神经受刺激，如胆道疾病、颈动脉窦疾病等；⑦其他心脏病，如肺源性心脏病、心肌病、先天性心脏病、室壁瘤等。此外，儿童营养不良性肌强直，甲状腺功能亢进症，尤其是心动过缓和一度房室传导阻滞的甲状腺功能亢进性心脏病用 ^{131}I 治疗时，能诱发阿－斯综合征，风湿热等也是阿－斯综合征的病因。

人脑重量占体重的 2%，而脑耗氧量占全身耗氧的 20%。由于脑储存氧和能量物质的能力差，必须不断从血流中获得氧和能量物质才能维持其正常的生理功能。当严重心律失常，如室性心动过速、显著心动过缓、心跳暂停等，使心搏量在短期内急剧锐减或暂停，可产生脑缺血、缺氧，导致晕厥和抽搐，即阿－斯综合征。

二、临床诊断

（一）临床表现

阿－斯综合征的症状往往是伴随心律失常而突发，其严重程度视脑缺血程度而定，轻者出现短暂的意识模糊，伴恶心、苍白、出冷汗、眩晕、站立不稳；重者突然晕倒，意识完全丧失，伴或不伴有抽搐和大小便失禁。特征性的表现为当心排血量骤降时，先表现为面色苍白，在许多病例进展为愈加严重的青紫，继而失去知觉，抽搐。发作时，呼吸往往有鼾声，可变为喘息样呼吸。如发作时间短暂，患者立即清醒，此时常因反射性充血而面色潮红，清醒后患者较快地恢复以前的活力与神志；如发作时间较长或程度重，患者苏醒后可有短暂神志恍惚、困乏、恶心或排便感。

（二）辅助检查

阿－斯综合征发作时心电图检查可以明确心律失常的类型。对于难以获得发作过程中心电图记录者，可用动态心电图捕捉发作时的心律失常，或用程序心脏刺激诱发心律失常，如果诱发心律失常时出现晕厥或晕厥先兆症状，则可确定以往的晕厥为阿－斯综合征发作。

（三）诊断与鉴别诊断

阿－斯综合征的诊断不难，根据上述临床表现，结合发作时心电图有前述类型的心律失常即可确诊。关键是要提高对阿－斯综合征的认识，特别是就诊时为非发作期的患者，要及时应用动态心电图和／或程序心脏刺激检查来协助诊断。

癫痫发作抽搐时与阿－斯综合征表现非常相似，最佳的鉴别方法是发作时触诊脉搏，但有时不易鉴别，如能描记发作时心电图，则较易区别。

血管迷走性晕厥与阿－斯综合征二者均有苍白、出汗、意识丧失和心动过缓，鉴别较困难。Craig 认为可根据瞳孔大小做出紧急鉴别，血管迷走性晕厥患者瞳孔缩小，而阿－斯综合征患者瞳孔扩大。

三、治疗策略

（一）药物治疗

1. 胺碘酮　胺碘酮是最有效的抗心律失常药，可用于危及生命的快速性室上性和室性心律失常，能有效控制引起的阿－斯综合征的快速性心律失常，可作为首选药物。静脉负荷量 150mg，注射 10min，然后以 1mg/min 滴注 6h，再减至 0.5mg/min。如心律失常仍反复发作，可追加 150mg 负荷量 10 ～ 30min 内注入。

2. 利多卡因　对快速性室性心律失常引起的阿－斯综合征，利多卡因不仅有治疗作用，也有预防作用。成人负荷量为 1 ～ 3mg/kg，适量稀释后静脉注射（静脉注射速度为 20 ～ 50mg/min），然后用 1 ～ 4mg/min 静脉滴注速度维持。

3. 异丙肾上腺素　是心动过缓型阿－斯综合征的首选药物，对继发性 Q-T 间期延长所致的尖端扭转型室性心动过速也有较好疗效。一般将 1 ～ 2mg 加在 5% 葡萄糖注射液 500mL 内缓慢静脉滴注，1 ～ 3μg/min。抢救心脏停搏，可用 0.5 ～ 1mg 静脉注射。

4. 其他药物　对快速性心律失常还可选用尼非卡兰等。缓慢性心律失常也可选用阿托品、麻黄碱，但疗效较差。房室传导阻滞所致的阿－斯综合征，大剂量糖皮质激素治疗可能有效。

（二）非药物治疗

1. 电复律　对于室性心动过速、心室颤动等快速性心律失常引起的阿－斯综合征应首先电复律。电击后需 10 ～ 30s，心脏才能恢复正常节律。

2. 心脏起搏　心脏起搏已成为心动过缓型阿－斯综合征的首选方法。近年来，也用于人工心脏超速起搏抑制室性心动过速、室上性心动过速。可根据临床情况选择临时或永久起搏。

此外，阿－斯综合征的抢救不能忽视病因治疗。例如，急性病毒性心肌炎致三度房室传导阻滞或双束支传导阻滞，治疗中必须应用大剂量肾上腺糖皮质激素；低钾血症、低镁血症引起者，应注意补钾、补镁，并纠正失钾、失镁的原因；如为药物不良反应（如胺碘酮或奎尼丁）引起，应立即停药并静脉注射乳酸钠；如为急性脑血管意外引起者，应给予相应治疗和合并降低颅内压。总之，如忽视病因治疗，则预后不佳。

需要注意的是阿－斯综合征发作时间较长时，应按心脏停搏进行复苏治疗。

四、预后

阿－斯综合征实为能够自动恢复的心脏停搏，因此其预后大多不良，特别是病因难以纠正者。积极的病因治疗、心脏起搏和埋藏式自动复律除颤器治疗，可以改善预后。

第 7 章　预激综合征的诊治策略

Ohnel（1944 年）命名预激综合征时，将其定义为"起源于心房的激动比经正路（房室结）提早激动心室的一部分或全部"。随着隐匿性预激综合征的发现，Gallagher 又进一步将其定义为"激动从起源点比经正路提前激动远方区域（心室或心房）"。

欧洲预激综合征专题研究小组根据旁路的解剖学特征对预激综合征进行了分类。这些旁路包括：①房室旁路，心房和心室间的直接连接；②结室旁路，连接房室结与心室肌；③从希浦系统到心室间的束室连接；④直接连接心房和希氏束的房室结旁路，经一条特殊的结间旁路连接心房与低位房室结，或经特殊的快速传导的结内旁路连接心房和低位房室结。

生理性（与解剖学概念不同）的房室连接引起了典型的预激综合征（即 W-P-W 综合征）。而结室、房束、结束和束室间的连接（过去称为 Mahaim 纤维）引起了变异性预激综合征。房室结旁路则引起了短 P-R 间期综合征（即 L-G-L 综合征）。

典型预激综合征（W-P-W 综合征）依心电图表现和旁路前传功能分为显性、间歇性、潜在性和隐匿性。①显性：心电图有心室预激表现；②间歇性：心室预激心电图间歇出现；③潜在性：旁路有前传功能，但心电图无心室预激表现（经心房调搏可诱导出现）；④隐匿性：心电图无心室预激表现，旁路无前传功能。

预激综合征的人群发生率尚无准确而客观的统计，经心电图检测房室旁路的发生率 0.1‰ ~ 0.3‰，这类患者发生一种或多种心动过速的概率为 4.3% ~ 90%，随着年龄的增长而下降。预激综合征有家族性发病率增加的倾向。功能性房室旁路常和某些先天性异常，特别是三尖瓣的埃布斯坦畸形合并发生。在埃布斯坦畸形的患者中，10% 的患者有解剖学的右侧旁路，并且多旁路较常见。预激性室上性心动过速的患儿中，仅有 5% 有埃布斯坦畸形。有趣的是，左侧旁路的预激患者很少伴有器质性心脏病；而右侧旁路的预激患者 45% 伴有器质性心脏病。左侧旁路在成人二尖瓣脱垂患者中常见，而二尖瓣脱垂在左侧旁路的人群中亦常见。然而，绝大多数年轻的房室旁路患者不存在心脏病。

一、发生机制

（一）病因

在心脏早期发育，即胎心管向具有四个独立瓣膜的四个腔室转变过程中，发生房室连接形成上的缺陷，成熟的纤维性房室环的发生将受限而引起异常房室肌连接残留，形成预激综合征的病理解剖基础——房室旁路。尽管目前一致认为房室环解剖及电生理连接发育异常是预激综合征的病因及机制，但真正的病因尚未确定。遗传、后天疾病、代谢异常等多因素共同作用是预激综合征发生和发展的原因。

1. **遗传因素**　预激综合征患者有家族聚集倾向。随着分子遗传学的发展，有关家族性预激综合征致病基因的研究逐步增多。目前，PRKAG2 基因与预激综合征的关系已基本确认。但并不是所有预激综合征患者均存在 PRKAG2 基因异常，更多的致病基因需进一步寻找和研究。

2. **先天性心脏病**　先天性心脏病患者的预激综合征发生率为 0.27% ~ 0.86%，显著高于普通人群的发生率。有预激综合征的儿童患者中有 32% ~ 46% 与先天性心脏病有关，说明先天性心脏病是导致婴幼儿预激综合征的一个重要因素。

预激综合征最常并发的先天性心脏病是埃布斯坦畸形，发生率超过 10%，而埃布斯坦畸形的患者其预激综合征的发生率高达 4% ~ 26%。埃布斯坦畸形常并发 B 型预激综合征，而并发 A 型预激综合征者少见。其他与预激综合征有关的先天性心脏病有冠状静脉窦瘤、室间隔缺损、房间隔缺损、大动脉错位、法洛四联症、校正性房室移位、房室沟缺陷、单室心、三尖瓣闭锁、复杂的主动脉狭窄、孤立的镜面右旋心、二尖瓣关闭不全和房间隔缺损的马方综合征等。

3. **后天性心脏病**　后天获得性心脏病在预激综合征的发生中起重要作用。肥厚型心肌病常并存预激综合征，现已明确染色体基因突变是二者的共同病因。感染性心内膜炎导致二尖瓣关闭不全患者可出现间歇性预激综合征，但炎症控制后预激综合征不消失，而二尖瓣置换后预激综合征消失，说明炎症仅是促发因素，而二尖瓣环邻近存在潜在性旁路是其真正原因。冠心病心肌梗死或缺血使正常房室传导受抑制而使房室旁路传导显现而出现预激综合征。二尖瓣脱垂常并发 A 型预激综合征，但二尖瓣脱垂本身是先天性抑或后天获得尚存争论。其他与预激综合征发生有关的后天性心脏病有风湿性心脏病、高血压病、扩张型心肌病、甲状腺功能减退性心脏病、病态窦房结综合征等。心脏前后负荷过大，心脏几何形态改变，心肌纤维化，心脏自主神经失衡等致房室旁路电生理特性改变是引起预激综合征的可能机制。

4. **心脏外科手术**　临床上给无预激综合征的三尖瓣闭锁的患者行丰唐（Fontan）手术，术后部分患者出现预激综合征的临床表现，心腔内电生理检查发现"房室旁路"位于心房心室吻合部位，提示外科手术引起的医源性房室连接是产生预激综合征的病理基础。

5. **肿瘤**　儿科常见的心脏横纹肌瘤常伴发预激综合征。横纹肌瘤通过三尖瓣叶从右心房延伸至右心室，构成肉眼可见的房室连接是预激综合征发生的基础。嗜酸性粒细胞瘤是一种多发性浦肯野细胞肿瘤的变异型，目前已证实该病是产生预激综合征的另一肿瘤病因。

6. **其他因素**　妊娠期妇女体内环境改变易使预激综合征并发快速性心律失常。运动和身体姿势改变通过改变房室旁路及正常房室传导通路的传导性能影响预激综合征发生。

（二）发病机制

房室旁路是预激综合征发生发展的病理基础，它的解剖分布和电生理特点均不同于正常的房室传导系统，其分布特点决定心室和心房的最早激动部位和传导顺序，其电生理特点既是鉴别房室传导途径的依据，也是产生心电生理异常和参与心律失常发生的基础。

1. 解剖分布　房室旁路分布于除左右纤维三角之外的房室环区域，起源于邻近房室环的房侧，以肌束的形式斜行穿过房室沟，末端像树根状抓附于心室肌。从房室环水平面观察，大多数房室旁路分布于房室环的左、右游离壁区域；少部分位于房室交界区而邻近正常房室传导束。房室旁路常位于四个解剖区域，分别称为前隔房室旁路、后隔房室旁路、右侧房室旁路和左侧房室旁路。

2. 房室旁路的传导功能

（1）典型传导。典型的房室旁路具有三大传导特点，即双向传导、传导速度快和传导时间相对恒定。房室旁路的传导能力常用连续传导冲动的频率和有效不应期来评价。房室旁路的传导能力与预激综合征并发快速的心律失常密切相关。房室旁路的前向传导能力越强，并发快速房性心律失常（如心房扑动或心房颤动）的心室率越快。部分患者甚至蜕变为心室颤动而导致心脏停搏。房室旁路的逆向传导能力与顺向型房室折返性心动过速的发生有一定关系。当房室旁路的逆向传导能力强，房室结 – 希浦系的前向传导能力强，则易发生房室折返性心动过速。

影响房室旁路的传导功能的因素：①儿茶酚胺明显增加房室旁路的前向和逆向传导能力；②抗心律失常药对房室旁路的传导功能有直接和间接的作用。抑制正常房室旁路传导功能的药物（洋地黄或维拉帕米），可间接增强房室旁路传导。抑制房室旁路传导的药物如Ⅰ类抗心律失常药，对前向传导的抑制作用较逆向传导更强，部分患者用药后前向传导被阻滞，而逆向传导仍保留，则更易自发或诱发顺向型房室折返性心动过速。

（2）单向传导。单向传导虽然是房室旁路的非典型特性，但是常见的电生理表现，多以前向传导阻滞的形式存在，临床上称为隐匿性房室旁路。隐匿性房室旁路的发生机制目前尚不十分清楚。仅能前向传导的房室旁路并不多见。由于单向阻滞发生在逆向传导，前向传导能力仍可使快速性房性心律失常时发生快速心室反应而恶化病情。

（3）隐匿性传导。主要指房室旁路具有前向传导能力，但正常情况下仅能间歇显现或不显现，不同于仅能逆向传导的隐匿性房室旁路。间歇性房室旁路的前向传导能力较差，有效不应期较长，诱发或自发心房扑动或颤动时，快速的心房冲动主要经房室结 – 希浦系传导至心室。潜在性房室旁路传导是房室旁路的部位远离窦房结，窦性激动传导到房室旁路所在部位的时间较长，经房室结 – 希浦系传导的时间短于经房室旁路传导至心室的时间，所以不显示心室预激。

（4）慢传导。有少数房室旁路表现为传导速度慢和频率依赖性递减传导，称为房室慢旁路。绝大多数房室旁路仅能逆向传导，少数慢旁路患者可能有前向传导能力但被房室结 – 希浦系传导所掩盖。

3. 心律失常发生机制　预激综合征主要并发房室折返性心动过速和快速性房性心律失常经房室旁路前传引起快速心室反应。

（1）顺向型房室折返性心动过速的环路运行方向是以房室结 – 希浦系前向传导至心室，而后经房室旁路逆向传导至心房。窦性心动过速或房性期前收缩的心动周期或期前收缩配对间期短于房室旁路的前传有效不应期,而长于房室结－希浦系的前传有效不应期,则激动阻滞于房室旁路而经房室结－希浦系缓慢前传至心室,如恰逢房室旁路逆传不应期已过,激动将随旁路逆向传导至心房而形成折返性心房回波。心房回波若再次出现经房室结－希浦系传导至心室并且连续发生,便形成顺向型房室折返性心动过速。异常增快的心室率或室性期前收缩诱发顺向型房室折返性心动过速其过程和机制与上述相似,只是心动周期或期前收缩配对间期正好短于房室结－希浦系的逆传有效不应期,而长于房室旁路的不应期,此时激动经房室旁路逆传至心房,若房室结－希浦系前传功能已恢复,则激动将循房室结－希浦系前传激动心室而完成折返。

(2)逆向型房室折返性心动过速的环路运行方向为房室旁路前向传导激动心室,之后循房室结－希浦系逆向传导激动心房而完成折返,逆向型房室折返性心动过速的逆传支可以是房室结－希浦系,但更多见的是另一条房室旁路,因此,多房室旁路折返是逆向性房室折返性心动过速的重要特征。逆向型房室折返性心动过速的发生取决于房室旁路的前向传导能力强,而房室结－希浦系或另一条房室旁路的逆向传导能力强。

(3)心房颤动的发生是否与房室旁路直接参与有关,尚无直接证据,但有不少迹象提示房室旁路与心房颤动的发生有一定的关系。首先,并发心房颤动的预激综合征患者常常没有发生心房颤动的其他病理基础;其次,显性房室旁路并发心房颤动的发生率明显高于隐匿性房室旁路,而且右侧显性房室旁路并发心房颤动更为常见;最后,射频导管消融阻断房室旁路后大多数患者不再发生心房颤动。没有器质性心脏病的预激综合征患者其心房颤动发生的可能机制是:①室性期前收缩经房室旁路逆向传导激动心房,恰好落入心房易损期诱发心房颤动;②部分患者存在多条房室旁路,室性期前收缩经多条房室旁路逆向传导至心房,使之多部位非均一除极而诱发心房颤动;③临床上心电监护或动态心电图记录发现房室折返性心动过速蜕变为心房颤动。可能与房室折返性心动过速时心率过快引起心房压力升高,心肌相对缺血,以致心房激动顺序异常而致心房"易损性"增加而发生心房颤动。

(4)心房扑动较少单独发生,多与心房颤动发生于同一患者。目前尚无足够证据证实房室旁路直接参与心房扑动的发生。心房扑动很少恶化为心室颤动,除非转变为心房颤动,再蜕变为心室颤动。

二、临床诊断

(一)临床表现

1.一般临床表现

(1)不伴有心律失常的预激综合征无任何临床症状。

(2)阵发性心慌(心悸)。阵发性心慌(心悸)是预激综合征并发心律失常的主要临床表现。常伴有胸闷、头晕、面色苍白和出冷汗。发作前常有明显诱因,如情绪激动、焦虑、睡眠不佳、生活规律改变及饮酒等。

(3)心功能不全。主要见于预激综合征并发的心律失常频率较快,发作时间较长或并存器质性心脏病,如显性预激综合征并发心房扑动1:1前向传导,或以房室旁路优势传导的心房颤动患者。这类患者常有血压下降,呼吸困难,少数患者有双下肢水肿。少数患者因心室率过快而出现急性肺水肿或心源性休克。

(4)晕厥。晕厥是预激综合征并发快速心律失常的主要临床表现之一,老年患者更易发生。主要见于心房扑动或心房颤动的心室率突然增快而致心排血量下降，引起脑供血不足而出现黑蒙或晕厥；房室折返性心动过速突然终止伴较长时间（3s 以上）的心脏停搏而引起晕厥。

（5）猝死。猝死是预激综合征的少见临床表现，根本原因是心房颤动经房室旁路前向传导引起极快的心室反应蜕变为心室颤动，未经治疗或不适当治疗而致患者死亡。

2. 心律失常的类型　预激综合征可引起各种心律失常，大部分属于折返性心律失常，也有旁路传导异常与旁路自律性增高引起的心律失常，发生率报道不一，为 12% ~ 80%。

（1）旁路参与的折返性心律失常。

1）房室折返性心动过速（AVRT）。快旁路房室折返性心动过速。快旁路是指传导时间比正常径路快的旁路，可分为顺向性和逆向性两类。

顺向性房室折返性心动过速。这类心动过速除显性旁路可以引起外，多由隐性旁路引起。在窦性心律加速时，隐性旁路的逆行有效不应期随心动周期缩短而缩短，变得容易逆传，再加上旁路呈单向阻滞，患者极易出现心动过速，不需要期前收缩诱发。隐匿性快旁路房室折返性心动过速在阵发性室上性心动过速（PSVT）中占 13% ~ 17%，仅次于房室结内折返性心动过速。其心电图诊断标准：心率 150 ~ 240 次 /min；诱发室上性心动过速的心搏常无 P-R 间期延长；阵发性室上性心动过速时，在 Ⅱ、Ⅲ、aVF 导联的 QRS 波群后有逆行 P⁻ 波，其 R-P⁻ 间期短于 P⁻-R 间期，说明室房传导比房室传导快；阵发性室上性心动过速时， Ⅰ 导联中 P⁻ 波倒置，是左侧旁路的特征；阵发性室上性心动过速常伴有旁路同侧的功能性束支传导阻滞，因室房传导快，折返周期短于束支的有效不应期，同侧束支传导阻滞后，激动必须绕道对侧束支，才能达到旁路的心室端，使折返环路延长，故心率减慢，R-P⁻ 间期延长。功能性束支传导阻滞不限于旁路同侧，故必须有心率减慢和 R-P⁻ 间期延长，才能认为是旁路同侧的束支传导阻滞；常有 QRS 波群电压交替和 / 或周期长短交替。但这种现象在房室结内折返性心动过速中也常见。一般心率越快，出现电交替的机会越多。周期交替的重要原因是房室结的相对不应期延长，当折返激动落在房室结的相对不应期内（或相对不应期早期），A-H 间期延长，折返周期也延长，使下一次折返激动落在房室结相对不应期之后（或相对不应期晚期），A-H 间期缩短，折返周期也缩短，形成周期长短交替。少数患者的周期交替是因为伴有房室结内双径路，折返激动从快、慢径路交替传导的结果；在食道心电图上，最短的室房传导时间正常至少 115ms，而房室折返性心动过速的食道心电图 R-P⁻ 间期常小于 60ms。

引起顺向性房室折返性心动过速的显性旁路有双向传导能力。因此，显性旁路发生折返而形成顺向性房室折返性心动过速，必须由房性期前收缩诱发。其他诊断条件与隐匿性快旁路顺向型房室折返性心动过速相同（图 7-1）。

逆向型房室折返性心动过速。这种房室折返性心动过速仅见于房室旁路的逆行有效不应期长于正常径路的逆行有效不应期，或旁路无逆传功能。心动过速由房性期前收缩诱发。但心动过速的诱发和维持必须满足下列条件：正常房室径路有稳定的室房传导能力；旁路有比正常房室径路短的顺行有效不应期；旁路无室性期前收缩侵入或仅小范围内的侵入。折返从旁路下传，再由心室经房室结逆传激动心房，形成宽 QRS 波群，有预激波，心率 150 ~ 250 次 /min，R 波后有倒置 P⁻ 波。这种 P⁻ 波与 QRS 波群的固定关系，可以与阵发性室性心动过速相鉴别，虽然两者的 QRS 波群皆畸形，但室性心动过速的 P 波与 QRS 波群无固定关系（图 7-2）。

慢旁路房室折返性心动过速。慢旁路是指传导时间比正常房室径路长的旁路，有单向顺

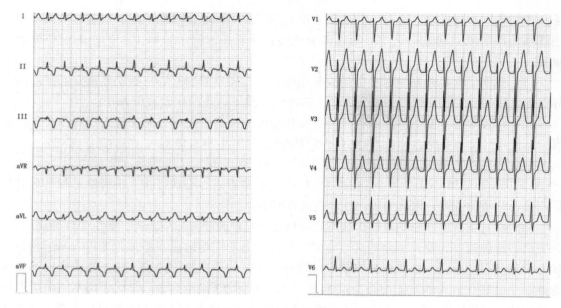

图 7-1　顺向性房室折返性心动过速

　　发作心动过速，QRS 波群 < 0.10s，心率 214/min，逆行性 P 波在 aVR 导联隐约可见，酷似 r' 波；在 Ⅱ、Ⅲ、aVF 导联可见逆行性 P 波。

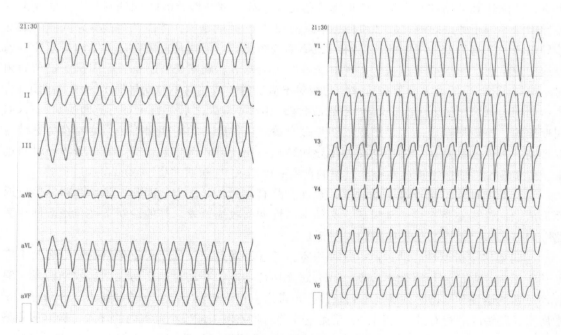

图 7-2　逆向性房室折返性心动过速

　　心动过速的心律规整，频率 214 次 /min。QRS 波群宽大，起始部粗钝，宽大畸形的 QRS 波群呈预激图形。

传和单向逆传两种。后者又称为隐匿性慢旁路。实际上，在心电图上两者都见不到预激波。因为激动从旁路缓慢地到达心室时，心室已经除极完毕，不能再应激，只有在心房调搏时，随着 A-H 间期延长到一定程度，才能显示预激波。两种慢旁路皆可引起心动过速，但以顺向性房室折返性心动过速多见，此时心动过速往往是相对的，几乎呈持续性，能自动改变频率，为 125～180 次/min。心电图特征是 P'-R 间期短于 R-P' 间期，Ⅱ、Ⅲ、aVF、V_2～V_6 导联的 P 波倒置。应用阿托品或运动后，A-H 间期缩短，心率加快。

慢旁路折返与快慢快型房室结内折返，在心电图上皆呈 P'-R 间期短于 R-P' 间期，唯有房室结内折返引起 V_2～V_6 导联的 P 倒置者罕见。最可靠的鉴别方法是在希氏束的有效不应期内给予心室期前刺激，若出现室房传导，则证明有慢旁路存在。

持续性交界区反复性心动过速。持续性交界区反复性心动过速（PJRT）实质上是具有递减传导功能隐匿房室慢旁路参与的房室折返性心动过速，临床较为少见，具有长期持续、反复发作的特点，多见于儿童和青少年，亦可见于成年人，但老年病例尚未见报道。持续性交界区反复性心动过速患者在临床上常无器质性心脏病表现，但有报告长期发作的患者，可诱发心功能不全和心脏扩大。心电图（图 7-3）特征：在几次窦性搏动之后又出现心动过速，心动过速具有持续不断反复发作的特点；心动过速发作开始时无 P-R 间期延长；P' 波在Ⅱ、Ⅲ、aVF 导联均倒置，而在 aVR 导联直立；P' 波与 QRS 波群呈 1:1，表现为 1:1 室房传导；多呈长 R-P' 间期、短 P'-R 间期，即 R-P' > P'-R，但也有 R-P' ≤ P'-R；心动过速的频率一般为 160～180 次/min，极少数超过 200 次/min，偶可达 260 次/min；发作间歇期心电图正常，窦性心律时 P-R 间期、P 波、QRS 波群形态正常，无预激波。

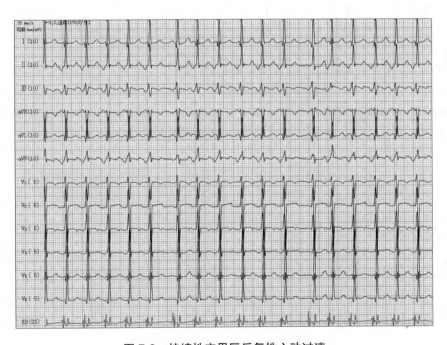

图 7-3　持续性交界区反复性心动过速

可见逆行 P 波位于 R 波之后，R-P' ≥ P'-R；心脏电生理检查证实为右后间隔具有递减传导性能的慢旁路，导管消融成功。

马海姆（Mahaim）纤维心动过速。心电图表现为 QRS 波群电轴在 0° ～ 75°；QRS 波群时间 ≤ 0.15s；Ⅰ 导联呈 R 型，V_1 导联 qR 型；胸导联主波从负到正的变化在 V_4 和 V_5 导联以后；心动过速周期（R-R）在 220 ～ 450ms。

2）窦性心动过缓。在预激综合征中约有 1/3 的患者呈现心动过缓，有些患者平时心电图无预激波，心率在 40 次 /min 左右，心动过速时心率常在 200 次 /min 以上。当预激旁路根治后，窦性心动过缓亦消失。这类患者用高频心电图描记，可明确见到未下传之回搏。产生机制可用旁路折返（回搏）解释。

3）期前收缩。8% ～ 63% 的预激综合征患者可发生期前收缩，明显高于健康人。房性期前收缩是由旁路传导引起的，实质上是经旁路逆传折返而产生的心房回搏。室性期前收缩是因为同一窦性激动沿旁路和房室结下传心室，由于心室内的两点除极不同步形成竞争除极区，造成电位差，当电位差值构成阈值刺激时，就产生室性期前收缩。

（2）与预激综合征并存的心律失常。

1）心房扑动。预激综合征伴发心房扑动少见，心电图可见规则的锯齿样扑动波。当扑动波从旁路 1∶1 下传时，心电图表现酷似室性心动过速，但无等电位线，Ⅱ 导联扑动波较清楚，记录食道导联能显示扑动波可资鉴别。

2）心房颤动。心房颤动是预激综合征伴发的常见心律失常，见于 20% ～ 30% 的患者。由于激动大多数沿旁路正向下传，可引起心室快速应激，导致心排血量严重降低或诱发心室颤动。预激综合征合并心房颤动时，心室率主要取决于旁路的传导能力。旁路的传导能力主要取决于两个因素，一是旁路的不应期，不应期短，则传导快；二是旁路的顺行性隐匿性传导，隐匿性传导越频繁，心率越慢。其心电图（图 7-4）特征为室率快（180 次 /min 以上），不规整；QRS 波群形态多变，宽窄不一，可宽达 0.20ms 以上，有时有手风琴效应；增宽的 QRS 波群有预激波；R-R 间期不固定，无完全代偿间歇；不符合阿什曼（Ashman）现象。

3）室性心动过速。预激综合征并发室性心动过速较为罕见，发生率不到 1%。发作时心率 140 ～ 200 次 /min，往往发展为心室颤动而死亡。Reddy 提出对预激综合征合并室性心动过速的诊断标准：房室分离（在食道导联上更清楚）；QRS 波群与室性期前收缩相似，其起始向量与预激综合征不同；不能用心房或食道调搏诱发与自发心动过速相似的心动过速；希氏束电图上有 H 波与 V 波分离。

4）心室颤动。Gallagher 提出，预激综合征发生心室颤动的患者中 81% 有心房颤动史，另有 19% 无心房颤动史。可见心室颤动是预激综合征合并心房颤动的最危险并发症，尤其是预激综合征合并心房颤动时应用洋地黄和维拉帕米更易诱发心室颤动。

（3）旁路的传导性心律失常。

1）房室旁路的文氏周期。无论顺行或逆行方向，皆可发生文氏型房室传导阻滞。顺行文氏周期的心电图表现是 P-P 间期规则，P 波 – 预激波间期逐渐延长，直至预激波消失，P-R 间期正常，如此周而复始。若正常房室径路有传导异常，预激消失时可出现 P-R 间期延长，此时易从旁路逆传引起心房回搏，甚至引起房室折返性心动过速。逆行文氏周期仅见于心室调搏时，房室结逆行传导阻滞，旁路的室房传导时间逐渐延长。

2）房室旁路的交替文氏周期。此种现象极为少见。房室旁路在 2∶1 顺传阻滞基础上的文氏周期，往往同时有正常径路的顺传阻滞。

3）房室旁路的 3 相及 4 相传导阻滞。在心率增快时，若预激波消失，QRS 波群恢复正常，

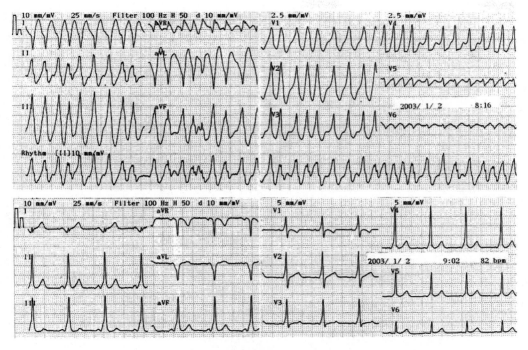

图 7-4　预激综合征并发心房颤动

上图 QRS 波群宽大畸形，起始部分可以看到预激波，R-R 间期相差＞0.05s，R-R 间期长短不一，心室率 180/min；下图窦性心律，A 型预激综合征。

是旁路内 3 相传导阻滞的表现；反之，在心率慢时（如窦性心动过缓、期前收缩的代偿间歇后等），预激波消失是旁路 4 相传导阻滞的表现。

（4）旁路的自律性心律失常。在房室旁路与马海姆纤维内皆可形成自律性心律失常，包括旁路性期前收缩，期前收缩可有逆行性 P 波或无逆行性 P 波，P'-R 间期＜0.12s，有预激波，此期前收缩为纯预激波，故此窦性下传的 QRS 波更宽、更畸形；其他如旁路性并行心律、旁路性逸搏及逸搏心律、旁道心律等。

（二）辅助检查

1. 体表心电图

（1）典型预激综合征的心电图表现。心电图（图 7-5）表现为：① P-R 间期明显缩短，多数为 0.06 ~ 0.10s，有时可短达 0.04s，P-R 间期的缩短与 QRS 波群增宽的程度一般成反比，但 P-J 间期正常。② QRS 波群明显增宽，偶尔可达 0.20s。预激综合征依据 QRS 波群特点分为不完全性预激综合征和完全性预激综合征。当室上性激动一方面经旁路预先下传激动心室的一部分，另一方面激动沿正常房室传导系统下传心室，并与旁路下传的激动在心室内发生绝对干扰，形成一种特殊类型的室性融合波，即为不完全性预激综合征。当室上性激动仅沿旁路下传，引起全部心室肌除极，则为完全性预激综合征，整个心室除极时间明显延长，QRS 波群表现为明显的宽大畸形。③预激波。预激波所占时间约为 0.05s，其振幅在 5mm 以

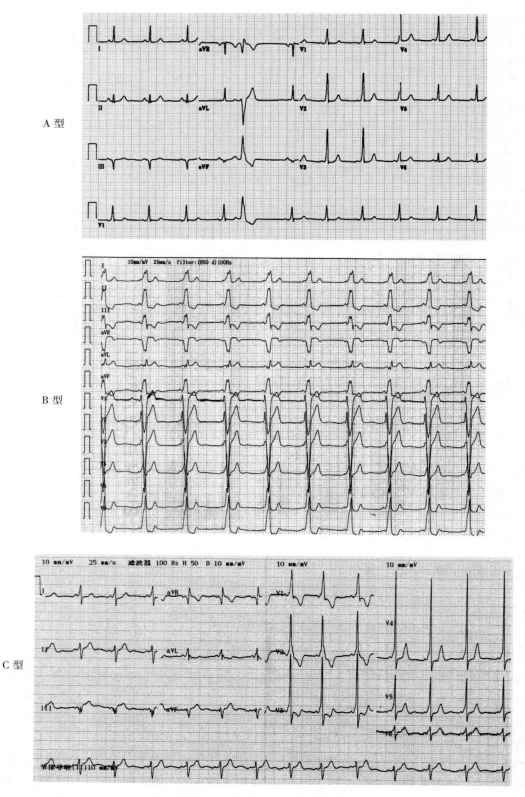

A 型

B 型

C 型

图 7-5　预激综合征（A 型、B 型、C 型）心电图表现

下，多为 2 ~ 3mm，少数情况下也可高于 QRS 波主波。通常预激波和 QRS 波主波方向相同。④继发性 ST-T 波改变。预激综合征时发生的继发性 ST-T 变化，其方向与预激波引起 QRS 波变化方向相仿。但如果预激波呈正向，ST 段出现抬高或预激波为负向，T 波出现倒置，或预激波虽为正向，但不甚显著，而 ST 段及 T 波都出现明显下移及倒置等，则这种 ST 段或 T 波的改变是原发性的，说明患者还可能存在有心肌损害。

（2）典型预激综合征的心电图分型。根据预激波的除极方向可分为 3 型：① A 型预激综合征，旁路位于左心室后基底部。心电图表现为预激波和 QRS 波主波在各胸前导联（V_1 ~ V_6）全部向上（图 7-5A）。② B 型预激综合征，旁路位于右心室前壁，心电图表现为 V_1 ~ V_3 导联 QRS 波的主波向下，呈 QS，rS 或 Qr 波型，在 V_4 ~ V_6 导联 QRS 波主波向上（图 7-5B）。③ C 型预激综合征，旁路位于左心室前侧壁。心电图表现为 V_6 导联出现深的 Q 波或呈 QS 波型，右侧心前壁导联主波向上（图 7-5C）。

（3）典型预激综合征心电图的特殊类型。①频率依赖性间歇性预激综合征，是由肯特（Kent）束内发生 3、4 相阻滞引起。②间歇性预激综合征，预激综合征的典型心电图可以呈间歇性出现，即有几次心搏呈不同程度的预激图形，但其他心搏呈正常图形，或正常图形与预激图形交替出现，或较长时间可均为正常图形。③隐匿性预激综合征，隐匿性房室旁路临床上较常见，房室旁路仅能逆向传导，窦性心律或快速性心律失常时均不显示心室预激。所以，从心电图上正确诊断隐匿性预激综合征是较困难的。心内电生理检查可明确诊断。窦性心律加速时可诱发室上性心动过速，且室上性心动过速发生时第一个 P-R 间期不延长。心动过速时，QRS 波群后有逆行 P 波，R-P' 间期相对固定，R-P' 间期＞60ms。在心动过速时，同步描记食道导联和 V_1 导联心电图，当食道导联 P' 波除极较 V_1 导联提前时，则旁路位于左侧，当 V_1 导联 P' 波除极较食道导联 P' 波提前时，旁路则位于右侧。④获得性预激综合征，部分慢旁路向前传导功能在房室正路功能良好时未能显露，只有在正路发生病变后才表现出来。⑤延缓性预激综合征，此型特点是 P-R 间期正常或延长，但 QRS 波群呈典型预激综合征改变（QRS 波群时限增宽），其产生系因正常房室传导系统及旁路的传导速度均减慢所致。⑥预激综合征掩盖束支传导阻滞，若预激区与束支传导阻滞区位于同侧，则束支传导阻滞被掩盖而仅显示预激图形。若预激区与束支传导阻滞区位于对侧，则两者图形并存。⑦预激综合征掩盖房室传导阻滞，预激综合征合并房室传导阻滞，只要旁路功能正常，正路传导阻滞可能被掩盖，依靠 P-R 间期常会被误诊。但是如果 P-J 间期延长，即应考虑是否存在房室传导阻滞或束支传导阻滞。⑧预激综合征掩盖急性心肌梗死或原发性 ST-T 改变，透壁性心肌梗死最常见的心电图改变是起始向量异常，而预激综合征的预激波也可引起心室除极初始异常，且使心室除极开始早于前者。此外，又由于旁路位置的不同，预激波在不同导联有负相或正相，因此，掩盖或酷似心肌梗死图形。

2. 动态心电图　动态心电图的记录有助于发现及证实间歇性预激的存在和反复发作性心律失常的类型及其与患者症状间的关系。

通常认为，间歇性预激综合征反映了旁路的前向传导不稳定，此种情况下，患者发生猝死的危险性较低。据报告，间歇性预激综合征在预激综合征患者中的发生率在 25% ~ 76%。Klein 等人结合体表心电图、24h 动态心电图和运动试验，在 52 名预激综合征患者中证实 50% 存在间歇性预激综合征，而单独用心电图仅证实了 32% 的患者存在间歇性预激综合征，心电图和运动试验相结合证实了 46% 的患者存在间歇性预激综合征。

3.运动试验　运动时心率的加速有可能使潜在性预激显露，但更多的情况是，使心室预激更趋含糊，因为运动时交感神经的兴奋使房室结的加速更明显。阵发性心动过速有时亦可为运动所诱发。

4.经食道心房调搏　食道调搏为便利的无创性心外膜电位记录及起搏技术，通过食道电极起搏心房可以揭示潜在性预激，测定旁路及房室结不应期，诱发和终止室上性心动过速，并可利用食道电极记录到较大的心房电位而确定某些心律失常的性质，研究一些特殊的电生理现象。

5.药物试验　一些药物可选择性地减慢正常传导系统传导速度，如维拉帕米、β受体阻滞剂、腺苷等，这些药物的使用有助于揭示潜在性或含糊的心室预激，腺苷因其半衰期极短的优点而更常用于电生理及导管消融术中。

另一些药物可用于评价旁路的不应期等电生理特性，Wellens等人的研究显示，静脉注射Ⅰ类抗心律失常药，如阿义马林或普鲁卡因胺可使具有前传有效不应期（270ms以上）的旁路发生完全性前传阻滞，给药后未能使心室预激消失的患者发生心房颤动时引起快速心室反应的可能性较大，可作为猝死危险度的预测指标。

6.心内电生理检查　通过心内电生理检查可以全面了解旁路的数目、位置及传导特性和心律失常的发生机制，并为危险度评估提供金标准。检查时，通常将多极电极导管经外周静脉插入高位右心房、右心室心尖部、希氏束附近和冠状窦等部位，利用多导生理记录仪同步监视和记录体表心电图及心腔内各部位电图。

需要行心内电生理检查的情况主要是频发的持续性心动过速伴有明显症状或心房颤动时有快速的心室率。欲行非药物治疗或筛选有效抗心律失常药。对于无症状而仅有心室预激心电图表现者，一般不主张做该项检查，但因心室颤动可发生于无症状预激综合征患者，故对于从事特殊职业（如飞行员、竞技运动员等）而具有心室预激心电图表现者，应行心内电生理检查，最基本的程序应包括诱发心房颤动，并测定旁路有效不应期等参数以评估其危险度。

（三）诊断与鉴别诊断

1.诊断预激综合征　心电图是重要的诊断依据。窦性心律时心电图可以正常，也可表现为不同程度的预激波。典型预激综合征的心电图诊断需要满足下列三个条件：① P-R 间期＜ 0.12；②有预激波，QRS 波群增宽；③继发性 ST-T 改变。

预激综合征有些是高危的，可诱发心室颤动或猝死，需注意识别。

预激综合征患者如出现频发室性期前收缩，逆向型房室折返性心动过速，快速性心房颤动，尤其以心房颤动的 R-R 间期≤ 250ms 者，应提高警惕。如果在运动负荷后预激的 QRS 波群突然转变为正常，且伴 P-R 间期延长，提示患者的旁路不应期较长，患者即使并发心房颤动，其心室率也将相对缓慢；若在运动时心电图上发现同一导联预激波由正变负或由负变正，这类患者发生快速性心房颤动的可能性很大。偶有患者运动试验中或运动后立即出现心房颤动，倘若心室率≤ 200 次 /min，最短的 R-R 间期＞ 250ms，则不易发生心室颤动危险；反之，R-R 间期≤ 250ms 预示有演变为心室颤动的危险，R-R 间期＜ 180ms 则患者处于高危状态。

2.鉴别诊断

（1）束支传导阻滞。束支传导阻滞时 P-R 间期＞ 0.12s，QRS 时限＞ 0.12s，异常宽大者多见，P-J 间期＞ 0.27s，QRS 波群虽有挫折粗钝，但初始部无预激波。大多数无室上性心动过速、心房颤动等并发症。

（2）心肌梗死。通常不易被误诊，但有时向下的预激波可有一个主波向上的 QRS 波群与预激波位于等电位线上伴有一个主波向下的 QRS 波群，这样就酷似病理性 Q 波而误认为是心肌梗死。鉴别要点是预激综合征的心电图在其他导联上有典型的向上的预激波，QRS 波群增宽，P-R 间期＜ 0.12s，缺乏心肌梗死的原发性 ST-T 改变。此外，应仔细询问病史，是否有心肌梗死的症状及血清心肌酶改变等诊断依据。应特别重视心电图的演变过程，尤其是 ST-T 波演变规律。同时应注意，由于预激综合征初始向量有改变，使心肌梗死的病理性 Q 波被掩盖。

（3）心室肥大。A 型预激综合征的 V_1 导联呈 R 或 Rs 型时酷似右心室肥大图形，但预激综合征 P-R 间期＜ 0.12s，QRS 波群起始处有预激波，V_5 ～ V_6 导联 S 波不深，很少有电轴明显右偏。B 型预激综合征 V_5 导联 QRS 波群高大，应与左心室肥大鉴别，依据 P-R 间期＜ 0.12s，有预激波等，鉴别并不困难。

三、治疗策略

预激综合征本身无症状，无需治疗。对并发心动过速者则应予治疗。

（一）预激综合征心动过速发作期的治疗

1. *房室折返性心动过速治疗*　参见第 4 章第三节。

2. *心房扑动和心房颤动的治疗*

（1）药物治疗。预激综合征并发心房扑动和心房颤动如血流动力学稳定或无电复律条件，可行药物治疗。

常用的药物：①普罗帕酮。70mg 稀释后 5 ～ 10min 内缓慢静脉注射，必要时可于 20min 后重复，但总量不宜超过 350mg。对窦房结功能异常及老年人窦房结功能减退患者，临床用药中应予以注意。有器质性心脏病，尤其有心功能不全患者不宜使用。②依布利特。可有效阻断旁路前传，并可能终止心房颤动发作，静脉注射 1mg（体重 ≥ 60kg），10min 注射完，可重复使用 1 次。禁用洋地黄类药、维拉帕米、β 受体阻滞剂及利多卡因、静脉胺碘酮等。

（2）非药物治疗。高危预激综合征并发的心房扑动和心房颤动或预激综合征并发心房扑动和心房颤动发生血流动力学改变，应及时采用体外直流电复律。

（二）预激综合征心动过速间歇期的治疗

1. *药物治疗*　心动过速发作频繁又不愿意行导管消融治疗者，可口服药物预防发作。应选择对患者生活影响小、不良反应少、抑制旁路前向和逆向传导的药物，如普罗帕酮、莫雷西嗪、索他洛尔。也可用胺碘酮，但要警惕脏器毒性。

2. *射频导管消融治疗*　心动过速发作频繁，临床症状重，抗心律失常药无效或不愿接受药物治疗的患者，可实施射频导管消融房室旁路以根治预激综合征

3. *外科手术*　当伴有预激综合征的先天性心脏病或后天性心脏病需要手术时，可考虑同时行外科手术治疗预激综合征。但在外科手术前的心腔内电生理检查过程中，应试行射频导管消融，成功阻断房室旁路可降低外科治疗的难度和缩短手术时间。

四、预后

大多数患者预后良好，少数患者尤其是有心房颤动病史者可能发生心室颤动和猝死。儿童预激综合征者猝死发生率约为 1%，成人患者大约为 3%。目前尚无评估预激综合征患者猝死危险性的可靠方法。前述高危预激综合征的诊断可做参考。预激综合征合并心房颤动患者的猝死率不明确，但比不合并心房颤动者要高。测量心房颤动发作时最短的 R-R 间期，常可提示心室颤动发生的危险性。R-R 间期 ≤ 250ms 提示有演变心室颤动的危险性，R-R 间期 < 180ms 则为高危患者，应尽早采用射频导管消融治疗。预激综合征合并快速心律失常患者经适当药物治疗可降低猝死发生率。如果用射频导管消融治疗，则可痊愈。

第 8 章　遗传性心律失常的诊治策略

遗传性心律失常包括一大类具有家族聚集倾向，临床表现为心律失常或猝死的遗传性疾病。该类疾病绝大多数为单基因遗传，以常染色体显性遗传最为常见，可表现为多种恶性快速性心律失常，如多形性室性心动过速、尖端扭转型室性心动过速、心室颤动等，或缓慢性心律失常，如病态窦房结综合征、房室传导阻滞等。还有一些遗传性心律失常除表现为心律失常或猝死外，同时伴有心脏和 / 或全身多器官结构的异常，包括致心律失常性右心室心肌病、肥厚型心肌病、扩张型心肌病、心肌致密化不全、马方综合征等。本章仅介绍长 Q-T 间期综合征、短 Q-T 间期综合征、Brugada 综合征、儿茶酚胺敏感性多形性室性心动过速及致心律失常性右心室心肌病。

第一节　长 Q–T 间期综合征

长 Q-T 间期综合征（LQTS）是指具有心电图上 Q-T 间期延长，T 波异常，易产生室性心律失常，尤其是尖端扭转型室性心动过速、晕厥和猝死的一组综合征。

按病因可分为遗传性长 Q-T 间期综合征（congenital LQTS，cLQTS）和获得性长 Q-T 间期综合征（acquired LQTS，aLQTS）两种类型，cLQTS 是引起青少年猝死的重要原因。目前，临床主要通过心电图特征表现和临床特点，并结合基因检测结果进行诊断及亚型鉴别。比 cLQTS 更常见的是 aLQTS，多继发于电解质紊乱和使用延长 Q-T 间期的药物等。本节仅介绍遗传性长 Q-T 间期综合征。遗传性长 Q-T 间期综合征也称狭义的长 Q-T 间期综合征，是由于先天性因素，导致心肌细胞膜离子通道功能异常的一种遗传性疾病，按照是否伴有耳聋又可分为两种形式，即罗马诺 – 沃德综合征（Romano-Ward Syndrome，RWS）和耶韦尔和朗格 – 尼尔森综合征（Jervell and Lange-Nielsen Syndrome，JLNS）。

长 Q-T 间期综合征较罕见，过去按照 Vincent 等人的资料估计为 1/5 000，女性患者稍多于男性［（1.6 ~ 2.0）∶1］。Schwarti 等 2009 年发表的一项研究表明，在 43 080 个白种婴儿中，共有 17 人为长 Q-T 间期综合征受累者，发病率 1/2 534。该研究是基于白种人数据首次给出的精确长 Q-T 间期综合征的发病率，考虑到 Q-Tc 间期介于 451 ~ 470ms 的部分个体未进行基因筛查，该作者提出长 Q-T 间期综合征实际发病率约为 1/2 000。按照这个比率计算，我国估计有 65 万左右的长 Q-T 间期综合征患者。

一、发生机制

长 Q-T 间期综合征多为编码跨膜钠离子或钾离子通道基因突变所致，目前至少已确定了 15 个与 RWS 相关、2 个与 JLNS 相关的基因，药物引起 LQTS 相关的基因也有报道，其中与 RWS 相关的基因分别是 KCNQ1（LQTS$_1$）、KCNH2（LQTS$_2$）、SCN5A（LQTS$_3$）、AnKyrin-B（LQTS$_4$）、KCNE1（LQTS$_5$）、KCNE2（LQTS$_6$）、KCNJ2（LQTS$_7$）、CAV1.2（LQTS$_8$）、CAV3（LQTS$_9$）、SCN4B（LQTS$_{10}$）、AKQP9（LQTS$_{11}$）、SNTA1（LQTS$_{12}$）、KCJN5（LQTS$_{13}$）、CALM1（LQTS$_{14}$）、CALM2（LQTS$_{15}$）。目前基因筛查的阳性率约 75%，其中 LQTS$_1$、LQTS$_2$、LQTS$_3$ 占所有亚型的 90% 以上。RWS 最为常见，呈常染色体显性遗传，后代的患病概率为 50%，心电图上表现为 Q-T 间期延长，T 波电交替，发作时出现尖端扭转型室速（Tdp），临床表现为晕厥、猝死等，多数仅有心脏方面的异常，少数亚型可伴有非心脏异常。JLNS 少见，为常染色体隐性遗传，临床上除与 RWS 一样的心脏表现外，还有神经性耳聋。由于患者携带两个突变基因的累加效应，通常这种亚型的患者临床症状更严重，发生致命性心脏事件的概率也更高。

20 世纪 90 年代初，Antzelevitch 等发现了心脏的内膜下有一种特殊的心肌细胞，并将其命名为 M 细胞。由于各层心肌细胞之间离子通道的表达不一致，各层心肌细胞的动作电位时程（APD）不一致。特别是 M 细胞由于表达了更多的晚 I_{Na}，而 I_{Ks} 的密度较小，其动作电位时程最长，从而产生了跨室壁复极离散度（TDR）。长 Q-T 间期综合征时，某些表达离子通道发生突变，这种效应会被放大，导致跨室壁复极离散度的增加，使得各层心肌的不应期离散度也增加，为折返的形成提供了条件。而 M 细胞动作电位时程的过度增加导致了各种触发活动，特别是早期后除极（EADS），从而形成 R-on-T 室性期前收缩，诱发 Tdp。除了跨室壁复极离散度的增加外，跨间隔离散度在长 Q-T 间期综合征患者的 Tdp 的触发和维持中同样起着一定的作用。此外，长 Q-T 间期综合征可促进心房颤动的发生，其机制可能是心房动作电位的平台期很短，而长 Q-T 间期综合征患者的心房肌细胞可通过早期后除极产生触发活动。有研究表明，在某些药物所导致的长 Q-T 间期综合征患者中，主要与药物影响了 I_{Kr}（hERG）通道的转运有关，从而导致了 I_{Kr} 电流的减弱。随后的研究也表明，在某些 hEKG 基因的突变导致的遗传性长 Q-T 间期综合征患者中，同样存在着转运障碍。到目前为止，研究证明 LQTS 1、2、5、7、11 和 13 型的相关突变存在此类型的转运缺陷。出现此现象的主要原因是编码蛋白通道的基因突变，导致其在转运过程中与分子伴侣蛋白质过度结合，而无法从内质网和 / 或高尔基体转运到细胞表面，进而导致细胞上相应电流的改变，从而出现相应的电生理改变。

二、临床诊断

（一）临床表现特点

长 Q-T 间期综合征最常见的症状是晕厥、抽搐和心脏性猝死，多由尖端扭转型室性心动过速所诱发。少数患者夜间出现心律失常，引起噩梦、癫痫发作，或于睡眠中死亡。晕厥和猝死的发生与交感神经活动突然增加直接相关，85% 心脏事件发生在体力活动和情绪激动时，即所谓的 "3F"（fight、flight、fright）。

心律失常事件的诱因在很大程度上与基因型相关。LQTS$_1$ 患者多在交感神经兴奋时（如游泳和潜水等运动或情绪紧张）发生心脏事件。LQTS$_2$ 患者往往在情绪激动（49%）或突然出现听觉刺激（如铃声和打雷等）（49%）后出现室性心律失常，睡眠中和运动诱发症状相对少见。LQTS$_3$ 患者多数（约 65%）心律失常事件发生在睡眠或休息时，心率越慢 Q-Tc 越长，越容易诱发心律失常事件。

长 Q-T 间期综合征患者往往在 40 岁以前出现症状。首次出现症状的平均年龄为 12 岁（1 ~ 60 岁），主要在儿童和青少年期，特别是 LQTS$_2$ 和 LQTS$_3$ 几乎占到了一半以上。相对于 LQTS$_1$ 而言，只有少数患者在 40 岁前出现症状，40 岁以上长 Q-T 间期综合征患者的致命性心脏事件仍维持在极高水平。

（二）辅助检查

1. 心电图　心电图是当前诊断本病的最重要手段，常见的心电图改变有 Q-T 间期延长、ST-T 异常及尖端扭转型室性心动过速。

（1）Q-T 间期延长。Q-T 间期延长是诊断本病的重要依据，2015 年 ESC 指南推荐男性 Q-Tc 间期 ≥ 450ms、女性 Q-Tc 间期 ≥ 460ms 作为诊断 Q-T 间期延长的界限。但有 12% 的基因异常者 Q-T 间期正常，30% Q-T 间期临界。此外，女性的 Q-T 间期延长在青春期以后才变得明显，而此前并不显著。

（2）Q-T 间期离散度（QTd）加大。Q-T 间期离散度加大为诊断本病的重要辅助指标。Q-Tc 间期 > 440ms 伴有 Q-T 间期离散度加大也高度提示本病。

（3）T 波改变。T 波形态变化对本病也有较大的诊断价值。T 波形态变化常表现为 T 波双向、双峰或出现切迹，在胸导联比较明显。运动试验期出现 T 波形态变化也有相当的诊断价值，因本病患者 85% 于运动试验恢复期出现 T 波形态变化，而正常人发生率仅为 3%。T 波形态和电压发生交替性变化，多见于本病患者运动、情绪激动或发作尖端扭转型室性心动过速之前。

（4）心率变化。本病患者心率低于相同年龄、性别的健康人，低于正常 2 个百分位数即有诊断意义。运动试验恢复期心率增加也低于健康人。

（5）窦性停搏。本病患者有时可出现心跳间歇，长间歇后第 1 个心搏 T 波特别宽大，其内可隐藏着 U 波，称为 "大慢波"。大慢波之后可发作室性期前收缩及室性心动过速。

（6）基因分型的心电图特征。

1）LQTS$_1$ 的心电图（图 8-1A）特点。主要表现为 T 波宽基底、高尖和不对称的特点，其 ST-T 改变可有四种模式：①婴儿型 ST-T 波形。ST 段短与 T 波上升支融合，后者呈直线状，双峰 T 波常见。在肢体和左胸导联，第二峰构成 T 波的顶端。总体而言，T 波基底部较宽，顶端锐利，T 波的下降支陡立，呈非对称状。一般情况下 Q-Tc 间期为 470ms ± 20ms，这种波形多见于婴幼儿。②宽大 T 波，T 波呈单峰状，基部宽大，上升及下降支光滑。Q-T 间期可正常或明显延长，Q-Tc 间期一般为 490ms ± 20ms。③ T 波形态正常，Q-T 间期可以正常或明显延长，Q-Tc 间期为 460ms ± 20ms。④晚发正常 T 波，ST 段延长，T 波形态正常，Q-Tc

间期为 490ms ± 40ms。儿茶酚胺诱发试验或运动平板试验可识别 $LQTS_1$ 亚型,平板运动试验时,$LQTS_1$ 患者的 Q-Tc 在恢复期(2 ~ 4min)可出现进一步延长,低剂量肾上腺素注射 [< 0.1 μg/(kg·min)] 可使 Q-T 间期的绝对值延长超过 30ms。

2)$LQTS_2$ 的心电图(图 8-1B)特点。多导联存在 T 波双峰、双向或切迹是 $LQTS_2$ 的心电图特征。T 波幅度常偏低,Q-T 间期可正常或明显延长。双峰 T 波可以分为四种亚型。第一种亚型为明显型双峰 T 波,T 波双峰分明,第二峰常位于 T 波下降支的早期。第二种亚型为第二峰位于 T 波顶部的表浅型双峰 T 波。第三种亚型为第二峰位于 T 波下降支的表浅型双峰 T 波。第四种亚型为低钾型双峰 T 波,T 波低矮,两峰间距较大,第二峰常与 U 波融合,类似于低钾的心电图改变。

3)$LQTS_3$ 的心电图(图 8-1C)特点。主要特征为晚发尖锐或双相 T 波,ST 段平直或者斜形延长,T 波尖锐,起始和终止分明。双相 T 波常见,Q-Tc 间期常显著延长。

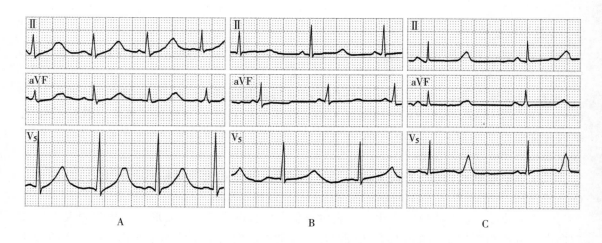

图 8-1　各型长 Q-T 间期综合征

A. $LQTS_1$ 的心电图,Ⅱ、V_5 导联 T 波宽大,T 波起始较早,Ⅱ导联 Q-Tc 间期 573ms;

B. $LQTS_2$ 的心电图,Ⅱ、aVF 导联 T 波低平,或有切迹,Ⅱ导联 Q-Tc 间期 583ms;

C. $LQTS_3$ 的心电图,Ⅱ、V_5 导联 T 波高,T 波起始较晚,Ⅱ导联 Q-Tc 间期 675ms。

心电图与长 Q-T 间期综合征的基因型虽有一定的准确性,但只有 88% 的 $LQTS_1$ 和 $LQTS_2$ 与 65% 的 $LQTS_3$ 患者可以表现出典型的心电图模式,并不是所有的患者可以表现出典型的心电图特征,也并不是有典型的心电图就可以明确长 Q-T 间期综合征基因分型。

2. 运动试验　本病患者 Q-T 间期变化呈波动性,40% 患者静息心电图 Q-T 间期可能属于正常范围。对高度可疑患者可在严密监护条件下进行运动试验,注意运动恢复期是否出现 Q-Tc 间期延长、T 波形态有无变化、心率增加是否低于健康人等。

3. 动态心电图　高度可疑患者应进行 24h 动态心电图监测。注意 24h 内 Q-T 间期有无动态变化、T 波形态有无变形、有无室性心律失常出现。

4. 基因检查　基因检查为诊断长 Q-T 间期综合征准确的手段,但只限于少数的研究中心可以操作,不仅耗费时间,而且约有 50% 的患者未能检出,故不适合临床诊断的需要。但基因检测对长 Q-T 间期综合征的诊断、判断预后、治疗方法的选择都有重要的意义。

（三）诊断与鉴别诊断要点

cLQTS 的诊断可根据家族史、不明原因的晕厥、心电图上 Q-Tc 延长以及基因筛查等。首先了解患者是否有晕厥、癫痫或心脏性猝死的病史，以及直系亲属中是否有这些病史。对于 Q-Tc 处于临界值的患者，需进一步做运动试验及动态心电图检查以及基因筛查。根据 2015 年 ESC 发布的《室性心律失常和心脏性猝死的管理》指南，LQTS 的诊断标准包括：① 在 12 导联心电图上证实患者 Q-Tc ≥ 480ms，或 LQTS Schwartz 评分 ≥ 3.5 分（表 8-1）；②发现明确的 LQTS 相关致病基因突变；③除外继发因素，多次重复 12 导联心电图提示 Q-Tc ≥ 460ms，并伴有不明原因晕厥（440ms < Q-Tc < 470ms）。

表 8-1　cLQTS 诊断标准：Schwartz 评分量表（2011 年更新版）

诊断内容	计分
1. 心电图表现（无药物或其他影响因素）	
Q-Tc ≥ 480ms	3
460ms ≤ Q-Tc ≤ 479ms	2
450ms ≤ Q-Tc ≤ 459ms	1
Q-Tc 运动试验恢复期第 4 分钟≥ 480ms	1
尖端扭转型室性心动过速（排除继发性）	2
T 波电交替	1
T 波切迹（3 个导联以上）	1
静态心率低于正常 2 个百分位数	0.5
2. 临床表现	
晕厥，有劳力、情绪刺激诱因	2
晕厥，无诱因	1
先天性耳聋	0.5
3. 家族史	
家族中有确诊的长 Q-T 间期综合征患者	1
心脏性猝死（< 30 岁直系亲属）	0.5

评分标准：≥ 3.5 分，确诊 LQTS；1.5 ~ 3 分，可疑 LQTS；≤ 1 分，排除继发性 LQTS。

长 Q-T 间期综合征诊断评分可能无法诊断那些所谓"沉默的突变基因携带者"。某些特殊类型的长 Q-T 间期综合征（如 LQTS$_7$、LQTS$_8$）还涉及多器官系统缺陷，包括先天性心脏病、神经及精神系统症状、免疫系统和生长发育缺陷等。尤其是 LQTS$_8$，常伴有显著 Q-T 间期延长、2 : 1 的房室传导阻滞、明显的 T 波电交替，以及手指畸形等。

长 Q-T 间期综合征需与血管迷走神经性晕厥、直立性低血压、Brugada 综合征、致心律失常性右心室心肌病、儿茶酚胺敏感性多形性室性心动过速、肥厚型心肌病、室性心动过速、获得性长 Q-T 间期综合征及癫痫相鉴别。

三、治疗策略

目前，LQTS 患者治疗目标可分为两种：通过 β 受体阻滞剂或左心交感神经切除术来减少交感神经兴奋，以及通过植入型心律转复除颤器（ICD）适时终止致命性心律失常。

（一）药物治疗

1. β 受体阻滞剂　β 受体阻滞剂是治疗长 Q-T 间期综合征的首选药物，其机制是阻断和平衡交感神经活动，特别是降低左颈交感神经的活动；缩短 Q-T 间期；阻断尖端扭转型室性心动过速的触发机制。主要适合于 Q-Tc 间期 ≥ 500ms 者、$LQTS_1$ 和 $LQTS_2$ 患者及 18 岁前有心脏事件发生者。2017 年，AHA/ACC/HRS 在制定的《室性心律失常管理和心脏性猝死预防》指南中均建议对有症状的 LQTS 患者使用 β 受体阻滞剂（Ⅰ类推荐）。对无症状的 LQTS 患者，若其 Q-Tc ≥ 470ms，也应使用 β 受体阻滞剂（Ⅰ类推荐）；若其 Q-Tc < 470ms，β 受体阻滞剂则为 Ⅱ$_a$ 类推荐。对于 Q-Tc 正常，但携带致病基因突变者也建议使用 β 受体阻滞剂（Ⅱ$_a$ 类推荐）。

常用的 β 受体阻滞剂为普萘洛尔（每日 2 ~ 4mg/kg）和纳多洛尔（每日 0.5 ~ 1mg/kg）。国内使用普遍的是普萘洛尔和长效美托洛尔缓释片。患者开始给予常规剂量治疗，如果心率没有明显减慢和 / 或无明显房室传导阻滞，患者可以耐受时，应逐渐加大剂量，合适剂量应保持在能控制症状为度。如普萘洛尔的通常用量是每日 2 ~ 4mg/kg，从 10mg，每日 3 次起始，每隔 5 ~ 7 天加量 5mg，直至患者能耐受的最大剂量。

2. 补钾、补镁　长 Q-T 间期综合征确诊后，即便没有低钾血症，也主张补钾、补镁，这是因为 90% 以上的患者是 $LQTS_1$ 和 $LQTS_2$。补钾、补镁治疗有利于细胞膜钾离子转运，有效缓解临床症状。已有研究发现，$LQTS_2$ 患者长期口服钾盐可使 Q-T 间期缩短、T 波切迹变浅、Q-T 间期离散度减小、心室复极不均一性得到改善。一般建议血钾水平必须超过 4mmol/L，可口服门冬氨酸钾镁（潘南金）或国产的钾镁合剂。

3. 其他药物　$LQTS_3$ 是由钠通道基因突变引起钠内流关闭失控所致，β 受体阻滞剂对 $LQTS_3$ 患者疗效相对较差。根据 2015 年 ESC 及 2017 年 AHA 指南规定，包括美西律、氟卡尼或雷诺嗪等钠通道阻滞剂，可作为 Q-Tc > 500ms 的 $LQTS_3$ 患者的补充治疗，以缩短其 Q-T 间期。近年来又发现美西律对治疗 $LQTS_3$ 之外的部分其他 LQTS 亚型患者也有效。美西律通过减少晚钠电流，使平台期内向电流减少（$LQTS_8$ 的发病机制为平台期 L 型钙通道功能获得性突变引起的钙内流增多，引起平台期延长），从而相对缩短了复极时程，提示美西律可有效治疗包括 $LQTS_3$ 和 $LQTS_8$ 这类以复极期内向电流增大为细胞电生理基础的疾病。

必须明确的是，其他"试验性"治疗措施，一定要在正规的抗肾上腺素能治疗的前提下应用。耐心地帮助患者将药物调整到一个合适的剂量范围是用药的关键。长 Q-T 间期综合征虽然发作起来很凶险，但不发作时患者表现又和正常人无异，这使得患者很难坚持服药，尤其是有症状的年轻患者，所以，对长 Q-T 间期综合征患者，经常的提醒和知识普及教育也很重要。

（二）非药物治疗

1. 生活方式改变　已确诊的长 Q-T 间期综合征患者，首先建议改变生活方式，包括避免竞赛性体育活动，如 LQTS₁ 患者禁止或监管下游泳；LQTS₂ 患者应当避免听觉刺激，特别在睡觉时（如避免电话铃声和闹钟）；鼓励患者在体力活动或热天时饮用电解质丰富的液体；所有患者都应避免应用已知能延长 Q-T 间期的药物（Iₐ 和 Ⅲ 类抗心律失常药、大环内酯类和喹诺酮类抗生素、胃肠动力药、抗过敏药、膀胱动力药、一些抗抑郁和抗精神病药及抗肿瘤药等）和排钾、排镁的药物，并保持正常的电解质平衡，避免呕吐和腹泻等可能引起低钾血症的情况。

2. 左侧心脏交感神经切除术（LCSD）　LCSD 是治疗长 Q-T 间期综合征的一种可供选择的有效方法。其可能机制和解释为：①公认的解释为左侧交感神经对心脏的控制占优势，所以切除左侧，而且动物试验也证明了这一点；②多数研究者认为左侧交感神经占优势，而右侧迷走神经则占优势；③左侧颈胸交感神经主要分布在心室肌，右侧颈胸交感神经则主要分布在心房肌、窦房结和房室结等传导系统。对接受了充分剂量的 β 受体阻滞剂和补钾、补镁治疗，且控制了各种诱发因素，患者仍有晕厥事件的复发；或不能耐受 β 受体阻滞剂治疗，且没有植入或者经济条件不允许植入埋藏式自动复律除颤器（ICD）或已植心脏起搏器的长 Q-T 间期综合征患者，可选择进行 LCSD 治疗。

3. 心脏起搏器及 ICD　心脏起搏器通过预防窦性停搏或心动过缓增加了对长 Q-T 间期综合征处理的有效性，其适应证为：① LQTS 患者自身心率较慢，需起搏治疗，或者因心动过缓不能耐受口服 β 受体阻滞剂治疗，需要在起搏治疗保护下使用 β 受体阻滞剂。② LQTS 患者心率慢时，Q-T 间期长，尖端扭转型室性心动过速易发；心率快时，Q-T 间期正常，不发生尖端扭转型室性心动过速，起搏治疗提高心率后，可预防尖端扭转型室性心动过速发生。

ICD 是预防 cLQTS 患者心脏性猝死的有效手段。根据 2015 年 ESC 指南，对于猝死生还患者，建议 β 受体阻滞剂联合 ICD 治疗（Ⅰ 类推荐）。2017 年 AHA 指南指出，对于接受β 受体阻滞剂后仍反复发作晕厥的 LQTS 患者，建议安装 ICD 治疗作为 Ⅱₐ 类推荐；对 Q-Tc > 500ms 且携带 KCNH₂ 或 SCN₅A 致病突变的无症状患者，亦建议安装 ICD（Ⅱb 类推荐）；对无症状且未开始使用 β 受体阻滞剂的 cLQTS 患者，不推荐 ICD 治疗。对一些高危个体，如 Q-Tc > 500ms 的女性伴发 LQTS₂、JLNS 或 Timothy 综合征（LQTS₈）患者，可预防性地使用 ICD。

4. 其他治疗　射频导管消融和基因治疗，均处于探索研究阶段。

四、预后

长 Q-T 间期综合征的心脏事件发生率较高，据估计患者病死率为 10% ～ 17%。猝死的高危因素有婴儿期出现长 Q-T 间期综合征的症状、反复出现晕厥、β 受体阻滞剂治疗失败或未用、有心脏停搏史、伴随先天性缺陷、性别（LQTS₂ 型中女性猝死风险显著高于男性；LQTS₃ 患者男性更高）、Q-Tc 间期 ≥ 500ms、相对的心动过缓、家族中有低龄心脏猝死病史、基因亚型（LQTS₁₃ 型发生心脏事件的相对危险性最高）。

β 受体阻滞剂能降低猝死发生率，植入埋藏式自动复律除颤器是预防猝死的唯一有效措施。

第二节 短 Q-T 间期综合征

短 Q-T 间期综合征（SQTS）是一种具有遗传特性，以短 Q-T 间期、阵发性心室颤动和 / 或室性心动过速及心脏性猝死为特征而心脏结构正常的心电紊乱综合征。

按病因可分为遗传性（特发性）短 Q-T 间期综合征和获得性（继发性）短 Q-T 间期综合征（如洋地黄中毒、高钙血症、高钾血症、低温、急性心肌梗死超急期等所致）。本节所称的短 Q-T 间期综合征，均指遗传性短 Q-T 间期综合征。

短 Q-T 间期综合征较罕见，其流行病学资料不详。2007 年由 Anttonen 等报告，在随机选择的 10 822 例 30 ~ 59 岁（平均 44 岁 ±8.4 岁）的一般芬兰人群中，Q-Tc 间期 < 320ms 者的发生率为 0.1%。

一、发生机制

短 Q-T 间期综合征是一种遗传性心脏离子通道病，与编码钾通道和钙通道的基因突变有关，呈常染色体显性遗传，发病罕见。目前至少发现 8 个致病基因（KCNH2、KCNQ1、KCNJ2、CACNA1C 和 CACNB2b、CACNA2D1、SCN5A、SLC4A3）。其中 KCNH2、KCNQ1 和 KCNJ2 基因突变使相应编码的离子功能放大，导致 I_{Kr}、I_{Ks} 和 I_{K1} 电流增强；而 CANA1C、CACNB2b 和 CACNA2D1 基因突变使相应编码的离子通道功能丧失，导致内向 I_{Ca-l} 电流减弱。按照基因发现的先后顺序，短 Q-T 间期综合征分别被命名为 $SQTS_1$、$SQTS_2$、$SQTS_3$、$SQTS_4$、$SQTS_5$、$SQTS_6$、$SQTS_7$ 和 $SQTS_8$。

短 Q-T 间期综合征发生心律失常的机制迄今尚不能确定，可能机制如下：①短 Q-T 间期综合征患者基因突变导致的 I_{Kr}、I_{Ks}、I_{K1} 增大和 I_{Ca-L} 功能丢失，使净外向电流增加或内向电流减少，复极加速，动作电位时程缩短和复极离散度增加，最终触发室性心动过速 / 心室颤动（VT/VF）。② Gussak 等认为短 Q-T 间期综合征患者不应期不随心率而调整，其本身就是强力的致心律失常因素，可促发心室颤动。Q-T 间期缩短在心率减慢时最明显，快速心律失常也多在心率减慢时发作。此外，心房内或心室内传导障碍也可能参与了心律失常的形成。

二、临床诊断

（一）临床表现特点

本病的主要症状为发作性心悸、头晕、晕厥，甚至猝死。常出现的心律失常有心房颤动、室性心动过速、心室颤动。本病常呈家族性发病，有青年猝死家族史，体检常无异常发现。

（二）辅助检查

1.心电图　心电图(图 8-2)Q-T 间期缩短(≤ 300ms)；T 波高尖,近于对称(亦可不对称),尤以胸导联显著,可发现心律失常。心电图表现类型至少可分为 3 型：① A 型，ST 段与 T 波均缩短，同时 T 波高尖，易伴发房性和室性心律失常；② B 型，以 T 波高尖和缩短为主，ST 段改变不明显，以伴发房性心律失常为主；③ C 型，以 ST 段缩短为主，T 波缩短不明显，以室性心律失常为主。

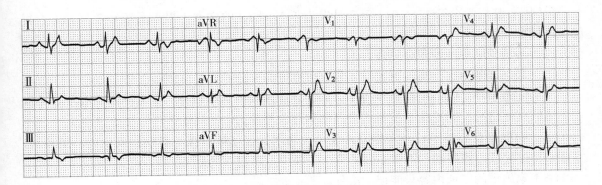

图 8-2　短 Q-T 间期综合征

Q-T 间期为 280ms，为预测值的 71%。

Gussak 提出用实测的 Q-T 间期与预期 Q-T 间期的比值（QTp）来评价 Q-T 间期变化的方法，即 QTp(ms)=656/(1+ 心率 /100)。当实测 Q-T 间期小于 QTp 的 88% 时即为 Q-T 间期缩短，小于 QTp 的 80% 时为明显缩短。

2. 动态心电图　动态心电图监测可发现 Q-T 间期的动态变化，特别是 Q-T 间期缩短与心率无关有较大的诊断价值，有时可出现心率减慢，Q-T 间期呈矛盾性缩短。此外，动态心电图还可发现心律失常。

3. 心脏电生理检查　对短 Q-T 间期综合征患者行心脏电生理检查可发现心房有效不应期和心室有效不应期均较短，易诱发心房颤动、心室颤动或室性心动过速。

（三）诊断与鉴别诊断

短 Q-T 间期综合征的诊断标准尚未统一，根据相关文献建议如下。

1. 心电图 Q-T 间期缩短　目前在短 Q-T 间期和短 Q-T 间期综合征的判断值上存在争议，有学者认为 Q-Tc 间期 ≤ 330ms，无心脏猝死的危险。有专家指出，男性 Q-Tc 间期 ≤ 360ms 和女性 Q-Tc 间期 ≤ 370ms 应考虑短 Q-T 间期综合征。Gallagher 等对 12 012 例正常人 Q-Tc 间期流行病学调查发现最短的 Q-Tc 间期 ≤ 320ms 的发生率为 0.1%，Q-Tc 间期 ≤ 300ms 的发生率为 0.03%。另有报道认为，诊断短 Q-T 间期综合征的 Q-Tc 间期 ≤ 350ms。Rautahqrju 等提出 Q-T 间期小于 QTp 的 88% 为短 Q-T 间期，也有作者提出 Q-T 间期小于 QTp 的 80% 判为短 Q-T 间期。

总之，初始国际心血管领域结合遗传学致病基因筛查证实短 Q-T 间期综合征的心电图诊断值为 Q-Tc 间期 ≤ 320ms，但随着更多致病基因的发现，认为将诊断标准定为 Q-Tc 间期 ≤ 360ms 比较合理。

2. 临床特点　短 Q-T 间期综合征的诊断必须具有以下 1 项临床表现特点：①有猝死家族史；②有自发或诱发的症状性心房颤动、室性心动过速、心室颤动；③有黑矇、晕厥、心脏停搏史；④家族成员中有短 Q-T 间期综合征患者。

3. 排除继发性 Q-T 间期缩短　诊断短 Q-T 间期综合征时，必须排除可引起继发性 Q-T 间期缩短的病因和诱因，如心率增快、高热、高血钙、高血钾、酸中毒、自主神经张力变化等。

《美国心脏病学会杂志》2011年2月发表了Michael的文章，提出了短Q-T间期综合征的诊断标准。

（1）各项诊断标准的积分见表8-2。

（2）最终诊断标准。高度可能≥4分；中度可能3分；低度可能≤2分。

（3）注意事项。①心电图至少得1分后，才能继续得后续积分；②需排除能引发Q-T间期缩短的其他情况；③需在T波振幅最高的胸导联测量JP-TP间期（J点-T点顶点）。

（4）病史存在心脏事件时需排除其他可能病因，包括器质性心脏病；发生的心脏停搏、室性心动过速或心室颤动、不明原因晕厥，三项中只能记一次分。

（5）家族史的三项内容只能记一次分。

表 8-2　短 Q-T 间期综合征诊断标准及积分

诊断标准	积分
Q-Tc < 370ms	1
Q-Tc < 350ms	2
Q-Tc < 330ms	3
JP-TP 间期< 120ms	1
病史	
心脏停搏史	2
记录到室性心动过速或心室颤动	2
不明原因晕厥	1
心房颤动	
家族史	
婴儿猝死综合征	1
一级或二级亲属高度可能诊断短 Q-T 间期综合征	2
一级或二级亲属心脏猝死尸检阴性	1
基因型	
基因型阳性	
突变发生于相关度不确定的基因	1

鉴别诊断除注意与获得性短Q-T间期综合征鉴别外，还应与癫痫、心肌炎、血管迷走性晕厥等相鉴别。

2013年《HRS/EHRA/APHRS遗传性心律失常综合征诊治专家共识》建议：Q-Tc < 330ms或在330～360ms,但伴有临床症状、家族史或致病基因的异常，除外其他继发原因导致的Q-T间期缩短者，可诊断为SQTS。

三、治疗策略

（一）药物治疗

短Q-T间期综合征的药物治疗经验有限。临床证实奎尼丁能有效治疗SQTS，基础实验表明奎尼丁能够抑制I_{Kr}、I_{Ks}、I_{K1}、I_{to}等离子流，减慢心室复极速度，延长心室复极时间、有效不应期及Q-T间期，抑制跨室壁复极离散度的不均一性，可明显延长心室有效不应期，抑制室性心动过速、心室颤动的发作。丙吡胺也有一定治疗作用。索他洛尔除对 SQTS₁ 无效外，对其他类型短 Q-T 间期综合征均有效。普罗帕酮是治疗短 Q-T 间期综合征合并心房颤动的最有效药物。

（二）非药物治疗

埋藏式自动复律除颤器（ICD）的植入是短 Q-T 间期综合征患者唯一有效的措施。对于植入 ICD 作为一级预防的潜在获益尚存疑虑，缺乏临床证据支持，但其作为二级预防的价值毋庸置疑。2015 年《中国遗传性原发性心律失常综合征诊断与治疗中国专家共识》建议：① SQTS 并伴有下述症状者，推荐植入 ICD：心脏骤停的幸存者和 / 或有自发性持续性 VT 的证据，伴或不伴晕厥；②无症状的 SQTS，并有 SCD 的家族史，可考虑 ICD 治疗。

射频导管消融对短 Q-T 间期综合征的多形性室性心动过速和心室颤动有一定疗效。

四、预后

短 Q-T 间期综合征患者高发心脏性猝死，可出现在各个年龄段，平均年龄为（35 ± 25）岁。Gussak 所报道的短 Q-T 间期综合征家族中，四代家族成员三代有心脏性猝死史，而且猝死前没有晕厥和心律失常发生史。Giustetto 等报告 29 例短 Q-T 间期综合征患者，大约 62% 的患者有症状，心脏停搏发生率高达 34%，其中 28% 的患者为第一症状，还有 2 例发生在出生后第 1 个月。

ICD 是唯一预防心脏性猝死的有效方法。

第三节　Brugada 综合征

Brugada 综合征（Brugada syndrome，BrS）是一类因编码心肌细胞离子通道的基因产生突变导致心肌细胞复极时离子流发生紊乱，从而诱发致命性心律失常的临床综合征。临床上，该综合征以右胸导联穹隆形 ST 段抬高、心脏结构无明显异常、多形性室性心动过速或心室颤动和晕厥的反复发作，以及心脏性猝死为特征。

Brugada 综合征的发病率为 5/1 000，且亚洲人群发病率明显高于西方国家，尤以东南亚国家发病率最高。另有调查显示，日本 1 型 Brugada 综合征的发病率为 12/10 000，2 型和 3 型的发病率约为 58/10 000。1 ～ 77 岁人群均可罹患此综合征，平均患病年龄 41 岁 ±15 岁，以 40 岁左右患者多见，儿童少见。80% 以上欧美国家患者和 90% 以上亚洲患者为男性。

一、发生机制

Brugada 综合征为常染色体显性遗传性疾病，目前发现有 50% 以上的患者可能是散发的。常见的基因突变包括：SCN5A、CACNA1C（Cav1.2）、CACNB2b（Cav β 2b）和 CACNA2D1（Cav α 2 δ）等。基因的突变导致瞬时外向钾电流（I_{to}）和 ATP 敏感性钾电流（I_{K-ATP}）的功能增强及钠和钙通道电流（I_{Na}、I_{Ca}）的功能缺失。

目前有关 Brugada 综合征发生的细胞机制一直存在争议，主要存在两种假说。①复极化假说：右心室内外膜电流的平衡发生由内向外的转移，导致复极异常，进而引起 2 相折返，发生联律间期极短的室性期前收缩，触发室性心动过速 / 心室颤动；②去极化假说：心肌纤维化和 Cx43 的减少，造成右心室流出道部位的传导缓慢及传导的不确定性和不连续性，是 Brugada 综合征患者产生心电图改变和心律失常的主要原因。

二、临床诊断

（一）临床表现特点

本综合征出现症状时间不定，本病可侵犯婴幼儿至 80 余岁的老人，有的患者多年不出现症状，有的患者频繁发作室性心律失常、晕厥，短时间内发生猝死。本病主要症状是发作性晕厥，发作晕厥后可出现肢体抽动，类似癫痫。多于夜间发病，发病时多有痛苦呻吟、呼吸困难，大叫一声而发生心脏停搏。心脏体检无异常发现。目前在全球范围内的发病率约为 5/10 000，亚洲患者多于欧美，以日本和东南亚地区青年男性多见，起病于 30 ~ 40 岁，男女比例为（8 ~ 10）:1。

（二）辅助检查

1. 心电图

（1）典型 Brugada 综合征心电图改变：① V_1 ~ V_3 导联 ST 段抬高，典型者呈下斜形，也可呈马鞍形，其他导联无 ST 段改变，无对应 ST 段压低。V_1 ~ V_3 导联 ST 段抬高时隐时现，不同类型的 ST 段抬高也可互相转变，在发作晕厥前后，ST 段抬高特别明显。② V_1 ~ V_3 导联可出现典型的右束支传导阻滞图形，呈 rsR' 形，也可能仅出现 r' 波或 J 波抬高，aVR 导联无终末增宽的 R 波，Ⅰ、V_5、V_6 导联不出现宽 S 波。一些学者认为右束支传导阻滞并非 Brugada 综合征不可或缺的条件。③ V_1 ~ V_3 导联 T 波通常倒置。

（2）Brugada 综合征的心电图分型。ESC 在 2002 年将 Brugada 综合征的心电图分为 3 型（表 8-3，图 8-3）。

（3）药物激发试验。对临床高度怀疑 Brugada 综合征而心电图改变不典型者可做药物激发试验。常用阿义马林（1mg/kg，持续 10min 以上），其特异性和敏感性均较高。也可用普鲁卡因胺（10mg/kg，持续 10min 以上）、氟卡尼（2mg/kg，持续 10min 以上）、普罗帕酮（2mg/kg，持续 10min 以上）、吡西卡尼等药物做激发试验。

2. 动态心电图　　24h 动态心电图有助于发现 Brugada 综合征患者心电图动态变化，可发现心率变化与 ST 段抬高程度相关，还可发现室性心律失常。

3. 信号平均心电图　　有症状的 Brugada 综合征患者信号平均心电图（心室晚电位）多为阳性。无症状者如心室晚电位阳性预示发作心律失常事件可能性较大。

4. 心脏电生理检查　　利用心脏电生理检查，50% ~ 70% 的患者能诱发出心室颤动或持续性多形性室性心动过速。有症状患者较无症状者更易诱发出心室颤动和室性心动过速。同时伴随传导的异常，表现为 QRS 波增宽、右束支传导阻滞和心室晚电位等。目前，心脏电生理检查中进行程序心室刺激的效果争议较大。争议之处在于心室颤动的可诱发性与心律失常风险是否相关。PRELUDE 注册研究是目前唯一一项旨在确定 BrS 患者 EP 检查对预后影响的前瞻性研究，结果显示诱发出的心室颤动不能表示危险性高，但如果心室有效不应期过短（小于 200ms）提示危险度增高。

表 8-3　Brugada 综合征的心电图分型

	1 型	2 型	3 型
J 点抬高	＞ 2mm	＞ 2mm	＞ 2mm
T 波	倒置	双向或正向	正向
ST 段抬高形态	下斜形（穹隆形）	马鞍形	马鞍形
ST 段终末部分	逐渐下降	抬高＞ 1mm	抬高＜ 1mm

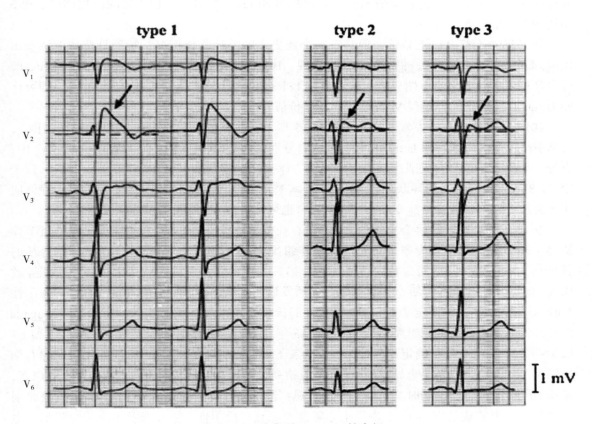

图 8-3　3 种类型 Brugada 综合征

A. 1 型（穹隆形）；B. 2 型（马鞍形）；C. 3 型（低马鞍形）。

（三）诊断与鉴别诊断

　　遗传学检测是确立诊断的标准之一，但仅在 20% ～ 25%Brugada 综合征临床表型患者能检测出相关致病基因。因此，目前仍通过家族史、临床和心电图表现、心脏电生理检查等对 Brugada 综合征进行诊断。2002 年、2005 年、2013 年和 2015 年出台了专家共识报告，分别提出了暂时的诊断标准。

　　无论钠通道阻滞剂应用与否，在多于 1 个右胸导联出现 1 型 Brugada 波心电图表现，且伴有以下情况之一者，可诊断为 Brugada 综合征。①有记录的心室颤动，多形性室性心动过速；

②心脏性猝死家族史（≤45 岁）；③家族成员中有"穹隆形"心电图改变；④晕厥或夜间濒死样呼吸；⑤心脏电生理检查诱发出室性心动过速或心室颤动。若仅有以上心电图特征，则称为特发性 Brugada 波样心电图改变。

在基础心电图多于 1 个右胸导联出现 2 型 Brugada 波心电图改变，药物激发后变为 1 型或 ST 段抬高＞2mm，并存在 1 个或更多上述临床情况时也可诊断为 Brugada 综合征。如药物激发试验后 ST 段抬高＜2mm 不可诊断为 Brugada 综合征。

基础心电图多于 1 个右胸导联出现 3 型 Brugada 波心电图改变，药物激发后变为 1 型，并存在 1 个或更多的上述临床情况时，可诊断为 Brugada 综合征。但需排除药物诱导后由 3 型转变为 2 型患者。

如果患者不符合以上条件，但具备一个或更多的上述临床情况，特别是药物能诱发出 Brugada 波心电图改变时，仍需引起高度重视。Brugada 兄弟报告，通过 186 个典型 Brugada 综合征患者的 376 份心电图分析，认为只要 1 个右胸前导联显示 ST 段抬高≥2mm，即可诊断 Brugada 综合征，但是仅 V_3 导联没有诊断价值。

2013 年遗传性心律失常专家共识和 2015 年《室性心律失常处理和 SCD 的预防指南》，诊断 Brugada 综合征时的 Brugada 波标准为：分别在第 2、3 或 4 肋间的右胸导联 V_1、V_2 中，有≥1 个导联记录到自发或静脉应用 I 类抗心律失常药激发出 1 型 ST 段抬高≥2mm；位于第 2、3 或 4 肋间的右胸导联 V_1、V_2 中，有≥1 个导联记录到 2 或 3 型 ST 段抬高，静脉应用 I 类抗心律失常药物后演变成 1 型改变者，也可诊断 Brugada 综合征。

2015 年，心脏节律协会（HRS）、欧洲心脏节律协会（EHRA）和亚洲太平洋心脏节律协会（APHRS）的主要专家成员组成的工作组聚集在上海，审查了有关 Brugada 综合征的新证据，评估了支持或否定特定诊断与治疗措施的新的临床证据，认为上述标准可能导致 Brugada 综合征的过度诊断，特别是经药物诱发后演变成 1 型改变的患者危险性低，假阳性率较高。据此，专家们制定了 Brugada 综合征的诊断标准和评分系统（表 8-4），称为"Brugada 综合征诊断国际专家共识上海标准"。与 2013 年和 2015 年的指南相同的是：自发性 1 型 ST 段抬高（穹隆样）可以确定诊断，Brugada 综合征的特征为：位于第 2、3 或 4 肋间的右胸导联 V_1～V_3 中，有≥1 个导联的 1 型 ST 段抬高。对钠通道阻滞剂激发出 1 型改变的患者，确诊 Brugada 综合征需同时具备以下一项表现：记录到心室颤动或多形性室速、心律失常引起的晕厥、家族成员中小于 45 岁发生心脏性猝死且尸检阴性、家族成员表现为穹隆形心电图改变，或夜间濒死样呼吸。2 型（马鞍形）或 3 型 ST 段抬高只有在发热或钠通道阻滞剂激发后转换为 1 型改变者才可以确定 1 型改变。但对药物诱发出 1 型心电图改变者，同样需具备以上标准中的一项才可诊断。

Brugada 综合征需与能引起右胸导联 ST 段抬高和引起心脏性猝死的有关疾病相鉴别。如不典型的右束支传导阻滞、右心室肥厚、早期复极、急性心包炎、变异型心绞痛、主动脉夹层、各种中枢神经及自主神经功能异常、假性肥大性肌营养不良、强直性肌萎缩、遗传性运动失调、维生素 B_1 缺乏、高钾血症、高钙血症、致心律失常性右心室心肌病、漏斗胸、低体温、纵隔肿瘤和心包积液致右心室流出道机械压迫等。

表 8-4　Brugada 综合征诊断国际专家共识上海标准

内容	分值
1. 心电图改变（标准 12 导联 / 动态）	
A. 标准位置或导联上移后记录到自发的 1 型 Brugada 波心电图改变	3.5
B. 标准位置或导联上移后记录到发热诱发的 1 型 Brugada 波心电图改变	3
C. 2 型或 3 型 Brugada 心电图经药物激发后演变为 1 型	2
* 本范围内的指标按评分最高的一项计算，三项指标中必须具备一项	
2. 病史	
A. 不能用其他原因解释的心脏骤停或已记录到 VF/ 多形性 VT	3
B. 夜间濒死样呼吸	2
C. 疑似心律失常性晕厥	2
D. 机制或病因未明的晕厥	1
E. < 30 岁发生的病因不明的心房扑动或心房颤动	0.5
* 本范围内的指标按评分最高的一项计算	
3. 家族史	
A. 一或二级亲属中有确诊的 BrS	2
B. 一或二级亲属中有疑诊为 SCD 者（发热、夜间发生或应用激发 BrS 的药物）	1
C. < 45 岁的一或二级亲属发生不明原因的 SCD，且尸检阴性	0.5
* 本范围内的指标按评分最高的一项计算	
4. 基因检测结果	
A.BrS 可能易感致病基因的突变	0.5
总分（具备至少一项心电图改变）	
≥ 3.5　极可能 / 确诊为 BrS	
2 ~ 3　可能为 BrS	
< 2　　无诊断	

三、治疗策略

治疗中，对 Brugada 综合征患者发生致命性心律失常的风险需进行评估。目前证据显示，自发 1 型 Brugada 综合征心电图特征、晕厥或猝死病史是发生心脏性猝死的高危因素，而心脏性猝死家族史、基因突变并不能提示预后不良。不是所有 Brugada 综合征患者都需要药物治疗及植入 ICD。因 ICD 植入后可能面临感染、电极故障、误放电治疗等多种并发症，对于无症状性 Brugada 综合征患者，不建议植入 ICD。对于高危的无症状性 Brugada 综合征患者，可以尝试奎尼丁药物治疗。而多数的无症状性患者需要进行针对诱因的治疗和规律的随访。其中针对诱因的治疗包括：①积极治疗发热；②避免应用诱发或加重 Brugada 综合征的药物；③避免夜间过度进食等。

（一）药物治疗

理论上，只要能抑制 I_{to} 电流的治疗均应该有效，但现在还没有可以用于临床的心脏选择性和 I_{to} 的特异性阻滞剂。

奎尼丁能显著抑制 I_{to}，恢复心外膜动作电位的平台期，使 Brugada 综合征患者抬高的 ST

段正常化，阻止 2 相折返和多形性室性心动过速发生。奎尼丁应用时推荐剂量 600 ~ 900mg/d。对于出现交感风暴或植入 ICD 后反复进行适当放电的患者，应考虑应用奎尼丁（Ⅱb 类指征）。对于无症状但有自发性 Ⅰ 型心电图改变，有 ICD 适应证，但拒绝或有 ICD 植入禁忌的 Brugada 综合征患者也可使用奎尼丁（Ⅱa 类推荐）。

增加 L 型钙通道电流的药物，如 β 受体激动药（如异丙肾上腺素）能促进 L 型钙离子内流，与奎尼丁合用可有效控制心室颤动风暴，并使抬高的 ST 段变为正常，可用于药物激发试验发生心律失常时的紧急用药，但尚无报道这种药物对预防猝死有长期作用。

磷酸二酯酶Ⅲ抑制药西洛他唑可通过增加 cAMP 和心率，增加钙电流（I_{Ca}）、减小 I_{to} 电流，使 ST 段恢复正常。另一种仍在实验中的抗心律失常药替地沙米（Tedisamil）具有阻断 I_{to} 作用，且无奎尼丁相对强的内向电流阻滞作用，可以作为药物治疗的备选药物之一。

稳心颗粒是一种中药，近期研究显示，稳心颗粒可抑制的 I_{to}，与低浓度（5μM）奎尼丁联合应用，在 Brugada 综合征实验模型中可抑制多形性室速的发作。

胺碘酮与 β 受体阻滞剂对 Brugada 综合征无效。普鲁卡因胺、丙吡胺、氟卡尼、普罗帕酮等因能诱发出隐匿型 Brugada 综合征的心电图及致心律失常作用，被列为禁用药物。

（二）非药物治疗

1. 埋藏式自动复律除颤器（ICD）　2015 年《Brugada 综合征诊断国际专家上海共识》中推荐：Brugada 综合征患者既往心脏性猝死幸存下来或有心电图记录到的室速 / 室颤，不论伴或不伴晕厥，ICD 植入为 Ⅰ 类推荐；有症状且记录到 1 型 Brugada 综合征心电图改变时，提示晕厥可能是由室速 / 室颤引起，植入 ICD 是有用的（Ⅱa 类推荐）；无症状但在心脏程序电刺激（PES）可诱发出室颤时，植入 ICD 也是合理的（Ⅱb 类）。

2. 射频导管消融治疗　研究和病例报告显示，对 Brugada 综合征患者右心室流出道外膜记录到的晚电位、双极电图记录到碎裂电位，以及使用氟卡尼确定出右心室和右心室流出道前部的低幅度电活动的整个范围进行射频导管消融，心律失常的易感性显著降低、心电图表现得到改善。提示对其他不能控制心律失常的患者，射频导管消融可以挽救患者生命。专家共识推荐对反复发作交感风暴而引起 ICD 频繁放电的 Brugada 综合征患者，也可建议进行射频导管消融治疗（Ⅱb 类推荐）。

四、预后

有症状的 Brugada 综合征患者在不接受治疗的情况下，平均年病死率为 10%；而无症状患者，室性心律失常的发生率在 0% ~ 14% 不等。因此，Brugada 综合征预后差。

Brugada 最近评价了 Brugada 综合征患者的临床预后，认为：①能通过试验诱发出室性心动过速、心室颤动或在（24±33）个月内存在有记录的短暂心室颤动发作的患者，猝死发生率为 8.2%；② 1 型心电图表现的患者与只能通过药物激发才能诱发出 Brugada 心电图表现患者相比较，猝死发生率升高 7.7 倍；③男性猝死概率是女性的 5.5 倍；④心脏电生理检查能诱发出持续性室性心律失常的患者发生猝死的危险性是未诱发者的 8 倍。有家族史患者与散发的单个病例相比较，预后并无差异性。

目前预防 Brugada 综合征猝死唯一有效的措施是植入 ICD，随访 10 年病死率为 0。

第四节　儿茶酚胺敏感性多形性室性心动过速

儿茶酚胺敏感性多形性室性心动过速（CPVT）是一种少见和严重的遗传性心律失常，表现为无器质性心脏病的个体在运动或激动时发生双向性、多形性室性心动过速，导致发作性晕厥或心脏性猝死。CPVT 在人群中的流行率尚不明确，大约为 1∶10 000。

一、发生机制

CPVT 的病因与编码肌质网钙离子释放相关蛋白的基因变异有关，目前主要发现 6 种蛋白基因的突变，即雷诺丁受体（RYR2）、肌钙蛋白（CASQ2）、三合蛋白（TRDN）、钙调蛋白（CALM、CALM2、CALM3）基因的变异。CPVT 相关基因突变通过影响肌质网钙通道蛋白的功能，造成心肌细胞舒张期肌质网钙离子释放异常，引起细胞质钙离子含量增加，破坏细胞内钙离子稳态，出现细胞膜钠 – 钙交换体活动增加，形成瞬时一过性去极化内向钠电流，产生延迟后除极（DAD），诱发动作电位，产生期前收缩或心动过速。运动或者情绪激动使肾上腺素分泌增加，肾上腺素激活 β_1 受体可通过激活 PKA（cAMP 依赖蛋白激酶），磷酸化 L 型钙离子通道和受磷蛋白，分别促进钙离子进入细胞、肌质网更多摄取钙离子，造成肌质网钙超载，从而增加钙释放，导致 DAD 发生率增高，出现室性期前收缩和室性心动过速 / 心室颤动等心律失常。CPVT 患者的典型心电图为双向性室速或多形性室速，甚至室颤，其他常见的心律失常有窦性心动过缓和房性心律失常。

二、临床诊断

（一）临床表现特点

该病主要见于儿童和青少年，多数在 10 ～ 20 岁发病，首次发病年龄可以从婴儿期至 40 岁左右，运动或情绪激动诱发晕厥、猝死是 CPVT 的典型症状。发作时可表现为面色苍白、头晕、全身无力，严重时可出现意识丧失，可伴有惊厥、抽搐、大小便失禁等表现，数秒钟或数分钟后患者可自行恢复意识。约 30% 患者有运动相关的晕厥或猝死家族史。

（二）辅助检查结果

1. 心电图　静息心电图的形态无明显异常，Q-T 间期正常，但心率普遍偏慢，其机制可能与相关基因突变造成细胞内钙离子超载，引起窦房结细胞凋亡和纤维化有关。发作时，特征性的心电图表现为双向性心动过速，部分表现为多形性室性心动过速 / 心室颤动（图 8-4）。

2. 运动负荷试验　在运动负荷试验中，当心率达到 120 ～ 130 次 /min 时，开始出现室性期前收缩，随后室性期前收缩的次数逐渐增多，呈二联律或三联律，并表现出多形性，最终导致双向性或多形性室性心动过速。运动中应实时观察心电变化，出现特征性表现即可终止试验。停止运动，室性心动过速就会转为室性期前收缩，并逐渐恢复为窦性心律。在检查过程中，会经常出现房性心律失常。

3. 药物激发试验　异丙肾上腺素或肾上腺素、去甲肾上腺素可激发儿茶酚胺敏感性多形性室性心动过速者发生双向性或多形性室性心动过速。

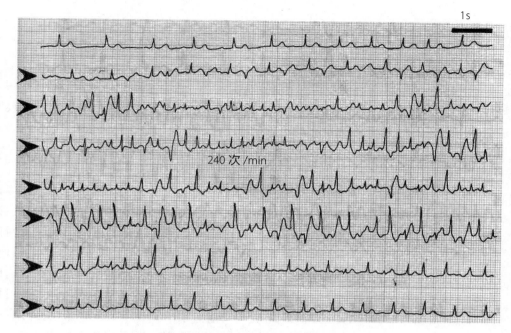

图 8-4　儿茶酚胺敏感性多形性室性心动过速心电图

　　患者运动过程中连续记录心电图显示如下变化：窦性心律增快→单形性室性期前收缩→二联律→心房颤动→交界性心律→多形性室性期前收缩→双向性室性心动过速，随着运动结束，心律以相反顺序恢复正常。

（三）诊断与鉴别诊断

　　任何患者无论年龄大小，只要是交感神经系统兴奋诱发的双向性或多形性室性心动过速，无器质性心脏病且 Q-T 间期正常，都应考虑儿茶酚胺敏感性多形性室性心动过速的诊断。Holter、植入式环形记录器、运动负荷试验、去甲肾上腺或肾上腺素激发试验均有助于临床诊断。肾上腺素激发试验可能是比运动负荷试验更有效的诊断方法。

　　Coumel 总结的儿茶酚胺敏感性多形性室性心动过速的三个典型临床特征，可作为诊断依据：①心律失常的发生与肾上腺素的分泌增多（运动或情绪激动）有关；②心律失常发生时典型表现为检测与激发双向性或多形性室性心动过速，但休息时心电图无明显异常；③心脏结构正常。

　　洋地黄中毒、乌头碱中毒可表现为双向性室性心动过速，其他一些疾病如长 Q-T 间期综合征、致心律失常性右心室心肌病、心功能不全、缺血性心肌病，都会在运动或情绪激动时出现多形性室性心动过速，应注意鉴别。儿茶酚胺敏感性多形性室性心动过速与长 Q-T 间期综合征的临床表现相似，且两者均无器质性心脏病，因此基因筛查对儿茶酚胺敏感性多形性室性心动过速的诊断尤为重要。特别是对无基因突变的女性患者应注意除外 Andersen-Tawil 综合征（LQTS$_7$）和 LQTS$_5$。

三、治疗策略

（一）药物治疗

1. **β 受体阻滞剂**　β 受体阻滞剂可降低心率、拮抗儿茶酚胺、抑制肾上腺素依赖的触发活动，是治疗 CPVT 的首选药物。在药物选择方面，建议使用无内在拟交感活性药，首选纳多洛尔，我国市场缺乏纳多洛尔，多选择其他 β 受体阻滞剂，如普萘洛尔或美托洛尔缓释片剂。患者在口服 β 受体阻滞剂的同时，应定期复查动态心电图和运动试验，明确发生心律失常前窦性心动过速的心率阈值，以便在日常生活中尽量避免心率增加到此值。若在运动试验中出现成对或连发室性期前收缩，表明再次发生室性心律失常事件的可能性大，建议调整治疗方案或加大 β 受体阻滞剂剂量。关于 β 受体阻滞剂的靶剂量，目前尚无定论，有学者将运动负荷试验中最快心率下降 30 次 /min 或小于 110 次 /min 作为治疗目标。虽然儿茶酚胺敏感性多形性室性心动过速患者的心率普遍偏慢，但临床研究发现大部分患者可耐受 β 受体阻滞剂治疗。需注意要逐渐加大剂量，如成人纳多洛尔可从 40mg/d 到 80mg/d 再到 120mg/d 或 160mg/d，比索洛尔可从 2.5mg/d 到 5mg/d 再到 10mg/d，美托洛尔可从 50mg/d 到 100mg/d。

2. **钙通道阻滞剂**　CPVT 与编码肌质网钙相关基因突变导致舒张期肌质网钙离子释放增加相关，因此，理论上钙通道阻滞剂可能有效。短期随访发现维拉帕米可以使一部分 CPVT 患者获益。在 β 受体阻滞剂治疗的基础上，维拉帕米可以降低室性心律失常的负荷，但是对维拉帕米的长期效益仍然存在争议。

3. **I_c 类抗心律失常药**　氟卡尼可抑制钠通道，减少钠离子内流，也可抑制 RyR2 受体，减少肌质网钙离子释放，从而降低 DAD 等触发活动发生率和室性心律失常事件。目前，建议在不能完全控制心律失常发作的情况下，氟卡尼是联合 β 受体阻滞剂治疗的首选药物。体外实验、动物研究和个案报道证实，I_c 类抗心律失常药普罗帕酮同样能够抑制室性心律失常和房性心律失常的发生率，临床上可考虑用普罗帕酮替代氟卡尼，但需要进一步临床验证。

4. **其他药物**　如特异性 RyR2 肽能竞争性抑制 RyR2 通道的过度磷酸化作用，可降低肌质网舒张期钙离子释放，并减少后除极的发生；1,4- 苯并噻氮䓬类（1,4-benzothiazepine）的衍生物 JTV519 能稳定 RyR2 通道的关闭状态，阻止钙离子漏出。但上述药物均处于实验阶段，尚未用于临床。

（二）非药物治疗

1. **埋藏式自动复律除颤器（ICD）**　ICD 治疗主要是预防猝死。对于已发生心脏停搏但幸存的儿茶酚胺敏感性多形性室性心动过速患者和服用 β 受体阻滞剂已达最大耐受量仍不能充分控制心律失常或发生晕厥的患者均应植入 ICD。该病对儿茶酚胺敏感，ICD 不恰当的放电可能会引发交感风暴，因此 ICD 植入需要慎重。无症状患者不推荐 ICD 治疗。

2. **左心交感神经切除术**　β 受体阻滞剂、ICD 仍不能控制原发症状或频繁放电者，可试行左心交感神经切除术，部分病例可能有效。通过切除左侧或双侧交感神经抑制去甲肾上腺素释放来预防室性心律失常事件的发生。足量药物治疗仍发生室性心律失常事件者，也可考虑行交感神经切除术。

3. **导管消融**　有导管消融标测研究表明，CPVT 的室性心动过速分别起源于左、右心室心尖部，右心室流出道和左心室流出道，但消融效果不明显。目前，导管消融治疗 CPVT 的经验很少，疗效尚缺乏充分的临床研究。

4. 生活方式改变及监测　患者应避免竞技体育和其他剧烈运动。接受治疗的患者，每6 ～ 12 个月（取决于病情严重性）随访 1 次，以监测疗效。

四、预后

儿茶酚胺敏感性多形性室性心动过速是一种恶性室性心律失常，预后较差。如未经及时诊治，80% 在 40 岁前会发生晕厥、室性心动过速、心室颤动，总病死率为 30% ～ 50%。

β 受体阻滞剂及 ICD 治疗可有效预防猝死发生。

第五节　致心律失常性右心室心肌病

致心律失常性右心室心肌病（ARVC），又称致心律失常性右心室发育不良 / 心肌病（ARVD/C）。2006 年颁布的心肌病分类将 ARVC 归属于遗传性原发性心肌疾病，是一种以心律失常、心力衰竭及心脏性猝死为主要表现的非炎性、非冠状动脉性心肌疾病，患者右心室常存在功能及结构异常，常以右心室心肌逐渐被脂肪及纤维组织替代为特征。近年来发现，ARVC 可以累及一侧或两侧心室。故《2019 年心律失常专家共识》将 ARVC 归属于最具特征的一种致心律失常性心肌病（arrhythmogenic cardiomyopathy，ACM）。

根据临床研究和参加体育运动前的筛查资料，估计致心律失常性右心室心肌病在一般人群中的患病率为 1/5 000 ～ 1/1 000。在青年人群中男女患病率之比约为 2.7∶1。我国尚缺乏大样本流行病学资料。家族性致心律失常性右心室心肌病占 50% 以上，由于疾病表型的多样性，以及年龄相关的基因阳性亲属的外显率，使该病的诊断比例降低，导致许多家族性疾病被误认为散发性。

一、发生机制

目前发现 ARVC 相关基因 15 个，包括 5 个桥粒蛋白基因和 10 个非桥粒蛋白基因。在ARVC 中，常染色体显性遗传占主导地位，大多数患者为一种或多种编码桥粒蛋白的基因发生致病性变异。因而目前认为桥粒功能异常是 ARVC 的最终共同路径。

这些基因大多为细胞连接蛋白基因。盘状球蛋白和桥粒斑蛋白是细胞间黏着连接中细胞桥粒的关键成分，基因突变造成桥粒蛋白功能异常。在机械负荷下，突变细胞黏着蛋白质作用减弱，导致心肌细胞分离和死亡。活检或尸检的组织学检查发现弥漫性或节段性右心室心肌的丧失、脂肪组织局灶或弥漫性浸润，其间残存条状心肌组织和散在纤维组织，斑片状心肌炎症、局灶性心肌细胞坏死和炎症细胞浸润并存。

纤维脂肪替代性修复是致心律失常性右心室心肌病的特征。纤维脂肪组织替代心肌组织呈进行性，开始于心外膜下或中层心肌后进展为全层心肌，出现右心室壁变薄和室壁瘤。既往认为其好发于肺动脉漏斗部、右心室下壁和心尖的右心室发育不良三角。目前，发现左心室下侧壁亦常受累，且是最常累及的左心室区域。纤维脂肪组织替代干扰了心电传导，是形成 Epsilon 波、右束支传导阻滞、心室晚电位和折返性心律失常的病理基础。

二、临床诊断

（一）临床表现特点

致心律失常性右心室心肌病患者临床表现包括心悸、晕厥，甚至猝死，多在运动或精神紧张时出现。常发生于青少年和年轻成人。病程发展分为 4 个时期：①隐匿期，右心室结构仅有轻微改变，室性心律失常可以存在或不存在，突发心脏性猝死可能是首次表现，且多见于剧烈运动或竞技性体育比赛中年轻人群；②显性电紊乱期，可见症状性室性心律失常，伴有明显的右心室形态和功能的异常，心律失常典型的表现为左束支传导阻滞图形，提示起源于右心室，可为孤立的室性期前收缩、非持续性或持续性室性心动过速；③右心室衰竭期，疾病进一步进展，发生右侧心力衰竭，此期左心室功能相对保持正常；④双室衰竭期，疾病晚期阶段，显著累及左心室，发生双心室衰竭，导致类似于扩张型心肌病的表现。

（二）辅助检查结果

1. 心电图　心电图改变包括 Epsilon 波、右胸导联 QRS 波群时间延长（≥110ms）、右胸导联终末激动时间 ≥ 55ms（测量自 S 波底至 QRS 波群终末）、右束支传导阻滞及 V_1 ~ V_3 导联 T 波倒置（偶见 V_1 ~ V_6 导联广泛 T 波倒置）。Epsilon 波是位于 QRS 波群终末与 T 波之间的任何位置的不规则小棘波或呈凹缺状、碎裂状或梳齿状的低电位信号（图 8-5A），可见于体表心电图中任一导联，以右胸导联最常见。室性期前收缩、非持续或持续性室性心动过速常呈左束支传导阻滞形态（图 8-5B）。除了典型的室性心律失常外，亦可出现房性心律失常，以心房颤动最为常见。

2. 心脏电生理检查　有自发性室性心动过速史的患者，大多数程序刺激可诱发单形性或多形性持续性室性心动过速，呈左束支传导阻滞图形。部分可见碎裂电位。心脏电生理检查常在消融难治性室性心律失常的 ARVC 患者前进行，亦可用于鉴别右心室流出道室速。

3. 胸部 X 线检查　心影正常或增大，轮廓可呈球形，心胸比率 ≥ 0.5。

4. 超声心动图　右心室扩大，流出道增宽；右心室运动异常或障碍，舒张期呈袋状膨出或呈室壁瘤样改变；右心室肌小梁紊乱；左心室亦可受累，可出现左心室射血分数降低等表现；心腔内可见血栓超声影。

5. 心导管检查　心导管检查左心房和左、右心室压力正常或升高。右心房压可升高，重者可超过肺动脉舒张压。心脏指数减小。造影显示右心室扩大，伴收缩功能降低或运动障碍，室壁膨出，造影剂排泄缓慢，射血分数降低。

6. CT 和心脏磁共振　CT 和磁共振具有较高的分辨率，是目前理想的无创检查手段，可以显示心肌脂肪浸润、肌小梁稀薄化以及右心室室壁齿状表现等致心律失常性右心室心肌病的特征性表现。心脏磁共振除可提供容积以及心室节段和整体功能的量化指标，还可显示心脏的组织特征，如心肌的脂肪及纤维化变性，可用于 ARVC 的诊断。如当发现室壁运动改变和造影前后信号异常（包括左心室脂肪浸润和延迟钆增强）时，可诊断 ARVC，其准确率最高可达 98%。

7. 心内膜心肌活检　是确诊致心律失常性右心室心肌病的诊断标准之一。心内膜活检是有创的，由于心室肌片状受累，取样时最常受累的右心室游离壁易发生心肌穿孔，以及取样误差继发的假阴性结果使活检的实际诊断意义有限。

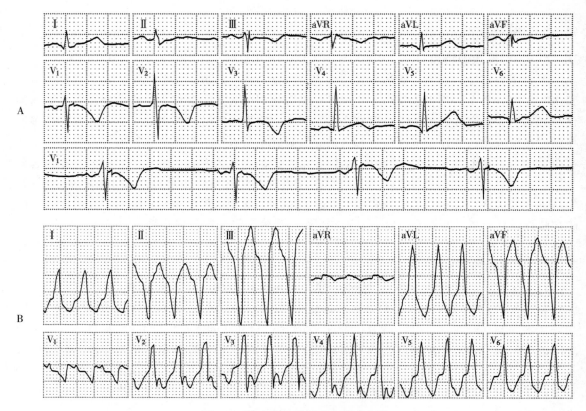

图 8-5　致心律失常性右心室心肌病

A 图为窦性心律时 V_1 导联可见 Epsilon 波；B 图为左束支传导阻滞型室性心动过速。

（三）诊断与鉴别诊断

致心律失常性右心室心肌病的临床特征趋于非特异性，单一检查很少能做出诊断。为提高临床诊断并使其标准化，1994 年国际专家工作组（ITF）制定了第一个诊断标准，此标准主要适合于典型病例的诊断，对于致心律失常性右心室心肌病的隐匿期和疾病表现不全的家族患者缺乏敏感性。因此，2002 年和 2006 年，国际专家组对诊断标准进行了两次补充修改。2009 年，国际专家组又做了修改报告。2010 年，再次更新了诊断标准（表 8-5）。2019 年美国心律学会发表了 ARVC 评估、危险分层及处理的专家共识，2020 年 ITF 发表了对目前 ARVC 诊断标准及鉴别诊断的评估意见，提出了疾病的临床分型：①右心室型，即典型 ARVC，仅累及右心室，其诊断继续沿用 2010 年工作组修订的 ARVC 诊断标准，确诊时须包含影像学的结构及功能异常标准。②左心室型，仅累及左心室，临床证实无右心室受累，诊断标准如下。a. 心电图改变：肢体导联 QRS 波低电压（＜ 0.5mV），下侧壁导联 T 波倒置；b. 右束支传导阻滞型心动过速；c. 结构与功能学特征符合左心室低动力、无扩张和纤维化（左心室的心外膜下和中层分布延迟钆增强）。③双心室型，可表现为左右心室均衡受累、右心室显著受累和左心室显著受累，满足 ARVC 右心室型及左心室型诊断标准。有报告显示 39% 的患者主要累及右心室，5% 累及左心室，56% 累及双心室。

致心律失常性右心室心肌病应与特发性右心室心律失常（右心室流出道室性心动过速）、Brugada 综合征、羊皮纸样右心室（Uhl 畸形）、累及心脏的结节病等相鉴别。

表 8-5　2010 年修改后的致心律失常性右心室心肌病的诊断标准

项目	条件	内容
1. 整体和 / 或局部运动障碍和结构改变	主要条件	二维超声： 右心室局部无运动、运动障碍或室壁瘤 伴有以下表现之一：①右心室流出道胸骨旁长轴（PLAXRVOT）≥ 32mm[体表面积校正后（PLAX/BSA）≥ 19mm/m²]。②右心室流出道胸骨旁短轴（PSAXRVOT）≥ 36mm[体表面积校正后（PSAX/BSA）≥ 21mm/m²]。③面积变化分数 ≤ 0.33 MRI： 右心室局部无运动、运动障碍或右心室收缩不协调 伴有以下表现之一：①右心室舒张末容积 /BSA ≥ 110mL/m²（男）；≥ 100mL/m²（女）。②右心室射血分数（RVEF）≤ 0.40 右心室造影： 右心室局部无运动、运动减低或室壁瘤
	次要条件	二维超声： 右心室局部无运动或运动障碍 伴有以下表现之一：① 29mm ≤ PLAXROT < 32mm[16mm/m² ≤ 体表面积校正后（PLAX/BASA）< 19mm/m²]。② 32mm ≤ PSAXROT < 36mm[18mm/m² ≤ 体表面积校正后（PSAX/BASA）< 21mm/m²]。③ 0.40 <右心室射血分数（RVEF）≤ 0.45
2. 室壁组织学特征	主要条件	至少一份活检标本形态学分析显示残余心肌细胞 < 60%（或估计 < 50%），伴有右心室游离壁心肌组织被纤维组织取代，伴有或不伴有脂肪组织取代心肌组织
	次要条件	至少一份活检标本形态学分析显示残余心肌细胞 60% ~ 75%（或估计 50% ~ 65%），伴有右心室游离壁心肌组织被纤维组织取代，伴有或不伴有脂肪组织取代心肌组织
3. 复极障碍	主要条件	右胸导联 T 波倒置（V₁、V₂、V₃），或 14 岁以上，不伴右束支传导阻滞，QRS ≥ 120ms
	次要条件	V₁ 和 V₂ 导联 T 波倒置（14 岁以上，不伴右束支传导阻滞），或 V₄、V₅ 或 V₆ 导联 T 波倒置 V₁、V₂、V₃ 和 V₄ 导联 T 波倒置（14 岁以上，伴有完全性右束支传导阻滞）
4. 除极 / 传导异常	主要条件	右胸导联（V₁ ~ V₃）Epsilon 波（在 QRS 综合波终末至 T 波之间诱发出低电位信号）
	次要条件	标准心电图无 QRS 波群增宽，QRS < 110ms 情况下，信号平均心电图至少 1/3 的参数显示出晚电位:QRS 滤过时程≥ 114ms；< 40μV QRS 终末时程(低振幅信号时程) ≥ 38ms；终末 40ms 平方根电压≤ 20μV；QRS 终末激动时间≥ 55ms，测量 V₁ 或 V₂ 或 V₃ 导联 QRS 最低点至 QRS 末端（包括 R' 波），无完全性 RBBB
5. 心律失常	主要条件	持续性或非持续性左束支传导阻滞型室性心动过速，伴电轴向上（Ⅱ、Ⅲ、aVF QRS 负向或不确定，aVL 正向）
	次要条件	持续性或非持续性右心室流出道型室性心动过速，LBBB 型室性心动过速，伴电轴向下（Ⅱ、Ⅲ、aVF QRS 正向，aVL 负向），或电轴不明确 Holter 显示室性期前收缩 24h 超过 500 个

（续表）

项目	条件	内容
6. 家族史	主要条件	一级亲属中有符合专家组诊断标准的 ARVD/C 的患者
		一级亲属中有尸检或手术病理确诊为 ARVD/C 的患者
		经评估明确患者具有 ARVD/C 致病基因的有意义的突变
	次要条件	一级亲属中有可能 ARVD/C 的患者，但无法证实患者是否符合目前诊断标准
		可疑 ARVD/C 引起的早年猝死家族史（< 35 岁）
		二级亲属中有病理证实或符合目前专家组诊断标准的 ARVD/C 患者

ARVD/C 诊断标准：具备 2 项主要条件，或 1 项主要条件加 2 项次要条件，或 4 项次要条件；临界诊断：具备 1 项主要条件和 1 项次要条件，或 3 项不同方面的次要条件；可疑诊断：具备 1 项主要条件或 2 项不同方面的次要条件。
PLAX：胸骨旁长轴；RVOT：右心室流出道；BSA：体表面积；PSAX：胸骨旁短轴。

三、治疗策略

目前对于 ARVC 的治疗，主要概括为两部分，即抗心律失常和抗心力衰竭治疗。治疗的目标主要包括：降低死亡率、减少室性心律失常的再发及 ICD 放电、延缓心力衰竭的进展、改善患者生活质量。具体治疗方法归纳如下。

（一）药物治疗

1. *抗心律失常*　目的主要为抑制室性心动过速的再发，目前用药缺乏循证医学证据，故药物治疗以经验性用药为主。目前推荐以 β 受体阻滞剂为主，尤其对于存在窦性心动过速、室上性心动过速、伴快速心室率的心房颤动 / 心房扑动而出现 ICD 不适当治疗的 ARVC 患者，β 受体阻滞剂为 I 类推荐，C 级证据。对于难以控制的快速心律失常以及频繁 ICD 治疗，可联合胺碘酮治疗；若患者植入 ICD、心脏泵功能保持，并且未使用其他抗心律失常药物，亦可考虑联合氟卡尼抗心律失常治疗。

2. *抗心力衰竭*　对于存在右心衰和 / 或左心衰的 ARVC 患者，应根据心力衰竭指南合理使用血管紧张素转化酶抑制剂或血管紧张素 II 受体拮抗药或沙库巴曲缬沙坦、β 受体阻滞剂、醛固酮受体拮抗剂、利尿剂进行规范化治疗。对于有症状的右心室和 / 或左心室功能障碍的 ARVC 患者，可酌情使用硝酸酯类药物降低前负荷。

3. *抗凝治疗*　ARVC 患者年血栓发生率为 0.5%，主要为肺栓塞、右心室流出道血栓和脑栓塞。因此，如无禁忌证，对合并房颤、腔内血栓或静脉 / 全身血栓栓塞的 ARVC 患者，应予抗凝治疗；对于合并左心室或右心室室壁瘤者，可考虑抗凝治疗。

（二）非药物治疗

1. *危险分层与 ICD 植入*　ICD 植入是预防心脏性猝死的最有效措施，识别心脏性猝死、室性心律失常的高危险因素，可有助于决定是否植入 ICD。其中，ARVC 患者发生室性心律失常的危险预测因素具体如下。①主要危险因素：非持续性室性心动过速，电生理检查可诱发室性心动过速，LVEF ≤ 49%；②次要危险因素：男性，24h 室性期前收缩 > 1 000 次，右心室功能不全（根据 2010 年特别工作组标准中主要标准），为先证者，≥ 2 种桥粒变异（如果同时存在非持续性室性心动过速和室性期前收缩，则仅采用非持续性室性心动过速）。对于 ARVC 患者，目前指南推荐植入 ICD 的指征如下：①有血流动力学不稳定的持续性室性心动过速或心室颤动者，应植入 ICD（Ⅰ级推荐）；② LVEF ≤ 35%，合并 NYHA 心功能Ⅱ～Ⅲ级，且预期生存期大于 1 年，应植入 ICD（Ⅰ级推荐）；③ LVEF ≤ 35% 伴 NYHA 心功能Ⅰ级者，预期生存期大于 1 年，可考虑植入 ICD（Ⅱₐ级推荐）；④怀疑室性心律失常所致晕厥者，可考虑植入 ICD（Ⅱₐ级推荐）；⑤血流动力学稳定的持续性室性心动过速者，可考虑植入 ICD（Ⅱₐ级推荐）；⑥存在以上 3 条主要危险因素，2 条主要危险因素和 2 条次要危险因素，或者 1 条主要危险因素和 4 条次要室性心律失常危险因素者，可考虑植入 ICD（Ⅱₐ级推荐）；⑦存在以上 2 条主要危险因素、1 条主要危险因素和 2 条次要危险因素，或者 4 条次要室性心律失常危险因素者，可考虑植入 ICD（Ⅱb 级推荐）。

2. 射频导管消融　射频导管消融可以用于治疗 ARVC 患者中难治性室性心动过速，但由于其不是对基础的致心律失常基质的根治，往往易复发或形成新的室性心动过速。目前，其治疗的目的是通过限制症状性异位搏动、持续性心律失常，以及减少 ICD 放电次数而改善生活质量，没有足够的证据显示能改善疾病预后、预防猝死或降低病死率。

3. 外科手术　适用于药物治疗无效的致死性心律失常患者。视病情，并结合术中标测的室性心动过速起源部位，可施行右心室局部病变切除术、心内膜电灼剥离术；对病变广泛者还可以进行完全性右心室离断术。

对难治性反复发作的室性心动过速和顽固性慢性心力衰竭患者，心脏移植是最后选择。

四、预后

致心律失常性右心室心肌病患者 80% 在 40 岁之前发病，其中男性占 60%，年病死率占 3%，为运动猝死中常见的病因，占年轻猝死者 20%，大多数死亡年龄在 40 岁以下，有些发生于儿童。

年轻患者（年龄 < 35 岁），有青少年期心脏猝死家族史、T 波电交替、经超声心动图或磁共振证实有严重右心室扩张或累及左心室、伴血流动力学障碍的快频率室性心动过速、晕厥，以及有心脏性猝死事件发生的患者预后不良。

植入 ICD 可有效预防心脏性猝死。

第9章 心脏性猝死的诊治策略

心脏性猝死（SCD）是指患者存在或不存在心脏病，在急性症状发作后 1h 内发生的以意识突然丧失为特征，由心脏原因引起的快速的、不可预测的自然死亡。经抢救成功存活下来则定义为心脏停搏。

随着人口老龄化和心血管疾病患者的增多，猝死的发生率也日益增高。Framinghan 的一项长达 26 年的前瞻性研究表明，75% 的猝死为 SCD。SCD 的发生率随着不同地区心脏疾病发生率的不同而不同。美国疾病预防控制中心发布的数据表明，美国每年发生 40 万 ~ 45 万例 SCD。荷兰 Maastriche 地区的一项回顾性研究显示，每年院外发生 SCD 的概率为 0.1%。日本 Okinawa 南部的回顾性研究发现，当地的 SCD 年发生率为 37%。北京市的流行病学资料显示，SCD 男性年发病率为 10.5%，女性为 3.6%。中国一项国家"十五"攻关项目公布了中国 SCD 流行病调查结果，该项目采用了人群监测的办法，监测时间从 2005 年 7 月 1 日到 2006 年 6 月 30 日，监测总人数为 67.8 万，总死亡人数为 2 983 人，其中 SCD 人数为 284人，SCD 发生率 41.84/10 万，约占总死亡人数的 9.5%。此次调查还显示，中国 SCD 发生率男性高于女性，发生率分别为 44.6/ 万和 39.0/ 万。

一、发生机制

（一）病因与发生机制

1. 病因

（1）冠心病。是 SCD 最常见的病因，有学者认为其比例达 80%。研究显示，大多数SCD 患者有严重的多支血管病变。同时病理研究显示，SCD 患者中 38% ~ 95% 存在斑块破裂、出血、血栓形成等急性冠状动脉损伤表现。除冠状动脉粥样病变外，其他冠状动脉异常也可能存在 SCD 风险。与冠状动脉痉挛有关的室性心动过速、心室颤动也是 SCD 的原因之一。

（2）心肌病。肥厚型心肌病是运动员 SCD 的最常见原因。致心律失常性右心室心肌病患者中，50% 首发症状为 SCD。扩张型心肌病，尤其合并心力衰竭者是 SCD 的高危人群。

（3）心力衰竭。心力衰竭患者不论原因，其 SCD 危险增加 5 倍。轻到中度心功能不全者，

SCD 是最主要的死亡原因，重度心功能不全者因 SCD 死亡者相对低，大多死于泵衰竭或心脏停搏。

（4）瓣膜性心脏病。在主动脉瓣和二尖瓣关闭不全患者中，一旦出现心力衰竭、心绞痛、晕厥等症状，病死率明显增高，其中 SCD 占一定比例，但在无症状患者中，猝死的概率低。

（5）电生理异常。各种遗传性心律失常性疾病和继发性致心律失常性疾病都可导致 SCD，包括 Brugada 综合征、长 Q-T 间期综合征、短 Q-T 间期综合征、特发性心室颤动、儿茶酚胺敏感性多形性室性心动过速及各种致心律失常性心肌病等。

（6）先天性心脏病。由于心律失常而致 SCD 的危险性增加主要出现在以下 4 种先天性心脏病中，即法洛四联症、大血管转位、主动脉狭窄、肺血管阻塞。

2. 发病机制

（1）致命性快速心律失常。在心脏性猝死中，80% 的患者机制为心室颤动，少数表现为持续性室性心动过速。这两种致命性心律失常通常发生在心脏结构异常和心电结构缺陷患者中，并由某种触发因素诱发。心室颤动大多由室性心动过速引起，自发性心室颤动少见。

致命性快速心律失常的发生是触发事件与易感心肌相互作用的结果，在无心肌易激情况下，许多事件（如频发和复杂性室性期前收缩）可以是无害的。一旦心肌缺血，受影响的心肌细胞跨膜静息电位和动作电位振幅及动作电位时限降低，加上许多其他因素，将引起心肌传导减慢和电生理不稳定，使之与邻近非缺血组织间易于发生折返性心律失常，此时如有提前冲动（室性期前收缩）则可进一步加剧心肌缺血或增加异常心肌与正常心肌的复极离散度，最后导致致命性室性快速心律失常。

（2）缓慢性心律失常和室性停搏。缓慢性心律失常导致心脏性猝死的患者约占 20%，其机制主要是窦房结和房室结失去正常功能，下级自律性组织不能起到发放正常逸搏功能，多种结构性和功能性异常均能导致上述情况发生。

（3）电机械分离（无脉性电活动）。电机械分离是指心脏依然存在有规律的电活动现象，但无有效的机械收缩功能，可分为原发性和继发性两类。原发性电机械分离多见于严重器质性心脏病，特别是心肌缺血、心搏停搏、骤停复苏后及重症充血性心力衰竭末期。继发性则见于心脏静脉回流突然中断，如大面积心肌梗死、人工瓣膜急性功能不全、大出血、心脏破裂和心脏压塞。

（二）影响因素

1. *年龄与性别*　SCD 的发病在出生后 6 月内和 45 ～ 75 岁两个年龄段相对高发，但无论男女，SCD 发病率随年龄增大而增加。男性患者占多数。

2. *种族*　黑种人相对于白种人有更大的 SCD 风险。

3. *心脏停搏幸存者*　心脏停搏幸存者具有更高的 SCD 发生率，50% 将在 1 年内再次发生 SCD。

4. *左心室肥厚*　Framingham 的研究显示，在以社区为基础的人群中，左心室肥厚的程度与 SCD 的发生有明显的相关性，减轻左心室肥厚能够降低 SCD 发生率。

5. *吸烟与肥胖*　有研究显示，美国每年不吸烟者中每 1 000 人有 13 人发生 SCD，而每日吸烟超过 20 支以上者 SCD 发病率是不吸烟者的 2.5 倍。Framingham 研究显示，在其他条件相似的情况下，肥胖人群与普通人群相比 SCD 发生率高出近 40 倍。25 ～ 34 岁重度肥胖患者的死亡率高出普通人 13 倍，35～44 岁重度肥胖患者的死亡率高出普通人 6 倍。

6. 糖尿病　Framingham 研究显示，糖尿病是女性患者发生 SCD 的独立危险因素。Curb 等研究显示，无论男性、女性，糖尿病及糖耐量异常均会增加 SCD 发病率。

7. 超敏 C 反应蛋白（CRP）　CRP 是新发现的危险因素，经过 17 年随访验证了 CRP 的升高增加了 SCD 的危险性。在校正了其他危险因素后，男性人群中处于 CRP 最高四分位数者比处于最低四分位数者 SCD 危险性增加 2.65 倍。

8. 运动　剧烈运动能够诱发 SCD。研究表明，美国健康的年轻人因剧烈运动发生 SCD 的概率为每年 1/25 万～1/20 万。

9. 社会心理因素　如社会隔离、生活压力较大、具有心理治疗史者、个人与社会因素造成情绪的激动或压抑与 SCD 密切相关。

10. 其他诱因　①缺氧；②低钾血症 / 高钾血症及其他电解质异常；③低温 / 体温过高；④低血容量；⑤低血糖 / 高血糖；⑥药物；⑦心脏压塞；⑧肺栓塞；⑨冠状动脉栓塞；⑩气胸、哮喘。

二、临床诊断

（一）临床表现

心脏性猝死的临床过程可分为 4 个时期：前驱期、发病期、心脏停搏期和生物学死亡期或心脏性猝死幸存者。

1. 前驱期　许多患者在发生心脏停搏前有数天或数周，甚至数月的前驱症状，如心绞痛、气急、心悸加重、易疲劳，以及一些其他非特异性的主诉。这些前驱症状并非 SCD 所特有，可见于任何心脏病发作前。

2. 发病期　亦称导致心脏停搏前的急性心血管改变时期，通常不超过 1h。典型表现包括持续较长时间不能缓解的胸痛，急性呼吸困难，突发心悸，持续心动过速或头晕、晕厥等。心脏停搏瞬间发生而事前无先兆者，95% 为心源性，并有冠状动脉病变。

3. 心脏停搏期（SCA）　其特征为意识完全丧失，如不立即抢救，一般在数分钟进入死亡期。心脏停搏是临床死亡的标志，其症状和体征依次为：①心音消失；②脉搏扪不到，血压测不出；③意识突然丧失或伴有短阵抽搐，抽搐为全身性，多发生于心脏停搏后 10s 内，可伴眼球偏斜；④呼吸断续，呈叹息样呼吸以后即停止，发生于心脏停搏后 20～30s 内；⑤昏迷，多发生于心脏停搏 30s 后；⑥瞳孔散大，在心脏停搏后 30～60s 出现。

4. 生物学死亡期　如无治疗干预，持续 4～6min 的心室颤动引起不可逆的大脑损伤。8min 内缺乏生命支持治疗措施，即刻复苏和长时间存活概率几乎不可能。

5. 心脏性猝死幸存者　可分为院外幸存者及住院期间幸存者。幸存者多具有以下临床特点。

（1）心功能。发生 SCA 的患者多存在不同程度的心功能异常，初期患者的心功能为事件带来的心脏顿抑及事件前基础心功能的综合结果。心脏顿抑通常可在 24～48h 恢复，若患者发生 SCA 后射血分数明显下降，而 48 小时后无明显恢复，提示预后不良。Bunch 等比较院内 SCA 后入院幸存者及非幸存者心功能情况，最终幸存者中急性冠脉综合征占 47%，射血分数平均为 42%，而非幸存者仅为 32%。

（2）电解质水平。SCA 幸存者的电解质水平具有一定特性，院内幸存者住院期间电解质水平受到治疗干预等影响。院外患者心肺复苏中，乳酸水平高，游离钙离子较低而总钙水平正常。

（3）冠状动脉造影。院外幸存者多患有急性冠脉综合征，幸存者冠脉造影往往显示为多灶性、广泛病变。然而，幸存者中重度左主干病变与症状性 CHD 患者无明显差异。

（4）心肺复苏。院外发生 SCA 时，及时给予心肺复苏至关重要，依据患者基线资料分层后，幸存者中多有旁观者或急救医疗系统在场，接受心肺复苏比例高，初始心律为可除颤心律（室性心动过速或心室颤动）者更多，早期给予除颤或恢复自主循环。

（5）性别差异。SCA 后幸存者或 SCD 者性别差异。一项纳入 13 项研究共 40 余万患者的 Meta 分析显示，女性 SCA 更多发生于家中，旁观者较少，初始心律为可除颤心律者少，但接受目击者心肺复苏（CPR）更多。若将上述差异校正后发现，女性至出院时生存率更高，经多重灵敏度分析后结果一致。不同性别的生理差异可能是幸存率差别的原因：女性雌激素可降低血脂水平，改善血管功能，已有试验证实雌激素在 SCA 时具有心脏保护及神经保护功能，从而影响 SCA 的发生及转归。Kitamura 等研究发现，育龄期妇女预后佐证了这一点。男性与女性自主神经系统及心肌细胞对缺血反应不同，如冠状动脉闭塞时女性迷走神经兴奋更强，降低心肌需氧量，具有潜在的抗心律失常作用。除此之外，外部因素如不同性别 SCA 的危险因素、SCA 后的诊疗管理等可影响生存率。

综上，SCD 具有一定的临床特点及进展过程，其判断需要同时满足临床、科研、法律及社会认知 4 个方面。应充分了解 SCD 的表现及发展规律，及时诊断 SCA 或 SCD，尽快给予相应治疗，对于进一步降低 SCD 的发病率至关重要。

（二）辅助检查

SCD 的心电图表现分为 3 种类型。

1. 心室颤动或心室扑动　心室扑动的心电图呈连续宽大而匀齐正弦曲线波形。P-QRS-T 波群相连无法辨认，频率在 200 次 /min 左右。心室颤动的心电图呈形状不同、大小不一、极不均匀的颤动波，频率 150 ~ 500 次 /min，振幅 < 0.5mV 为细颤；振幅 > 0.5mV 为粗颤。常见病因为急性心肌梗死、急性心肌缺血、低钾血症、奎尼丁中毒、洋地黄中毒、早期电击伤等。

2. 心室停顿　心脏完全丧失电活动，处于静止状态。心电图显示 P-QRS-T 波群消失，呈一条直线，即全心停搏。QRS 波群消失，仍有电活动，可以出现整齐或不整齐的心房波；或有心房颤动，出现细小凌乱的 f 波，即心室停搏。常见的原因有高血钾、心室率缓慢的自搏心律、高度或完全性房室传导阻滞、病态窦房结综合征、晚期电击伤。

3. 电机械分离　呈慢而无效的室性自主心律，不能产生有效的心脏机械收缩，故无法维持有效血液循环，心音、脉搏消失，血压测不出。发生机制可能与反射性交感神经活动受抑制有关。心电图示宽大畸形，频率较慢（30 ~ 40 次 /min）、较为完整的 QRS 波群。常见的病因为心脏破裂、主动脉窦瘤破裂、急性心脏压塞、大面积心肌梗死、大量失血等。

（三）诊断和鉴别诊断

SCD 的诊断主要根据症状、体征及心电图表现。根据患者的临床表现可迅速做出判断，心电图则有助于进一步确定 SCD 的类型并指导抢救和治疗。其诊断要点有：①突然意识丧失或抽搐；②大动脉（颈动脉、股动脉）搏动消失；③呼吸停止、急性苍白或发绀；④瞳孔散大、无光反射；⑤听不到心音，测不出血压；⑥心电图表现为心室颤动或心室扑动、心室静止、电机械分离，只要具备①和②两点即可确立诊断。SCD 的诊断一般不难，关键在于事前做出预警性判断。临床上常用的预警判断的手段有以下几种。

（1）心率变异性（HRV）。心率变异性测定是一种无创的评估心脏自主神经功能的方法。在心脏性猝死的原因中，引人注目的是，自主神经系统参与了猝死的发生。在自主神经系统中交感神经有触发恶性心律失常的作用，迷走神经则有抗心室颤动的作用。一般认为，心肌的电稳定性依赖于迷走神经、交感神经的体液调节之间的平衡。自主神经调节失衡会导致心肌电活动不稳定和心室颤动阈值降低，使恶性心律失常发生而导致猝死。因此，心率变异性被认为是一项有价值的预测 SCD 的指标，心肌缺血与心肌梗死、心功能不全、糖尿病等均可导致心脏自主神经系统的调节功能降低，表现为低心率变异性。

（2）Q-T 间期离散度。Q-T 间期离散度是指心电图各导联间 Q-T 间期时限变异的程度。它是由于心室肌复极不一致所引起。Q-T 间期离散度增加反映了部分心室肌复极不均匀，而最大 Q-T 间期值存在于病变区域，这种区域性复极化不均匀极易产生折返激动，它代表心室电不稳定性，临床上可作为预测恶性心律失常的重要指标。Q-T 间期离散度愈延长，产生心室颤动的可能性愈大，如超过 100ms 则产生心室颤动的可能性很大，因此，Q-T 离散度可作为预测 SCD 的一个指标。

（3）心室晚电位（VLP）。心室晚电位为信号叠加心电图记录的心室晚电位。心室晚电位是出现于 QRS 终末或 ST 段的高频、低幅的破裂电活动。研究表明，VLP 的出现是由于局部心肌在缺血、缺氧，以及病变情况下发生的电生理特性改变，是局部心室肌延迟除极所引起的电活动，是心肌局部不同步传导的结果，是心室肌损伤性破裂电活动的体表反应，是折返性室性心律失常的重要机制。心室晚电位阳性提示诱发持续性单形性室性心动过速的可能性很大。

（4）动态心电图（DCG）。在 SCD 中，有 2/3 的病例与心律失常有关，因此，及时检测心律失常并采取相应的预防措施至为关键。12 导联常规心电图仅能记录 10s 的心电活动，而动态心电图能记录整个 24h 的心电活动。因此，探测短暂的或隐伏的心律失常，并对各种心律失常的性质和频度进行定性、定量的分析研究，对 SCD 的预测有一定价值。动态心电图监测时的心律失常往往是后来猝死的重要预示指标。

（5）T 波电交替。心脏电交替现象是指起源于相同起搏点，在心电图上表现为可以涉及任何波段、间期的波形和 / 或振幅的交替性变化。T 波电交替多见于长 Q-T 间期综合征者。显著的 T 波电交替多提示心肌电活动不稳定，是心室复极不一致的表现，往往可引起严重的心律失常或猝死。T 波电交替是预测恶性室性心律失常和心脏性猝死的独立指标。T 波电交替不受束支传导阻滞和心律失常的影响，对折返和触发激动引起的室性心律失常都能有效地预测，较心室晚电位优越。

（6）Q-T 间期延长。Q-T 间期延长的病因可能与遗传、电解质紊乱、心力衰竭药物作用及自主神经张力失衡等有关。目前已证实长 Q-T 间期综合征、Brugada 综合征与致命性室性心律失常和心脏性猝死的发生密切相关。先天性长 Q-T 间期综合征、运动、激动、惊恐等交感神经张力增高是危险因素，可诱发尖端扭转型室性心动过速，若短期内自行终止，则仅表现为晕厥，若转变为心室颤动则极易导致 SCD。Brugada 综合征心电图 ST 段呈穹隆形或马鞍形，易反复发作多形性心动过速及心室颤动。

（7）心率震荡（HRT）。心率震荡是指在室性期前收缩发生后，窦性心律出现短期的波动现象，是自主神经对单发室性期前收缩后出现的快速调节反应，它反映了窦房结的双向变时性功能。1999 年，有研究首次发现心率震荡是心肌梗死后患者死亡的独立危险因素，可用于心肌梗死患者危险分层且效果优于目前临床应用的心率变异性。震荡初始（turbulence onset，TO）和震荡斜率（turbulence slope，TS）两项指标对心肌梗死高危患者有一定预测价值，TO 和 TS 均异常时其阳性预测值分别是 33% 和 31%，阴性预测值可达到 90%。

（8）左心室舒张末内径（LVEDD）及左心室射血分数（LVEF）。左心室射血分数的敏感性和特异性不佳，阳性预测值约为 16%，左心室射血分数联合心室晚电位可增加对心律失常事件的预测价值。临床试验也发现，左心室射血分数联合心室晚电位是多种心脏病患者发生室性心律失常的独立预测因子，其结果与心内电生理检查结果高度一致。心力衰竭患者左心室射血分数越低，预后越差，其发生 SCD 的危险性也大。

（9）心脏停搏复苏病史。既往有过心脏停搏复苏史的患者被认为是心脏性猝死高危患者。在这些患者中，有 50% 会在首次 SCD 事件后 1 年内再次发生 SCD。一旦 SCD 发生，患者生存率将不及 15%。

（10）心肌梗死。心肌梗死作为独立危险因素。心肌梗死患者 SCD 的发生率是正常人的 4 ~ 6 倍，使 SCD 的危险增加 5%。若同时合并左心室功能低下或室性心律失常，SCD 危险性增加 10% ~ 15%。心肌梗死后左心室射血分数 < 0.4，伴有非持续性或可诱发、药物不可抑制的室性心动过速的患者，SCD 5 年发生率为 32%。

（11）心力衰竭。尽管心力衰竭的病理生理机制、药物治疗及器械治疗都取得了重大进展，但心力衰竭患者 SCD 的发生率并无明显降低。缺血性心脏病出现心力衰竭的患者有发生 SCD 的高度危险性。左心室功能不全的器质性心脏病患者是 SCD 的强预测因子。

（12）心肌纤维化。心肌组织内纤维化瘢痕是重要的致心律失常发生基质，瘢痕周围易导致折返区而发生快速性心律失常。缺血性心肌病患者广泛的心肌细胞坏死后引起室壁瘤的形成或纤维瘢痕的增生，折返性心律失常通常出现在毗连这些瘢痕区的梗死灶周围。非缺血性心肌病的纤维化是由于心肌的坏死细胞增加和心肌细胞外基质胶原成分增多所致。心律失常主要与原发性心肌瘢痕相关折返性心律失常、纤维脂肪细胞取代正常心肌细胞等因素有关。

临床上检测心肌纤维化主要通过心脏磁共振（CMR）、单光子发射计算机体层摄影 / 正电子发射断层扫描成像（SPECT/PET）和心内膜心肌活检 3 种方式。

SPECT/PET 多用于评估冠心病心肌梗死相关 SCD 的发生风险。而心脏核磁的延迟钆增强扫描技术因其无创、可独立于 LVEF 及其他传统预后指标、通过判定不同病因心肌病的心肌纤维化存在与否及存在部位等优点，具有更好的临床预测器质性心脏病 SCD 发生风险的作用。

（13）晕厥史。晕厥是由于短暂的全脑组织缺血所致的相对短暂性意识丧失的一类临床综合征，特点为发作迅速、短暂性、自限性且能够完全恢复意识。常见类型有迷走性晕厥、心源性晕厥、反射性晕厥等，其中心源性晕厥在老年患者中最为多见。最早 Framingham 研究就已经提示，晕厥史是重要的 SCD 危险因素之一。

晕厥原因复杂，是 SCD 发生的重要预测因素之一，特别是对于器质性心脏病患者。对于缺血性心脏病患者，考虑到其晕厥原因多数情况下能明确，目前未开展相关研究评估其与 SCD 发生的相关性。而对于非缺血性心肌病患者，有晕厥史与不明原因晕厥的患者，尽管电生理检查能筛选出高危 SCD 患者，但因其有创、操作复杂制约了临床普及应用，而新进开展的植入式心电记录装置安全性和可靠性好，对反复发作但原因不明的晕厥患者能够实时监测，并能发现其中有高危 SCD 风险的患者。

（14）心房钠尿肽或 N 端心房钠尿肽前体（ANP 或 NT-proANP）。ANP 水平或 NT-proANP 预测 SCD 和室性心律失常的价值较好，荟萃分析表明，ANP 上升预测 SCD 的相对危险度为 3.68，因此 ANP 和 NT-proANP 也是 SCD 的独立预测因子。

（15）压力反射敏感性（BRS）。压力反射敏感性通过计算弹丸注射去甲肾上腺素后的收缩压和血压反应性升高后的 R-R 间期关系的斜率来测定。研究表明，低压力反射敏感性与心脏性猝死率的增加有显著关系。决定 SCD 防治效果的关键是高危人群的认定，上述几项检查在预测 SCD 时均存在一定的价值，因此，全面认识 SCD 的危险因素，进行 SCD 的危险评估或预测是有效防治 SCD 的关键因素，联合多项指标进行综合评估是非常有必要的。

三、治疗策略

心脏停搏自行转复非常少见，所以，及时的心肺复苏（CPR）和除颤对挽救生命至关重要。心肺复苏包括基础生命支持、高级生命支持、延续生命支持三部分。基础生命支持包括开放气道、人工通气、胸外按压、除颤四个步骤；高级生命支持目标是在基础生命支持的基础上应用辅助设备、特殊技术及药物等保持自主呼吸和循环；延续生命支持主要目标是脑保护、脑复苏，以及其他复苏后并发症的治疗。

（一）基础生命支持

基础生命支持包括开放气道、人工通气、胸外按压和除颤，2010 年版指南中将原基础生命支持的"ABC"（开放气道、人工通气、胸外按压）步骤更改为"CAB"（胸外按压、开放气道、人工通气）（图 9-1）。其临床意义是为了缩短开始胸外按压的时间。理由如下：①大多数心脏停搏者为成人，初始心律是心室颤动或无脉性室性心动过速，早期心肺复苏关键要素是胸外按压和电除颤。②如按"ABC"顺序，现场施救者开放气道、口对口呼吸、放置通气设备都可导致胸外按压的延误，改变心肺复苏顺序，能使胸外按压开始得更早，通气延迟时间更短。③"ABC"顺序中开放气道和人工通气对现场施救者较难，开始就行胸外按压，可使更多心脏停搏患者能及早获得心肺复苏。

指南中强调胸外按压的重要性，一旦确定为心搏骤停，无论院内院外均应立即持续、至少 100 次 /min 的有效按压。每 5 个心肺复苏（CPR）或 2min 后急救人员应轮换，轮换应在 5s 内完成。施救者进行胸外心脏按压时，应将成人胸骨按下至少 5cm，每次按压后使胸廓回弹恢复原状，尽量避免按压中断，避免过度通气。

早期除颤是抢救患者生命的关键一环，除颤的迟与早是患者能否存活之关键，一般认为电除颤最好在 2min 内进行，每延迟 1min，复苏成功率下降 7% ~ 10%。若心电图显示心室静止或电机械分离，则原则上不能除颤，但如果未明确是何种心律失常之前可以进行盲目除颤。成年人心室颤动 / 无脉性室性心动过速首次单相波除颤能量为 360J；首次使用双相波时能量为 150 ~ 200J，直接双相波为 120J，第 2 次以后选用相同或更高能量；如急救人员不熟悉设备，则建议使用默认能量 200J。首次电击后立即进行 5 个循环或 2min 心肺复苏，而不应停下来检查心律和脉搏。

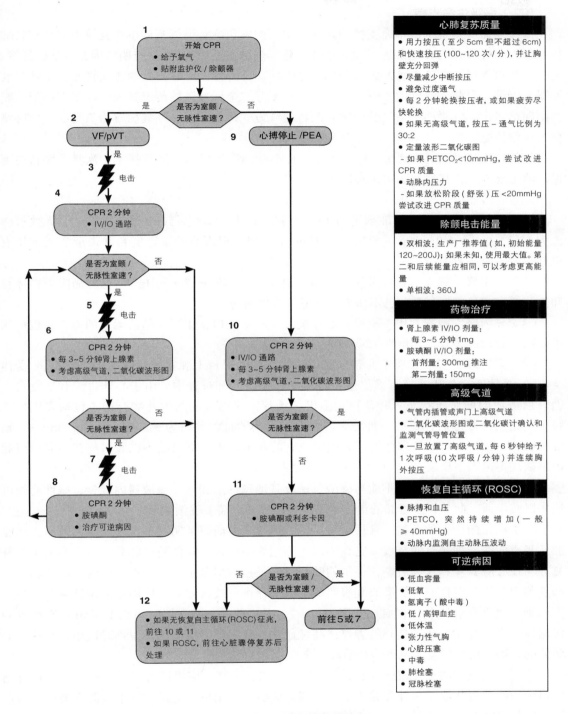

图 9-1　成人心脏骤停处理流程

CPR：心肺复苏；VF/PVT：室颤 / 无脉性室速；PEA：无脉性电活动；IV/IO：静脉 / 骨内；PETCO$_2$：呼吸末二氧化碳分压。

（引自《2020 年室性心律失常中国专家共识》《2020 年中国心脏起搏与心电生理杂志》）

（二）高级生命支持

高级生命支持是基础生命支持的延伸，主要内容包括：继续基础生命支持、器械和特殊技术建立和维持有效通气和循环、心电监护、建立静脉通道，以及尽快查明原因并对症处理等。

1. 使用高级气道设备纠正低氧血症　包括气管内插管、口咽或鼻咽通气管经简易呼吸囊面罩给氧等。目前，气管内插管的通气方式是复苏"金标准"的传统观念已经受到挑战，新指南明确指出，气囊面罩与气管内插管两种通气方式疗效相当，气囊面罩给氧是必须熟练掌握的操作技能。

2. 辅助循环的进一步建立　迄今为止，标准胸部按压仍然是复苏技术中恢复和维持血流循环的主要方法，其他方法均无法代替。

3. 药物治疗

（1）肾上腺素。推荐标准剂量为 1mg，静脉注射，每 3 ~ 5min 重复 1 次。若无效可考虑大剂量（0.1 ~ 0.2mg/kg 或每次 5 ~ 10mg）注射。但现有的统计资料并未证实大剂量有更好疗效，故一般不推荐。

（2）去甲肾上腺素。仅推荐用于严重低血压（收缩压 < 70mmHg）、低外周阻力性休克和部分低血容量患者，目前已不作为心肺复苏常规用药。

（3）异丙肾上腺素。用于缓慢性心律失常、心室停搏，用阿托品后无效的患者，也可用于除颤后心动过缓者，剂量为 15 ~ 20μg/min，静脉滴注。

（4）多巴胺。多巴胺属于儿茶酚胺类药物，是去甲肾上腺素的化学前体，既有 α 受体又有 β 受体激动作用，还有多巴胺受体激动作用。复苏过程中，由于心动过缓和恢复自主循环后造成的低血压状态，常常选用多巴胺治疗。多巴胺和其他药物合用（包括多巴酚丁胺）仍是治疗复苏后休克的一种方案。多巴胺给药的推荐剂量为 5 ~ 20μg/（kg·min），超过 10μg/（kg·min）可导致体循环和内脏血管的收缩，更大剂量的多巴胺对一些患者可引起内脏灌注不足的不良反应。

需要注意的是，多巴胺不能与碳酸氢钠或其他碱性液在同一输液器内混合，碱性药物可使多巴胺失活。此外，多巴胺的治疗也不能突然停药，需要逐渐减量。

（5）纠正酸中毒的药物。常用碳酸氢钠，但近来的研究证明它不仅不能改善预后，还能改变氧离曲线、抑制氧的释放。它只能纠正细胞外酸中毒，降低冠状脉灌注压，不利于心脏复苏。在心脏骤停和复苏后期，足量的肺泡通气是控制酸碱平衡的关键。碳酸氢钠在临床心肺复苏中常用，但目前很少有研究表明缓冲碱治疗可以改善预后。使用碳酸氢钠需要掌握以下原则：建立有效通气，在血气监测 pH < 7.1 时用药；心脏骤停时间长于 3min；有严重的代谢性酸中毒存在，特别是心脏骤停伴高钾血症，或三环类抗抑郁药中毒时适用；掌握宁酸勿碱的原则，用药后监测电解质和酸碱平衡。

应用碳酸氢钠时以 1mmol/kg 作为起始量。如有可能，应根据血气分析或实验室检查结果得到的碳酸氢盐浓度和计算碱剩余量来调整碳酸氢盐用量。为减少发生医源性碱中毒的危险，应避免完全纠正碱剩余。

（6）阿托品。阿托品可逆转胆碱能受体介导的心率减慢，有效解除迷走张力，过去常用于心脏骤停抢救中。新指南不再主张无脉性电活动和心脏骤停时常规使用阿托品。对于症状性或不稳定的心动过缓，推荐剂量为 1mg 静脉注射，如果严重心动过缓持续存在，可每 3 ~ 5min 重复应用，如阿托品无效时，可考虑体外起搏。

（7）钙盐。对高钾、低钙或钙通道阻滞剂中毒者有益，否则一般不用。

（8）纳洛酮。能有效逆转低血压并恢复意识，改善血流动力学，增加心排血量和心肌收缩力，稳定溶酶体酶。可以 0.4 ~ 0.8mg 稀释后静脉注射，继以 0.8 ~ 1.2mg 加入 500mL 液体中静脉滴注。

（9）胺碘酮。院前静脉使用胺碘酮治疗心室颤动或无脉性室性心动过速较利多卡因或对照组能改善存活率，并能预防心律失常复发。首次剂量为 300mg 静脉注射，重复剂量为 150mg，可重复给药总量达 500mg，随后以 0.5 ~ mg/min 静脉滴注，每日总量 2g。

（10）利多卡因。对血流动力学稳定的单形或多形室性心动过速有效，而对持续性室性心动过速则无效，能减少近 1/3 的原发性心室颤动，但不能降低总病死率，在心肺复苏中目前已逐渐被胺碘酮取代。推荐剂量初始 1 ~ 1.5mg/kg 静脉注射，每 3 ~ 5min 重复给药，最大可达 3mg/kg。

（11）镁剂。主要用于治疗和终止尖端扭转型室性心动过速。对 Q-T 间期正常的不规则或多形性室性心动过速无效。尖端扭转型室速时可予 1 ~ 2g 硫酸镁稀释后静脉 / 骨给药（5 ~ 20min）。负荷剂量后，将 1 ~ 2g 硫酸镁加入 50 ~ 100mL 液体中静脉滴注，给药速度要慢（5 ~ 60min）。

（三）延续生命支持

目的是维持有效的循环和呼吸功能，预防再次骤停，防治脑缺氧和脑水肿及急性肾衰竭和继发感染，重点是脑复苏。主要措施包括加强监护、增加脑供血、减少脑部耗氧及保护脑功能等措施。常用方法有维持平均动脑压、低温疗法、镇静、脱水、使用糖皮质激素及保护脑细胞药物。

（四）预防

关键在于高危人群的识别和处理。对于高危人群应给予预防措施。

1. **药物治疗** 目前仍是预防心脏停搏的主要治疗手段。但到目前为止尚无理想的抗心律失常药。抗心律失常药的临床应用主要基于两种假设：①频发的室性期前收缩作为触发源；②在室性期前收缩基础上引发致命性心律失常。目前认为有效的有 β 受体阻滞剂和胺碘酮，二者可用于心脏停搏的二级预防。

2. **埋藏式自动复律除颤器** 无论一级或是二级预防，其存活率均高于传统抗心律失常药（包括胺碘酮）。因此，有专家建议心搏骤停防治中首选植入埋藏式自动复律除颤器，不能植入者应选用胺碘酮和 / 或 β 受体阻滞剂。

3. **控制和治疗原发病** 改善心肌缺血、预防心肌梗死、缩小梗死范围、改善心功能状况等均可减少心脏停搏。

4. **心脏再同步（CRT）** 多项研究证实，心脏再同步能改善心力衰竭患者血流动力学，逆转心室重构，降低心肌氧耗和交感神经张力，降低心律失常的发生率，其与埋藏式自动复律除颤器联合植入可明显降低死亡率。

四、预后

国内文献显示，院前急救自主循环复苏成功率仅为 0.02% ~ 3.4%，最终脑复苏成功率为 0 ~ 0.02%；院内成功率为 3.6% ~ 30.4%，最终脑复苏成功率为 1.4%，与国际水平相差甚远。此外，由于高达 90% 以上的猝死现场在社区。因此，提高社区目击者急救意识和急救能力、缩短急救系统反应时间，提高社区人群心肺复苏技术是当前极为紧迫的任务。近年来自动体外除颤器（AED）的使用极大地提高了复苏成功率，这成为探索适合我国国情的推广计划的一个重要的研究方向。

应当指出的是，尽管及时有效的心肺复苏对患者最终的预后具有重要意义，但现阶段成功救治的瓶颈依然是脑复苏成功率。近年来，多种新药物的研制、应用，亚低温疗法的改进及干细胞移植领域的尝试等让脑复苏成功率的提高有了一些希望，但离取得突破性进展仍然任重而道远。

第 10 章　中毒性心律失常的诊治策略

第一节　洋地黄中毒性心律失常

洋地黄中毒是洋地黄治疗中常见并发症，在"洋地黄化"概念用饱和量的时代，中毒发生率可达 37.3%。由于用药方法的改进，洋地黄中毒发生率已明显下降，但如有易患因素存在，仍易发生中毒。过去胃肠道症状是洋地黄中毒的早期及常见表现，由于临床配糖体（异苷类）应用增多，心律失常更为多见，可高达 80% ~ 90%。

一、发生机制

（一）发生机制

中毒量的洋地黄可抑制心肌细胞膜上 Na^+-K^+-ATP 酶的活性，使心肌细胞内外 K^+-Na^+ 转运与流动失衡，在复极时细胞内 Na^+ 堆积，K^+ 大量丧失，造成细胞内失钾，细胞内外 K^+ 浓度差变小，使心肌细胞的静息电位降低，并出现"低振幅电位"的"延迟性后除极"震荡现象，低级的异位起搏点活跃，加上中毒量洋地黄使心房肌、心室肌不应期延长，造成激动折返条件而促发各种异位性快速心律失常。

洋地黄使心肌细胞内的 Ca^{2+} 浓度增高。Ca^{2+} 浓度增高后的时相性波动，可在先前动作电位的复极化完毕后触发而产生一种振荡性后电位后极化，称为迟后去极化。迟后去极化所产生的兴奋可形成自律型快速性心律失常。

洋地黄中毒时还影响激动的传导，减慢窦房、房室交界区和心室肌的传导速度，使不应期延长，导致不同程度的窦房和房室传导阻滞。这主要是迷走神经兴奋性增强，抑制钙离子慢内向电流，以及洋地黄对心脏直接抑制作用造成的。

（二）影响因素

1. **电解质紊乱及酸碱失衡** 钠、钾、镁、钙等电解质的血浆浓度明显影响洋地黄对心脏的作用。洋地黄心脏毒性效应的基础是心肌细胞内失钾，故各种原因所致缺钾或低钾血症均可诱发或加重洋地黄中毒。镁是心肌细胞膜 Na^+-K^+-ATP 酶的激活剂，缺镁时 ATP 酶的活性受到抑制，加重心肌细胞失钾，易于促发心律失常。Ca^{2+} 亦可抑制 Na^+-K^+-ATP 酶作用，可使慢反应细胞的自律性、传导性增高，且可引起振荡后电位，从而诱发心律失常。碱中毒时，心肌对洋地黄的敏感性增高，可能与同时合并低钾血症有关。酸中毒能促进浦肯野纤维的自发性除极并能降低心室颤动阈值，可促发洋地黄中毒性心律失常。

2. **缺氧** 缺氧是洋地黄中毒的一个基本促发因素，可降低洋地黄中毒的阈值，促进心肌细胞失钾，缩短心肌有效不应期，增加心肌自律性。此外，缺氧可使交感神经兴奋性增加，儿茶酚胺释放增加，心肌自律性亦增强。

3. **严重心肌病变** 弥漫性心肌炎或晚期心肌病、大面积心肌梗死及顽固性心力衰竭等严重心肌损害的患者，对洋地黄耐受性降低。此外，严重心肌病变时，心肌镁含量降低，且常伴有低血钾及细胞内钙转运障碍，易致异位性心律失常。

4. **肝、肾功能损害** 洋地黄等主要经肝代谢，地高辛、毛花苷 C、毒毛花苷 K 等主要经肾排泄。故肝、肾功能损害患者仍按常规剂量使用洋地黄时易发生中毒。

5. **甲状腺功能减退** 甲状腺功能减退时，细胞膜 Na^+-K^+-ATP 酶减少，特异性地高辛结合点减少，组织代谢率降低，从而降低了地高辛扩散容积。另外，甲状腺功能减退时，肾清除率可能降低，半衰期延长，以致血清浓度升高。因此，易出现洋地黄中毒性心律失常。

6. **老年人和瘦弱者** 老年人和瘦弱者，身体肌肉总量减少，而肌肉可以结合大量洋地黄，故肌肉瘦弱者易发生洋地黄中毒。肥胖者和瘦弱者，只要他们的肌肉净重相似，则他们的洋地黄治疗量和中毒水平也相似。老年人不仅肌肉瘦弱，而且常有不同程度的肝、肾功能减退，故易发生洋地黄中毒。此外，老年人易患病态窦房结综合征，也是容易发生中毒的原因之一。

7. **合并用药** 洋地黄与其他药物的相互作用，使洋地黄血药浓度明显增高，致使中毒的发生率明显增加，如奎尼丁、胺碘酮、维拉帕米、硝苯地平，地尔硫䓬、红霉素、四环素、螺内酯、哌唑嗪等药物，与洋地黄合用时即可发生上述作用。

二、临床诊断

（一）临床表现

1. **心外表现**

（1）胃肠道症状。最常见，发生率在 30% ~ 80%，表现为厌食、恶心、呕吐。厌食是洋地黄中毒的最早表现，表示体内已达最大耐受量。有时可出现腹泻、腹痛。老年人胃肠道症状多不明显。

（2）神经精神症状。占 10% ~ 15%，较常见的有疲乏、噩梦、烦躁、易激动、昏睡及精神错乱。有时出现头痛、失眠、眩晕、抑郁、全身不适。较少见的有神经病、惊厥、幻觉、感觉异常等。

（3）视觉异常。占 6% ~ 20%，有视力模糊，出现雾视和阅读困难者达 90%；周围视野内光闪烁是洋地黄中毒最常见视觉症状；色视障碍，如黄视、绿视症为特异症状。

（4）其他。少尿，在洋地黄治疗过程中，一旦出现难以用其他原因解释的尿量减少，则应警惕发生洋地黄中毒的可能。

2. **心脏表现**　洋地黄中毒引起两种主要的心脏表现，包括心肌收缩力改变和心律失常，但两者常可同时出现。

（1）心肌收缩力改变。在应用洋地黄的过程中，原有心力衰竭一度好转而又突然或缓慢加重，并进而发展为难治性心力衰竭，这是洋地黄中毒的一种难以诊断的表现，在临床上并非少见，也是难治性心力衰竭的原因之一。

（2）心律失常。洋地黄中毒可引起几乎各种类型的心律失常，其中以期前收缩最为多见，其次是不同程度的房室传导阻滞、房室分离、交界性心律、交界性心动过速、阵发性房性心动过速伴房室传导阻滞、室性心动过速、心室颤动、窦房传导阻滞等。洋地黄中毒性心律失常可为持续性，亦可为间歇性；可单独一种，也可两种或多种心律失常交替出现或同时并存，且大部分具有多样性和易变性的特点。按其性质可分为兴奋性作用及抑制作用两组，但常联合出现。

1）洋地黄中毒兴奋作用引起的心律失常。

室性期前收缩：国内外报告，洋地黄中毒性心律失常以室性期前收缩最多见，亦最早出现，其发生率占50%～60%，室性期前收缩呈二、三联律，频发、多源等。尤其在心房颤动基础上出现的室性期前收缩二、三联律，是特征性洋地黄中毒表现，几乎可以肯定是洋地黄中毒。多源性或多形性室性期前收缩是重度洋地黄中毒表现，双向性室性期前收缩亦可认为是洋地黄中毒的特异征象。国外学者 Segall 及 Wolff 认为，洋地黄引起的室性期前收缩二联律或多源、多形性室性期前收缩，提示洋地黄用量已达致命量的75%。非洋地黄所致的室性期前收缩，亦可呈二、三联律，多见于未用洋地黄的重度心力衰竭患者，临床应予以鉴别，以免造成不敢使用洋地黄而致病情恶化，延误治疗。

室性心动过速：室性心动过速的发生率占所有洋地黄中毒性心律失常的10%，系重度洋地黄中毒表现，多呈短暂或持续性，尤其是多源或双向性室性期前收缩所致室性心动过速或双向性室性心动过速，易发展为心室颤动而突然死亡，死亡率可高达68%～100%。室性心动过速亦可没有室性期前收缩等预兆而突然发生，成为洋地黄中毒性心律失常致死的主要原因。

双向性室性心动过速：双向性室性心动过速的出现几乎可以肯定为洋地黄中毒，并提示系重度中毒表现。双向性室性心动过速在严重心脏病洋地黄中毒时更为常见，并多在心房颤动、心房扑动或房性心动过速的基础上发生，往往是不可逆和致命的心律失常。

双重性心动过速指两种各自独立的异位心动过速同时存在。如房性及房室交界性心动过速并存，伴房室分离。此种类型较少见，多在较严重器质性心脏病基础上出现，但在洋地黄治疗过程中发生的双重性心动过速，几乎完全可以肯定为洋地黄中毒。预后严重，死亡率高。

房性心动过速为常见洋地黄中毒性心律失常，常伴有各种不同程度房室传导阻滞。房性心动过速伴二度房室传导阻滞几乎可以肯定为洋地黄中毒，并提示由低血钾诱发。

非阵发性交界性心动过速，亦称加速性交界性自主心律。其心律规则，心室率一般在70～130次/min。心房颤动基础上合并非阵发性交界性心动过速，尤其伴有文氏型传导阻滞是洋地黄最常见的中毒性心律失常之一，对诊断洋地黄中毒具有很强的特异性，此类型心律失常在老年人中更易出现，且听诊不易确诊，需经心电图证实，甚至心电图不注意也易漏诊。

心房扑动与心房颤动：洋地黄中毒致心房扑动少见，据报道不超过1%。在洋地黄治疗过程中，由窦性心律转为心室率缓慢的心房颤动，应考虑有洋地黄中毒的可能，但甚少见。原有心房颤动的患者，心室率由绝对不规则变为规则，心室率极慢，出现三度或高度房室传导阻滞亦是洋地黄中毒表现。原心房颤动用洋地黄后心室率更快者，应警惕在合并预激综合征的前提下，亦考虑洋地黄中毒的可能。

2）洋地黄中毒抑制作用引起的心律失常。

窦性缓慢性心律失常：洋地黄对于窦房结的自律性及窦房传导均有抑制作用。轻度中毒时可出现窦性心动过缓，如继续用药，则可进一步导致窦性停搏和窦房传导阻滞，可伴有或不伴有文氏现象，亦可出现房室交界区逸搏及逸搏心律，严重时由于心动周期过长，可发生阿 – 斯综合征。如心室率 < 50 次 /min，高度提示洋地黄中毒。婴儿心率 < 100 次 /min，有同样临床意义。

房室传导阻滞：洋地黄中毒主要是直接作用于房室交界区，还可以间接通过迷走神经，使其不应期延长及传导缓慢，由此而产生的房室传导阻滞多是一度、二度文氏型或完全性阻滞。因二度莫氏型房室传导阻滞多属于结下阻滞，用洋地黄中毒作用于房室结的电生理改变难以解释，且未见二度莫氏型房室传导阻滞属于洋地黄中毒的报道。在用洋地黄负荷量过程中，出现的一度房室传导阻滞是洋地黄中毒的表现，尤其多见于婴儿及儿童。二度文氏型房室传导阻滞是洋地黄中毒时最常见的不完全性房室传导阻滞，它可以伴有房性心动过速、非阵发性交界区心动过速，停药后又能转变为一度房室传导阻滞，而逐渐恢复正常。高度或三度房室传导阻滞是发生在心房颤动基础上最常见的中毒性心律失常，易误诊为已转变窦性心律，应在心电图上予以识别。洋地黄中毒所致房室传导阻滞与剂量、基础心脏病、原有房室传导障碍及电解质紊乱有关。但因阻滞部位较高，心室率较快，血流动力学影响小，故较少发生阿 – 斯综合征。

3）洋地黄兴奋和抑制联合作用引起的心律失常。由洋地黄兴奋和抑制联合作用引起的心律失常，如房性心动过速伴房室传导阻滞、心房颤动伴规则的心室节律、窦性心动过缓伴非阵发性交界区心动过速、房性及房室交界区心动过速并存伴房室分离，这些联合作用引起的中毒性心律失常最具有诊断意义。

（二）辅助检查

1. 心电图　在用洋地黄治疗量后常可出现心电图 ST 段呈下斜弯曲形状，Q-T 间期缩短，即鱼钩样 ST-T 改变，此为洋地黄作用，不是洋地黄中毒。中毒表现最重要的是各种心律失常，最常见者为室性期前收缩，多表现为二联律。非阵发性交界区心动过速、房性期前收缩、心房颤动及房室传导阻滞亦常见。快速性心律失常伴传导阻滞是洋地黄中毒的特征性表现。

2. 地高辛血药浓度测定　在治疗剂量下，地高辛血药浓度为 1.0 ~ 2.0ng/mL，中毒浓度 > 2.0ng/mL，但中毒与非中毒之间有 10% ~ 15% 的重叠范围，即约 10% 无中毒者血药浓度 > 2.0ng/mL，而 10% ~ 15% 中毒者血药浓度低于此值。

3. 红细胞内钠（Nai）、钾（Ki）测定　洋地黄可抑制红细胞膜 Na^+-K^+-ATP 酶的活性，引起 Nai 升高，Ki 降低。洋地黄中毒时，Nai 和 Nai/Ki 值显著高于非中毒者，诊断的效率高，方法简便、易行，优于地高辛浓度测定。但休克、昏迷、尿毒症时，Nai 也可明显增高。

（三）诊断与鉴别诊断

洋地黄中毒的诊断目前尚无统一标准，因此须根据患者心功能状况、应用剂量、药物代谢和排泄速度、影响因素、心电图表现、停药后心律失常演变情况和特殊检查（包括洋地黄浓度测定和红细胞内钠、钾测定等）综合分析后做出判断。

鉴别诊断的关键是要判定心律失常是由洋地黄中毒所致，还是由心力衰竭加重所致。

三、治疗策略

（一）药物治疗

1. 立即停用洋地黄和排钾利尿药　洋地黄中毒的诊断一旦确定，必须立即停用洋地黄。即使疑诊洋地黄中毒，亦应暂停药观察。同时应暂停排钾利尿药。这是处理洋地黄中毒的首要措施，也是治疗成败的关键。

2. 快速性心律失常的药物治疗

（1）钾盐。是治疗洋地黄中毒性快速性心律失常最有效的药物，尤其对房性心动过速者疗效甚佳，其用量可按病情、血钾浓度和心电图变化予以调整。一般轻度中毒者，口服氯化钾 1 ~ 2g，每日 3 次；重者可用氯化钾 1.5 ~ 2g 溶于 5% 葡萄糖溶液 500mL 中，以 2 ~ 3mL/min 的速度静脉滴注。也可用门冬氨酸钾镁口服液 10mL，每日 3 次口服或静脉制剂 10 ~ 20mL 加葡萄糖溶液 100 ~ 200mL，缓慢静脉滴注。肾衰竭及高钾血症者禁用钾盐。

（2）镁盐。能预防与对抗洋地黄中毒性心律失常。常用硫酸镁 2 ~ 3g（25% 硫酸镁 8 ~ 12mL）稀释后静脉注射，继以 2% 硫酸镁溶液 250 ~ 500mL，于 6h 内静脉滴注完。

（3）利多卡因。对室性快速心律失常颇有效。常用 50 ~ 100mg 稀释后静脉注射，速度 1 ~ 5mg/min，必要时可 20 ~ 30min 后重复 1 次，继以 1 ~ 4mg/min 静脉滴注维持。

（4）苯妥英钠。对洋地黄引起的室性及室上性心律失常有良效，并具有改善房室传导的作用。病情紧急者，以 125 ~ 250mg 溶于生理盐水 20mL 中，于 15min 静脉注射完。如无效且又无不良反应，可酌情重复给药，但 2h 总量不宜超过 500mg，第 1 日总量不宜超过 1 000mg。对轻度中毒或静脉注射有效后，可口服苯妥英钠 100mg，每日 3 次。

3. 缓慢性心律失常的药物治疗

（1）禁用心肌抑制药。缓慢性心律失常时，对心肌及传导系统有抑制作用的药物应禁用。除有低血钾外，房室传导阻滞者不宜用钾盐。

（2）阿托品。为首选药物。常用 0.5 ~ 2mg 静脉注射，若有效可重复使用。严重者可用阿托品 2 ~ 5mg 加入 500mL 液体内静脉滴注，其滴注速度以维持正常心率为准。

（3）异丙肾上腺素。本品能提高窦房结的自律性、加速房室传导。但可致心室应激性增高，诱发严重心律失常。因此，仅在阿托品治疗无效时作为电起搏治疗前的临时措施。常用 0.5 ~ 1mg 加入 5% 葡萄糖溶液 500mL 缓慢静脉滴注，根据心率调整滴注速度，以能恢复正常心率的最低速度为宜。

（4）乳酸钠。可提高血液碱性，促进钾离子向心肌细胞内转移，增加心肌兴奋性，并有对抗迷走神经、兴奋窦房结、加快房室传导的作用。常用 11.9% 乳酸钠溶液 100mL 缓慢静脉注射，再以 15 ~ 30 滴 /min 速度继续静脉滴注。有明显水肿、心力衰竭未控制者禁用本品。

（5）硫酸镁。本品对洋地黄中毒所致房室传导阻滞也有一定疗效。

4. 异位节律伴明显传导阻滞的药物治疗　一般采用联合用药的方法，既控制异位节律又消除房室传导阻滞。常用的联合用药方法有：①苯妥英钠与阿托品联合；②利多卡因与阿托品联合；③钾盐与阿托品联合；④利多卡因与异丙肾上腺素联合；⑤钾盐与异丙肾上腺素联合。其中以①、②两组联合效果较好。

5. 其他药物治疗方法

（1）醛固酮拮抗药。本类药物具有对抗洋地黄毒性的电生理作用，抑制心肌自律性的升高而并不减弱其加强心肌收缩力的作用，可用于治疗洋地黄中毒。常用螺内酯（20 ~ 40mg，每日 3 次），有高钾血症者禁用。

（2）洋地黄特异性抗体。1976 年以来，Smith 等研究并制成纯化地高辛特异抗体的 Fab 碎片来治疗严重地高辛中毒，是治疗的重大进展。其解毒机制是地高辛抗体在红细胞可逆转地高辛对离子运转的抑制，使地高辛与受体（心肌细胞膜 Na^+-K^+-ATP 酶）解离加速，从而使地高辛从受体转移到抗体结合成免疫复合物而失去作用，因而达到解毒的目的。主要适用于严重中毒或中毒后造成致命性心律失常者。其用法是，F（ab'）2 初剂量 800mg，先将 400mg 稀释后静脉注射，剩下 400mg 再于 1 ~ 2h 内静脉滴注。如无效则每半小时加给 400 ~ 800mg（总量 1 600mg），一旦严重心律失常消失即停药。使用抗体前应常规皮试。皮试阴性，还应再静脉试注小剂量抗体，仍无反应方可正式开始治疗。

（二）非药物治疗

1. 电复律　洋地黄中毒时，心肌对电击的敏感性显著增加，因此一般不予考虑，仅在药物治疗无效的快速性室性心律失常而病情危急时，才酌情进行电复律，而且电量要小。

2. 临时人工心脏起搏器　对于各种药物无效的缓慢心律失常，可用临时人工心脏起搏器，直到中毒症状消失。

3. 血液净化　此法是把患者的有毒血液自动脉经导管引入灌流器，在灌流器中被吸附剂（如药用炭、树脂）吸除毒物后的血液再由静脉返回人体，如此反复灌流、吸附，直至大部分或全部洋地黄被清除。通常每次灌流 1 ~ 3h，病情轻者仅需 1 或 2 次，重者偶可多达十余次。本法疗效虽好，但易破坏血小板，费用昂贵，需一定设备和条件。

（三）洋地黄中毒的预防

（1）应严格掌握洋地黄的适应证、禁忌证，无用药指征者不可滥用洋地黄。

（2）两周内用过地高辛，则不给予负荷量药物，用药前描记心电图 1 份，以便治疗后对照，及早发现中毒征象，予以早期治疗。

（3）详细检查有无易患因素存在，如肝、肾功能减退，低血钾，低血镁，电解质及酸碱紊乱、缺氧等，及时纠正各种易患因素，可提高患者对洋地黄的耐受性，防止中毒的发生。

（4）洋地黄的用法、剂量必须强调个体化，因人而异，切不可用药千篇一律。

（5）有条件的医院可开展血药浓度监测，指导用药。

（6）使用洋地黄时，同时使用钾盐、镁盐、苯妥英钠和极化液等，有一定的预防洋地黄中毒的作用。

四、预后

洋地黄中毒的预后取决于患者中毒的程度、心律失常的类型、基础心脏病变情况，轻度中毒和一般类型的心律失常，经积极治疗预后较好；若重度中毒和严重心律失常，处理不及时预后较差，甚至死亡，死亡率在 3% ~ 21%。

第二节　有机磷中毒性心律失常

有机磷农药中毒临床常见，可致中毒性心肌损害及多种心律失常，其心电图异常率可达 80% 左右。Ludomirskyt 等认为，有机磷农药对心脏的毒性可分为三期：一期有短暂的交感神经张力增强，表现为窦性心动过速；二期即长时间极度副交感神经释放期，常表现为各种程度的房室传导阻滞、心房颤动；三期毒性作用表现为 Q-T 间期延长和尖端扭转型室性心动过速，可发生于中毒早期或迟至中毒后 5 天，是由于心肌受到强而不均的交感刺激所致，可能是中毒后期的死亡原因。

一、发生机制

有机磷中毒性心律失常的机制较为复杂，往往是多因素作用的结果。首先，有机磷毒物进入体内抑制了胆碱酯酶的活力，使神经末梢所释放的乙酰胆碱不能被水解，蓄积的乙酰胆碱使心肌及其传导系统受到抑制；而乙酰胆碱在心肌内较长时间的蓄积又可直接损害心脏，造成心外膜下出血、心肌断裂及间质充血水肿等病理改变，导致心肌损害及心律失常。其次，抢救中毒时所用的阿托品可增加心肌的缺血性损伤，且降低心肌的电稳定性，易诱发各种心律失常。另外，中毒时导致的酸碱平衡失调、电解质紊乱、缺氧、自主神经功能失调等均可促发心律失常。

二、临床诊断

（一）临床表现

1. 有机磷中毒的临床表现

（1）毒蕈碱样症状（M 样症状）。瞳孔缩小、胸闷、气短、呼吸困难、恶心、呕吐、腹泻；大小便失禁；大汗、流泪和流涎；咳嗽、气促，双肺有干性或湿性啰音，严重者发生肺水肿。

（2）烟碱样症状（N 样症状）。出现肌肉纤维颤动，甚至全身肌肉强直性痉挛，也可出现肌力减退或瘫痪，呼吸衰竭或停止；血压增高和心律失常。

（3）中枢神经系统症状。出现头痛、头晕、烦躁不安、谵妄、抽搐和昏迷。

2. 心律失常的特点　常见的有机磷中毒性心律失常有窦性心律失常（窦性心动过速 28.9%、窦性心动过缓 27.3%、窦性心律不齐 10.4% 及窦性停搏 1.2%）、Q-T 间期延长 21.7%、传导阻滞（房室传导阻滞 7.4%、束支传导阻滞 9.9%、窦房传导阻滞 1.5%）、各种类型的期前收缩（房性期前收缩 9.2%、室性期前收缩 12.1%、交界区期前收缩 2%）、室上性心动过速 11.3%、房颤 0.9% ~ 4.99%、室性心律失常（室性心动过速 1.3%、心室颤动或心室扑动 2.9%）等，甚至猝死。

（二）辅助检查

1. 血胆碱酯酶活力测定　血胆碱酯酶活力是诊断有机磷中毒的特异性实验指标，对判断中毒程度、疗效和预后极为重要。胆碱酯酶活力值在 70% ~ 50% 为轻度中毒；50% ~ 30% 为中度中毒；30% 以下为重度中毒。

2. 心电图　有机磷中毒时心电图可以有 ST-T 改变、Q-T 间期延长和各种心律失常。Q-T 间期延长者的预后较无 Q-T 间期延长者差。

3. 心肌损伤标志物　心肌酶活性均有不同程度升高，持续而极度升高者预后不佳，但不能仅根据单纯 CK 升高而诊断心肌损害，一般 CK-MB/CK 大于 10% 方可诊断；肌钙蛋白判断心肌损伤的价值大于心肌酶谱。和肽素及缺血修饰白蛋白在心肌损害早期诊断中有重要意义。

（三）诊断与鉴别诊断

根据患者的有机磷接触史、M 样和 N 样症状，结合胆碱酯酶活力测定，可明确有机磷中毒的诊断。心电图检查可以确定心律失常的类型。

有机磷中毒性心律失常需与其他病因的心律失常鉴别，特别是注意与阿托品过量所致心律失常鉴别。

三、治疗策略

有机磷中毒性心律失常的治疗，主要是积极处理有机磷中毒，如清除毒物，应用解毒剂（氯解磷定及碘解磷定注射液、解磷注射液等）与适量的阿托品及对症支持治疗。对于引起血流动力学变化的心律失常要按照心律失常的类型积极处理；阵发性室上性心动过速宜选用普罗帕酮治疗；尖端扭转型室性心动过速可用异丙肾上腺素或心室起搏治疗；严重房室传导阻滞应安装临时起搏器。值得注意的是，有机磷中毒性心律失常时阿托品的使用量应以中毒程度来确定，而不能以心律失常的严重程度来确定用量，以免阿托品过量。

重症有机磷农药中毒和 / 或合并严重心律失常可选用血液灌流加血液透析治疗。早期、反复应用，能有效清除血液和蓄积组织中释放入血的有机磷农药。血浆置换与血液灌流加血液透析的疗效相当，主要用于危重且常规治疗无效的患者。近来有血浆置换联合血液灌流治疗的报道。

四、预后

有机磷中毒性心律失常的预后取决于有机磷中毒的严重程度和心律失常的严重程度。Q-T 间期延长是有机磷中毒迟发性猝死的原因之一。

第三节　乌头类生物碱中毒性心律失常

乌头类生物碱（aconitum alkaloids）是指存在于川乌、草乌、附子、雪上一枝蒿等毛茛科乌头属植物中的一类生物碱。我国含有乌头类生物碱的植物分布广泛，共 70 余种。含有乌头类生物碱的成药（如小活络丸、复方宣乌片）也有销售，在风湿性关节炎、关节痛、肿瘤等疾病中均有应用。然而，乌头类生物碱治疗安全窗窄，加工处理不当、过量服用易致急性中毒，导致恶性心律失常和心源性休克。

一项研究报告显示，在 1961 ～ 2010 年期间，由乌头引起的中毒占全部植物性食物中毒事件的 16.8%，病死率为 4.6%。

一、发生机制

乌头类生物碱主要存在于乌头属植物中。根据其药理活性可分为：二酯 - 二萜生物碱（DDAs）、单酯 - 二萜生物碱（MDAs）和未酯化 - 二萜生物碱（UDAs）。DDAs 为主要毒素，包含乌头碱 AC、新乌头碱 MA 和次乌头碱 HA，可造成心脏与神经毒性。DDAs 通过水解、酯酶转化形成中度毒性的 MDAs，MDAs 进一步转化为低毒性的 UDAs。

乌头类生物碱主要经口摄入，在胃肠道内吸收，服药后 10min 即可发病，以 30min ～ 1h 起病多见。乌头类生物碱口服 0.2mg 即可产生中毒症状，对人的致死剂量为 2 ～ 4mg。中毒后毒性成分在体内主要分布于肝脏、肾脏、心脏、脑等器官次之。临床多见于误服乌头类泡制的药酒而中毒，少数可见于经破损皮肤吸收而中毒，亦有误服过量小活络丸或复方宣乌片而导致中毒的报告。

乌头类生物碱通过开放钠离子通道，非选择性阻滞钾离子通道而延长动作电位时程；通过影响钙离子通道，使细胞内钙超载并影响心肌兴奋收缩耦联过程，造成心律失常。其能兴奋心脏迷走神经，降低窦房结自律性和传导性，部分造成传导阻滞甚至停搏，部分触发异常激动或折返，均导致心律失常。此外，乌头类生物碱能直接作用于心肌细胞，造成氧化损伤和凋亡。乌头类生物碱所致 γ - 氨基丁酸（GABA）等神经递质异常分泌损伤神经系统。抑制胆碱能神经可出现 M 样症状和 N 样症状，并作用于呼吸中枢导致死亡。

二、临床诊断

（一）临床表现

1. 循环系统中毒症状　表现为心悸、气急和胸闷极为常见。出现血压下降和休克时，则可表现为面色苍白、肢端湿冷、大汗淋漓。出现各种心律失常，可有交界性心律，多源、频发的期前收缩、二联律，房室脱节，房室传导阻滞，尖端扭转型室性心动过速，心室扑动，心室颤动等。

2. 神经系统中毒症状　四肢麻木、特异性刺痛及蚁走感，麻木常从指尖开始而后遍及上肢，继则口、舌及全身麻木，有紧束感。部分患者可出现头晕、头痛、耳鸣、出汗。重者可躁动不安、肌肉强直、抽搐，甚至昏迷。

3. 其他中毒症状　恶心、呕吐、流涎、腹痛和腹泻、呼吸急促、咳嗽、呼吸衰竭等。

（二）辅助检查

1. 心电图　心电图表现特点，一是心电图异常率高，达 80% ～ 100%；二是心电图变化多种多样。其心律失常严重程度与临床急性中毒的严重程度成正比。中、重度中毒患者主要表现为多型性心律失常，以室性心律失常最多见，频发多源室性心律失常等；轻度中毒患者出现窦性心动过缓、房室传导阻滞、ST-T 变化和 Q-T 间期延长等。

2. 心肌损伤生物标志物　乌头碱致心脏损伤早期可引起很多生物标志物的变化，其中心肌肌钙蛋白、BNP、NT-proBNP、心钠素（ANP）等。心肌肌钙蛋白 T（cTnT）与 cTnI 常用于评价心肌损伤，而 BNP、NT-proBNP、ANP 主要用于评价心功能不全。心肌损伤生物标志物升高的原因可能与乌头碱对心肌的直接损伤作用和心律失常引起心室舒张期缩短，心肌氧需求量增加而心肌供氧减少或／和心律失常引起冠状动脉供血不足而致心肌缺血性损伤。

3.毒物检测　患者血、尿、粪便或胃内容物等中检测到乌头类生物碱或其特异性代产物能为中毒诊断提供依据。据报道，乌头碱AC在血中检测时间窗为24h，超过7d后才能在尿液中测出。

（三）诊断与鉴别诊断

1.诊断与鉴别诊断　诊断依据主要为：①服用或接触乌头类中草药及其制品病史；②有紊乱性心律失常表现；③毒物检测。

紊乱性心律失常是乌头类生物碱中毒的重要特点，是诊断的主要依据。可表现为多源性室性早搏伴短阵室性心动过速，或表现为频繁房性期前收缩合并短阵房性心动过速，也可存在快速性和缓慢性心律失常并存的情况。

患者同时满足①和②即可做出急性乌头类生物碱碱中毒的临床诊断，有条件者可进行毒物检测为确诊提供依据。如只满足②且无其他病因，可做出疑似诊断，需仔细询问病史。如只满足③需结合病史特点及临床症状判断是否中毒。

根据乌头类生物碱中毒所致心律失常特点，需与毒蘑菇、洋地黄、夹竹桃、博落回等其他植物类中毒所致心律失常相鉴别。也需要与其他原因所致心律失常鉴别。

2.急诊评估与分层　对拟诊乌头类生物碱中毒的患者入院后立即予心电监护，并在首次医疗接触后尽早完成12或18导联心电图检查，评估有无高危心律失常。同时对意识、气道（Airway）、呼吸（Breathing）和循环（Circulation）进行评估。出现心律失常以及循环衰竭、意识障碍、呼吸衰竭四项中的任一项即为高危中毒。如无任何一项，则为低危中毒。低危中毒的患者，至少需要进行评估和监测24h，以防其向高危转化。

三、治疗策略

（一）生命支持治疗

乌头类生物碱中毒后严重者出现心律失常、心源性休克、心脏骤停。一旦出现心脏骤停，应立即心肺复苏。有研究表明，在延长心肺复苏的15例乌头类生物碱中毒致心脏骤停患者中，9例最终恢复了窦性心律。因此，延长心肺复苏时间能为血液灌流等进一步治疗措施争取时间。

对血流动力学不稳定或药物不能控制的心律失常，可考虑使用电复律或心脏起搏治疗。国内有研究报道，电复律联合利多卡因治疗乌头类生物碱中毒室性心律失常伴血流动力学改变效果显著。但在国外30例乌头类生物碱中毒发生心律失常患者中应用直流电心脏复律，仅5例恢复窦性心律。

对于乌头类生物碱中毒致血流动力学不稳定的血管活性药物选择尚缺乏直接的临床证据。多巴胺和去甲肾上腺素为临床上常用的血管活性药物。既往在急性心肌梗死和脓毒症等疾病中，已经证实多巴胺与去甲肾上腺素相比有增加心律失常的风险。对于中毒后休克合并快速性心律失常患者，首选去甲肾上腺素。

对于有恶心呕吐、意识障碍及昏迷的患者，需注意气道保护。一旦出现呼吸频率和节律改变，需警惕呼吸衰竭的发生，及时建立人工气道，并行机械通气。

当乌头类生物碱中毒患者并发急性肾功能不全或严重高钾血症、酸中毒等情况时，早期给予持续床旁肾脏替代治疗（CRRT）联合 HP 可提高救治成活率。对于无法纠正的呼吸和循环衰竭，可考虑给予体外膜肺氧合（ECMO）支持。

（二）血液净化治疗

乌头类生物碱中毒无特效解毒药。乌头类生物碱具有强烈的亲脂性，其与血液中蛋白结合后可形成相对分子质量更大的结合物。在动物实验研究中，血液灌流被证实能够有效降低草乌酒中毒后血浆中乌头碱、新乌头碱、次乌头碱的浓度，降低心律失常的发生率和严重程度，减轻中毒后脑组织、心肌组织和肝脏组织损伤。

临床系列病例研究证实，采用血液灌流治疗的草乌中毒患者，其症状持续时间及心电图恢复正常时间明显短于未行血液灌流治疗患者。血液透析及血浆置换在乌头类生物碱中毒救治中的作用尚无可靠临床和基础研究证据。有血液灌流和血液透析联合应用治疗乌头类生物碱中毒的报道，但未有研究提示血液灌流和血液透析联合治疗效果优于血液灌流治疗。

综合现有证据和临床经验，生命体征不稳定或紊乱性心律失常是血液灌流的绝对适应证。生命体征稳定的患者，如有频发非紊乱性心律失常，应根据患者中毒剂量、中毒时间、临床表现等综合评估是否行血液灌流；如无心律失常，或仅有偶发性心律失常，如偶发室性和 / 或室上性期前收缩时，可先行动态评估和监测。在中毒暴露后越早开展血液灌流越能为患者带来临床获益。血液灌流方案需根据临床实际，把握个体化原则，必要时重复进行，直至无再发心律失常。

（三）洗胃、催吐、导泻

由于乌头类生物碱吸收快，经口摄入 1h 内即可达到血液浓度峰值，因此催吐和洗胃应尽早进行。对胃排空障碍或摄入量大的患者，可放宽洗胃时间窗，超过 6h 仍可酌情洗胃。部分摄入毒物量大和中毒严重者应在评估病情，权衡利弊的基础上开展。洗胃液可选择清水，胃内容物吸出干净即可。洗胃过程中注意气道保护，防止误吸。洗胃结束后，可予活性炭保留吸附，也可以予 20% 甘露醇、硫酸镁、聚乙二醇电解质溶液等导泻，促进肠道毒物排出。

（四）心律失常的药物治疗

抗心律失常药物是乌头类生物碱中毒后心律失常治疗的辅助措施。阿托品能够抑制节后受体胆碱能神经支配的平滑肌与腺体活动，缓解神经及消化道症状。更为重要的是，阿托品能阻断迷走神经兴奋，通过提高窦房结自律性和传导性，终止异位节律的发生。对于乌头类生物碱中毒后的各类心律失常，特别是异位心律失常，可尝试使用阿托品。一般予 0.5 ~ 1mg 静脉注射，半小时内用 1 ~ 2mg，5h 内用 3mg，10h 内用 5mg，可较好地消除传导阻滞及室性心律失常。

对于血流动力学稳定的快速性心律失常患者，根据乌头类生物碱中毒机制，可选择应用抗心律失常药物利多卡因。利多卡因起效快，能使钾离子外流，阻断钠离子内流，降低心肌自律性，对中枢神经系统也有双相抑制作用。有报道，胺碘酮对于乌头类生物碱中毒导致的快速性室性心律失常的控制率高于利多卡因。但相对利多卡因，胺碘酮起效慢且有较长的半衰期，同时不良反应也相对较高。因此，如利多卡因无效，可使用胺碘酮或 β 受体阻滞剂。

糖皮质激素能缓解乌头碱对心肌细胞的直接毒性作用，可消除异位节律，改善传导，应尽早使用。常用地塞米松 10 ~ 20mg 静脉注射或静脉滴注。大剂量维生素 C（每次 5g，每日 2 或 3 次）对心律失常也有一定疗效。洋地黄因有兴奋迷走神经作用，应列为禁忌。

硫酸镁可减少乙酰胆碱的释放，促进细胞外钾离子内流，有助于心律失常的转复，对于快速性室性心律失常，特别是尖端扭转型室性心动过速可试用。

四、预后

乌头类生物碱中毒性心律失常一般经过积极治疗，预后良好。严重心律失常及心源性休克未及时处理，可致死亡，有报道病死率达 15.1%。

积极宣教和合理用药对于预防乌头类生物碱中毒至关重要。

第11章　相关疾病或情况所致心律失常的诊治策略

第一节　高血压与心律失常

高血压是一种常见病、多发病，也是心脑血管病最重要的危险因素，常引起心、脑、肾等脏器的并发症。严重危害着人类的心血管病死亡率，其中一个主要原因是高血压所致的心律失常。

随着临床上普遍应用24h或48h动态心电图监测，心律失常的检出率明显提高。在高血压患者中，心房颤动是最常见的心律失常；血压升高使男性的心房颤动发生率升高1.5倍，女性升高1.4倍。临床研究显示，合并心房颤动的高血压患者平均日间和夜间收缩压高于未合并心房颤动的高血压患者。心房颤动是脑卒中的危险因素，合并心房颤动的高血压患者脑卒中发生率较未合并心房颤动的高血压患者脑卒中发生率大约高5倍。在高血压患者中，左心室的舒张功能是心房颤动发生风险的重要预测因子。

在高血压合并左心室肥厚方面也有较多的研究资料。早在1984年，Messerli首先报道高血压性左心室肥厚者比正常血压者或无左心室肥厚的高血压者有较高的室性心律失常发生率。之后陆续有很多研究予以证实。在Framingham的纵向随访研究中，发现超声心动图诊断的高血压性左心室肥厚与各种程度分级的室性心律失常之间有肯定的相互关系。当左心室肥厚达到一定程度，左心室肥厚可以显著增加心脏性猝死的发生率。McLenachan发现，在心电图显示左心室肥厚的高血压患者中，28%有发作性室性心动过速，而心电图无左心室肥厚者仅有8%的发生率。即使在1、2级（轻、中度）高血压者也有较高室性心律失常发生率。Szlachcic最近报道，一组183例连续检测的1、2级（轻、中度）高血压患者，无临床和心电图冠心病证据，室性心律失常的发生率达22%。Pringle发现，在90例心电图显示左心室肥厚的患者中，66%患者有Lown 3级以上的室性异位搏动，其中11例（占12%）有阵发性室性心动过速发作。

一、发生机制

高血压患者发生心律失常的机制尚未清楚阐明。其发生心肌肥厚后心律失常较多见，可能与下面几方面的机制有关。

（一）高血压所致左心房重构与房性心律失常

左心房对调节左心室充盈和维持正常心搏量有重要的作用。而高血压病患者可以发生左心房扩大和左心室肥厚等改变。研究资料表明高血压患者左心房扩大发生率高于左心室肥厚，并且在左心室肥厚发生之前就已经存在，是高血压患者心脏结构改变的早期征象。其原因是长期的血压升高在引起左心室向心性肥厚之前，已经使心室发生纤维化、间质增生水肿等改变，因此早期就存在左心室舒张功能减退、左心室壁顺应性下降，导致左心室舒张末期压力上升。这样左心房收缩的后负荷增加，为使足够的血量在心室舒张期充盈心室从而维持搏出量，心房收缩力增强、做功增加，而且左心房比左心室壁薄，代偿能力差，心房首先出现代偿性扩大，出现左心房重构。因此，在无二尖瓣膜病变和持续性心房颤动的情况下，左心房的大小可以反映存在高血压的病史。

老年高血压患者房性心律失常的发生率明显高于正常血压人群。研究显示，高血压患者的左心房比健康者大。随着左心房增大，房性心律失常的概率及严重程度也逐步增加，年龄越大，高血压病史越长，左心房扩大的程度越重，发生心房颤动的概率越高。老年高血压患者心脏结构改变，早期心房扩大，心房重量增加，使心房组织易发生缺血、纤维化、灶性坏死，这些心房结构的变化使心房电生理发生异常。

（二）高血压所致左心室重构与室性心律失常

高血压引起左心室肥大早已引起重视，有报道超声心电图检查发现 50% 以上的轻、中度高血压患者都有不同程度的左心室肥厚。随着主动脉压力进一步增高，左心室的后负荷不断增加，心室为维持正常的心搏出量、增加收缩力，心室肌细胞体积增大、重量增加，此时心肌纤维并联性增生，肌纤维变粗，心室壁厚度增加，心腔无明显扩大，室腔直径与室壁厚度的比值小于正常，从而引起心室向心性肥厚，晚期甚至发生离心性重构。肥厚心肌细胞跨膜动作电位异常，易发生折返激动，且左心室肥厚的心室颤动阈值显著降低。

（三）影响因素

1. 心肌肥厚程度与类型　高血压性室性心律失常的发生率与超声心动图的左心室重量指数呈正相关。室性期前收缩、发作性室性心动过速与复合性心律失常的发生率，左心室肥厚者分别是无肥厚者的 2.7、2.3 与 1.7 倍。向心性左心室肥厚的两种结构类型，即不对称性室间隔肥厚和对称性肥厚，虽然哪一类型的心肌肥厚容易诱发心律失常目前尚无肯定结论，但不对称性室间隔肥厚患者血浆去甲肾上腺素浓度明显升高，75% 患者超过正常范围，提示不对称性室间隔肥厚者具有较高的交感神经系统活性。临床观察表明，超声心动图的室间隔肥厚度与室性异位搏动的 Lown 分级呈正相关。因此，不对称性室间隔肥厚患者可能有较高的心律失常发生率。

2. 左心室舒张末容量　实验研究提示，心肌细胞伸长牵引可降低细胞膜的动作电位阈值，增强自律性。临床观察发现，左心室扩张者有较高室性异位搏动的发生率和较重的 Lown 分级。即使左心室腔径在正常范围内，左心室舒张末容量大小仍然是发生室性心律失常的主要决定因素之一。

3. 血压水平　高血压患者随着运动或血压升高，心律失常更为常见。据观察，30 例轻、中型高血压，休息状态下室性期前收缩（Lown 1 ~ 2 级）发生率 17%，当舒张压升高 15.4kPa（115mmHg）以上时，室性期前收缩的发生率高达 67%，其中 40% 为 Lown 4 ~ 5 级。高血压患者在进行二级梯、踏车或平板运动试验时，室性、房性心律失常发生率分别为 24%、12%。同时，进行 24h 的血压和动态心电图监测，显示室性期前收缩的次数与收缩压、舒张压水平呈正相关。房性期前收缩次数在收缩压峰值时较多。

4. 年龄　心脏结构与功能随年龄增长发生变化，表现为左心房增大，左心室壁略增厚，左心室重量指数增大，左心室舒张顺应性减退。多因素分析揭示，年龄是导致高血压患者心律失常发生的重要因素之一。较严重的室性心律失常、心房颤动也往往多见于老年人。

5. 血钾水平　低血钾或使用利尿药治疗曾被认为是高血压诱发心律失常的主要因素，一些临床试验显示，利尿药治疗的高血压患者中，猝死的发生率增加；即使血钾水平在正常范围内，由于长期利尿药治疗对心肌细胞内钾离子浓度的影响，仍然可导致心律失常。

然而，近年来许多研究，包括一些有对照的前瞻性研究，都认为低血钾虽然可以诱发心律失常，但不是高血压患者心律失常的主要影响因素，利尿药治疗并不明显增加高血压患者室性异位搏动的发生率与严重程度。

二、临床诊断

（一）临床表现

高血压性心律失常患者大多数起病缓慢、渐进，一般缺乏特征性的临床表现。常见症状有心悸、胸闷、头晕等，呈轻度持续性，不一定与血压水平相关，多取决于心律失常对患者造成的影响，可受到多种因素的影响。心律失常的种类，主要是各类异位搏动，包括室性期前收缩（单源、联律、多源性）、发作性室性心动过速、房性期前收缩、房性心动过速、心房颤动及束支传导阻滞等。室性心律失常的发生，大多与心肌肥厚直接相关；房性心律失常的发生一般继发于心肌肥厚，与心房增大有关，为左心室顺应性减退、左心房压升高、左心房增大所致。心律失常的昼夜时间分布不均匀，上午 6 ~ 12 时发生的机会最多，这与流行病学调查中猝死发生的时间规律一致。伴有严重心律失常的高血压患者，属于容易发生心血管病死亡的高危患者。严重室性心律失常可导致短暂性脑缺血发作或脑梗死，可诱发心绞痛，甚至猝死。严重房性心动过速者心功能减退，易快速发生充血性心力衰竭，而伴发心房颤动是体循环栓塞的重要危险因素。

（二）辅助检查

1. 心电图与动态心电图　采用常规体表心电图检查，高血压心律失常的检出率不高。据统计，阵发性室性心动过速历时非常短，连续室性异位搏动的中位数大约 7 次，也就是说，每次发作仅 2 ~ 3s，短时间的心电图记录很容易疏漏。动态心电图可以显著提高心律失常的检出率。凡在常规体表心电图上有左心室肥厚和继发性 ST-T 改变，或超声心动图显示中、重度左心室肥厚或明显发作性头晕、心悸，甚至晕厥的高血压患者，应该做动态心电图检查，从而及时识别心脏性猝死的高危患者。

2. *超声心动图* 由于肥厚心肌易诱发心律失常，需要早期诊断左心室肥厚。采用心电图诊断左心室肥厚，其敏感性和特异性均较低。据大样本人群比较超声心动图与心电图两种方法检测的结果，心电图检出左心室肥厚阳性率为 2.1%，超声心动图为 16%，后者的敏感性是前者的 7 ～ 10 倍。

3. *放射性核素心肌显像* 放射性核素心肌显像诊断心肌缺血比心电图运动试验有较高的敏感性，与左心室肥厚程度结合起来，有助于判断心肌供血状态。但这种检测提示的心肌缺血并不意味着一定是冠状动脉主干及其主要分支的病变，高血压性微血管病变可能是心肌显像稀疏、缺失的重要原因。左心室肥厚在放射性核素心肌显像上 70% ～ 80% 有阳性表现。因此，放射性核素心肌显像在诊断冠心病正确率方面，正常血压者为 89%，高血压患者则只有 46%。高血压患者心肌细胞膜的钠泵活性下降，摄取放射性核素的能力减退，可能也是导致诊断冠心病假阳性率较高的原因。

4. *选择性冠状动脉造影* 冠状动脉造影仍是鉴别是否合并存在冠状动脉粥样硬化狭窄的黄金标准，从而确立心肌缺血与心律失常的病因。大多数高血压左心室肥厚患者的冠状动脉造影显示冠状动脉主干及其分支明显增粗，血流加速，管壁僵直，血管扩张能力降低；冠心病患者冠状动脉造影显示，其冠状动脉管壁不光整，局部出现管径狭窄。对于左心室肥厚患者，当冠状动脉及主要分支同时有代偿性扩张和粥样硬化性狭窄时，在狭窄处实际的管径值仍可在增粗范围。这样，以管径狭窄的百分比（例如 ≥ 50% 的标准）作为诊断依据，并与心肌缺血相关联似乎欠合理。因此，有学者认为以狭窄部位近端与远端之间的压力梯度或血流速度差值作为诊断依据可能更为合理。

（三）诊断与鉴别诊断

患者长期血压升高，就要想到有心律失常的可能，特别是顽固性高血压、波动大的高血压、清晨高血压与夜间高血压等类型的高血压患者；有左心室肥厚、冠状动脉粥样硬化性心脏病或者冠状动脉硬化的患者也容易诱发心律失常；有电解质紊乱，如高血压患者服用利尿药，有低钾的情况下也容易发生心律失常。高血压性心律失常的诊断主要包括两个方面。首先是明确高血压的诊断，根据《2018 中国高血压防治指南》，将高血压定义为，在未使用降压药的情况下，非同日 3 次测量血压，收缩压 ≥ 140mmHg 和 / 或舒张压 ≥ 90mmHg。患者既往有高血压史，目前正常使用降压药物，血压虽然低于 140mmHg/90mmHg，也诊断为高血压。其次是进行心律失常的检测，发现心律失常。再次是确立心律失常与高血压之间的关系，主要通过上述检查排除冠心病等其他原因所致的心律失常。

三、治疗策略

（一）药物治疗

1. *降压药* 有研究结果显示，强化的降压治疗与心血管事件的发生有关。因此，无论何种降压药，只要能有效降压，即可减少心律失常的发生。然而，大量的研究也证实，逆转左心室肥厚及降低后负荷可显著降低心律失常的发生率。钙通道阻滞剂（尤其是维拉帕米或地尔硫䓬）、血管紧张素受体脑啡肽酶抑制剂（ARNI）、血管紧张素转化酶抑制剂（ACEI）、血管紧张素 Ⅱ 受体阻滞剂（ARB）能够逆转左心室肥厚，改善心房、心室重构，因此，可作为首选降压药物。

β 受体阻滞剂既能有效降低血压，又具有抗心律失常作用，对控制房性期前收缩、室性期前收缩及房性心动过速的疗效确切，并能降低猝死率，且不良反应少，是高血压合并心律失常治疗较为理想的药物，也可作为首选或与 ARNI、ACEI、ARB 联合应用。

2. 抗心律失常药　β 受体阻滞剂和钙通道阻滞剂是高血压合并心律失常的首选药物，除非有禁忌证均应选择使用。如有禁忌证或 β 受体阻滞剂、钙通道阻滞剂无效，可根据临床选择其他抗心律失常药。单纯高血压、无器质性心脏损害，可首选莫雷西嗪、普罗帕酮和索他洛尔，这三个药物没有器官毒性，且对正常心脏的致心律失常作用小。有左心室肥厚，但左心室壁厚度 ≤ 1.4cm，可选择普罗帕酮或莫雷西嗪，普罗帕酮可能更好些；而索他洛尔则不宜使用。如左心室壁厚度 > 1.4cm，可选用胺碘酮，避免应用 I 类和其他的 III 类抗心律失常药。当高血压患者出现心力衰竭症状时，心律失常的治疗只能选择多非利特和胺碘酮，应避免使用 I 类抗心律失常药。他汀类对高血压合并左心室肥厚所致的心房颤动和室性心律失常有预防作用，可酌情选用。中成药参松养心胶囊、稳心颗粒在无论有无左心室肥厚及肥厚程度轻或重的心律失常均有良好效果。

心动过缓时可应用参松养心胶囊、参仙升脉口服液、阿托品、氨茶碱、烟酰胺和环磷腺苷葡胺等药物。异丙肾上腺素应慎用。

（二）非药物治疗

心房颤动，如果药物治疗失败，还有两种治疗方案可以考虑。其一，行房室结改良消融术，植入心脏起搏器，永久起搏治疗；其二，行射频导管消融术或冷冻球囊消融术。

持续性室性心动过速，或心脏性猝死复苏的患者，且不存在致心律失常的可逆性原因（合并冠心病、电解质紊乱）是植入埋藏式自动复律除颤器（ICD）的适应证。射频导管消融术仅适用于确诊为起源于右心室流出通道的室性心动过速。

四、预后

高血压左心室肥厚是心脏性死亡的一个独立危险因素；高血压左心室肥厚发生恶性心律失常致心脏性猝死率显著增高。高血压合并心房颤动易于左心耳形成附壁血栓，血栓脱落后可引起周围组织器官栓塞（如脑、心、肾、肠系膜及四肢等）。当高血压合并快速性心律失常时可诱发心力衰竭，严重时可出现急性左侧心力衰竭或急性肺水肿。此外，高血压合并快速性或缓慢性心律失常时可造成冠状动脉供血不足而引起心绞痛发作。

第二节　冠心病与心律失常

冠心病是由于各种原因引发的冠状动脉狭窄导致所灌注的心肌缺血、坏死的一组临床综合征。冠心病是心律失常的常见病因，心律失常又是冠心病的临床表现之一。随着动态心电图检查的广泛开展，冠心病心律失常的检出率达到 70% ~ 95%。

一、发生机制

冠心病所致缺血性心律失常的发生机制与其他心律失常一样，包括自律性改变、折返和触发活动 3 种机制。

1. 心肌缺血造成自律性改变的主要机制　①心肌缺血使心肌细胞静息膜电位下降（ $-80mV \sim -50mV$ ）。引起缺血心肌细胞的复极化不全或使其处于准极化状态而产生细胞之间、不同心肌组织之间的损伤电流，缺血边缘带正常侧心肌细胞的再次兴奋诱发自律性心律失常。②内源性儿茶酚胺增加。心肌缺血的早期，中枢神经介导的儿茶酚胺释放增多，此后发生局部代谢性释放，使体内去甲肾上腺素的浓度在缺血 30min 内高达正常值的 $100 \sim 1\ 000$ 倍。③缺血心肌细胞内酸中毒、凝血因子的活化、心肌细胞间的失耦联，以及机械电反馈作用，即牵张作用引起心肌细胞自律性增加。

2. 心肌缺血造成折返的机制　①心肌的缺血坏死增大了浦肯野纤维 – 心室肌阻抗，导致传导延迟，而从心室肌逆传的激动在浦肯野纤维 – 心室连接处以外的区域广泛发生，传导速度也快于前者，从而导致折返性心律失常。②心肌缺血后，从非缺血区到缺血区心肌间连接蛋白 43（Connexin43，Cx43）的破坏和重排进行性加重，心肌细胞间端 – 端耦联重排为侧 –侧耦联，使得心肌电冲动通过这些区域时出现传导速度不均一，有助于形成多个小折返。③缺血区存在的低振幅、持续性、传导延缓的多个碎裂电位。碎裂电位的每个独立成分都由心肌细胞群组成的缺血或存活的心肌细胞"岛"产生，易形成室性心动过速、心室颤动等恶性心律失常。

3. 心肌缺血的触发活动机制　①缺血心肌动作电位时间延长。②复极钠、钙离子内流增加。③ SCN5A 基因突变，使 I_{Na} 通道不能失活而使晚 Na^+ 电流增加。晚 Na^+ 电流增强可使复极时间延长，动作电位时程延长，进而易发生早后除极和晚后除极。

二、临床诊断

（一）临床表现

1. 室性心律失常

（1）室性期前收缩。是冠心病患者最常见的心律失常。随着动态心电图检查与冠心病监护（CCU）在临床的广泛应用，室性期前收缩几乎见于 100% 的冠心病患者。室性期前收缩可发生于急性心肌缺血或梗死时，如心绞痛和急性心肌梗死（AMI），也可发生于陈旧性心肌梗死、室壁瘤，以及慢性缺血性心肌病所致的心脏扩大、心力衰竭等情况。有些室性期前收缩可能是良性的，但有些室性期前收缩可能是室性心动过速和 / 或心室颤动的先兆。特别是急性心肌梗死或心绞痛时发生的复杂性室性期前收缩，如不及时处理，可能会在短时间内发生室性心动过速或者心室颤动而猝死。急性心肌梗死后期发生室性期前收缩的患者，其远期预后不好，可作为预测心脏猝死的独立危险因素。有资料表明，冠心病患者室性期前收缩的复杂程度越高，发生心脏性猝死的危险越大。

（2）室性心动过速和 / 或心室颤动。冠心病患者的室性心动过速和心室颤动既可以是继发于心力衰竭、低血压或心源性休克等严重血流动力学等情况，也可以是原发性的或短暂心肌缺血时。文献报告，急性心肌梗死患者住院期间原发性心室颤动的发生率约 4%（ 1% ～ 10% ），室性心动过速的发生率约 16%（ 14% ～ 40% ），绝大多数为非持续性室性心动过速，对于远期预后无明显影响。急性心肌梗死患者住院期间发生的持续性室性心动过速易恶化为心室颤动，住院死亡率高，远期预后差。

（3）加速性心室自主节律。常发生于急性心肌梗死伴有缓慢的心律时，作为逸搏心律出现，可由室性期前收缩引发，也常是心肌梗死时血栓自溶或药物溶栓和介入治疗心肌恢复再灌注性损伤的表现。其极少恶化为心室颤动，对远期预后无不良影响。

2. 房性心律失常　房性期前收缩是冠心病患者常见的心律失常。房性期前收缩本身对患者多不构成影响，但频发期前收缩可能是心房肌缺血加重或心功能不全、心房压升高的表现。冠心病患者有临床意义的房性心律失常是心房颤动。心房颤动可以继发于窦性心动过缓，也可能是心房肌缺血损伤、心房扩大造成心房肌电不稳定产生多部位折返所致。冠心病患者发生心房颤动时，由于过快的心室率常导致心肌耗氧量增加，可加重或恶化心肌缺血，诱发心绞痛或心功能不全而产生不良后果。虽然心房颤动常见于冠心病，但不明原因心房颤动并不是诊断冠心病的依据。

3. 病态窦房结综合征　窦房结的血液供应多源于右冠状动脉的窦房结支，也有的来自左心房旋支。窦房结动脉狭窄或阻塞引起窦房结细胞缺血坏死，可致窦房结起搏功能损害，表现为严重窦性心动过缓、窦性静止。另外，窦房结周围心房肌缺血坏死、纤维化可致窦房传导阻滞，表现为窦性激动传出障碍。长时间窦性静止或窦性激动传出受阻，心脏低位起搏点不能代偿性兴奋可引起严重血流动力学障碍，如晕厥、阿 - 斯综合征，甚至猝死。有时严重窦性心动过缓或窦房传导阻滞、心房肌复极延长和复极不均一而发生阵发性心房颤动或阵发性室上性心动过速。病态窦房结综合征对冠心病患者总死亡率可能并无影响，但可对脑部供血和心功能产生影响而严重影响冠心病患者生活质量，甚至由于心动过缓引起脑部血流过慢而发生脑梗死。

4. 心脏传导阻滞　心脏传导系统一过性或永久性损害是冠心病患者急、慢性心肌缺血的常见表现，另外，心脏扩大、心室壁张力增加可加重传导系统的损伤，从而产生各种心脏传导阻滞。阻滞部位可能发生在窦房交界区、房室结、希氏束及各分支等不同部位上。冠心病患者发生心脏传导阻滞对预后的影响主要取决于阻滞发生的部位及低位起搏点的代偿性兴奋功能。严重窦房传导阻滞、希氏束水平以下的完全传导阻滞或可产生严重心动过缓，对心、脑供血，心功能和血流动力学产生进一步影响，严重者可因发生阿 - 斯综合征，以及继发于心动过缓的室性心动过速而影响冠心病患者的预后和生活质量。另外，急性心肌梗死时发生的急性心脏传导阻滞，有些是一过性的，随着病情的好转传导功能可恢复；有时则由于心肌坏死累及传导系统，传导阻滞可成为永久性的。急性心肌梗死时发生的心脏传导阻滞，如及时有效地治疗，大多对预后不产生严重影响。

5. 其他心律失常　冠心病患者合并房室结内折返性心动过速，发作时对有冠状动脉病变者可加重心肌缺血，增加心肌耗氧，并可因此而致急性心功能不全、心绞痛发作甚至诱发心肌梗死。

（二）辅助检查

1. 心电图　心电图检查虽对冠状动脉供血不足的诊断存在局限性，但有时心电图上表现为持续慢性心肌缺血 ST-T 改变，可为病因诊断提供线索，也是诊断冠心病心律失常的可靠依据。

2. 动态心电图 动态心电图可提高对短暂的无症状性心肌缺血发作的检出率。尤其是对非持续性异位心律和一过性快速性或缓慢性心律失常或当预先存在的心律失常发作前后伴有心肌缺血的心电图改变，有助于冠心病心律失常的诊断。

3. 心电图负荷测验 一些冠心病患者尽管冠状动脉扩张的最大储备能力已下降，但通常静息时冠状动脉血流量尚可维持正常，无心肌缺血现象，常规心电图可以完全正常。但通过运动或其他方法给心脏以负荷，可揭示已减少或相对固定的血流量而诱发心肌缺血，并可于负荷时心电图检出心肌缺血改变而得以证实，特别是当运动测验诱发心肌缺血的同时再出现其原有的心律失常有助于冠心病心律失常的诊断。

4. 负荷核素心肌灌注显像 心肌组织可以选择性地摄取某些核素，常用的核素为铊 -201（^{201}Tl）或锝 -99m 标记的甲氧基异丁异腈（^{99m}Tc-MIBI），其摄取量与局部心肌血流量灌注量成正比。当运动负荷时，正常心肌血流可增加 3 倍，而固定狭窄在 50% 以上的冠状动脉不能相应扩张，使局部心肌灌注降低，心肌摄取核素相对减少，用单光子断层显像（SPECT）时则表现局部放射性稀疏或缺损，与静息时显像正常的图像对比，原稀疏缺损处有放射性再充填者是心肌缺血的特征性改变。核素运动测验显像对鉴别心律失常的病因是否为冠心病，是较可靠的无创伤性检查方法。

5. 电子束 CT（EBCT）检查 电子束 CT 又称超高速 CT（UFCT），因其具有扫描速度快，时间短（如采样层厚 1.5 ~ 3mm，每层扫描时间仅 0.1s），不受心脏搏动的影响，能获得高分辨率图像，平扫即可以精确的检测出冠状动脉钙化。文献报道，经尸检证实，冠状动脉钙化（CAC）几乎都发生在冠状动脉粥样硬化的基础上，且冠状动脉钙化的程度与粥样硬化的严重程度有密切关系。提示无冠状动脉钙化有助于排除冠心病，积分较高对冠心病诊断的预测价值较大，有冠状动脉钙化但积分较低其诊断价值有限。对冠心病心律失常的个例诊断超高速 CT 检测仅有参考价值。

6. 选择性冠状动脉和左心室造影 选择性冠状动脉造影是判断冠状动脉病变部位和程度的最可靠的方法。同时进行的左心室造影可准确地判断左心室的结构、室壁运动及舒缩功能状态，从而为临床提供有力的诊断依据。当用无创性的检查方法不能肯定冠心病心律失常的诊断时，需做冠状动脉造影检查。

（三）诊断与鉴别诊断

诊断主要包括两个方面，即心律失常的检测和确定心律失常与冠心病之间的关系。既往已有心绞痛或心肌梗死病史，尤其是心律失常发生于冠心病发病之后，是较可靠的诊断依据。若无明确的冠心病史，则需结合危险因素及相关辅助检测确定冠心病。

鉴别诊断主要是注意与其他疾病或原因的心律失常鉴别。

三、治疗策略

冠心病心律失常的治疗关键是改善心肌供血，应积极采取包括抗心肌缺血、调脂、抗血小板等药物治疗和冠脉介入、冠状搭桥手术等非药物治疗。

（一）药物治疗

β 受体阻滞剂既可缓解心肌缺血，又有良好的抗心律失常作用。因此，冠心病合并快速性心律失常，应首选 β 受体阻滞剂。

应避免使用 I_a、I_c 类抗心律失常药，I_b 类抗心律失常药也要慎用。可选用胺碘酮和依布利特，也可用参松养心胶囊、稳心颗粒。

冠心病心功能不全合并心律失常时可选用洋地黄治疗，但在心肌缺血时，心肌对洋地黄的敏感性增加，容易产生毒性作用，应掌握好剂量并严密观察。

血管紧张素转换酶抑制剂（ACEI）、血管紧张素 II 受体拮抗药（ARB）及他汀类对冠心病心房颤动及室性心律失常有预防作用，应积极应用。

心动过缓时可应用参松养心胶囊、参仙升脉口服液、阿托品、烟酰胺和环磷腺苷葡胺等药物。氨茶碱也可使用，但在急性缺血损伤时要慎用。异丙肾上腺素也应慎用。

（二）非药物治疗

对伴有血流动力学不稳定的快速性心律失常如心房颤动、室性心动过速等，可行电复律治疗。

症状性心动过缓和房室传导阻滞，应给予人工心脏起搏治疗。

对有心脏性猝死的高危患者，如心肌梗死后期发生的复杂室性期前收缩、心室晚电位（VLP）持续阳性、心率变异性（HRV）明显减少、左心室射血分数（LVEF）< 0.40 等，特别是有过晕厥和心室颤动史（房室传导阻滞早期发生者除外）者，并证实与恶性心律失常有关的，有条件宜安装埋藏式自动复律除颤器（ICD）。

手术切除室壁瘤对部分与室壁瘤有关的顽固性室性心动过速可能有效。

冠心病患者反复发作性室性心动过速，而多种药物治疗无效时，在电生理指导下的射频导管消融术对部分病人可能有效。

冠心病患者合并折返性室上性心动过速，在病情许可的情况下，可行射频导管消融术根治。

四、预后

一般性心律失常多无重要意义。严重心律失常可加重或诱发心肌缺血，引起血流动力学改变，影响患者预后。恶性心律失常是引起猝死的原因。积极治疗冠心病，可改善预后。

第三节　急性心肌梗死与心律失常

急性心肌梗死（AMI）并发心律失常发生率高。据起病后 3 天内心电监护结果显示，发生率高达 90% 以上，其中严重心律失常约占 35%。左冠状动脉阻塞或前壁或多处急性心肌梗死常发生快速性心律失常，右冠状动脉阻塞或下壁急性心肌梗死则易发生缓慢性心律失常和房室传导阻滞。

目前，将急性心肌梗死发生的心律失常分为四期。一期是早期心律失常，指急性心肌梗死后 30min 内发生的心律失常，具有发生迅速、很快达峰、发生率高、持续时间短等特点。二期是再灌注性心律失常，指急性心肌梗死发生后冠脉内血栓或栓子自发性溶解、治疗后栓塞消除以及冠状动脉痉挛缓解后再通后，心肌出现再灌注时发生的心律失常，冠状动脉闭塞 5 ~ 30min 后出现再灌注时最易发生。三期是亚急性期心律失常，指发生在冠脉闭塞后的 6 ~ 72h（峰值时间为 12 ~ 24h）的心律失常，多于冠脉闭塞后 6 ~ 10h 开始出现，持续时间长达 5 ~ 6d 或更长。四期是慢性心律失常期，是急性心肌梗死的恢复期发生的心律失常。

一、发生机制

（一）主要机制

1. 心肌急性缺血　由于冠状动脉阻塞或部分堵塞所引起的心肌突然缺血、缺氧是急性心肌梗死并发心律失常的基础，当心肌突然缺血发生损伤、坏死后，细胞内大量的 K^+、Mg^{2+} 外逸，而 Na^+、Ca^{2+} 向心肌细胞内转移，使病灶局部钾离子增高，而细胞内钾离子降低，造成缺血区和供血正常区的心肌细胞及传导纤维不能同步电活动，缺血区复极缓慢，正常心肌除极相对加速，心肌异位节奏点兴奋性增强、自律性增高、折返激动及折返环路形成，出现各种异位心律，尤其在发病后头 4h 心电活动极不稳定的时间内，易发生室性期前收缩、室性心动过速或心室颤动，甚至心脏停搏。实验证明，心室颤动是由于心室心肌缺血，其内膜层中的浦肯野纤维尚有存活，加上缺氧时血中儿茶酚胺浓度增高，促使了心肌纤维动作电位 4 相自发除极坡度变陡，自律性增高、传导速度和不应期的不均一性易形成激动折返所致。

2. 缺血心肌再灌注　急性心肌梗死后，被阻塞的冠状动脉，不论是自溶，或是通过外界投入溶栓抗凝药物，当闭塞的冠状动脉再通后都存在一个再灌注损伤的问题，虽然早期再灌注有助于抢救尚存活的心肌，限制梗死范围扩大，但再灌注后引起的心律失常几乎是不可避免的严重并发症，其发生率可达 80%。

再灌注引起的心律失常的机制，可能是缺血复灌时大量 Ca^{2+} 内流，导致细胞内 Ca^{2+} 超负荷，影响细胞心电活动，使心肌电生理特性变化，是再灌注心律失常的触发基础。同时，由于超钙负荷干扰了心肌电机械收缩耦联，使缺血区心肌纤维收缩过强，微血管痉挛或张力增高，微循环阻力增加，局部灌流下降，造成复灌区的供血障碍，进一步促进了再灌注心律失常的发生。

3. 神经、体液、生化物理因素　急性心肌梗死发病后，由于神经精神的突然刺激，机体对疾病的应激反应，交感神经 - 肾上腺素系统兴奋增强，儿茶酚胺增加；局部组织的机械牵拉、移位、坏死组织所分解释放的如 5- 羟色胺、组胺等物质刺激；酸中毒、血中游离脂肪酸增加、电解质紊乱（如低血钾、低血镁、高血钙等），都直接或间接参与了急性心肌梗死合并心律失常的形成。早期部分窦性心动过缓和窦房传导阻滞、一度或二度 II 型房室传导阻滞，也可能因迷走神经张力增高引起。

（二）影响因素

1. 原有和新发疾病影响　原有和新发疾病影响是心律失常加重并使之难治的重要因素，最常见为电解质紊乱，如低血钾症、低镁血症、酸中毒、严重低氧血症等。又如高血压可引起心动过缓，伴有心功能不全时又可出现心动过速。上呼吸道感染、肺炎等常易诱发心房颤动、室上性心动过速、窦性心动过速，而持续窦性心动过速应想到有无心力衰竭。原有窦房结功能低下者常易合并窦性心动过缓、房室传导阻滞或窦性停搏。老年急性心肌梗死或大面积透壁梗死，最易发生乳头肌功能紊乱、断裂或室壁运动功能障碍，这常是顽固性室性心律失常发生的原因之一。

2. 临时诱发因素　最常见的有疼痛刺激、焦虑抑郁、疲劳失眠、便秘、尿潴留、腹胀、恶心、发热及各种原因所致的血压偏低、有效循环不足等常易引起窦性心动过速。检查过频、不习惯卧床，而在床上动作太多，房内灯光刺激，室外环境嘈杂等都会使患者心神不安，休息不好，而加重心肌氧耗，造成心律失常的发生。

3. 医源性因素　除了医生的言行举止对患者影响之外，最重要的是用药不当，如在有严重窦性心动过缓或房室传导阻滞时，常因用异丙肾上腺素的浓度或滴速不均，而诱发室性期前收缩，甚至一过性室性心动过速；又如抗快速心律失常药选用不当时，可致窦性心动过缓或传导阻滞；已有报告小剂量阿托品可发生负向反应，引起传导阻滞加重；大量阿托品偶可引起心房颤动、心室颤动；其他药物如加压胺类、洋地黄类等在急性心肌梗死时，都应谨慎应用。

二、临床诊断

（一）临床表现

1. 一般临床表现　急性心肌梗死伴发心律失常的临床表现主要有胸痛、胸闷、呼吸困难、心悸、乏力、头晕或虚脱、黑蒙、晕厥，或低血压、休克、心脏停搏。

2. 心律失常特点

（1）室上性心律失常。伴发的快速性室上性心律失常以房性心律失常多见，特别是心房颤动，心房颤动的发生率为 10% ~ 22%。急性心肌梗死伴高龄、高 Killip 分级或左心功能不全者更易出现心房颤动。心房颤动增加了心肌梗死患者的住院死亡率（有心房颤动者为 25.3%，无心房颤动者为 16%）、30 天死亡率（有心房颤动者为 29.3%，无心房颤动者为 19.1%）及 1 年死亡率（有心房颤动者为 48.3%，无心房颤动者为 32.7%）。住院期间出现的心房颤动预后差于出院后出现的，急性心肌梗死伴心房颤动患者卒中的发生率亦增加。

（2）室性心律失常。急性心肌梗死中室性心律失常的发生较为常见，一项荟萃了 GUSTO- Ⅱ b 研究、PURSUIT 研究、PARAGON-A 及 PARAGON-B 研究，总病例数 26 416 的分析中，急性住院期间室性心动过速的发生率为 0.79%（208/26 416），心室颤动的发生率为 0.96%（253/26 416），同时出现室性心动过速和心室颤动的概率为 2.09%（552/26 416），与 GUSTO- Ⅰ 和 GUSTO- Ⅲ 研究报告的发生率类似。

（3）室性期前收缩。室性期前收缩在急性心肌梗死中甚为常见，绝大部分病例均可出现，对近期预后无影响。

（4）室性心动过速。非持续性室性心动过速（NSVT）的发生率通常在 1% ~ 7%，但也有个别报道达 7.5%，对于急性心肌梗死中 NSVT 判断预后价值并无较多的报道。Eldar 等观察了 49 例急性心肌梗死患者，在住院 1 年内出现的 NSVT 与生存率无关，提示出现 NSVT 时的预后与期前收缩类似，而明显不同于持续性室性心动过速的预后。与急性期不同，在恢复期出现的 NSVT 可明显影响预后。但 Cheema 等对 112 例急性心肌梗死中出现 NSVT 的患者进行观察发现，出现在急性心肌梗死发病后数小时内的 NSVT 对预后的影响小，而在最初几小时之后的 NSVT 明显增加了相对危险度。急性心肌梗死发病 48h 内持续单形性室性心动过速的发生率在 0.3% ~ 1.9%，是心肌进行性损伤的标志，为预测死亡的独立危险因素。急性心肌梗死中多形性室性心动过速并不常见，文献报道发生率在 0.3% ~ 2%，是急性心肌缺血的反应，在给予抗缺血干预后可得到控制。

（5）心室颤动及心脏性猝死（SCD）。心室颤动在急性心肌梗死中比较常见，发生率约为3%，在急性心肌梗死发生后的最初4h多见。虽然心室颤动的出现增加了住院期间的死亡率，但大多数研究认为长期生存率未受影响。SCD的统计学资料随诊断标准的不同有较大偏差，不同地域及人群中报告结果也不同。据估计，美国每年有20万～45万人发生SCD，采用较为广泛的估计时，其范围是30万～35万人/年，欧洲SCD的发生率也类似，呈现明显的地域差异。

（6）房室传导阻滞。在ST段抬高的急性心肌梗死中，发生心脏传导阻滞的概率在6%～14%，室内传导延缓在10%～20%。而房室传导及束支传导阻滞的发生主要与心肌缺血/梗死所累积的范围和程度有关。因此，房室传导阻滞与院内死亡率增加相关，但如患者幸存出院，则房室传导阻滞与其后的长期生存率关系不大。然而，在溶栓治疗的试验中，入院时患者束支传导阻滞发生率仅为4%，但与院内死亡率的增加显著相关。事实上，前壁急性心肌梗死并发房室传导阻滞是较危险的并发症，但如急性心肌梗死患者能较早得到再灌注治疗，则发生率会显著降低。因此，经静脉临时起搏的应用概率减少。

（7）窦房结功能障碍。窦房结功能障碍是急性心肌梗死时累及相关动脉影响了窦房结的血液供应，也可能是服用了影响其功能的药物如β受体阻滞剂或者钙通道阻滞剂所致。窦性心动过缓占所有急性心肌梗死心律失常的30%～40%。在下壁梗死发病后的1h（发生率9%～15%）和右冠状动脉再灌注（Bezold-Jarisch反射）而导致副交感神经活动（迷走张力）增强时，其发生率尤高。另外，局部腺苷浓度增加，局部高钾，全身性代谢紊乱，以及同时应用某些致心动过缓的药物等因素也是引起心动过缓的原因。

（二）辅助检查

1. 心肌损伤标志物　临床常用于诊断急性心肌梗死的心肌损伤标志物有肌酸激酶（CK）及其同工酶（CK-MB）。心脏特异性的肌钙蛋白T（cTnT）和肌钙蛋白I（cTnI）、肌红蛋白等。急性心肌梗死时这些心肌损伤标志物升高。

2. 心电图　心电图既是诊断急性心肌梗死的重要检查方法，又是急性心肌梗死心律失常的主要检查措施，能够准确诊断急性心肌梗死及心律失常的类型。

3. 放射性核素及超声心动图　放射性核素可显示心肌梗死的部位和范围，可观察室壁的动作和左心室的射血分数。超声心动图也可观察室壁的动作和左心室功能。

4. 动态心电图及心电监护　动态心电图和心电监护能提高心律失常的检出率并能及时发现危重心律失常。

5. 其他检查　如信号平均心电图、心率变异性、T波电交替和Q-T间期离散度等对SCD有一定预测价值。

（三）诊断与鉴别诊断

根据典型的临床表现、特征性心电图及心脏损伤标志物升高，诊断急性心肌梗死并不困难。心电图、动态心电图及心电监护是诊断急性心肌梗死合并心律失常的重要措施。

三、治疗策略

急性心肌梗死合并心律失常首先应按急性心肌梗死治疗常规给予吸氧、镇痛、抗凝、抗栓及再灌注等治疗。

（一）早期心律失常治疗策略

1. **缓慢性心律失常**　缓慢性心律失常大部分情况不需特别处理，症状性窦性心动过缓，超过 3s 窦性停搏或心率 < 40/min 的窦性心动过缓并出现低血压或血流动力学紊乱症状者，应静脉注射阿托品 0.6 ~ 1mg。如果已使用最大剂量的阿托品（2mg），心动过缓持续存在，应建立临时起搏。因大多可以自行恢复，植入永久起搏器应慎重。

当出现传导阻滞引起血流动力学改变时，应静脉注射阿托品 0.5 ~ 1mg，每 5min 可重复 1 次，直至达到预期的疗效。异丙肾上腺素和氨茶碱，因其有致心律失常性并增加心肌耗氧量，不推荐使用。如果传导阻滞持续存在，应建立临时心脏起搏。急性心肌梗死后抗凝或溶栓治疗增加临时起搏的出血风险，故在静脉路径选择上股静脉优于锁骨下静脉。如果传导阻滞持续存在（≥ 14d）应该考虑植入永久起搏器。

2. **快速性心律失常**

（1）心房颤动。对心房颤动的处理按不同的临床情况给予不同处理。①对伴血流动力学紊乱或进行性心肌缺血的持续性心房颤动 / 心房扑动患者，应采取同步电复律；如电复律无效或在短暂窦性心律后再发，可使用抗心律失常药以降低心室率，可静脉应用胺碘酮；对有严重左心室功能障碍及心力衰竭的患者静脉应用洋地黄，以控制心室率。②对伴进行性心肌缺血，但无血流动力学紊乱的持续性心房颤动及心房扑动，建议控制心室率。另外，应抗凝治疗。除非有禁忌证，首选 β 受体阻滞剂，也可静脉应用地尔硫䓬或维拉帕米。

（2）折返性阵发性室上性心动过速。可按下列顺序治疗：①颈动脉窦按摩；②静脉应用腺苷，1 ~ 2s 内静脉注射 6mg，如果无效，1 ~ 2min 后再静脉注射 12mg，必要时可重复 12mg；③静脉应用美托洛尔，每 2 ~ 5min 给予 2.5 ~ 5mg，在 10 ~ 15min 给予总量 10mg，也可静脉应用短效的艾司洛尔；④静脉应用地尔硫䓬，2min 内静脉注射 20mg（0.25mg/kg），随后以 10mg/h 滴注维持；⑤采用食道调搏方法中止，可能较药物治疗更为安全、有效。

（3）房性期前收缩。不主张积极治疗。

（4）心室颤动 / 心室扑动 / 无脉性室性心动过速。应立即进入高级心肺复苏程序，予电复律和胸外按压。①如复律后血流动力学稳定者，予以静脉应用 β 受体阻滞剂；②血压低，血流动力学不稳定者，给予去甲肾上腺素等维持灌注压；③对电复律难以控制的心室颤动，使用胺碘酮（静脉注射 300mg 或 5mg/kg）或利多卡因后重复非同步电复律；④为预防初次心室颤动恢复窦性心律后再次发作，应纠正电解质及酸碱平衡紊乱（使血清钾浓度 > 4mmol/L，血清镁浓度 > 0.75mmol/L）。另外，对于室性心动过速或电复律难以纠正的心室颤动也可静脉注射普鲁卡因胺治疗。

不主张除 β 受体阻滞剂外预防性抗心律失常治疗。GUSTO Ⅰ、GUSTO Ⅱ b 试验，对急性心肌梗死后预防性应用利多卡因的临床试验进行荟萃分析，结果显示利多卡因可使原发性心室颤动发生率降低约 33%，但相反有增加死亡率的趋势，这很可能由于增加致命性的心动过缓、心跳停止所致。维拉帕米、镁剂、利多卡因、极化液不作为常规治疗药物。除非有禁忌证，急性心肌梗死后常规给予 β 受体阻滞剂可减少心室颤动的发生。可先给予静脉制剂，继之再给予口服。

（5）室性心动过速。对于室性心动过速根据血流动力学影响和心动过速形态予以分别处理。①导致血流动力学紊乱的持续多形性室性心动过速应予以非同步电复律。②引起心绞痛、肺水肿或低血压（血压＜90mmHg）的持续性单形性室性心动过速应给予同步电复律。③不引起心绞痛、肺水肿或低血压（血压＞90mmHg）的持续性单形性室性心动过速可给予胺碘酮，10min 内静脉注射 150mg（或 5mg/kg），必要时，可每 10～15min 重复 150mg。也可在 6h 内输注 360mg（1mg/min），随后在 18h 内输注 540mg（0.5mg/min）。总的累积剂量在 24h 内不能超过 2.2g。也可应用利多卡因、普鲁卡因胺等治疗，必要时同步电复律。顽固性多形性室性心动过速，如果患者有心动过缓，心率＜60/min 或有长 Q-Tc 间期，应开始给予更高频的临时起搏。

（6）室性期前收缩 / 非持续性室性心动过速。除非导致血流动力学紊乱，否则不推荐对这些心律失常进行常规处理。

（7）加速性心室自主节律及加速性交界区节律。一般不影响血流动力学，不宜行抗心律失常治疗。

（二）心肌梗死后期心律失常的治疗策略

急性心肌梗死急性期过后，心律失常、心脏性猝死的发生率随时间进行性增高，其中左心功能不全是心脏性猝死的非常重要的预测因素，尤其是射血分数（EF）＜0.3 者。在给予治疗前，应综合应用现有的评估手段了解心律失常的类型，尽可能找出发生的原因，了解其发生机制，权衡利弊，选择合理的治疗措施。根据急性心肌梗死后心律失常的主要原因，积极治疗心力衰竭和心肌缺血，血运重建减少，明确有急性心肌缺血直接证据的心室颤动存活者发生心脏性猝死。

1. *药物治疗* β 受体阻滞剂是室性心律失常药物治疗中的中流砥柱，无论是合并或未合并心功能不全的心脏病患者，β 受体阻滞剂都能有效地治疗室性期前收缩、室性心律失常，减少猝死率。近年多个指南均建议，急性心肌梗死患者除有禁忌外，均应接受 β 受体阻滞剂治疗。

胺碘酮能有效降低急性心肌梗死后心脏性猝死，并不提高总生存率，可用于急性心肌梗死后左心功能低下伴室性心动过速发生，适用于：① β 受体阻滞剂无效的患者；②急性心肌梗死后左心功能不全、反复发生血流动力学稳定的室性心动过速、不能或不愿接受植入埋藏式自动复律除颤器治疗的患者；③急性心肌梗死后左心功能不全植入埋藏式自动复律除颤器后，仍频繁发生持续性室性心动过速、心室颤动且 β 受体阻滞剂无效的患者。

索他洛尔也可用于急性心肌梗死后左心功能不全且 β 受体阻滞剂无效的患者，减少室性心动过速时的症状，以及急性心肌梗死后左心功能不全植入埋藏式自动复律除颤器后频繁发生持续室性心动过速、心室颤动症状者的辅助治疗。

I_c 类抗心律失常药不宜用于有急性心肌梗死史的患者。预防性治疗无症状的非持续性室性心动过速没有降低死亡率的证据。

非抗心律失常药亦显示有一定的减少心律失常事件的作用。ARNI、ACEI、ARB、醛固酮受体拮抗剂能有效逆转心肌重构改善心肌基质，间接减少心脏性猝死事件。抗血小板药物能降低急性冠脉闭塞概率而在冠心病患者中降低心脏性猝死。同样研究也显示他汀类能通过稳定斑块、稳定心脏电生理来减少冠心病患者的致命性室性心律失常事件。越来越多的实验和临床证据表明 ω-3 脂肪酸可以抗心律失常且可能预防心脏性猝死的发生。

2. 非药物治疗

（1）植入埋藏式自动复律除颤器。埋藏式自动复律除颤器与抗心律失常药相比，可明显提高室性心动过速和心室颤动幸存者的存活率。需要提及的是，埋藏式自动复律除颤器的电池寿命是有限的，如果心律失常频繁发作，除颤器频繁工作，这不仅大大缩短了除颤器寿命，更严重的是会降低患者的生活质量。因此，埋藏式自动复律除颤器常宜与抗心律失常药联合使用。

心脏再同步化治疗除颤器（CRT-D）治疗是最新研究的热点，研究发现 CRT-D 可使左心室收缩功能不全患者获得更多益处，CRT-D 可以提高左心室射血分数、降低植入过埋藏式自动复律除颤器患者的住院率、病死率，增加患者的活动量、改善生活质量、减少室性心律失常的发生及除颤器放电次数。因此，CRT-D 是急性心肌梗死后左心室功能不全合并左束支传导阻滞的室性心律失常患者最好的治疗措施。

（2）射频导管消融。已有较大规模临床资料表明，急性心肌梗死后室性心动过速射频导管消融的有效性。随着三维电解剖标测系统（Carto 系统）和"五维"的心内膜激动标测系统（EnSite）的出现，射频导管消融适应证进一步拓宽，成功率进一步提高。

四、预后

急性心肌梗死后，梗死本身已重创了心脏的结构和功能。此时，如再并发心律失常，必将促使病情恶化。大量资料表明，严重心律失常仍然是急性心肌梗死急性期引起死亡的主要原因之一，死亡率曾有报道达 60%。由于心电监护的普及和救治手段的进步，心律失常的病死率虽有明显下降，但严重心律失常仍然是独立危险因素。

第四节　原发性心肌病与心律失常

原发性心肌病分为肥厚型心肌病、扩张型心肌病、致心律失常型右心室心肌病（ARVC）、限制型心肌病和未分类心肌病（主要包括左心室致密化不全，应激性心肌病）。其中前三种在临床实践中较为常见。肥厚型心肌病是一种原发于心肌的遗传性疾病，以心室肥厚为主要特征，肥厚型心肌病患者心律失常的发生率和心肌病变程度相关。心律失常是肥厚型心肌病常见的严重并发症，研究显示，有 52% 出现室上性心动过速、21% 出现心房扑动 / 心房颤动、50% 出现复杂性室性心律失常、27% 出现室性心动过速、25% 出现缓慢性心律失常。扩张型心肌病的特征是单或双侧心腔扩大，心肌收缩功能减退，伴或不伴有心力衰竭。临床研究显示，扩张型心肌病患者心律失常的复杂性高于迄今报道的其他任何心肌病，心律失常的检出率为91.2%，存在两种心律失常的占心律失常总数的 37.4%，三种心律失常的占心律失常总数的10.4%。致心律失常型右心室心肌病的患病率约 1 : 5 000，表现为右心室心肌被纤维和脂肪组织取代，病变呈进展性，主要累及肺动脉瓣和三尖瓣环周围的心肌，部分患者累及左心室。

一、发生机制

肥厚型心肌病是一种因心肌小节基因突变所致的，以心肌肥厚、心肌纤维排列紊乱为特征的原发性心肌疾病。目前认为心律失常与心肌异质性增强、心肌纤维化、心肌缺血和自主神经平衡失调有关。另有学者认为，梗阻性肥厚型心肌病可能因二尖瓣前叶在收缩期前向运动（SAM）使心排血量下降、冠状动脉灌注不足、神经内分泌反应亢进、心肌局部组织中儿茶酚胺浓度升高、心肌自律性增高并易诱发折返激动。扩张型心肌病患者心律失常发生率高，其原因可能为：①心肌纤维变性坏死，纤维化导致自律性增高；②心肌病变程度不一致引起复极不均一，Q-T间期离散度增高；③传导系统受累及；④室壁张力增大，心肌细胞耗氧增加，存在不同程度的代谢障碍。

二、临床诊断

（一）临床表现

原发性心肌病的主要临床特征表现为心力衰竭、血栓形成或猝死等，常合并各种类型的心律失常，主要是异位搏动，包括房性期前收缩、房性心动过速、心房扑动、心房颤动、室性期前收缩（单源、多源性）、短阵性或持续性室性心动过速等，房性心律失常因心肌病变，致左心室顺应性减退、左心房压力升高、左心房负荷过重或左心房扩大所致。室性心律失常常与心肌病变有关。伴有心律失常的原发性心肌病患者，容易发生脑、肾、外周血管等器官栓塞的病变，严重房性心律失常者，由于心功能减退易发生充血性心力衰竭。

（二）辅助检查

1. 心电图和动态心电图 　原发性心肌病的心电图有 ST-T 改变、异常 Q 波、Q-T 间期延长、胸导联巨大倒置 T 波和胸导联 QRS 波群电压高及各种心律失常。因阵发性心律失常持续时间短暂，连续室性期前收缩中位数大约 7 次，数秒钟的常规心电图很难检测到心律失常，容易疏漏，而 24h 动态心电图则可以显著提高心律失常的检出率。

2. 超声心动图 　肥厚型心肌病超声心动图可显示室间隔的非对称性肥厚，厚度 > 15mm，舒张期室间隔厚度与左心室后壁之比 >（1.3 ~ 1.5）:1。有梗阻的患者可有收缩期前向运动征。扩张型心肌病患者超声心动图典型表现为"一大、一小、一薄、一弱"，即心脏扩大、二尖瓣开放幅度小、心室壁变薄、心室壁运动普遍减弱。

（三）诊断与鉴别诊断

诊断主要包括两个方面，即心律失常的检查和确立心律失常与心肌病的关系。主要与冠心病心律失常进行鉴别。

三、治疗策略

（一）扩张型心肌病心律失常的治疗策略

1. 药物治疗 　血管紧张素转化酶抑制药（ACEI）/血管紧张素 II 受体拮抗药（ARB）/血管紧张素受体脑啡肽酶抑制剂（ARNI）、醛固酮受体拮抗药（如螺内酯），可抑制交感神经和肾素 – 血管紧张素 – 醛固酮系统的激活，在扩张型心肌病各类心律失常防治中有重要价值，应首选使用。

β 受体阻滞剂、胺碘酮可降低心律失常死亡率，可用于各类快速性心律失常如房性心动过速、心房颤动、室性期前收缩和室性心动过速。而 I 类抗心律失常药可增加死亡率，应避免使用；短阵室性心动过速患者可以短期静脉应用 I_b 类抗心律失常药利多卡因，但不宜作为首选。依布利特、多非利特的疗效也不及胺碘酮。

缓慢性心律失常及传导阻滞可选用参松养心胶囊、参仙升脉口服液、阿托品、氨茶碱等，必要时也可短期应用肾上腺糖皮质激素。异丙肾上腺素有促发心律失常的不良反应，应慎重选择。

2. 非药物治疗　室性心律失常引起明显血流动力学障碍时，需即时电复律。持续性室性心动过速、心室颤动引起晕厥或心脏停搏的患者需考虑安装埋藏式自动复律除颤器（ICD）。对非持续性室性心动过速伴有左心室功能不全和频繁发作非持续性室性心动过速的患者也应植入 ICD。束支折返性室性心动过速可行射频导管消融治疗。

对伴有严重缓慢性心律失常的扩张型心肌病患者，或者缓慢性心律失常并快速性心律失常而需要药物干预者，应安置人工心脏起搏器。

（二）肥厚型心肌病心律失常的治疗策略

1. 药物治疗　治疗肥厚型心肌病的常用药物有 β 受体阻滞剂、钙通道阻滞剂（维拉帕米、地尔硫草）和丙吡胺，既可通过降低心率和抑制心肌收缩力，改善心肌缺血和流出道梗阻，又可抑制心律失常，是肥厚型心肌病快速性心律失常的主要治疗药物。

β 受体阻滞剂宜从小剂量开始，依据心室率及左心室流出道压差下降水平，逐渐增至最大耐受量，心室率一般应控制在 55 ~ 65 次 /min、左心室流出道压差应控制在 ≤ 20mmHg。普萘洛尔，开始 10mg，每日 3 或 4 次，逐步增大剂量，最大可达 200mg/d；美托洛尔，开始 12.5mg，每日 2 次，逐渐加大至 50 ~ 100mg/d。钙通道阻滞剂通常在 β 受体阻滞剂无效时试用，地尔硫草 30 ~ 90mg/d 或维拉帕米 240 ~ 480mg/d，缓释片更好。症状明显者可选用丙吡胺 100 ~ 150mg/d，每日 4 次，但有口干、尿潴留、青光眼等不良反应，老年人慎用。

当应用 β 受体阻滞剂或钙通道阻滞剂失效或不能耐受，以及频发室性和室上速性心律失常时，可选用胺碘酮治疗。

其他 I_a 及 I_c 类抗心律失常药和 ACEI、ARB 不宜用于肥厚型心肌病心律失常的治疗。但如疾病进展至心脏扩大、心功能不全时可试用 ACEI、ARB、ARNI。

肥厚型心肌病合并缓慢性心律失常的药物治疗较为困难，常用的阿托品和异丙肾上腺素需慎用。可试用参松养心胶囊、参仙升脉口服液、烟酰胺和环磷腺苷葡胺等药物。

2. 非药物治疗　永久性双腔起搏器既可降低左心室流出道压差，又可治疗过缓性心律失常，对肥厚型心肌病合并缓慢性心律失常有起搏器植入指征者要及时选用。

外科手术也可治疗肥厚型心肌病的心律失常。有报道 9 例肥厚型心肌病左心室肥厚心肌部分切除或心肌切开术，术前心电图有停搏、多源性室性期前收缩、短阵室性心动过速，术后随访 15 个月 ~ 6 年，仅 1 例发生猝死，其余均未发生严重心律失常。

ICD 可有效防治肥厚型心肌病的猝死。其适应证为心脏停搏存活者、有家族成员猝死记录、恶性基因型患者、晕厥、反复发作持续性室性心动过速、运动时低血压。

四、预后

心肌病并发心律失常的预后依心肌病类型及心律失常类型不同而有区别。预后与心脏内径大小、心功能及室性心律失常有关，心室内径大、心功能差、有频发多源室性期前收缩、成对室性期前收缩、短阵室性心动过速或持续性室性心动过速的患者预后差。

第五节　慢性肺源性心脏病与心律失常

慢性肺源性心脏病简称肺源性心脏病，是由支气管－肺组织、肺血管或胸廓的慢性病变引起的肺组织结构和／或功能异常，产生肺血管阻力增加，肺动脉压力增高，使右心室扩张和／或肥厚，伴或不伴右侧心力衰竭，并排除先天性心脏病和左心病变引起的心脏病。是我国呼吸系统的一种常见病。20 世纪 70 年代我国普查结果显示其患病率为 4.8‰（＞14 岁人群），并且其患病率存在地区差异，东北、西北、华北患病率高于南方地区，农村高于城市，并随年龄增高而增高。吸烟者比不吸烟者患病率明显增多，男女无明显差异。冬春季节和气候突变时，易出现急性发作。是中老年人死亡原因之一，死亡率高，并发症多。其中心律失常是其失代偿期的常见并发症之一。1997 年，全国肺源性心脏病专题会议报道，肺源性心脏病合并心律失常的发生率多在 17.5%～75.6%。动态心电图检出率为 80%～95%。

一、发生机制

慢性肺源性心脏病发生心律失常的病因、机制有其自身的特点，常与感染、缺氧、高碳酸血症、电解质紊乱、酸碱失衡、肺动脉高压、心力衰竭、洋地黄中毒、氨茶碱血浆浓度过高等因素有关。

（一）感染

慢性肺源性心脏病患者长期反复的肺部感染一方面可加重肺动脉高压，促使右侧心力衰竭；另一方面导致通气功能障碍，产生缺氧和二氧化碳潴留，长期的慢性缺氧、二氧化碳潴留等均可引起心肌代谢障碍，致心肌存在不同程度的损伤。缺氧心肌细胞内 ATP 生成减少，细胞膜通透性改变，细胞容易缺钾，提高心肌细胞对洋地黄药物的敏感性，此时用洋地黄类药物纠正心力衰竭，很容易发生心律失常。

（二）低氧血症和高碳酸血症

慢性肺源性心脏病患者存在肺通气和肺换气功能障碍，而肺通气和肺换气功能障碍往往导致低氧血症和高碳酸血症，引起窦房结、心房、心室反射性兴奋性增高，从而导致室上性心律失常、室性期前收缩等。

（三）电解质紊乱

利尿药的使用、酸中毒是引起电解质紊乱的常见原因。酸中毒引起细胞内钾向细胞外转移，导致心肌细胞内缺钾，血清钾不低，或可升高；而长期利尿药的使用，使细胞内缺钾的同时伴血钾的下降。钾的紊乱影响心肌细胞的兴奋性和自律性，从而发生心律失常。

（四）心脏重构

慢性肺源性心脏病患者的心脏常有心房肥大、心房间质纤维化及心肌细胞减少，导致心肌细胞动作电位的不均一性及复极弥散度增加，而且老年患者心室腔相对小，心房相对大、心室功能不良、心房压力增高等，均与房性心动过速、心房扑动或心房颤动等心律失常有关。

（五）慢性肺源性心脏病伴有冠心病

虽然慢性肺源性心脏病与冠心病分别为呼吸与循环系统的独立疾病，其病因、病理、临床表现均不同，但由于慢性肺源性心脏病的长期缺氧，可加重、加速冠状动脉的损伤，是促使慢性肺源性心脏病合并冠心病发生的主要诱因。合并冠心病时，易使左心受累，并发左心功能不全，可加重心肌缺氧和酸中毒，可引起心肌缺血坏死，容易发生房性、室性期前收缩或传导阻滞等。

（六）机械通气应用不当

机械通气应用不当，易造成血流动力学紊乱或过度通气所致的呼吸性碱中毒，均易引起心律失常。

（七）药物的影响

慢性肺源性心脏病并发心律失常的原因除本身的病理生理改变因素外，一些治疗用药不慎亦可导致或促使心律失常发生。平喘药氨茶碱和 β 受体激动剂如沙丁胺醇等为慢性肺源性心脏病、慢性阻塞性肺疾病治疗的常用药，但两者均有增快心率的作用。

（八）其他因素

慢性肺源性心脏病病程长，老年患者居多，随着年龄的增长，由于脏器老化及退行性变，心肌细胞 β 受体数目减少，心肌硬化程度也随之加大，心脏传导系统可发生纤维化、脂肪浸润，故易发生心律失常。

二、临床诊断

（一）临床表现

1. 慢性肺源性心脏病的临床表现　代偿期常有咳嗽、咳痰、气促、活动后心悸、呼吸困难、乏力和劳动耐力下降症状。可有不同程度的发绀和肺气肿体征，偶有干、湿性啰音，心音遥远，$P_2 > A_2$，三尖瓣区可出现收缩期杂音或剑突下心脏搏动增强。失代偿期除了上述代偿期症状、体征加重外，常伴有头痛、失眠、食欲下降、腹胀、恶心等，还可出现肺性脑病、右侧心力衰竭的症状和体征，如嗜睡、表情淡漠、神志恍惚、谵妄，球结膜充血、水肿，皮肤潮红、多汗，颈静脉怒张，肝颈静脉回流征阳性，双下肢水肿等。

2. 慢性肺源性心脏病并发心律失常的表现　除有慢性肺源性心脏病的临床表现外，一般有阵发性心悸、心慌，心前区不适，可发生阿-斯综合征。体检可有心动过速、心律不齐。最常见的心律失常是窦性心动过速，其他依次为房性期前收缩、室性期前收缩、心房颤动、心房扑动、房室传导阻滞等。慢性肺源性心脏病发生心律失常的类型多种多样，同一患者可有不同类型的心律失常。多数患者同时兼有两种以上心律失常。心律失常发生率与疾病严重程度成正相关。

（二）辅助检查

1. 胸部 X 线检查　有肺动脉高压征，如右下肺动脉干扩张，其横径 ≥ 15mm；其横径与气管横径比 ≥ 1.07；肺动脉段明显突显或其高度 ≥ 3mm；中央动脉扩张，外周血管纤细，形成"残根"征；右心室增大征。

2. 心电图　有右心室肥大改变，如电轴右偏、额面平均电轴 90°、重度顺钟向转位、$R_{V_1}+S_{V_5} \geq 1.05mV$ 及肺型 P 波。也可见右束支传导阻滞及低电压。同时可见到房性期前收缩、室性期前收缩、窦性心动过速、心房颤动、房室传导阻滞、室性心律失常等。

3. 超声心动图　诊断标准：有右心室流出道内径（≥ 30mm）、右心室内径（≥ 20mm）、右心室前壁厚度（≥ 5mm）、左右心室内径比（< 2）、右肺动脉内径（≥ 18mm）或肺动脉干（≥ 20mm）及右心房增大等指标变化。

（三）诊断与鉴别诊断

有慢性肺源性心脏病病史及急性加重期，或慢性肺源性心脏病因感染、用药不当、机械应用不当而发生心律失常，可确定诊断。

本病的心律失常应与冠心病、风湿性心脏病、心肌病等引起的心律失常鉴别。

三、治疗策略

因慢性肺源性心脏病发生心律失常的病因、机制有其自身的特点，故治疗上与其他心律失常有所不同，抗心律失常不作为慢性肺源性心脏病并发心律失常治疗的主要手段，必须采取综合措施，最根本的是治疗原发病和并发症。

首先为病因治疗，如积极控制感染、改善通气功能，纠正低氧血症及电解质紊乱、高碳酸血症，稳定内环境，纠正心力衰竭等。慢性肺源性心脏病心律失常经过有效的抗感染、纠正缺氧及电解质紊乱后多可自行消失。如果心律失常持续存在，应根据心律失常类型给予相应的治疗。

（一）药物治疗

1. 洋地黄类　慢性肺源性心脏病合并快速心房颤动、心房扑动伴有明显症状甚至引起血流动力学紊乱者，心室率的控制是最重要的治疗措施，由于慢性肺源性心脏病缺氧时心肌细胞内 ATP 生成减少，细胞膜通透性改变，细胞内容易缺钾，心肌细胞对洋地黄类的敏感性增加，故易中毒，因此，应慎用洋地黄。必要时可在密切观察下，短程应用小剂量的作用快、排泄快的洋地黄制剂，如毛花苷 C（西地兰）0.2mg 稀释后缓慢静脉注射或毒毛花苷 K 0.125mg 稀释后缓慢静脉注射，必要时 4 ~ 6h 后重复 1 次。

2. 镁剂　镁剂具有广谱抗心律失常的作用，同时还有抗凝、扩血管、保钾、拮抗钙等作用。因此，对慢性肺源性心脏病发生的各类心律失常，尤其是室性心律失常有良好的效果。常用 25% 硫酸镁 10 ~ 20mL 加入 5% 葡萄糖或生理盐水 250mL 中静脉滴注，或门冬氨酸钾镁 20 ~ 30mL 加入 5% 葡萄糖或生理盐水 250mL 中静脉滴注。有肾功能不全、严重呼吸衰竭、低血压及二度或三度房室传导阻滞者不宜使用。

3. 抗心律失常药　慢性肺源性心脏病患者的心律失常一般不需要应用抗心律失常药治疗。需要治疗时可针对心律失常类型选用普罗帕酮、利多卡因、美西律、胺碘酮。如紊乱性房性心动过速，可选用普罗帕酮或胺碘酮。普罗帕酮 100mg 口服，每日 3 次，禁用于有严重哮喘、心力衰竭、严重低血压、严重心动过缓者；胺碘酮 200mg 口服，每日 2 或 3 次，5 ～ 7d 后改为 200mg，每日 1 次，禁用于显著心动过缓、Q-T 间期延长、重度传导阻滞、尖端扭转型室性心动过速、甲状腺功能障碍及碘过敏者。频发室性期前收缩、室性心动过速，可选用利多卡因、美西律、胺碘酮。利多卡因每次 50 ～ 100mg，加入 5% 葡萄糖 20mL 中缓慢静脉注射，无效 15min 后可重复剂量同前，总量不超过 5mg/kg。有效后静脉滴注维持，如果总量达 300mg 时仍不能控制时改用他药。美西律首次 100mg，加入 5% 葡萄糖 20mL 中慢静脉注射，如无效于 10min 后再给 100mg，后以 2mg/min 的速度静脉滴注，4h 后改 1mg/min，维持 24 ～ 48h，起效后改口服。胺碘酮一般首次静脉用药 150mg，稀释后缓慢静推 10min，无效 15min 后再静脉给 150mg，后以 1mg/min 的速度静脉滴注（初始 6h），后 18h 以 0.5mg/min 的速度静脉滴注，静脉用药一般不超过 4d，改口服 200mg，每日 2 或 3 次。胺碘酮的使用剂量和方法因人而异，根据患者心律失常的发作情况和患者其他情况进行调整。

对缓慢心律失常需要治疗者可选用参松养心胶囊、参仙升脉口服液、山莨菪碱或烟酰胺。山莨菪碱既可治疗缓慢性心律失常，又可缓解支气管痉挛，但该药可使呼吸道分泌物减少，痰液变稠，易形成痰栓。应用时最好适当补液及使用祛痰药。

（二）非药物治疗

慢性肺源性心脏病并发心律失常导致严重血流动力学恶化者（如心室颤动、心室扑动、室性心动过速），可采用直流电复律治疗。严重缓慢性心律失常引起血流动力学恶化者，可行临时心脏起搏治疗。

四、预后

慢性肺源性心脏病发生室性心律失常的死亡率甚高，是常见死亡原因之一，患者夜间易发生严重心律失常，可发生夜间猝死。

第六节　二尖瓣脱垂与心律失常

二尖瓣脱垂（MVP）是一种由于先天性结缔组织异常或多种疾病（如冠心病、心肌病、某些先天性心脏病、马方综合征、甲状腺功能亢进等）引起的二尖瓣装置异常，造成二尖瓣在心室收缩期部分或全部脱向左心房，并导致相应临床表现的综合征。常可发生多种类型的心律失常，为引起心律失常的重要病因之一。

二尖瓣脱垂的心律失常发生率各家报道不一。Swaewz 分析了英国 589 例患者的临床表现：心悸 44%、头晕 12%、晕厥 4%、猝死 1%、房性和 / 或室性期前收缩 55%，室上性心动过速 6.1%、室性心动过速 6.3%。Winke 报道，二尖瓣脱垂患者 75% 有室性期前收缩。Demaeia 分析 31 例二尖瓣脱垂患者活动平板运动后有室上性期前收缩（5%）、室性期前收缩（58%）、缓慢性心律失常（29%）。Ritchie 等提出二尖瓣脱垂患者心律失常发生率可达 75%。

一、发生机制

一般认为，二尖瓣脱垂是一种先天性结缔组织异常，其确切病因尚未明了。在约 1/3 的病例中查不出其他器质性心脏病的证据，故常称之为特发性二尖瓣脱垂。部分二尖瓣脱垂继发于冠心病、心肌病、先天性心脏病（如房间隔缺损、室间隔缺损、动脉导管未闭及埃布斯坦畸形等）及预激综合征等。甲状腺功能亢进患者也常合并二尖瓣脱垂。二尖瓣脱垂的病理特征为二尖瓣黏液样变性、脱垂的二尖瓣瓣叶腱索间部分膨出，朝向左心房的瓣叶膨出呈半球状隆起，瓣叶变长、面积增大，严重者二尖瓣环扩张。同时，腱索变细、变长扭曲，继之纤维化而增厚。

二尖瓣脱垂心律失常的发生机制至今尚不十分清楚，可能是多元的，有以下几种推测。脱垂的二尖瓣腱索牵引力增加，妨碍了乳头肌的血液供应，以致乳头肌及其附近心肌发生痉挛性缺血或梗死；神经内分泌功能与自主神经功能失常；脱垂的瓣膜过度活动对左心房或左心室心肌的机械刺激；腱索与左心室壁形成的摩擦病变相接触（心室收缩时过长的腱索与心室发生摩擦，久之发生病变）而引起刺激；脱垂瓣膜过度牵拉腱索，激惹心肌；尸检证实二尖瓣脱垂者传导系统有肉眼和 / 或显微镜下结构异常；Q-T 间期延长引起心室复极不均一，并且有血浆儿茶酚胺和去甲肾上腺素含量增高；合并预激综合征、左心房扩大（二尖瓣关闭不全所致）、心肌病变等。总之，二尖瓣脱垂心律失常的发生不是单一因素所致，而是多种因素共同作用的结果。

二、临床诊断

（一）临床表现特点

1. 常见临床表现

（1）症状。患者大多无明显症状。代表性的症状有胸痛，发生率在 60% ~ 70%，其性质不定，可呈钝痛、锐痛或刀割样痛，一般程度较轻，持续时间不一，与劳累、精神因素无关，硝酸盐类药物不能使之缓解；呼吸困难和疲劳感，常为初发症状；心悸，约 50% 患者有心悸，原因不明，部分与心律失常有关；心脏外表现，如可有头晕、晕厥、血管性偏头痛、缺血性脑卒中、紧张易激动、焦虑、恐惧、反常性格等。症状呈间歇性、反复性及一过性等特点。

（2）体征。特征性的体征是听诊发现在心尖区或其内侧可闻及收缩中期喀喇音，喀喇音也可在收缩晚期出现，少数在收缩早期出现；二尖瓣关闭不全时出现收缩晚期杂音，典型的收缩晚期杂音与收缩中期喀喇音同时出现，或紧接喀喇音之后开始。心脏触诊发现心脏搏动呈双重性，也具有特征性。此外，听诊还可发现心律失常。部分患者表现为体型异常，如胸部畸形（直背、漏斗胸、脊椎侧弯）、马方综合征外观等。

2. 心律失常特点

二尖瓣脱垂较易引起的心律失常有：①期前收缩，室性期前收缩发生率为 58% ~ 90%，频发或复杂性室性期前收缩发生率为 30% ~ 50%，房性期前收缩发生率为 35% ~ 90%；②心动过速，室性心动过速发生率为 10% ~ 25%，房性心动过速发生率为 3% ~ 32%；③并存预激综合征的发生率为 7% ~ 68%，有较高的发生房室折返性心动过速的概率；④各种缓慢性心律失常发生率为 15% ~ 29%；⑤其他心律失常，如心房扑动、心房颤动，偶有心室扑动、心室颤动；⑥Q-T 间期延长，有报道，56 例特发性二尖瓣脱垂患者中，有 Q-T 间期延长者 48 例，其中 25 例 Q-T 间期明显延长。

（二）辅助检查结果

1. 胸部 X 线检查　可发现胸部骨骼异常，如直背、漏斗胸或胸椎侧凸。无并发症者心影正常，发生显著二尖瓣关闭不全时可见左心房增大；马方综合征者可见主动脉根部扩张，并可有瓣环钙化。

2. 心电图检查　约 2/3 的患者可有心电图改变，表现为 II、III、aVF 导联 T 波倒置或双相及非特异性 ST 段改变。此改变在吸入亚硝酸异戊酯和运动后更明显。

心电图可发现各种类型的心律失常，动态心电图可提高各类心律失常的检出率。此外，可有 Q-T 间期延长。

3. 超声心动图检查　这是检查二尖瓣脱垂十分关键的无创性检查方法，其敏感性及特异性均很高。M 型超声心动图上示收缩期二尖瓣瓣叶后移超过 CD 段 2 ～ 3cm，同时在收缩期两个瓣叶或其中一个呈吊床样改变。B 型超声心动图示前瓣或前后瓣向左心房活动过度，瓣体或瓣尖闭合点超过二尖瓣环平面；多普勒超声心动图常可显示二尖瓣关闭不全，多为轻度，少数为中、重度二尖瓣关闭不全。

（三）诊断与鉴别诊断

根据典型的症状及体征，特别是心脏听诊有收缩期喀喇音和收缩晚期杂音，结合超声心动图检查可以确诊。心电图，特别是动态心电图对于发现心律失常有重要价值。

注意与"假性二尖瓣脱垂"（如心包积液、肥厚型心肌病）和二尖瓣关闭不全鉴别。

三、治疗策略

（一）药物治疗

大部分病例不需要治疗，可照常工作和生活，但应定期随访。

有症状的快速性心律失常，首选 β 受体阻滞剂治疗，常用普萘洛尔 10 ～ 20mg，每日 3 次或美托洛尔 25 ～ 50mg，每日 2 次。必要时联合应用其他抗心律失常药。硝酸酯类药物应慎用。

有症状的缓慢性心律失常可给予参松养心胶囊、参仙升脉口服液或阿托品 0.3 ～ 0.6mg，每日 3 次或氨茶碱 0.1 ～ 0.2g，每日 3 次。

为避免缺血性脑卒中发作，可给予小剂量阿司匹林治疗。

合并有二尖瓣关闭不全者，在进行拔牙、手术、分娩之前，应预防性地应用抗生素，预防感染性心内膜炎。

（二）非药物治疗

有症状的严重心动过缓或传导阻滞者，如药物治疗无效应安装人工心脏起搏器。

人工二尖瓣置换术主要适应于危及生命的难治性心律失常或合并严重二尖瓣关闭不全的患者，可作为最后的治疗措施。经导管二尖瓣缘对缘修复术在二尖瓣脱垂合并严重二尖瓣关闭不全也是较好的选择。

四、预后

二尖瓣脱垂一般预后良好。但病情差异较大，少数可发生猝死，发生率估计小于 2%，其主要的危险因素有复杂性室性心律失常，明显的二尖瓣关闭不全，Q-T 间期延长，超声心动图示脱垂的二尖瓣有明显增厚，家族成员中有患二尖瓣脱垂而猝死者。

此外，二尖瓣脱垂伴明显二尖瓣关闭不全患者的年死亡率在 0.9% ~ 1.9%，是无二尖瓣关闭不全的二尖瓣脱垂患者的 50 ~ 100 倍。

第七节　获得性长 Q-T 间期综合征与心律失常

长 Q-T 间期综合征分为先天性和获得性两类。先天性长 Q-T 间期综合征是一种由基因缺陷引起心室复极异常的遗传性心脏病，获得性长 Q-T 间期综合征是指由药物（抗心律失常药、吩噻嗪类等）、心脏疾病（心力衰竭、心肌缺血、心肌炎、心动过缓等）、电解质紊乱（低钾、低镁、低钙）及严重影响心血管系统的内分泌代谢疾病（甲状腺功能亢进症、嗜铬细胞瘤、醛固酮增多症）等因素引起的以可逆性 Q-T 间期延长伴尖端扭转型室性心动过速发作的临床综合征。

Q-T 间期延长的定义，Q-Tc 间期正常值男性为 470ms，女性为 480ms，不论女性或男性，Q-Tc 间期 > 500ms 都属于明显的异常。

尖端扭转型室性心动过速与多形性室性心动过速的区别。多形性室性心动过速是指 QRS 波呈不同形态的室性心动过速，而尖端扭转型室性心动过速是一种特殊的多形性室性心动过速，它们的特殊性表现在以下几方面：①基础心电图是否伴 Q-T 间期延长，伴有 Q-T 间期延长的多形性室性心动过速称为尖端扭转型室性心动过速；而不伴 Q-T 间期延长的多形性室性心动过速仍称为多形性室性心动过速。②室性期前收缩的配对间期，引发尖端扭转型室性心动过速室性期前收缩的配对间期多数超过 500ms，可视为长配对间期的室性期前收缩；而引发一般的多形性室性心动过速的室性期前收缩多数为短配对间期的室性期前收缩，联律间期常在 220 ~ 280ms，一般不超过 300ms。③室性期前收缩的前周期，引发尖端扭转型室性心动过速室性期前收缩的前周期一般较长，较长的前心动周期起到缓慢心律的作用，使延长的 Q-T 间期更为延长，此外，还可增加其后的早后除极的幅度和复极离散度，使其后的 T-U 波变形。所以，尖端扭转型室性心动过速是一个慢频率依赖性室性心动过速，这也是超速起搏或提高心率的异丙肾上腺素治疗有效的原因；而短联律间期室性期前收缩诱发多形性室性心动过速时，室性期前收缩的前心动周期较短，提示发作与交感神经兴奋性增加相关。④短 - 长 - 短现象，多数尖端扭转型室性心动过速发作时上游心律存在短 - 长 - 短现象。第一个短是指首次室性期前收缩，而长是指室性期前收缩后较长的代偿间期，第二个短是指直接触发尖端扭转型室性心动过速的室性期前收缩。而多形性室性心动过速的上游心律不需短 - 长 - 短现象。

一、发生机制

（一）病因

1. **药物**　引起获得性长 Q-T 间期综合征的常见药物包括抗心律失常药（奎尼丁、胺碘酮、索他洛尔等）、抗精神病药（吩噻嗪类、丁酰苯类等）、大环内酯类抗生素、抗组胺药和西沙必利等，且已在某些药物引起继发性长 Q-T 间期综合征的患者发现 LQT 基因突变。

2. 心脏病 心力衰竭、心肌缺血、心肌炎、心肌病等器质性心脏疾病可引起复极异常，使 Q-T 间期延长，T-U 改变、变形，易发生尖端扭转型室性心动过速。

3. 严重心动周期延长 严重窦性心动过缓、病态窦房结综合征、窦性停搏、完全或高度房室传导阻滞，或突然发生长间歇，使 Q-T 间期更长，复极异常，易触发尖端扭转型室性心动过速。室性期前收缩引起长代偿间期，可造成短－长－短心动周期，也可促发尖端扭转型室性心动过速。

4. 电解质紊乱 低钾血症时钾通道活性减弱，抑制动作电位 3 期钾外流，延长 Q-T 间期，增加复极离散度，使早期去极化易于发生，从而诱发尖端扭转型室性心动过速。镁是维持细胞离子平衡的重要离子，尤其是在转运离子通过生物膜时，即在 Na^+-K^+-ATP 泵行使正常功能维持静息电位的稳定性时，镁是必需的。低镁血症很容易导致细胞去极化引发自发性心律失常。低血钙虽也延长 Q-T 间期，但主要延长的是 ST 段而非 T 和 / 或 U 波，只是病例少见。

5. 其他临床疾病伴 Q-T 间期延长 常见有中枢神经系统疾病，如脑卒中、蛛网膜下腔出血；代谢性疾病，如高血糖、糖尿病、甲状腺功能减退症、甲状腺功能亢进症；感染性疾病和肿瘤、发热、酗酒等。

（二）发生尖端扭转型室性心动过速的机制

在药物、电解质异常或其他因素的作用下，细胞膜离子通道功能障碍，使细胞内向电流增大，复极延迟，Q-T 间期延长，发生早期后除极形成振荡电流，一旦达到阈电位产生动作电位即可引发心律失常。显著心动过缓等长心动周期可使钾通道阻滞或完全失活，钾离子外流明显减小或消失，Q-T 间期延长，实际上细胞内向电流增大，发生后除极，故而可促发尖端扭转型室性心动过速。正由于此类尖端扭转型室性心动过速是出现在室性期前收缩产生的长代偿间歇后，或是严重心动过缓、阵发性心动过速后长间歇，以及心房颤动长 R-R 间歇后，故又称之为长间歇依赖性尖端扭转型室性心动过速。

此外，药物引起尖端扭转型室性心动过速大多不仅仅 Q-T 间期延长，而且有复极不同步（即复极离散度增大）。但并非所有延长 Q-T 间期的药物都增加复极离散度。如果 Q-T 间期延长，但复极离散度增加不明显，则尖端扭转型室性心动过速的发生率并不高。因此，不是所有的 Q-T 间期延长都预示相同程度的致心律失常危险性。

二、临床诊断

（一）临床表现

长 Q-T 间期综合征的临床表现是尖端扭转型室性心动过速发作的结果，表现为心悸、胸闷、头昏、头晕、抽搐、晕厥，甚至猝死。单次发作通常历时短暂，自动终止，可无症状或仅表现为心悸、胸闷、头昏、头晕等，但极易反复发作，若快速连续发作或发作持续时间较长则易引起晕厥、抽搐和猝死。发作间歇期大多无明显症状，可有室性期前收缩、心动过缓等。有原发疾病的症状及体征。

患者常有发作诱因，例如有服抗心律失常药物史、低血钾、低血镁、心动过缓史、心电图有 Q-T 间期延长史及其他疾病史等。

（二）辅助检查

获得性长 Q-T 间期综合征的主要辅助检查是心电图检查。

1. 尖端扭转型室性心动过速预警的心电图表现　尖端扭转型室性心动过速发生的基础病变为复极异常，包括复极延长和复极离散度增加，而快速复极的动作电位 3 期与心电图 T 波相对应，其最重要的预警心电图表现为 "三 T" 改变，即 Q-T 间期延长、T-U 波畸形、T 波电交替。但需注意这些心电图中的预警表现往往呈动态变化，同一患者不同时间的心电图改变是不同的，尤其是 T-U 波的畸形，往往随着心动周期的变化而变化，需要动态监测心电图才能发现。

2. 尖端扭转型室性心动过速发作期的心电图表现

（1）发作前先有室性期前收缩，常以 R-on-T 型室性期前收缩形式开始，或由 R 落在 U 波上的舒张晚期室性期前收缩诱发。

（2）发作时 QRS 波群的形态及极性围绕一条假想基线或等电位线呈周期性变化，QRS 波的主波可以从以正向波为主逐渐转变为以负向波为主，中间还可以有过渡 QRS 波群，呈一种周期性的波形和振幅变化，形态似纺锤形。尖端扭转型室性心动过速的心率一般为 160 ～ 240 次 /min，慢于心室颤动的心率。发作时其频率逐渐加速（即温醒现象），于终止前又逐渐减慢（即冷却现象）。

（3）发作时间一般较短，历时数秒至十多秒，或数十秒，偶可更长（有报告持续 6min）。终止时表现为长短不一的间歇后出现基础心律。

（4）尖端扭转型室性心动过速虽能自行终止转为窦性心律，但却极易反复发作。如不积极治疗可转变为心室扑动、心室颤动。

3. 尖端扭转型室性心动过速发作间歇期的心电图表现

（1）基础心律多为缓慢性心律失常，如窦性心动过缓、交界区心律、高度或完全性房室传导阻滞、期前收缩后长代偿间歇、心房颤动 R-R 长间歇等，也可为正常窦性心律。

（2）基础心律的 Q-T 间期或 Q-Tc 间期显著延长（可超过 0.60s），T 波增宽、低平或倒置。U 波明显，也可呈宽大、多形等改变，常与 T 波相融合。

（3）尖端扭转型室性心动过速常由一较长联律间期的室性期前收缩所诱发，其联律间期常为 0.5 ～ 0.7s。室性期前收缩，呈频发，常呈 R-on-T、R-on-U 现象。尖端扭转型室性心动过速发作常以 R-on-T 型室性期前收缩二联律开始，由于 Q-T 间期显著地延长，故 R-on-T 型室性期前收缩联律间期较长。此与一般 R-on-T 型室性期前收缩的短联律间期显然不同，故称特殊的二联律。尖端扭转型室性心动过速偶也可为房性期前收缩所诱发。

（三）诊断与鉴别诊断

长 Q-T 间期和尖端扭转型室性心动过速主要依据心电图诊断，只要提高警惕，诊断一般不难。关键是获得性长 Q-T 间期综合征与先天性长 Q-T 间期综合征相鉴别，并寻找获得性长 Q-T 间期综合征的病因。

三、治疗策略

（一）药物治疗

1. 补钾治疗　对于所有获得性长 Q-T 间期综合征的患者，均应将血清钾及时补充到

5mmol/L 左右，口服和静脉补钾同时进行。外源性补钾治疗可以改善钾电流通道受损状态，使得外向钾离子电流增加、复极时间缩短，Q-T 间期缩短。对充血性心力衰竭患者进行适当补钾治疗有助于改善致心律失常性 Q-T 异常。

2.**硫酸镁治疗**　硫酸镁能缩短心肌的相对不应期，延长绝对不应期，提高心室颤动阈值，并使复极趋于一致，减少或消除折返激动，并促使 K$^+$ 进入细胞内，稳定膜电位，矫正复极过程的离散，因而，可预防和治疗尖端扭转型室性心动过速的发作。无论患者血清镁的水平如何，都应立即静脉给予硫酸镁。首选静脉注射硫酸镁 2g（用 5% 葡萄糖稀释至 10mL，5～20min 注入），如果尖端扭转型室性心动过速发作仍持续，必要时可再重复静脉注射硫酸镁 2g，方法同前，之后可将硫酸镁 2g 加入 100～250mL 液体中以 8mg/min 速度持续静脉滴注，直至尖端扭转型室性心动过速消失。使用硫酸镁时一般不需监测血镁的水平。对于不宜使用异丙肾上腺素，又不便起搏治疗者尤为适用。使用硫酸镁应注意呼吸抑制、肌无力等。

3.**抗心律失常药**　I$_a$、I$_c$ 和 III 类抗心律失常药禁用于获得性长 Q-T 间期综合征伴发的尖端扭转型室性心动过速患者。主要是使用提高心率的药物，I$_b$ 类的抗心律失常药可以试用。

异丙肾上腺素可增强外向钾电流，加快复极，缩短 Q-T 间期，抑制早期后除极，防治尖端扭转型室性心动过速。但可能使部分室性心动过速恶化为心室颤动，使用时应小心，更适用于心动过缓所致尖端扭转型室性心动过速而没有条件立即行心脏起搏者等。异丙肾上腺素静脉滴注，从 1μg/min 开始，依据心率调节剂量逐渐增加，使心率维持在 80～100 次/min（剂量为 2～10μg/min）。也有人主张超过 110 次/min。但异丙肾上腺素禁用于严重心脏病如心肌梗死、心绞痛和原发性高血压患者。

阿托品对阻滞部位在房室结内的高度房室传导阻滞所致的患者极为有效。对阻滞部位在希浦系统者，阿托品可能通过增加心房率使阻滞程度加重，从而增加室性心动过速发作的危险性。成人静脉注射 0.5～1mg，按需可每 1～2h 1 次，最大量为 2mg。

利多卡因在上述药物无效时可试用，尖端扭转型室性心动过速发作时静脉注射 50～100mg，之后继以 1～4mg/min 静脉滴注维持，但其疗效不定。在有房室传导阻滞、病态窦房结综合征、基础心率偏慢者不宜应用利多卡因。

（二）非药物治疗

1.**祛除诱因**　Q-T 间期过度延长及发生尖端扭转型室性心动过速时，应立即停止所有可能引起 Q-T 间期延长的药物。纠正电解质紊乱，尤其是低钾血症，并要补充镁，因为低血镁得不到纠正，则低血钾纠正也困难。部分显著性心动过缓为原发性心脏疾病所致，故对原发病也应积极治疗。

2.**心脏起搏治疗**　经心房、心室进行临时心脏快速起搏，起搏频率 80 次/min 左右，某些患者可能需要更快的频率，高频心脏起搏能缩短 Q-T 间期，并能减少心电图出现的长间歇，减少其对早除极、迟后除极振幅的不良作用，减少尖端扭转型室性心动过速的发作。

3.**除颤**　患者的尖端扭转型室性心动过速不能自行终止或蜕化为心室颤动，应立即实施直流电复律。对于尖端扭转型室性心动过速，特别是频率较快、QRS 波群形态严重畸形者，同步电复律难以奏效。可采用心室颤动的复律方法，使用非同步最大电量（单相波 360J，双相波 200J）复律。

四、预后

获得性长 Q-T 间期综合征伴发尖端扭转型室性心动过速患者的预后与原发病、恶性心律失常的诊断及治疗效果相关。患者因不能耐受室性心动过速的反复发作而短时间内死亡的可达 26%。死亡原因往往是室性心动过速的反复发作导致的严重脑损害或发生心室颤动心跳停止。所以，尖端扭转型室性心动过速是一种威胁生命的心律失常。

第八节　β 受体功能亢进症与心律失常

β 受体功能亢进症是指体内内源性儿茶酚胺正常,而 β 受体对刺激反应增强所致的心悸、胸闷、多汗，心率增快和心律失常为主要表现的一组症候群。

本病在临床上不少见，但至今内科学教科书及参考书较少专题论述，因此，临床医生对其缺乏全面认识，加之其临床表现具有多样性、易变性和症状体征及心电图等不具特异性等特点，故常被误诊，误诊率达 70% 以上。因此，其确切的发病率及心律失常发生率不详。

一、发生机制

β 受体功能亢进症发生机制尚未阐明。心血管系统有 α 受体和 β 受体，当刺激 β 受体，心肌收缩力增强，心排血量增加，心率增快，心脏传导加速，不应期缩短，外周阻力降低。本病患者发病时测定体内分泌或游离的内源性儿茶酚胺正常，表现为对正常水平的儿茶酚胺敏感性增强，而 β 受体数并不增加，起立时或由卧位坐起后症状加重，用 β 受体阻滞剂可使症状消失。提示本病是 β 受体反应亢进，即过度敏感。

β 受体反应性亢进，通过刺激收缩期自动去极化的起搏电流 If 从而增强心肌细胞的自律性，引起心率加快，心率增快后依次引起一系列的电生理效应，包括动作电位时程缩短，从而心肌细胞有效不应期缩短，心肌收缩性增加，心肌耗氧增加，导致一系列的心律失常性电生理改变，引起多种心律失常。

二、临床诊断

（一）临床表现

1. 常见临床表现　症状具有多样性、易变性的特点。以心悸、心率增快为主，伴有头晕、乏力、胸闷、间有胸部刺痛、手脚发麻、掌心多汗、四肢发凉、手抖、失眠、焦虑、烦躁等。体查有心率增快、心尖部第一心音亢进，可闻及 2 级以上收缩期吹风性杂音，血压轻度升高，心律失常等。

2. 心律失常的特点　β 受体功能亢进症可导致各种类型的心律失常，以窦性心动过速最为常见，心率 100 ~ 170 次 /min，起立或卧位坐起时，心率增快更为明显。其他心律失常有阵发性心房颤动、房性心动过速和房性期前收缩、交界区性期前收缩及室性期前收缩等。

（二）辅助检查

1. 心电图　可见窦性心动过速，非特异性 ST-T 改变及各种类型快速性心律失常。

2. 超声心动图　超声心动图显示心脏结构、形态正常，部分可有收缩功能轻度增加。

3. 实验室检查　血常规、心肌酶、肌钙蛋白均正常。血儿茶酚胺及甲状腺功能亦正常。

（三）诊断与鉴别诊断

本病诊断并不困难，关键在于提高对本病的认识水平。一般认为，当临床遇有下列情况时要考虑本病的可能：①中青年患者，尤其是女性；②有心悸、胸闷、心前区不适，可伴有左乳区或左胸疼痛、头晕、乏力、多汗、手抖、失眠、叹气样呼吸等；③血压稍高，安静时心率＞90/min，心音增强，甲状腺不大；④心电图有非特性 ST-T 改变，且心率在 80 次 /min 以上。此时，如能结合心肌酶及甲状腺功能正常，超声心动图心脏结构、形态及功能正常和心电图普萘洛尔试验阳性或氯化钾、氯化铵试验阳性等可确定诊断。

（1）普萘洛尔试验。当疑及 β 受体功能亢进症时，常规描记 12 导联心电图后，口服普萘洛尔 20mg，再描记服药后 2h 心电图，观察服药后 ST-T 变化情况。心电图原有 ST 段压低者，ST 段恢复正常；T 波由倒置变为双向或直立，或由低平变为直立者判定为普萘洛尔试验阳性。

（2）氯化钾或氯化铵试验。如疑为 β 受体功能亢进症的患者普萘洛尔试验阴性或患者有支气管哮喘等普萘洛尔禁忌证可行氯化钾或氯化铵试验。口服 10% 氯化钾或氯化铵 40mL（若普萘洛尔试验阴性，需于 3d 后进行），于服药前和服药后每 60min 和 90min 各做一次心电图，如 ST-T 恢复正常为阳性。

β 受体功能亢进症应注意与甲状腺功能亢进症、心肌炎、心脏神经症和嗜铬细胞瘤鉴别。

三、治疗策略

β 受体阻滞剂是治疗本病的主要药物，可有效缓解症状和控制心律失常。首选普萘洛尔 10 ～ 20mg，每日 3 次，亦可选用美托洛尔、阿替洛尔等。谷维素 30 ～ 50mg，每日 3 次，对本病心律失常也有一定疗效。

症状较重，β 受体阻滞剂效果不佳时可短期加用抗焦虑药如阿普唑仑或氟哌噻吨美利曲辛、氟西汀治疗。

四、预后

β 受体功能亢进症预后良好。有报道本病可能为高血压早期表现，故应追踪观察。

第九节　心力衰竭与心律失常

心力衰竭是各种心脏疾病导致心功能不全的一种综合征，是指心肌收缩力下降或心室充盈能力下降使心排血量不能满足机体需要，器官、组织灌注不足，同时出现肺循环和 / 或体循环淤血的表现。

美国心力衰竭患者约有 500 万，新增病例 50 万。我国流行病学资料统计，心力衰竭患者约 560 万，人群发生率为 0.9%。此外，心力衰竭的发病率随年龄的增加而增加，在 75 岁以上的人群中，大约有 10% 患病。

心力衰竭死亡的重要原因之一是心律失常，常表现为猝死。心力衰竭可并发各种心律失常，房性或室性心律失常都很常见，其中以心房颤动和室性心动过速、心室颤动临床意义最为重要。多个研究证实，动态心电图监护显示心力衰竭患者中 80% 以上的患者有频发、复杂的室性期前收缩，大约 50% 的患者有非持续性室性心动过速。有研究报告，心力衰竭与心房颤动密切相关，纽约心脏病学会（NYHA）分级 Ⅱ ~ Ⅲ 级的轻中度心力衰竭患者中，心房颤动发生率在 10% ~ 15%，严重心力衰竭者中可高达 49.8%。

Framingham 研究表明，心力衰竭患者 4 年的病死率男性是 62%，女性是 42%。心力衰竭的病死率与心力衰竭的严重性有直接的关系，心功能 Ⅲ ~ Ⅳ 级的患者中，年病死率为 40% ~ 60%，其中有 20% ~ 30% 为猝死。心力衰竭患者的死因中有 50% ~ 60% 为猝死，其中最多见的是致死性室性心律失常。

一、发生机制

心力衰竭发生心律失常的机制十分复杂，结构重构和电重构是主要的物质基础。心力衰竭时竭心脏结构发生重构（如弥漫性内膜纤维化、肌纤维退行性变和心肌细胞肥厚等）。同时，K^+ 通道、Na^+ 通道和 Ca^{2+} 通道，超极化激活的非选择性阳离子通道和 Ca^{2+} 载体，连接蛋白表达和参与动作电位的蛋白调节均会产生改变（电重构），引起心律失常。而血流动力学障碍（机械 – 电反馈作用）、神经体液异常（儿茶酚胺分泌过多、肾素 – 血管紧张素系统过度激活、交感神经末梢纤维受损、继发选择性 β_1 受体密度降低、缺少细胞间缝隙连接）、酸碱平衡失调和电解质紊乱、免疫功能异常、缺血、缺氧、物理压力及药物毒性反应（如洋地黄、正性肌力药、利尿药、扩血管药、抗心律失常药等），可加重或诱发心肌细胞电生理异常，导致心律失常。

二、临床诊断

（一）临床表现

1. 心律失常发生率高　心力衰竭时心律失常的发生率高。根据国内外报道，36% ~ 95% 的心力衰竭患者有快速性室性心律失常，48.9% ~ 52% 的心力衰竭患者有快速性室上性心律失常，其中房性心律失常以心房颤动最为常见，约 35% 的患者有心房颤动。Framingham 研究表明，心力衰竭男性患者发生心房颤动的危险性增加 8.5 倍，女性增加 14 倍。

2. 心律失常的种类多、复杂心律失常发生率高　心力衰竭时可发生各种类型的心律失常，包括室上性及室性快速心律失常和各种缓慢性心律失常，且复杂心律失常发生率高。有报告，在心力衰竭发生的快速性室性心律失常中，有 41.3% ~ 93% 的患者为 Lown Ⅲ 级以上的复杂型室性期前收缩，28% ~ 80% 有短阵非持续性室性心动过速，10% ~ 20% 有危及生命的症状性快速性室性心律失常。Francis 综合 8 个临床资料，701 例心力衰竭患者中，87% 有成对或多源室性期前收缩，54% 有非持续性室性心动过速。心力衰竭虽不增加阵发性室上性心动过速的发病率，却可增加其发作次数和延长持续时间。另有报告，猝死的心力衰竭患者中，50% 为心动过缓性心律失常或电机械分离。

3. 心律失常的发生率与心力衰竭严重程度相关　目前，大多数学者认为，快速性室性心律失常的发生率与心力衰竭的严重程度呈正相关，心脏性猝死的发生率与心力衰竭的严重程度亦呈正相关。心功能 Ⅱ ~ Ⅲ 级的心力衰竭患者，2 ~ 3 年猝死率为 8% ~ 14%，而心功能 Ⅲ ~ Ⅳ 级的心力衰竭患者 1 年的猝死率即达到此值。

4.心力衰竭并发心律失常的危害　心力衰竭和心律失常可相互共存，互为因果。慢性心力衰竭患者易于发生心律失常，而心律失常又可诱发或加重心力衰竭，加重病情并影响预后。

心力衰竭并发室性心律失常的危害：①引起或加重心力衰竭；②心脏性猝死，有证据表明大约有 50% 的慢性心力衰竭最终发生猝死，并且多数表现为室性心动过速和心室颤动。但对无症状性室性心律失常，尤其是非持续性室性心动过速在心力衰竭预后中的意义尚存争议，现有证据倾向于在缺血性心脏病所致的心力衰竭中室性异位节律尤其是非持续性室性心动过速是心脏性猝死的独立预测因子，而这种关系在扩张型心肌病中尚不明确，有待进一步研究。

心力衰竭并发心房颤动的危害：心房颤动可加快心功能不全的发展进程，恶化心力衰竭症状。有报告，心房颤动可促发室性心动过速或心室颤动，但迄今为止，尚不清楚心房颤动是否为预测慢性心力衰竭和左心室功能不全时死亡的独立危险因子或仅仅是显示死亡率升高的标志。

（二）辅助检查

1.心力衰竭的辅助检查

（1）胸部 X 线检查，可发现心脏扩大和肺淤血的程度。

（2）心脏超声心动图，可发现心脏结构改变及心功能状态（如左心室射血分数降低）。

（3）放射性核素检查，可明确心脏形态指标和局部功能情况等。

（4）心力衰竭生化标志物（如脑钠肽）及肝、肾功能，电解质等。

2.心律失常的辅助检查　　主要是心电图和动态心电图，特别是动态心电图检查有重要价值，有助于发现各类心律失常。

3.心力衰竭并发心律失常的危险分层　　心力衰竭并发心律失常的危险分层也就是确定这类患者发生心脏性死亡的风险大小。需要强调的是，心力衰竭与心律失常本身各自就是发生猝死的危险预测因子。可用于评估心力衰竭并发心律失常危险度的指标如下。

（1）病史。发生心脏停搏、新发生的心力衰竭、不稳定型心绞痛及近期心肌梗死后的患者均为高危，在严重心血管事件发生后的 6 ~ 18 个月发生心脏性死亡风险最高。一般而言，有猝死家族史、心力衰竭并发晕厥症候群的患者为高危患者。

（2）有无器质性心脏病及其类型。心力衰竭患者一般都同时伴有不同程度和性质的器质性心脏病，不同心脏病类型其临床风险也不同。

缺血性心脏病是目前最常见的心血管疾病，其死亡原因中 50% 以上是心脏性猝死，临床观察发现不稳定型心绞痛频繁发作伴 ST 段压低至少 2mm、过去有原发性心室颤动的冠心病（无心肌梗死）、心肌梗死后有心脏扩大、心功能不全和左心室射血分数 ≤ 0.40 是高危因素。过度吸烟、过度劳累、过度激动均可加重心肌缺血和增加儿茶酚胺的释放，而致心室颤动，发生心脏性猝死。

肥厚型心肌病发生猝死的高危因素包括：①心室颤动存活者；②自发性持续性心动过速；③未成年猝死的家族史；④晕厥史；⑤运动后血压异常，收缩压不升高反而降低；⑥左心室壁或室间隔厚度 ≥ 30mm；⑦流出道压力阶差 > 50mmHg。

致心律失常性右心室心肌病发生猝死的高危因素包括：①以往有心脏性猝死事件发生；②存在晕厥或记录有过血流动力学障碍的室性心动过速；③经超声心动图或心脏磁共振证实有严重的右心室扩张；④累及左心室，如局限性左心室壁运动异常或扩张伴收缩功能异常；

⑤疾病早期即有明显症状,特别是有晕厥前症状者。

扩张型心肌病一旦发生心力衰竭合并心律失常(房性或室性),则提示患者的病情加重或进展,预后不佳,发生心脏性猝死的风险加大。

(3)纽约心脏病协会(NYHA)分级。心脏性猝死的发生与心功能有关。心功能越差,病死率越高。心功能Ⅱ级者年病死率在 5% ~ 15%,心功能Ⅲ级者年病死率为 29%,而心功能Ⅳ级者年病死率在 30% ~ 70%。心力衰竭患者如有频发的室性心律失常,特别是连发的室性期前收缩、多源性室性期前收缩、室性心动过速,则心脏性猝死发生率升高。

(4)左心室射血分数(LVEF)。左心室射血分数降低是心力衰竭患者总体死亡和发生心脏性猝死最重要的危险因子。指南将左心室射血分数 ≤ 0.40 作为心脏性猝死的高危因素临界值。对 NYHA 分级为Ⅰ、Ⅱ级的患者,左心室射血分数越低(< 0.30),心脏性猝死的发生率越高。

(5)QRS 时间延长和 / 或束支传导阻滞。QRS 波的宽度在 12 导联心电图上是反映心室激动时间和室内或室间传导延迟的简单衡量指标,可以作为心肌疾病进展程度较高的一个替代标志,同时,QRS 波群增宽反映了心室激动的不同步,又将增加室性心律失常的发生。在左心室射血分数降低的患者中,QRS 波群增宽是预后不良的一个显著标志。

(6)Q-T 离散度(QTd)及 Q-T 间期动态变化。Q-T 离散度增大与心室肌的非同步复极及后除极密切相关。有资料表明,Q-T 离散度是心肌梗死患者发生心脏性猝死的独立危险因子。此外,Q-T 离散度增加对长 Q-T 间期综合征和肥厚型心肌病患者发生严重心律失常的预测也有非常重要的意义。但对慢性心力衰竭和一般性左心室肥厚患者室性心律失常的发生则无预测价值。

(7)心率变异(HRV)。心率变异的下降同自主神经功能失衡有关,常为交感活动占优势的表现,是扩张型心肌病、心肌梗死和缺血性心肌病死亡的有力预测因子。但单独的心率变异阳性预测价值有限(30%),且应用心率变异时,患者必须为窦性心律,同时还有来自室性期前收缩、呼吸周期和身体活动的干扰。

(8)窦性心律震荡(HRT)。窦性心律震荡是指在室性期前收缩发生后,窦性心律出现短期的波动现象,即具有代偿间歇的室性异位搏动后其窦性节律下的心率加速,随后又减慢的现象,它是自主神经对单发室性期前收缩后出现的快速调节反应,反映了窦房结的双向变时功能。窦性心律震荡是一种与心脏性猝死有密切关系的心电现象,是评价心脏自主神经功能、预测死亡危险的指标。

(9)信号平均心电图(晚电位)。晚电位是位于 QRS 波终末部的高频低幅的碎裂电位,是心室肌内存在非同步性除极和延迟传导的电活动表现。晚电位预测心肌梗死伴恶性心律失常的敏感性在 58% ~ 92%,特异性在 72% ~ 100%。其阳性预测值偏低,有时出现假阳性,有一定局限性。

(10)T 波电交替(TWA)。T 波电交替是运动试验或心房起搏过程中每搏心跳 T 波振幅或形态的变化,T 波电交替阳性提示复极的不均一性,是识别心肌梗死后和缺血或非缺血心肌病高危患者的有效方法,并独立于左心室射血分数值。平均心电描记图可以看到体表心电图上看不到的微伏级 T 波电交替(MTWA),它是心律失常易损性的重要标志,有助于明确室性心律失常的危险性或对有发生致死性室性心律失常风险的患者进行危险分层。

(11)动态心电图。动态心电图是检测有无心律失常的常用的无创手段。陈旧性心肌梗死合并心力衰竭（左心室射血分数＜ 0.35）伴非持续性室性心动过速，以及可由电生理检查诱发的持续性室性心动过速者，应视为极高危患者，其 5 年病死率高达 55%。动态心电图可以提高此类心律失常的检出率。

（12）心脏电生理检查（EPS）。主要用于有发生心律失常性猝死危险患者的检测，阳性表明患者发生猝死的危险性高，还用于陈旧性心肌梗死、非持续性室性心动过速和射血分数＜ 0.40 的患者的危险分层。合并有左心功能不全或心脏结构异常的不明原因的晕厥者，行心脏电生理检查也被作为 I 类推荐。心脏电生理检查在扩张型心肌病、肥厚型心肌病、致心律失常性右心室心肌病、长 Q-T 间期综合征、Brugada 综合征等患者中的应用价值低于缺血性心肌病。

（三）诊断与鉴别诊断

心力衰竭的诊断一般不难，患者具有以下特点即可诊断。①典型的心力衰竭症状：在休息或运动时出现急促、呼吸困难、疲劳或踝关节肿胀；②典型的心力衰竭体征：心动过速、呼吸急促、第三心音、心脏杂音、肺部啰音、胸腔积液、颈静脉压升高、外周水肿、肝大、腹水等；③静息状态下有心脏结构或功能异常的客观检查证据：心脏扩大，超声心动图可见心脏结构或功能的异常，脑钠肽升高等。心律失常的诊断则主要依靠心电图及动态心电图明确。

三、治疗策略

（一）药物治疗的策略

1. **基础性治疗**　针对基础疾病的治疗是心力衰竭伴心律失常治疗的基础。对于高血压、冠心病等应积极地采用药物、手术、介入治疗，以消除或控制心力衰竭的基本病因；充分应用 β 受体阻滞剂、血管紧张素转化酶抑制药或血管紧张素 II 受体拮抗药或血管紧张素受体 - 脑啡肽酶抑制药（如沙库巴曲缬沙坦）；合理应用利尿药、强心药等改善心功能，随着心功能的改善，许多患者的心律失常可以消失。消除心律失常的诱因（如电解质紊乱等），也有利于心律失常的控制。

2. **抗心律失常药**　抗心律失常药大多数有致心律失常作用和负性肌力作用，在心力衰竭时更易发生。现有的资料表明，I 类和IV类抗心律失常药不宜用于心力衰竭患者；β 受体阻滞剂（II 类）具有直接降低肾上腺素活动的致心律失常作用，而且具有抗心力衰竭、抗缺血和抗高血压作用，也有非直接抗心律失常作用。循证医学已证实 β 受体阻滞剂可降低心力衰竭患者的死亡率，因此，β 受体阻滞剂应作为心力衰竭伴快速性心律失常的首要选择，但由于其有负性肌力作用，故应从小剂量开始逐渐加量；III 类药物胺碘酮可抑制心律失常，负性肌力作用小，且不增加心力衰竭患者的死亡危险性，因此可用于心力衰竭伴心律失常的治疗，胺碘酮虽可减少心律失常，但并不改善生存率，所以不推荐预防性应用，一般在单用 β 受体阻滞剂不能控制心律失常时，可加用胺碘酮。

3. **补钾、补镁治疗**　当衰竭心脏已受到高浓度的儿茶酚胺影响，再加以钾和镁的显著耗竭，这些病理生理机制的相互作用易发展成致命性的室性心律失常，且心力衰竭的同时有钾和镁的丧失。因此，对于心力衰竭伴心律失常者应积极地补钾、补镁，以及纠正低钠血症，建议血钾维持在 4.5mmol/L 左右。

4. 常见心律失常的药物治疗

（1）心力衰竭合并心房颤动。心力衰竭与心房颤动具有多数协同的病因和危险因素，二者互为因果，多合并出现。药物治疗要首先考虑安全性，避免控制节律与控制心室率药物混用及警惕加重缓慢性心律失常。

1）复律与维持窦性心律。心力衰竭伴心房颤动者，如能复律并长期维持，应是最理想的治疗方案，能够减轻症状、提高生活质量；改善心脏血流动力学；减少血栓栓塞事件；消除或减轻心房电重构；预防或逆转快速心律失常性心肌病等。但是心房颤动能否转复并维持窦性心律受到心房颤动持续时间、心房大小、年龄等因素影响，而且在转复和维持窦性心律过程中，抗心律失常药有潜在的致心律失常作用。有效性、安全性、耐受性需全面考虑，权衡转复给患者带来的益处和负面作用。一般药物复律仅限于新发、48h 以内的心房颤动，以及维持窦性心律仅限于室率控制和抗凝恢复生活质量不满意时。不用于初发、急性期、一过性及发作不频繁的心房颤动。只宜选用Ⅲ类药中的胺碘酮和多非利特。

胺碘酮，兼有Ⅰ～Ⅲ类抗心律失常药作用，延长 Q-T 间期而不增加 Q-T 离散度并能减少触发活动，故致室性心律失常作用小。无负性肌力作用或略有正性肌力作用。急性期转复心房颤动给予 150mg，10min 内静脉注射（可重复），6h 内再注射 360mg，18h 内再注射 540mg 维持；长期防治先口服 200mg，每日 3 次，维持 5～7d，然后 200mg，每日 2 次，维持 5～7d，最后 200mg，每日 1 次维持。需警惕甲状腺功能异常、肺纤维化、窦性心动过缓、Q-T 间期延长、光敏感性皮炎及增加地高辛和华法林的敏感性。

多非利特，选择性地阻滞 I_{Kr}，快速延长动作电位，低浓度时激活缓慢内向钠电流、轻度延长传导时间。其致心律失常（诱发尖端扭转室速）作用大于胺碘酮，而器官毒性小，有正性肌力作用。急性期转复心房颤动给予 1mg，10min 内静脉注射，必要时重复 1 次。多非利特治疗窗口窄，治疗初始 3d 应根据肾功能调整药量，并进行持续心电监测以防范尖端扭转型室性心动过速的发生。

多中心随机双盲临床研究结果表明，对于阵发性心房颤动，参松养心胶囊疗效与普罗帕酮相当，改善症状优于普罗帕酮。减少心房颤动发作频次，缩短心房颤动发作持续时间，且具有更好的安全性。可单独使用或与传统抗心律失常药联合使用。

2）控制心室率。左心室功能不全、血流动力学不稳定者首选静脉注射毛花苷 C，每次 0.2～0.4mg，此后根据情况追加 0.2～0.4mg，然后口服地高辛维持以减慢心室率；心率减慢不满意或遇有预激综合征者推荐静脉注射胺碘酮。左心室射血分数保留的心力衰竭（舒张性心力衰竭）可单用地尔硫䓬减慢心率，或与洋地黄联合减慢心率。慢性心力衰竭合并慢性心房颤动常用 β 受体阻滞剂和地高辛，既减慢静息心率，又减慢运动心率。

3）抗凝治疗。心力衰竭合并心房颤动为血栓栓塞高危人群，首选新型抗凝药；也可选择华法林抗凝，控制国际标准化比值（INR）维持在 2～3（75 岁以上者为 1.6～2.3）。

（2）心力衰竭合并室性心律失常。心力衰竭，尤其是左心室扩大、射血分数下降的患者，伴室性心律失常很常见。

β 受体阻滞剂能够有效地抑制有心脏疾病的患者（包括心力衰竭患者）的室性心律失常和降低猝死危险性，是安全且有效的治疗室性心律失常的主要药物。使用应从小剂量开始，逐渐增加剂量至可以耐受的最大剂量。如起始应用卡维地洛 3.125mg，每 12h 1 次；美托洛尔 6.25mg，每 12h 1 次或每日 1 次；比索洛尔 1.25mg，每日 1 次。观察用药后 1～2h

血压变化，注意体重、水肿、呼吸困难症状的变化，每 2 周调整剂量，目标剂量为卡维地洛25mg，每 12h 1 次，美托洛尔 50mg，每 12h 1 次，比索洛尔 10mg，每日 1 次。

国内一项多中心随机双盲临床研究表明，参松养心胶囊对于轻中度收缩性心功能不全伴室性期前收缩患者有效，可减少室性期前收缩次数，增加左心室射血分数，提高心脏功能，且具有良好的安全性。

胺碘酮能有效地抑制心力衰竭患者发生室性心律失常，但对生存率的影响是中性的，对有症状反复发作室性心律失常者可以选用。当心力衰竭合并持续性室性心动过速时是高危状态，急性期血流动力学稳定者应用胺碘酮静脉注射，首剂 150mg（或 3mg/kg），稀释后注射10min；如无效，可于 10 ～ 15min 后重复追加胺碘酮 150mg（或 2.5mg/kg），方法同前，直至总量达 9mg/kg，有效后以 1.0mg/min 静脉滴注维持 6h，其后减为 0.5mg/min。也可用利多卡因（仅作为无胺碘酮时备用）100mg 静脉注射（可重复），再以 1 ～ 3mg/min 维持。药物无效或血流动力学不稳定时电复律。

（二）非药物治疗的处理措施及其方法

1. *心力衰竭伴心房颤动的非药物治疗*　心力衰竭伴心房颤动时快速心室率对药物反应不佳，尤其引起了心肌缺血（心绞痛）、低血压、肺水肿、应给予电复律。电复律的成功率取决于心房颤动持续时间和左心房大小。如心房颤动持续时间已经 48h 或以上，或发生时间不能确定则应接受静脉肝素或皮下低分子肝素抗凝后电转复。

心力衰竭伴心房颤动时快速心室率药物治疗无效时，也可考虑房室结消融治疗，但目前尚缺乏相应的临床试验评估。

导管消融是目前治疗心房颤动的主要手段，主要适合于频发阵发性心房颤动、有脑卒中风险的持续性心房颤动，药物治疗无效、不耐受、不接受的心房颤动。但在心力衰竭中应用无临床试验评价过。

2. *心力衰竭伴室性心律失常的非药物治疗*　血流动力学力不稳定的室性心动过速或心室扑动、颤动应立即电复律。

心室颤动幸存者或有过血流动力学不稳定的室性心动过速，或室性心动过伴晕厥，患者的射血分数已低于 0.40，但生存可达 1 年以上者，应植入埋藏式自动复律除颤器（ICD）。如反复室性心动过速引起 ICD 频繁放电，应行导管消融作为 ICD 的补充治疗。心力衰竭伴严重室性心律失常难以治疗时，可做电生理评估和导管消融。

3. *心力衰竭伴心动过缓的治疗*　心力衰竭合并缓慢性心律失常在祛除可逆因素并在最佳药物治疗的基础上仍然存在时，可致血流动力学恶化，治疗原则是进行生理性起搏。目前进展是心脏同步化加埋藏式自动复律除颤器治疗。心力衰竭患者通常没有起搏治疗指征，仅为了能启用或滴加 β 受体阻滞剂而行起搏治疗是不可取的。

四、预后

心力衰竭患者发生心脏性猝死的危险性高于心血管领域的其他任何疾病，较一般人群高5 倍以上，而心脏性猝死也占据心力衰竭患者死因的 50% ～ 60%。心脏性猝死多数由室性心律失常所触发。心力衰竭合并心房颤动者可引发恶性室性心律失常（18% 的心室颤动及 3%室性心动过速由心房颤动引发）。

影响心力衰竭合并心律失常患者的预后因素甚多，复杂心律失常是一个独立的死亡危险因素，是心力衰竭患者预后的重要预测指标。室性心律失常发生猝死风险与左心室功能不全程度和基础心脏病有关。

β 受体阻滞剂和植入 ICD 治疗可改善心力衰竭合并心律失常患者的预后。

第十节　睡眠呼吸暂停综合征与心律失常

睡眠呼吸暂停综合征，又称睡眠呼吸暂停低通气综合征，是指各种原因导致睡眠状态下反复出现呼吸暂停和 / 或低通气，引起低氧血症、高碳酸血症、睡眠中断，从而使机体发生一系列病理生理改变的临床综合征。呼吸暂停是指睡眠过程中口鼻呼吸气流完全停止 10s 以上；低通气是指睡眠过程中呼吸气流强度（幅度）较基础水平降低 50% 以上，并伴有血氧饱和度较基础水平下降 4% 及以上或微醒觉；呼吸暂停低通气指数是指每小时睡眠时间内呼吸暂停加低通气的次数。

根据睡眠过程中呼吸暂停时胸腹呼吸运动的情况，临床上将睡眠呼吸暂停综合征分为中枢性睡眠呼吸暂停综合征（CSAS）、阻塞性睡眠呼吸暂停综合征（OSAS）、混合性睡眠呼吸暂停综合征（MSAS）。中枢性指呼吸暂停过程中呼吸动力消失；阻塞性指呼吸暂停过程中呼吸动力仍然存在；混合性指一次呼吸暂停过程中前半部分为中枢性特点，后半部分为阻塞性特点。目前把阻塞性和混合性统称为阻塞性睡眠呼吸暂停低通气综合征，其中以阻塞性最常见。国外流行病学调查显示，阻塞性睡眠呼吸暂停低通气综合征的患病率为 2% ~ 4%，可累及婴幼儿、中青年及老年，而中老年人群中患病率随年龄的增加而增高。据估计，仅美国就有 3 000 万。我国有关本病的初步流行病调查结果显示，患病率为 4% 左右，我国有 14 亿多人口，如以 4% 计算，至少有 5 600 万患者。

1997 年 Tilkian 等首次报告，阻塞性睡眠呼吸暂停低通气综合征与心律失常之间存在显著相关性。此后，人们就进行了大量的研究，但由于实验设计，对象选择、诊断标准及监测方法不同，各研究所得患者中心律失常发生率存在差异。Valencia-Flores 等对 52 例肥胖患者进行睡眠及心电监测，结果发现 31% 的睡眠呼吸暂停综合征发生心律失常。Alonso-Fernandez 等发现 95% 的患者出现心律失常。Schiza 等利用植入记录装置对 23 例中、重度患者进行 16 个月心电观察，结果 11 例患者（47%）记录到严重心律失常，而动态心电图上记录到 3 例（13%）有心律失常。黄文等报告心律失常发生率为 50%。Aydin 等监测到 42% 的患者反复出现频发室性期前收缩（> 30/n），而对照组只有 25% 出现室性期前收缩，两组之间存在显著性差异。近年有关阻塞性睡眠呼吸暂停低通气综合征与心律失常关联性的一份多中心、前瞻性调查显示，比较年龄、性别、体重指数相匹配的重度患者和无睡眠呼吸障碍对照组心律失常现象。结果发现重度患者复杂性室性异位节律（包括室性期前收缩二联律、三联律、四联律或非持续性室性心动过速）、心房颤动、房性期前收缩、房室传导阻滞等多种心律失常明显高于对照组，其中心房颤动的相对危险性提高 4 倍，复杂性室性异位节律提高近 2 倍。

一、发生机制

（一）夜间窦性心动过缓和心动过速的发生机制

呼吸暂停发作早期，出现上气道阻塞及低通气导致低氧血症、血氧饱和度下降及高碳酸血症，肺牵引感受刺激减少，副交感神经过度兴奋，引起窦性心动过缓及传导阻滞。呼吸暂停终末由于低氧血症、血氧饱和度下降、高碳酸血症及觉醒反应兴奋交感神经，使得心脏交感神经功能亢进，副交感神经功能受抑制，心交感、副交感神经功能失调，从副交感神经兴奋转到交感神经兴奋过程中，可使心肌异位兴奋点的阈值降低，出现各种期前收缩及心动过速。

（二）夜间其他心律失常的发生机制

1. 低氧血症　睡眠呼吸暂停综合征可引起低氧血症，使心肌缺血缺氧，出现心电不稳定性。

2. 自主神经功能异常　由于患者睡眠时上呼吸道狭窄、阻塞，反复出现呼吸暂停伴低氧血症、高碳酸血症和 / 或酸中毒，刺激主动脉、颈动脉体内的化学感受器，影响脑干心血管中枢，从而引起自主神经功能失衡。自主神经功能异常是发生心律失常的原因之一。缺氧和觉醒导致血流动力学和心电学的不稳定，可增加心律失常和心脏性猝死的发生率。

3. 神经内分泌异常　长期缺氧、高碳酸血症和血液化学介质增加，包括儿茶酚胺、某些代谢性肽的改变及由此引起的交感神经兴奋。以上因素可导致心肌肥厚、缺血、冠状动脉硬化，继而导致左心室肥厚或劳损，是形成心律失常的基础。

4. 心脏功能和结构的改变　血流动力学的改变，患者反复呼吸暂停造成心回血量增多，前负荷加重，心室顺应性降低等一系列改变，长期发展可致心脏扩大和肥厚而至左心功能不全。在此基础上易发生心律失常。

二、临床诊断

（一）临床表现

睡眠呼吸暂停综合征的主要临床表现为白天嗜睡、头晕乏力、头痛、睡眠时打鼾伴呼吸暂停、憋醒、多汗等症状。体格检查一般有体型肥胖、颈围粗、鼻甲肥大、鼻中隔偏曲等体征。

患者发生心律失常多发生在睡眠时，一般症状不明显，严重时有心悸、胸闷、抽搐、呻吟或猝死等。心脏听诊或脉搏可随呼吸暂停而出现心动过速或过缓，亦可闻及期前收缩。

（二）辅助检查

1. 多导睡眠图（PSG）　PSG 检测是确诊睡眠呼吸暂停综合征的金指标，并能确定类型及病情轻重。

2. 心电图和动态心电图　有心室肥厚、心肌缺血及心律失常表现。动态心电图可提高心律失常检出率并能测定心率变异性。

3. 体表信号叠加心电图　体表信号叠加心电图（心房、心室晚电位）对房性、室性心律失常和猝死有一定预测价值。

（三）诊断与鉴别诊断

睡眠呼吸暂停综合征并发心律失常诊断：①符合睡眠呼吸暂停综合征诊断标准；②符合相应种类心律失常的诊断条件；③心律失常由睡眠呼吸暂停综合征引起，并与该病的严重程度相关；④有效治疗睡眠呼吸暂停综合征后心律失常可消失或减轻；⑤心律失常多发生于睡眠呼吸暂停时，而清醒状态时消失或减轻。以上①～③条是主要条件，④～⑤为次要条件。

睡眠呼吸暂停综合征并发心律失常应与相关疾病如冠心病、心肌病、肺源性心脏病等引起的心律失常相鉴别。睡眠呼吸暂停综合征引起的心律失常多无心脏基础疾病，由呼吸暂停所致，与其他疾病的鉴别不难。

三、治疗策略

睡眠呼吸暂停综合征伴发心律失常，首先为病因治疗，即治疗睡眠呼吸暂停综合征，通过有效治疗后，多数心律失常可自行消失。

（一）睡眠呼吸暂停综合征的治疗

一般治疗包括减肥，加强锻炼，戒除烟、酒等不良生活习惯；夜间持续低流量吸氧；避免服用镇静类药物；白天避免过度劳累；发现呼吸暂停时，唤醒患者等。药物治疗，常用的药物包括普罗替丁、甲羟孕酮、乙酰唑胺等。器械治疗有持续气道正压通气（CPAP），口腔矫治器等。手术治疗包括悬雍垂腭咽成形术（UPPP）、正颌外科手术、气管切开术等，根据不同病因及病情选择使用。

（二）心律失常的治疗

经积极治疗睡眠呼吸暂停综合征后，心律失常仍不能消失或出现严重心律失常，如多发多源性室性期前收缩、R-on-T现象室性期前收缩或室性心动过速、心室扑动、心房扑动、心房颤动及二度以上房室传导阻滞、心室率 < 40/min 时，应及时采取抗心律失常措施。

1. 药物治疗　睡眠呼吸暂停综合征伴发快速心律失常时，可使用抗心律失常药或减慢心室率药物。如利多卡因、普罗帕酮等。避免使用不良反应大的抗心律失常药（如奎尼丁等）。缓慢性心律失常时可使用阿托品、沙丁胺醇、异丙肾上腺素等药物口服或静脉使用。

2. 非药物治疗　严重心律失常引起血流动力学障碍（室性心动过速、心室扑动、心室颤动）时应及时电复律治疗。

睡眠呼吸暂停综合征所致的病态窦房结综合征和严重的房室传导阻滞等，不可盲目安装永久起搏器。因为这类心律失常，经睡眠呼吸暂停综合征治疗后多可恢复正常。必要时可安装临时心脏起搏器。

四、预后

睡眠呼吸暂停综合征并发心律失常的预后，首先与睡眠呼吸暂停综合征的病情严重性有关；其次与心脏的大小、冠状动脉粥样硬化情况、心脏功能有关；最后与心律失常的类型有关，心律失常类型越危重，预后越差，如心室颤动是导致死亡的主要原因，心动过速可导致休克或猝死，过慢的心率或停搏可导致阿-斯综合征。He等报告呼吸暂停低通气指数（AHI）> 20 的阻塞性睡眠呼吸暂停综合征患者猝死率较 AHI < 20 者显著增高。戴玉华等报告，未经

治疗的阻塞性睡眠呼吸暂停综合征患者 5 年病死率在 11% ~ 13%，AHI < 20 的患者，8 年病死率为 4%；AHI > 20 的患者，8 年病死率升至 37%。因此，对睡眠呼吸暂停综合征引起的心律失常的早期诊断、治疗可以大大改善其预后。

第十一节　甲状腺功能亢进症与心律失常

甲状腺功能亢进症是甲状腺腺体本身功能亢进，合成和分泌甲状腺激素增加所致的甲状腺毒症。甲状腺毒症是指血循环中甲状腺激素过多，引起以神经、循环、消化等系统兴奋性增高和代谢亢进为主要表现的一组临床综合征。甲状腺功能亢进症是内分泌的常见多发病，杨帆等调查辽宁省 3 个社区的临床累积发病率分别为 13.66/1 000、9.4/1 000 和 8.1/1 000。甲状腺功能亢进后引起高动力心血管表现，引发多种心律失常，长期甲状腺功能亢进症不能控制，会导致甲状腺功能亢进性心脏病。甲状腺功能亢进性心脏病的发生率占甲状腺功能亢进症患者的 10% ~ 23.4%，其心律失常发生率高，在 95% 以上。

一、发生机制

甲状腺功能亢进症的病因主要是格雷夫斯病（毒性弥漫性甲状腺肿）、多结节性毒性甲状腺肿和甲状腺自主高功能腺瘤。其他少见病因有碘致甲状腺功能亢进、桥本甲状腺炎、新生儿甲状腺功能亢进症、滤泡状甲状腺癌、妊娠一过性甲状腺毒症、垂体促甲状腺素瘤、异源性促甲状腺素综合征。非甲状腺功能亢进类型甲状腺毒症包括破坏性甲状腺毒症和服用外源性甲状腺激素。无论何种原因的甲状腺功能亢进和甲状腺毒症都可致心律失常，其发生机制为：①甲状腺素增强心脏 β 受体对儿茶酚胺的敏感性。②甲状腺激素对心脏的正性变时及变力作用是肯定的，可增加心率和心肌收缩力，增加心肌线粒体氧化磷酸化和蛋白质及核糖核酸合成，钙在细胞内聚集，心肌的肌动蛋白增加，收缩力加强。但长期大量摄入甲状腺素对心脏可产生有害作用，心肌呈小灶性坏死和纤维化、间质水肿、结缔组织轻度增生伴淋巴细胞浸润。这些病变可累及心房、心室和传导系统，而产生各种心律失常。③甲状腺功能亢进时心肌细胞 Na^+-K^+-ATP 酶活性增强，促进 Na^+ 外流和 K^+ 内流，影响心肌细胞电生理，单个心房细胞的动作电位时间缩短，结果心房的电兴奋性增高易引起心房颤动。另外，由于心肌细胞肥大和心室肥厚，导致心肌细胞复极离散增加，易产生折返和室性心律失常。④甲状腺激素使血管平滑肌松弛速度加快，外周血管阻力下降。甲状腺功能亢进症患者收缩压升高，舒张压降低，脉压增大。⑤甲状腺激素可通过改变心脏肾上腺能受体数和亲和力、环化酶功能、环磷腺苷代谢和其他途径影响肾上腺素能反应。甲状腺功能亢进性心脏病患者，心肌代谢异常、心肌病变、心脏负荷加重，心功能减退，以及维生素 B 族缺乏、神经调节紊乱等因素也可导致心律失常。

二、临床诊断

（一）临床表现

主要表现为甲状腺功能亢进的高代谢综合征、神经系统兴奋、消化系统症状和心血管症状等。心血管症状有心悸、气短、心动过速、心律失常，收缩压升高、舒张压降低、脉压增大，心绞痛和心肌梗死，心力衰竭等。

（二）心律失常特点

1. 窦性心律失常

（1）窦性心动过速。大约 1/2 的甲状腺功能亢进患者伴有窦性心律增加，一般在 100 ~ 120 次 /min，心率加快不仅表现在清醒和活动状态下，在睡眠时，心率通常也加快。在年轻患者中，窦性心动过速十分常见。

（2）窦性心动过缓。甲状腺激素能提高窦房结对迷走神经的敏感性，使其自律性降低，有时可引起窦性心动过缓，尤其多见于老年人和伴有病态窦房结综合征及窦房传导阻滞者。

（3）病态窦房结综合征。甲状腺功能亢进合并慢室率心律失常，应考虑病态窦房结综合征可能。有报道，甲状腺功能亢进经治疗后，显示出病态窦房结综合征，认为此类患者平时依赖血中增加的甲状腺激素，使心脏受体对儿茶酚胺敏感性增加，而维持一定心率，抗甲状腺功能亢进治疗后，减弱了这种依赖，使病态窦房结综合征出现。有些患者有反复发作晕厥，窦性静止时间较长，但电生理正常，经抗甲状腺功能亢进治疗后症状消失，认为是甲状腺激素使自主神经系统对窦房结和房室结功能间歇性抑制的结果。

2. 房性心律失常

（1）心房颤动。早期和 50 岁以下患者多为阵发性，后期和 50 岁以上的患者多为持续性。甲状腺功能亢进症患者中 10% ~ 15% 发生心房颤动，发生心力衰竭时 30% ~ 50% 有心房颤动并存。抗甲状腺功能亢进治疗，甲状腺功能恢复正常后 4 个月内，约有 60% 患者自动恢复为窦性心律。

（2）心房扑动。较少见，多为 2∶1 传导，心室率较快，部分患者转为心房颤动。

（3）房性期前收缩。较多见，常与心房颤动和阵发性房性心动过速发作前的间歇期的表现。

（4）房室交界性心律失常。房室交界性心律失常以期前收缩多见，亦可以出现阵发性心动过速。

3. 室性心律失常

甲状腺功能亢进症患者的室性心律失常发生率不高，约 14%，以室性期前收缩多见，但室性心动过速、心室颤动也有报道，可能是由于甲状腺激素直接和间接作用，使心肌肥厚，心功能减退，心脏负荷过重，心肌缺血缺氧，以及神经调节紊乱，从而导致室性心律失常。

4. 房室传导阻滞

甲状腺功能亢进并发房室传导阻滞发生率低，多为一度和二度Ⅰ型，也可出现三度传导阻滞。发生房室传导阻滞的机制不清楚，可能和甲状腺功能亢进症患者心肌病变或伴发的低血钾有关，经抗甲状腺功能亢进治疗后，传导阻滞可消失。

（二）辅助检查

1. 血清甲状腺激素测定

血清 TT_3、TT_4 是反映甲状腺功能状态最佳指标，甲状腺功能亢进时增高，甲状腺功能减退时减低。但血清甲状腺结合球蛋白（TBG）变化可影响 TT_3、TT_4 的测定结果。血清 FT_3、FT_4 测定不受 TBG 浓度变化的影响，较 TT_3、TT_4 测定有更好的敏感性和特异性，但因血中 FT_3、FT_4 含量甚微，测定结果的稳定性不如 TT_3、TT_4。

血清促甲状腺素（TSH）测定，目前多用超敏 TSH 测定方法（检测限达到 0.005mU/L），是反映甲状腺功能最敏感的指标。甲状腺功能亢进时通常 TSH < 0.1mU/L。

2. 甲状腺和心脏超声　甲状腺超声检查可见甲状腺普遍肿大，测血流可见"甲状腺火海征"。可测量甲状腺的体积、组织的回声。对发现结节和确定结节的性质有很大帮助，可发现一些临床不易触摸到的小结节，确定结节的数量、大小和分布，并鉴别甲状腺结节的物理性状。心脏超声心动图可发现房室腔扩大，以左心房、右心室扩大居多；室壁厚度改变与运动异常；心室收缩与舒张功能异常；合并二尖瓣关闭不全。同时可排除其他心脏疾病。

3. 心电图及动态心电图　心电图是诊断上述的心律失常主要方法。动态心电图有利于提高心律失常的检出率。

（三）诊断与鉴别诊断

首先确诊甲状腺功能亢进：①高代谢症状和体征；②甲状腺肿大；③血清 T_3、T_4 升高，TSH 降低。同时排除其他疾病出现的心律失常，可考虑甲状腺功能亢进症引起的心律失常。

三、治疗策略

甲状腺功能亢进性心律失常的治疗关键是治疗甲状腺功能亢进，单纯对其心律失常治疗难以奏效。应尽快控制甲状腺功能亢进，一般先用抗甲状腺功能亢进药，再根据不同情况选择甲状腺次全切除术或 ^{131}I 治疗及其他治疗。

（一）抗心律失常药治疗

对一般性心律失常如窦性心动过速及过缓、偶发性期前收缩等，仅抗甲状腺功能亢进治疗即可。室性心律失常可选用利多卡因及 β 受体阻滞剂。房性心律失常可选用 β 受体阻滞剂或钙通道阻滞剂，但如有严重心力衰竭，则应慎用。洋地黄适用于合并心力衰竭的心律失常，特别是房性心律失常，但因甲状腺功能亢进时机体代谢加快，排泄率加快，洋地黄用量亦应加大，需警惕药物过量。普罗帕酮对房性和室性心律失常均有效，但不应用于有心力衰竭的患者。胺碘酮可致甲状腺功能失调，在甲状腺功能亢进症合并心律失常的应用中存在争议，一般不主张应用。心房颤动一般在经抗甲状腺功能亢进治疗，甲状腺功能恢复正常后，第三周内自发转复，如甲状腺功能恢复正常已 4 个月，心房颤动仍存在则给予电复律治疗。

缓慢性心律失常可选用参松养心胶囊、阿托品、氨茶碱和 / 或肾上腺糖皮质激素治疗。一般不宜选用异丙肾上腺素治疗。

（二）非药物治疗

甲状腺功能亢进合并心房颤动时，当甲状腺功能恢复正常已有 4 个月，心房颤动仍存在时，可考虑电复律或导管消融治疗。

严重室性心律失常导致血流动力学紊乱时，应电复律治疗。

缓慢性心律失常伴有晕厥时，宜安装心脏起搏器后再行抗甲状腺功能亢进治疗，因为抗甲状腺功能亢进治疗初期可能加重心动过缓。

四、预后

甲状腺功能亢进性心律失常在及时明确诊断并迅即治疗后，随着甲状腺功能亢进的控制，心律失常大多消失。但若延误诊治或甲状腺功能亢进难以控制，则心律失常常持续存在，影响预后。

第十二节　甲状腺功能减退与心律失常

甲状腺功能减退是由各种原因导致的低甲状腺激素血症或甲状腺激素抵抗而引起的全身性低代谢综合征，其病理特征是黏多糖在组织和皮肤堆积，表现为黏液性水肿，临床甲状腺功能减退的患病率为 1% 左右，女性较男性多见，随年龄增加患病率上升。患者中有 10.5% ~ 80% 可发生甲状腺功能减退性心脏病，中老年发生率较高，可并发多种心律失常。

一、发生机制

甲状腺功能减退时，由于体内长期缺乏甲状腺素，致使心肌细胞 Na^+-K^+-ATP 酶活性和清除黏多糖酶学活性受到障碍，去甲肾上腺素浓度及其分泌率显著增高，导致心肌代谢障碍。黏蛋白和黏多糖贮积于心肌细胞间，心肌纤维肿胀和退行性变。心脏呈假性肥大，苍白而松软，重量增加。患者心脏扩大，心肌纤维断裂，细胞水肿、缺血、变性和坏死，间质水肿和纤维化。上述病理改变是甲状腺功能减退并发心律失常的病理基础。心房肌、心室肌细胞受累致心电稳定性降低、异位起搏点自律性增高和环形运动的形成而促发快速性心律失常。由于缺乏甲状腺激素的刺激，窦房结组织内 β 受体数量减少，心脏对异丙肾上腺素的反应性降低和传导系统受累则引起缓慢性心律失常。

二、临床诊断

（一）临床表现

1. 一般表现　甲状腺功能减退主要表现为全身性低代谢综合征，如易疲劳、怕冷、便秘、反应迟钝、精神抑郁、表情淡漠、面色苍白、皮肤干燥发凉、贫血，厌食、腹胀、便秘，闭经等，及黏液性水肿表现，如颜面、眼睑和手皮肤水肿，声音嘶哑，胸腔积液和腹水。

2. 心脏表现　心肌黏液性水肿导致心肌收缩力下降、心动过缓、心排血量下降。心肌间质水肿，非特异性心肌纤维肿胀、左心室扩张和心包积液导致心脏增大。

3. 心律失常特点

（1）窦性心动过缓。窦性心动过缓临床常见。部分患者有窦房结功能不良的表现，运动或交感神经兴奋性增加，窦性频率反应性增快的程度低于正常人。

（2）传导阻滞。甲状腺功能减退可发生房室和束支传导阻滞，可能与传导系统组织肿胀有关。补充甲状腺素后可改善或完全恢复。

（3）室性心律失常。甲状腺功能减退患者的 Q-T 间期有不同程度延长，可能是导致室性心律失常的原因。室性心动过速、尖端扭转型室性心动过速及心室颤动均有报告。

（二）辅助检查

1. 血清甲状腺激素和促甲状腺素测定　血清 TSH 升高，TT_4、FT_4 降低是诊断原发性甲状腺功能减退必备指标。如果 TSH 正常或降低，TT_4、FT_4 降低考虑中枢性甲状腺功能减退可能。

2. 心电图和动态心电图　心电图有低电压、ST-T 改变、Q-T 间期延长和各种心律失常。动态心电图有利于发现心律失常。

3. 心脏超声心动图　心脏超声心动图可有心脏扩大，心肌收缩力下降，心包积液等。

（三）诊断与鉴别诊断

根据甲状腺功能减退的症状和体征，结合实验室检测发现有 TSH 升高，TT_4、FT_4、TT_3、FT_3 降低，原发性甲状腺功能减退可确立。如 TT_4、FT_4、TT_3、FT_3 降低，TSH 正常或降低需考虑中枢性甲状腺功能减退。心电图是诊断心律失常的主要方法。需排除其他心脏疾病所致的心律失常。

三、治疗策略

（一）药物治疗

甲状腺素替代治疗是治疗甲状腺功能减退的根本措施，左甲状腺素是本病的主要替代药物，甲状腺素也可使用。治疗应从低剂量开始，逐步提增到正常需求量。特别是已有器质性心脏病患者，以免诱发心绞痛和心力衰竭、心律失常。

快速性心律失常应慎用 β 受体阻滞剂和胺碘酮，前者可诱发严重心动过缓，后者则可干扰甲状腺功能。普鲁帕酮及钙通道阻滞剂在心力衰竭时应慎用。

缓慢性心律失常可用阿托品、异丙肾上腺素、氨茶碱等药物治疗，但效果并不理想。

（二）非药物治疗

甲状腺功能减退极少引起血流动力学严重障碍的快速性心律失常，故较少需要电复律，但如发生可以进行电复律治疗。如发生严重心动过缓或传导阻滞，可安装临时人工心脏起搏器。

四、预后

大多数患者，随着甲状腺功能减退的替代治疗，病情好转后，心律失常会逐渐恢复。合并其他心脏病者，心律失常也会有所好转。

第十三节　糖尿病与心律失常

糖尿病是一组由于胰岛素分泌和 / 或作用缺陷所引起的，以慢性血糖水平增高为特征的代谢性疾病。长期糖类及脂肪、蛋白质代谢紊乱可引起多系统损害，导致眼、肾、神经、心脏、血管等组织器官出现慢性进行性病变、功能减退及衰竭；病情严重或应激时可发生急性严重代谢紊乱。

近 30 年来，我国糖尿病患病率显著增加。1980 年，全国 14 省市 30 万人的流行病学资料显示，糖尿病的患病率为 0.67%。1994 年至 1995 年间进行了全国 19 省市 21 万人的糖尿病流行病学调查，25 ～ 64 岁糖尿病患病率为 2.5%，糖耐量异常（IGT）为 3.2%。最近 10 年糖尿病流行情况更为严重。2007 年至 2008 年，在中华医学会糖尿病学分会组织下，全国

14 个省市进行了糖尿病的流行病学调查，显示我国 20 岁以上的成年人糖尿病患病率为 9.7%，我国成人糖尿病总数达 9 240 万人。糖尿病可造成患者心血管损害，其心律失常发生率在 40% ~ 75%。

一、发生机制

1. 心肌病变　糖尿病最终造成血管的损害，包括微血管和大血管病变。微血管病变可致心肌毛细血管基底膜增厚，局灶性心肌纤维化坏死、心肌间质水肿、炎症浸润、糖蛋白沉着，当病变弥漫时还可形成糖尿病性心肌病，使心肌的传导延迟，自律性增高，导致各种心律失常。

2. 心血管自主神经病变　糖尿病不但可损害躯体末梢神经，也可损伤机体自主神经，心脏自主神经功能紊乱可导致心律失常，自主神经受损严重时，增加猝死的危险。糖尿病神经病变发病机制十分复杂，包括多元醇的影响、蛋白激酶糖化作用等。营养神经的血管发生缺血、缺氧性退行性变，早期损害迷走神经，而交感神经相对兴奋，患者表现为静息状态下心动过速。后期迷走神经损害加重和交感神经同时受损，立卧位心率变异率下降，同时导致复极不均匀、Q-T 间期延长，可出现严重的心律失常，导致心脏停搏及猝死。

3. 高血糖　长期的高血糖状态，使大量糖原、脂质和糖蛋白沉积在心肌微血管细胞内，从而引起心肌细胞结构发生改变；还可使血浆渗透压升高，影响血浆中营养与细胞内代谢产物的顺利交换，使心肌细胞产生心电不稳定而导致心律失常。

4. 代谢异常　糖尿病患者糖代谢、脂肪代谢、酸碱代谢均可以发生紊乱，细胞外的代谢紊乱也造成细胞内代谢紊乱，心肌能量供给不足，脂肪浸润。在传导组织心肌细胞的除极和复极均受影响，可产生各种心律失常。

5. 微量元素缺乏　对糖尿病患者尿、头发中锌、钙、硒、镁、铜、铁等元素的测定显示，糖尿病患者 24h 尿锌、钙、硒、镁排出较正常人显著增多，血铜排出减少。头发中锌、硒、钙、镁则较正常人显著减少。上述元素减少，对心肌的自律性、兴奋性、传导性和收缩性均产生不利影响，可促发心律失常。

6. 血流动力学异常　糖尿病患者血管硬化，外周血管阻力增高，多数又伴有高血压，使后负荷加重，加之糖尿病性心肌病变，心肌收缩力减弱，心脏扩大，使前负荷也加大，血流动力学异常，加重心脏负荷，可诱发心律失常。糖尿病患者左心室顺应性降低，左心房后负荷增大，左心房增大，易促发心房颤动。

7. 血液流变学异常　糖尿病患者除血糖增高外，多有血脂异常，同时高血糖致脱水，血液黏滞度增高，加之血管粥样硬化增多，斑块形成和狭窄、血流缓慢，在冠状动脉可导致心肌缺血缺氧。另外血脂异常使糖化血红蛋白对氧化的释放减少，加重心肌缺血、缺氧，易产生心律失常。

8. 血管活性物质　糖尿病患者血儿茶酚胺增高，这与早期迷走神经损害，交感神经兴奋增高有关。高儿茶酚胺血症可促发快速性心律失常。有作者研究，阵发性室上性心动过速、心房颤动、高度或完全房室传导阻滞时心钠素也增高。

9. 其他因素　糖尿病可造成多系统器官损害，如高血压、冠心病、心肌梗死、心力衰竭、心源性休克、脑卒中、肾功能损害等。这些并发症都直接或间接促发心律失常。

二、临床诊断

（一）临床表现

1. **窦性心律失常**　糖尿病患者早期可表现窦性心动过速，后期可出现窦性心动过缓，这是由于糖尿病早期以迷走神经损害为主，交感神经兴奋占优势，机体对饥饿等应激反应时即出现心动过速。在后期，交感神经亦损害，自主神经对各种应激反应降低，加之窦房结本身的病变损害，自律性细胞减少，出现心动过缓和病态窦房结综合征。

2. **房性心律失常**　糖尿病患者房性心律失常发生率显著高于无糖尿病者，为 50% ~ 62%，可表现为房性期前收缩、阵发性房性心动过速、心房颤动和心房扑动。这与糖尿病心房肌的病变，压力负荷增高直接相关。

3. **室性心律失常**　有人统计在心肌梗死的患者中，有糖尿病组室性心律失常发生率为 75%，而无糖尿病组仅为 37.5%，两组比较有显著性差异，并且与病死率呈正相关。

4. **传导阻滞**　传导阻滞是糖尿病较常见的心律失常，阻滞部位可以是一处或多处，如窦房传导阻滞、房内传导阻滞、房室传导阻滞、束支传导阻滞和心室内传导阻滞。发生于 3 个或 3 个以上层面的阻滞称为多层传导阻滞。在综合糖尿病传导阻滞病例后，各种传导阻滞所占比例是窦房传导阻滞为 14.3%、房内传导阻滞为 11.5%、房室传导阻滞为 21.3%、完全右束支传导阻滞为 23.8%、左束支及其分支传导阻滞为 19.6%、室内传导阻滞为 9.5%。

（二）辅助检查

1. **心电图**　心电图可有低电压、ST-T 改变、Q-T 间期延长、Q-T 离散度增加及各种心律失常。

2. **动态心电图**　动态心电图不仅能提高心律失常检出率，还能通过检测心率变异性反映自主神经功能状态、糖尿病患者心率变异性减弱或消失。

3. **超声心动图**　超声心动图是发现和诊断早期糖尿病心肌病的最重要手段之一。心肌肥厚、左心室舒张功能降低是糖尿病性心肌病最常见的早期表现。

（三）诊断与鉴别诊断

糖尿病相关心律失常的诊断标准尚不统一，以下可作诊断参考：①确诊糖尿病；②有心律失常的临床表现；③可有心脏扩大或心力衰竭；④排除高血压及冠心病引起的心律失常。

三、治疗策略

糖尿病引起的心律失常，最重要的是控制好血糖，并维持好水电解质与酸碱平衡。早期很好的血糖控制可以减少并发症发生，减少心律失常发生。新型降糖药：钠 - 葡萄糖协同转运蛋白 -2 抑制剂（SGLT-2i），如达格列净、恩格列净等可降低心血管风险，糖尿病心律失常时可以首选此类药物降糖治疗。

（一）药物治疗

肾素 – 血管紧张素 – 醛固酮系统过度激活在糖尿病心律失常发生中占有重要地位。肾素血管紧张素转换酶抑制药（ACEI）、血管紧张素 II 受体拮抗药（ARB）及醛固酮受体拮抗药可抑制心肌肥厚、胶原沉积和心肌纤维化，可有效预防心律失常的发生。

快速性心律失常与交感神经兴奋性增高有关，应当首选 β 受体阻滞剂治疗，但在糖尿病中应用 β 受体阻滞剂会减轻低血糖症状、诱发糖耐量减退、抑制胰岛素释放和对血浆脂质有不利效应，因此有文献认为应慎用。然而我们认为尽管有这些考虑，糖尿病患者在心肌梗死后用 β 受体阻滞剂可降低病死率，而且在数项研究中 β 受体阻滞剂对糖尿病患者的益处超过非糖尿病患者。近期大量临床研究显示，新一代选择性心脏 β 受体阻滞剂（如卡维地洛等）可降低糖尿病患者心力衰竭病死率和猝死率。如 β 受体阻滞剂无效，可用胺碘酮治疗。

缓慢性心律失常可用参松养心胶囊、阿托品、异丙肾上腺素及烟酰胺等药物治疗。

（二）非药物治疗

严重心律失常影响血流动力学者应立即电复律。对严重缓慢心律失常，药物治疗无效，有安装起搏器指征者应积极安装起搏器。

四、预后

糖尿病并发心律失常，经积极控制并发症及其心律失常，大部分预后良好。但若 Q-T 间期离散度增大，则反映心室不应期离散，增加心律失常危险。在 471 例非胰岛素依赖型糖尿病患者的研究中，在中位数随访 5.7 年中，Q-T 间期离散度大和 Q-T 间期延长能独立预测心血管性病死率。

第十四节　低血糖症与心律失常

低血糖症是一组多种病因引起的以血糖浓度过低，临床上以交感神经兴奋和脑细胞缺糖为主要特点的综合征。对于非糖尿病患者低血糖症的诊断标准为血糖 < 2.8mmol/L，而接受药物治疗的糖尿病患者血糖 ≤ 3.9mmol/L 就属于低血糖范畴。低血糖症的心律失常发生率高，发生率在 75% 以上。

一、发生机制

低血糖症致心律失常的发生机制尚不十分明确，可能与下列因素有关：①低血糖时交感神经兴奋性增强，分泌儿茶酚胺、肾上腺素增加致冠脉收缩，引起心肌缺血、缺氧，从而诱发心律失常；②葡萄糖是心肌能量的主要来源，低血糖时心肌能量供应不足，导致心动过缓及传导阻滞；③心肌存在着潜在的异位兴奋灶，低血糖作为激发因素，可诱发期前收缩、心房颤动及室上性心动过速等异位心律；④药源性低血糖患者，多合并糖尿病，有糖尿病致心律失常的原因，易诱发心律失常。

二、临床诊断

（一）临床表现

临床表现包括两个方面，一是低血糖症状，如出汗、颤抖、心悸、紧张、无力、面色苍白、头晕、嗜睡等；二是心律失常表现，主要是快速性心律失常，尤以窦性心动过速常见，是低血糖时交感神经兴奋造成。亦有房性、交界区性和室性期前收缩，室上性心动过速，心房颤动，心房扑动，室性心动过速，心室颤动等。有少数低血糖症可致缓慢性心律失常及传导阻滞，可能与低血糖时心肌能量供应不足有关。

（二）辅助检查

1. 血糖测定　低血糖时血糖 < 2.8mmol/L；接受药物治疗的糖尿病患者血糖 ≤ 3.9mmol/L。

2. 心电图和心电监护　心电图可有 ST-T 改变和各类心律失常。心电监护可提高心律失常检出率。

（三）诊断与鉴别诊断

低血糖症可根据惠普尔三联征确定：①低血糖症状；②发作时血糖 < 2.8mmol/L；③供给糖后低血糖症状迅速缓解。心律失常则主要依据心电图和心电监护确立。

鉴别诊断主要与其他原因所致心律失常鉴别。

三、治疗策略

低血糖症致心律失常，应马上供给葡萄糖，低血糖纠正后大多数心律失常自行恢复，少数不能恢复的，根据不同的心律失常类型予以治疗。合并糖尿病者，低血糖纠正后，按糖尿病心律失常的治疗。

四、预后

大部分低血糖症致心律失常的预后良好，低血糖纠正后可自行缓解。但老年人、合并糖尿病、冠心病者可诱发严重心律失常或严重冠脉事件，预后不佳。

第十五节　急性脑血管病与心律失常

急性脑血管病主要指脑血管缺血性卒中和出血性卒中。脑卒中可引起脑源性心律失常，其发生率达 20% ~ 58%。

一、发生机制

脑血管病所致心律失常的发生机制尚未完全阐明，可能与下列因素有关：①心脏活动受到交感、副交感神经的双重支配，而支配心脏活动的高级自主神经中枢位于下丘脑、脑干及边缘系统，急性脑卒中由于大量脑出血或脑梗死，脑组织受到不同程度的损害，产生脑水肿，导致颅内压升高，直接或间接影响丘脑下部自主神经中枢，引起心律失常和心脏病变。脑对心脏的支配存在明确的神经传导途径，如大脑额叶、颞叶、岛叶、下丘脑对心脏的支配均有定位性及区域性，脑干副交感神经核、下丘脑室旁核及含有儿茶酚胺的神经元存在环行通路，此通路在调节心脏活动中起重要作用，这些部位的卒中会导致对心脏的控制与调节发生紊乱，容易出现继发性心脏损害。②急性脑血管病时，由于脑血液循环障碍、缺氧、脑水肿或病变的直接作用，常影响下丘脑功能，使交感与副交感神经功能失调，神经体液调节紊乱，影响到心脏传导系统和心肌的复极，引起心电图异常。实验证明，刺激下丘脑外侧部时，可引起高血压及各种心电图变化；刺激下丘脑前部时，可引起心动过缓；刺激两侧下丘脑可导致心肌肌原纤维变性。急性脑血管病时，神经末梢可释放出大量儿茶酚胺并转变为去甲肾上腺素、肾上腺素及多巴胺。当足量的去甲肾上腺素作用于心脏 α 受体时，即可在急性脑血管病变后的 6h 至 2 周导致冠状动脉收缩或痉挛，显示其强烈的心脏效应，亦即所谓儿茶酚胺风暴，引起心脏损害。③脑、心血管病变存在共同的病理基础，高血压、糖尿病是两者共同的常见病因。据统计，心脏病变较脑部病变早 8 ～ 10 年，发生脑血管病的患者可能已经存在冠状动脉供血不足。脑部病变时，给原已存在病变的心脏增加新的负担，诱发或加重心脏病变，引发心律失常。④急性脑血管病时脱水、禁食、呕吐等，易发生水电解质紊乱及酸碱失衡，诱发心律失常。

二、临床诊断

（一）临床表现

1. **发生时间**　急性脑血管病发生心律失常的时间多在卒中后数小时至 1 周内，亦可延至 2 周。

2. **心律失常类型**　心律失常可表现为窦性心动过速、窦性心动过缓、各种类型传导阻滞、心房颤动、室性期前收缩、房性期前收缩、阵发性室上性心动过速、室性心动过速，甚至心室颤动。

急性脑血管病类型不同，发生的心律失常类型也有一定差别，蛛网膜下腔出血患者的心律失常发生率很高，有心动过速、心动过缓、期前收缩、心室颤动、短暂束支传导阻滞，其中持续性室速较多见，而心动过缓不常见。颅内出血可引起短暂高度房室传导阻滞。缺血性卒中与出血性卒中相比，前者心房颤动的发生率更高。缺血性脑卒中还可引起室性期前收缩、窦性心动过缓、短暂二度或三度房室传导阻滞和心室颤动。

（二）辅助检查

1. **心电图和动态心电图**　急性脑血管病时心电图改变可分为两种类型。一种是心率和节律改变，即各种类型的心律失常。另一种是形态改变，包括 ST 段压低或抬高，显著 U 波早期出现，Q-T 间期延长，T 波高大直立或双相、倒置，P 波增高，异常 Q 波。动态心电图可提高心律失常的检出率。

2. **心肌损害的生化标志物**　心肌酶在急性脑血管病时升高，其程度与病变范围及意识障碍程度相一致。脑出血患者出血量越大、血清心肌酶含量升高越明显。肌红蛋白、肌钙蛋白 T 及肌钙蛋白 I 、脑钠肽水平均可有明显升高。

（三）诊断与鉴别诊断

临床及头颅 CT 和 / 或 MRI 确认急性脑血管病，心电图描记到心律失常，并能除外其他原因所致心律失常，可诊断为急性脑血管病所致心律失常。

三、治疗策略

积极治疗原发急性脑血管病变是纠正心脏损害和心律失常的根本措施。轻的心律失常可较快随原发病的好转而恢复，故可不予治疗；对较严重的心律失常积极采取相应的治疗措施。

（一）药物治疗

β 受体阻滞剂可拮抗儿茶酚胺对心脏的损害，可作为急性脑血管病所致快速性心律失常的首选药物。钙通道阻滞剂和血管紧张素转换酶抑制剂能够改善交感 – 副交感的平衡，也可选用。严重快速性心律失常可选用胺碘酮治疗。补镁也有利于控制快速性心律失常。

心动过缓和传导阻滞可选用阿托品或异丙肾上腺素治疗。

（二）非药物治疗

室性心动过速导致血流动力障碍和心室颤动者应立即电复律。

严重心动过缓及传导阻滞治疗无效时，可行临时心脏起搏治疗。

四、预后

急性脑血管病一旦发生神经源性心脏损害、心律失常，不但使患者病情进一步复杂，而且导致死亡率升高，甚至引起猝死。心律失常对判断病情预后有参考意义。

第十六节　焦虑抑郁与心律失常

焦虑抑郁包括焦虑、抑郁状态（症状）和焦虑、抑郁性神经症。1999 年，纽约的 Rozanski 教授提出，由焦虑、抑郁、某些人格特征、社会孤立，以及慢性生活应激等 5 种心理社会因素，通过激活交感和内分泌机制等，可促发心肌缺血和心律失常。

一、发生机制

焦虑抑郁时，因激活下丘脑 – 垂体 – 肾上腺系统，促发交感神经张力亢进，释放儿茶酚胺过多，引起心肌自律性异常及 Ca^{2+} 内流增加的后除极，导致心律失常发生率增加；同时，由于心室颤动阈值降低，复极离散度增加易发生恶性室性心律失常。另外，心脏压力反射的调节功能受损，也可导致心律失常及死亡。

焦虑抑郁时常存在自主神经功能紊乱、心率变异性下降，与心理应激及血小板功能的改变相关。自主神经功能的改变及血小板活性异常均可引起冠脉内皮损伤、冠状动脉痉挛、血栓形成、心肌供血、供氧减少，耗氧增加，可诱发心绞痛、心律失常，甚至猝死。

二、临床诊断

（一）临床表现

1. 焦虑抑郁的表现　临床表现可以分为三组症候群，即躯体形式症状、自主神经症状和情绪症状。

（1）躯体形式症状。患者表现为多个器官系统的躯体症状，心血管系统症状是主要表现形式。主要表现为胸闷、胸痛、憋气、心悸、气短、呼吸困难、心脏搏动感强烈和头颈部血管搏动感强烈等。除心血管系统外，消化系统表现为吞气、胃肠胀气、腹泻或便秘、消化不良、食欲减退等；泌尿生殖系统表现为月经不调、阳痿、遗精、尿频、尿急、尿痛、排尿困难、性功能障碍等；呼吸系统表现为气短、呼吸困难或过度通气等；神经系统表现为头晕、头痛、头胀、面红耳赤、失眠多梦、记忆力减退、头部紧缩感或头部血管强烈搏动感。

（2）自主神经症状。心动过速、心悸、气短、自汗、盗汗、口干舌燥、手足颤动、毛骨悚然、往来寒热、颜面发热或潮红等。

（3）精神情绪症状。焦虑表现为紧张、害怕、烦躁、容易激动、四肢不安、手足颤抖、往来寒热。抑郁表现为生活兴趣降低或严重丧失、心境不好、无精打采、性欲降低或全无、悲观厌世、想死，甚至有自杀的准备或行动等。

2.心律失常的类型　焦虑、抑郁可致期前收缩、窦性心动过速、室上性心动过速及阵发性心房颤动、室性心动过速、多源性室性期前收缩，也可致心室颤动。少数可发生缓慢性心律失常。

（二）辅助检查

1.心电图和动态心电图　心电图检查可发现各种类型心律失常、ST-T改变，严重者可有Q-T间期延长，Q-T间期离散度增加。动态心电图可提高心律失常检出率，并能进行心率变异性、窦性心律振荡等分析。焦虑抑郁者心率变异性降低。

2.心理测量量表　焦虑抑郁测量的量表，有综合性医院焦虑抑郁情绪量表（HADS）、Beck抑郁问卷（BDI）、Beck焦虑问卷（BAI）、症状自评量表（SCL-90）、自评抑郁量表（SDS）、焦虑自评量表（SAS），这些量表均为自评量表。HADS文献中运用最多，问题条目少，便于操作，包括抑郁情绪量表（HADd）和焦虑情绪测量表（HADa）两个分量表，每个量表含7个条目，每个条目有4个选择，依次评分为0、1、2、3，代表情绪反应的程度，评分越高代表情绪障碍程度越重。一般认为，HADa≥8分为焦虑情绪障碍；HADd≥8分为抑郁情绪障碍；HADa+HADd=HADt≥16分为焦虑抑郁双向情绪障碍。香港大学王雪莱博士等曾用HADS在国内7市十多家医院进行了700多例冠心病焦虑抑郁患病率的流行病学调查，通过测算和验证，推荐HADa≥6分为焦虑情绪反应阳性，HADd≥7分为抑郁情绪反应阳性；HADt≥15分为焦虑抑郁双向障碍。我们在临床应用中觉得SDS和SAS两个量表使用方便，每天使用可像获得体温、呼吸、血压和脉搏一样了解患者的情绪，也推荐应用。SAS标准分≥50分为焦虑情绪反应阳性，SDS标准分≥53分为抑郁反应阳性；SDS标准分≥53分，SAS标准分≥50分为焦虑抑郁双向障碍。

（三）诊断与鉴别诊断

确认焦虑抑郁症状或焦虑抑郁症的诊断，同时合并心律失常，抗焦虑抑郁治疗有效可诊断焦虑抑郁所致的心律失常。

1.焦虑抑郁症状的诊断　只要符合症状标准和/或焦虑抑郁情绪量表测量达到评分标准可明确患者伴发焦虑或/和抑郁症状。

2.焦虑抑郁症的诊断标准　焦虑抑郁症的诊断是一项严肃细致的工作，需要根据特定的诊断系统和标准进行。常用的诊断标准包括国际疾病分类系统第10版（ICD-10）、DSM-IV和CCMD-3。国内一般采用CCMD-3。诊断需满足标准所要求的症状学、严重程度、病程和排除标准。

诊断时，首先应仔细询问病史，耐心听取患者主诉，全面查体和必要的辅助检查，尤其需要客观、正确地理解及解释一些辅助检查结果。既不能根据突出的抑郁症状、焦虑症状单纯诊断为抑郁症、焦虑症，也不能根据多种非特异性躯体症状及似是而非的辅助检查结果立即诊断为器质性心血管疾病。如果患者确实存在心血管疾病，但其心血管主诉的严重程度和相应的辅助检查结果不相吻合，而且进行系统、有效的治疗仍无效，则医务人员应关注患者是否有环境因素、心理因素等，考虑患有心血管疾病的同时，患者是否合并焦虑、抑郁心理反应，此时就用症状量表进行心理评估，有助于明确诊断。如果患者的心血管相关检查完全正常，而其主诉症状迁延不愈，则可能是以心血管躯体症状表现的心理疾病，即焦虑症或抑郁症。只有提高对此类疾病的识别能力，才不至于浪费大量的医疗资源，同时使患者得到及时、有效的治疗。

（1）抑郁症。根据CCMD-3诊断体系，抑郁症或抑郁发作属心境障碍的一种，其诊断标准如下。

抑郁发作以心境低落为主，与其处境不相称，可以从闷闷不乐到悲痛欲绝，甚至发生木僵。严重者可出现幻觉、妄想等精神病症状。某些病例的焦虑与运动性激越很显著。

1）症状标准。以心境低落为主，并至少有下列4项：兴趣丧失、无愉快感；精力减退或疲乏感；精神运动性迟滞或激越；自我评价过低、自责，或有内疚感；联想困难或自觉思考能力下降；反复出现想死的念头或有自杀、自伤行为；睡眠障碍，如失眠、早醒，或睡眠过多；食欲减退或体重明显减轻；性欲减退。

2）严重标准。社会功能受损，给本人造成痛苦或不良后果。

3）病程标准。符合症状标准和严重标准至少已持续2周；可存在某些分裂性症状，但不符合分裂症的诊断。若同时符合分裂症的症状标准，当分裂症状缓解后，满足抑郁发作标准至少2周。

4）排除标准。排除器质性精神障碍、精神活性物质和非成瘾物质所致抑郁。

（2）惊恐障碍。根据CCMD-3诊断体系，两个亚型。其诊断标准如下。

惊恐障碍是一种反复的惊恐发作为主要症状的神经症。这种发作并不局限于任何特定的情境，且有不可预测性。惊恐发作作为继发症状，可见于多种不同的精神障碍，如恐惧性神经症、抑郁症等，并应与某些躯体疾病鉴别，如癫痫、心脏病发作、内分泌失调等。

1）症状标准。符合神经症诊断标准，同时符合以下4项：发作无明显诱因、无相关的特定情境，发作不可预测；在发作间歇期，除害怕再发作外，无明显症状；发作时表现强烈的恐惧、焦虑及明显的自主神经症状，并常有人格解体、现实解体、濒死恐惧，或失控感等痛苦体验；发作突然开始，迅速达到高峰，发作时意识清晰，事后能回忆。

2）严重标准。患者因难以忍受又无法解脱而感到痛苦。

3）病程标准。在1个月内至少有3次惊恐发作，或在首次发作后继发害怕再发作的焦虑持续1个月。

4）排除标准。排除其他精神障碍，如惊恐症、抑郁症，或躯体形式障碍等继发的惊恐发作。排除躯体疾病如癫痫、心脏病发作、嗜铬细胞瘤、甲状腺功能亢进症或自发性低血糖等继发的惊恐发作。

（3）广泛性焦虑症。广泛性焦虑症是指一种以缺乏明确对象和具体内容的提心吊胆和紧张不安为主的焦虑症，并有显著的自主神经症状，肌肉紧张，运动性不安。患者因难以忍受又无法解脱而感到痛苦。

1）症状标准。符合神经症的诊断标准，以持续的原发性焦虑症状为主，并符合下列 2 项：经常或持续的无明确对象和固定内容的恐惧或提心吊胆；伴自主神经症状或运动性不安。

2）严重标准。社会功能受损，患者因难以忍受又无法解脱而感到痛苦。

3）病程标准。符合症状标准至少已 6 个月。

4）排除标准。排除甲状腺功能亢进症、高血压、冠心病等躯体疾病的继发性焦虑；排除兴奋性药物过量、镇静催眠药物或抗焦虑药的戒断反应；排除强迫症、恐惧症、疑病症、神经衰弱、躁狂症、抑郁症，或精神分裂症等伴发的焦虑。

三、治疗策略

（一）药物治疗

1. 抗心律失常药　β 受体阻滞剂能够降低交感神经活性，减少儿茶酚胺的释放，对心律失常有较好的治疗作用，应作为首选药物。可选用普萘洛尔、美托洛尔等。严重室性心律失常且 β 受体阻滞剂无效时可用胺碘酮。

2. 抗焦虑抑郁药　焦虑和抑郁往往共病出现，因此理想的抗焦虑抑郁药应同时具有抗焦虑和抗抑郁作用，此外还要不影响心、肝、肾功能，有更高的心血管安全性。常用药物是选择性 5- 羟色胺再摄取抑制药：如帕罗西汀，初次 10mg，每日 1 次，10d 后增量至 20mg，每日 1 次；氟西汀，20mg，每日 1 次，可用至 40mg/d；西酞普兰，20mg，每日 1 次，可用至 40mg/d。

传统三环类抗抑郁药（如阿米替林、多塞平）抗焦虑、抑郁疗效好，但对心血管疾病患者不够安全，一般不用于心血管疾病患者。

苯二氮䓬类（阿普唑仑、氯硝西泮、地西泮、艾司唑仑等）仅有抗焦虑作用，且可产生依赖性，一般只短期应用。

（二）非药物治疗

非药物治疗主要是心理行为治疗、认知治疗、运动康复治疗、生物反馈治疗等，并强调生活规律化，积极参加文体活动，解除精神负担和生活压力。

四、预后

未经治疗或如处理不当可致病情迁延至数十年不愈，严重者可长期处于病废状态而不能工作。如果及正确处理，本病可得到缓解，预后良好。

第十七节　电解质紊乱与心律失常

心脏的电生理特性是以离子活动为基础的，细胞外或血浆内的离子浓度变化，可导致心肌的自律性与传导性异常，从而引起心律失常。临床上低血钾、低血镁、高血钾时最易发生心律失常。

一、低钾血症与心律失常

正常血清钾离子浓度为 3.5 ～ 5.5mmol/L，当血清钾离子浓度＜ 3.5mmol/L 时，称为低钾血症。

细胞外 K^+ 或血浆 K^+ 浓度降低，则膜内外 K^+ 浓度差增大，而膜对 K^+ 的通透性降低。膜内 K^+ 浓度差增大，按理静息电位亦应增大，但实际上却常减小。这是由于低钾情况下，细胞内 K^+ 丢失，故静息电位减小。静息电位减小，使心肌兴奋性增高；同时，使 Na^+ 内流减小，动作电位 0 相上升速度和幅度降低，因而传导性降低，可引起各种心律失常，其发生率可达 15% ～ 50%。

（一）发生机制

临床上低钾血症发生原因有：①摄入不足，如长期禁食而静脉补液中无钾或过少；②丢失过多，如频繁呕吐，长期腹泻，肠胆胰瘘，胃肠引流，失钾性肾炎，大量放腹水及透析疗法不当等；③钾离子转入细胞内，如碱中毒时，或大量使用胰岛素和输注葡萄糖时，钾离子转入细胞内；④某些疾病影响，如心力衰竭、急性心肌梗死、帕金森病、肾上腺皮质功能亢进、甲状腺功能亢进症、原发或继发性醛固酮增多症等疾病时常有低血钾；⑤某些药物，如排钾利尿药、肾上腺素、多巴胺、多巴酚丁胺、茶碱、地高辛、庆大霉素、糖皮质激素等均可使血钾降低。

低血钾时，兴奋性增高和超常期延长，加以异位起搏点的自律性增高，均易产生异位节律，而形成各种自律性心律失常。传导减慢和有效不应期缩短，利于兴奋折返，而形成折返性心律失常。传导纤维复极缓慢，致使除极常开始于尚未完全复极的纤维，可产生各种传导阻滞。

（二）临床诊断

1. 临床表现特点

（1）临床表现。血清钾＜ 3mmol/L 时出现如下症状。①神经与肌肉症状：轻者表现为肌肉软弱无力、精神萎靡、容易疲倦，病情发展则出现全身无力、肢体软瘫、腱反射减弱，甚至出现肌麻痹，特别是肠麻痹；②呼吸系统症状：严重者可因膈肌、呼吸肌麻痹而致呼吸困难，甚至窒息；③循环系统症状：如心悸、心音低钝、心律失常，严重时出现血压下降、心力衰竭及心跳停止；④消化系统症状：口苦、恶心、呕吐、厌食、腹胀；⑤泌尿系统症状：可有口渴、多饮、夜尿，缺钾性肾病时，可出现轻度蛋白尿、透明或颗粒管型等；⑥中枢神经系统症状：倦怠、软弱无力、精神不振、反应迟钝、定向力减退、嗜睡、神志不清、昏迷。

（2）心律失常特点。临床上，低钾血症可引起各种类型的心律失常，其中以窦性心动过速、房性和室性期前收缩、室上性和室性心动过速、心房颤动及不同程度的房室传导阻滞较为多见。

2. 辅助检查

（1）血清钾测定＜ 3.5mmol/L。

（2）心电图：①血清钾＜ 3.5mmol/L 时，Q-T 间期延长，T 波增宽、低平或倒置，U 波显著，T、U 波相连呈双峰型；②血清钾＜ 1.5mmol/L 时，ST 段下降、T 波倒置、U 波显著增高、P-R

间期延长，严重时可出现多源性室性期前收缩、室性心动过速、心室颤动等。

3.诊断与鉴别诊断　　血清钾测定简单容易，故低血钾诊断较易，关键是要提高对低钾血症的警惕性。低钾血症是引起心律失常的重要病因之一，低钾血症不仅可引起期前收缩、室上性心动过速、心房颤动，某些患者还可能引起危及生命的多形性室性心动过速。见到原因不明的心律失常患者，应注意心电图有无低钾血症改变，并测定血电解质。

（三）治疗策略

1.纠正低血钾　　低钾血症所致心律失常的治疗主要是补充钾盐，应及时给予补钾治疗。方法包括：①立即停用或减量可能降低血钾的药物。②根据低血钾的严重程度予以口服或静脉补钾。当血钾浓度在 3.0 ~ 3.5mmol/L 时，可在停用利尿药的同时口服补钾，如 10% 氯化钾溶液 10 ~ 15mL，每日 3 次；10% 枸橼酸钾 10 ~ 20mL，每日 3 次；氯化钾片剂 1g，每日 3 次。当血钾浓度 < 3.0mmol/L 时，应予静脉补钾，可将 10% 氯化钾注射液 10 ~ 15mL加入 5% ~ 10% 葡萄糖液 500mL 中静脉滴注（浓度 < 10mmol/L）。对于严重低血钾者，静脉滴注浓度可增大，但不应超过 60mmol/L。③对伴有心力衰竭或水肿需要利尿治疗者可以使用潴钾利尿药，如螺内酯或氨苯蝶啶。④补钾后心律失常仍存在，可适当补充镁盐。⑤由于钾进入细胞内较慢，完全纠正缺钾最少也需 4 天，故静脉补钾后需酌情改为口服。

2.低血钾导致快速性心律失常的处理　　低血钾所致快速性心律失常的治疗，在积极纠正血清钾的同时，可以应用 Ⅱ 类、Ⅳ 类或 I$_b$ 类抗心律失常药。I$_a$ 类和 I$_c$ 类抗心律失常药可能会延长 Q-T 间期，促使多形性或尖端扭转型室性心动过速的发作，一般不用或慎用。低钾血症时，心肌对洋地黄敏感性增高，易诱发或加重洋地黄中毒，引发新的心律失常，应予特别重视，并及时调整洋地黄类药物的剂量。

低钾血症所致 Q-T 间期延长引起的尖端扭转型室性心动过速，在积极补钾的同时，可以使用用 Ⅱ、Ⅳ 类或试用 I$_b$ 类抗心律失常药。补充镁盐可能有效。对于在缓慢心律失常（窦性心动过缓）基础上发生的尖端扭转型室性心动过速的低钾患者，可以考虑临时心脏起搏治疗或静脉点滴异丙肾上腺素治疗。

3.低血钾导致缓慢性心律失常的治疗　　低血钾可以导致束支和房室传导阻滞。一般认为，其常常由高血钾引起，如果对低血钾合并房室传导阻滞认识不足，认为补钾将导致更严重的束支和房室传导阻滞，则会造成治疗失误。由于大量补钾有导致更加严重的传导阻滞的危险，所以对这类患者，补钾应十分谨慎，在密切监护下执行，并注意补钾不要过快。尤其是严重的慢性细胞内缺钾者，快速大量补钾，可产生短时间的细胞内低钾，而血钾升高，加重除极阻滞，有引起心脏停搏的危险。对于表现为双束支或三分支传导阻滞伴心动过缓的患者，如果血流动力学不稳定，可以考虑临时心脏起搏或静脉滴注异丙肾上腺素治疗。

（四）预后

低钾血症所致的心律失常如能及时正确治疗，预后大多良好。如发生心室扑动、心室颤动则可危及生命。

二、高钾血症与心律失常

当血清钾 > 5.5mmol/L 时，称为高钾血症。细胞外 K^+ 或血浆 K^+ 浓度增高时，膜内外

K^+ 浓度差减小，而膜对 K^+ 的通透性增高。膜内外 K^+ 浓度差小时，静息电位降低。血钾浓度稍高时（5～7mmol/L），由于静息电位减小而接近阈电位，致兴奋性与传导性增高。当血钾浓度更高时（7～9mmol/L），由于静息电位过小，Na^+ 内流的电梯度不足，0 期去极化速度和幅度降低，则兴奋性和传导性降低或消失。因此，可促发多种心律失常。

（一）发生机制

临床上高钾血症发生的原因有：①细胞内钾释出，可见于细胞膜破裂，如重度溶血反应、挤压综合征、大面积创伤与烧伤、肿瘤细胞的大量破坏（如淋巴瘤用大剂量化疗时）、严重感染、饥饿等；②细胞内钾外移，可见于组织缺氧、酸中毒、高钾型帕金森病、某些药物（如胰高血糖素、普萘洛尔等）影响；③钾摄入或输入过多，服用或注射含钾药物，输入库存血。④肾排钾的功能减退，见于肾衰竭、潴钾利尿药的应用、盐皮质激素缺乏（如艾迪生病、低肾素血症性醛固酮减少症）。

血钾浓度显著升高时，由于传导性降低和不应期缩短，有利于兴奋折返，可形成折返性心律失常。在房室传导系统或浦肯野纤维末梢发生传导阻滞时，可形成不同程度的房室传导阻滞或心室停搏。

（二）临床诊断

1. 临床表现特点

（1）常见临床表现。高钾血症主要临床表现为肌无力和心脏传导异常。①神经肌肉症状，当血清钾浓度高于 8mmol/L 时，出现肌肉松弛无力乃至麻痹，偶见神志模糊、嗜睡、腱反射消失；②心血管系统症状，主要表现为多种心律失常及低血压，心室颤动和心脏停搏是高钾血症的主要危险；③呼吸系统可有呼吸抑制，严重时发生呼吸肌麻痹；④消化系统可有恶心、呕吐、腹痛及麻痹性肠梗阻。

（2）心律失常特点。高钾血症发生心律失常的类型取决于血钾升高的速度，当血钾缓慢升高时，可引起心脏传导障碍与自律性受抑制，出现缓慢性心律失常与心脏停搏；当血钾迅速升高时，则引起快速性室性心律失常，最后出现心室颤动。

2. 辅助检查

（1）实验室检查。血清钾＞5.5mmol/L，肾功能可有异常，血气分析可有酸中毒等。

（2）心电图。血钾 7mmol/L 时，心电图上 T 波高大而基底变窄；血钾 8mmol/L 时，QRS 间期增宽，T 波高尖，P-R 间期延长；血钾 9mmol/L 时，QRS 间期增宽、R 波有切迹，P 波消失呈窦室传导；血钾＞10mmol/L 时，QRS 波与 ST 段相混，形成怪异的 QRS 波群；血钾＞12mmol/L 时，发生心室颤动、心室停搏。血钾增高的各个时期，均有心律失常。

3. 诊断与鉴别诊断

高钾血症的临床表现不能作为早期诊断的指征，有些病例可无明显临床症状，而发生心脏停搏；且高钾血症的症状并无特异性，常被原发病或尿毒症症状所掩盖。因此，当临床有前述高血钾的病因，而怀疑高钾血症存在时，应密切监测心电图和血钾测定，以便及时做出诊断。

（三）治疗策略

1. 高钾血症的治疗

高钾血症所致的心律失常，应紧急降钾治疗。常用的措施：①立即静脉注射 10% 氯化钙或 10% 葡萄糖酸钙 10 ~ 30mL，可迅速直接对抗高钾对心肌的毒性影响；②静脉注射钙剂后，即刻静脉注射或快速静脉滴注乳酸钠 60 ~ 100mL 或 5% 碳酸氢钠 100 ~ 200mL；③静脉注射 50% 葡萄糖 50 ~ 60mL，同时皮下注射胰岛素 8U，或将 10U 胰岛素加入 10% 葡萄糖液内静脉滴注；④限制钾的摄入，避免摄入高钾食物和含钾药物；⑤肾功能尚好者，可静脉注射排钾利尿药如呋塞米；⑥透析疗法。

2. 高钾血症导致心律失常的治疗　高钾血症可以引起房室传导阻滞和束支传导阻滞、室性心动过速、心室扑动及心室颤动、心室停搏。对于室性心动过速的治疗，可以选用抗心律失常药（如利多卡因等），出现房室传导阻滞或室内传导阻滞表现为双束支、三分支阻滞者，或缓慢心室率伴心源性晕厥者，可静脉注射阿托品，无效时可考虑临时心脏起搏治疗，并注意高血钾可使心室起搏阈值增高。

（四）预后

高血钾症所致心律失常的预后取决于原发疾病、血钾水平、血钾升高的速度，以及治疗是否及时有效。发生心室停搏、心室扑动、心室颤动则预后极差。

三、低镁血症与心律失常

正常血清镁含量为 0.75 ~ 1.25mmol/L，当血清镁含量 < 0.7mmol/L 时，称低镁血症。一般出现低血镁症状时，血清镁 < 0.5mmol/L。

细胞外镁或血浆镁浓度降低时，心肌细胞的 Na^+-K^+ 泵转运活动降低，使膜外钾离子浓度升高而膜内钠离子浓度升高。跨膜钾离子浓度降低，则钾离子外流所形成的静息电位减小，与阈电位之间的差距缩小，兴奋性增高。跨膜钠离子浓度梯度降低和静息电位减小，则钠离子内流的电 – 化学梯度降低，钠电流所形成的动作电位 0 期去极化幅度和速度降低，兴奋扩布减慢，传导性降低。细胞外镁浓度降低，对钙通道阻滞作用减弱，细胞外钙离子内流所形成的钙电流增大，舒张期自动极化的速度加快，自律性增高。细胞内钙离子激活性钾离子外向电流增大，使复极化加快，动作电位时间缩短，从而引发多种心律失常。

（一）发生机制

临床上发生低镁血症的原因：①摄入不足，如长期禁食；②吸收不良，如吸收不良综合征、脂肪泻、胃肠道造瘘后；③丢失过多，如频繁呕吐，长期腹泻，某些肾脏疾病排泄过多，透析失镁等；④某些疾病，如急性坏死性胰腺炎、冠心病、心力衰竭、肝硬化、某些肾病（肾病综合征、肾炎、肾盂肾炎、肾小管酸中毒等）、原发性醛固酮增多症、皮质醇增多症、甲状旁腺功能亢进与减退等常有低血镁；⑤某些药物，长期服用利尿药和糖皮质激素、肾上腺素、β 受体激动剂等常可致低血镁。

低镁血症时心肌膜静息电位减小，自律性和兴奋性升高，传导性降低，绝对不应期缩短，相对不应期延长，结果延长了易损期的过程，导致心律失常。

镁是 Na^+-K^+-ATP 酶的激活因子，缺镁使该酶受抑制，使复极时外流的钾离子不易还原入细胞内，或使舒张期内顺浓度差外流的钾离子不易泵回细胞内，导致心肌细胞内缺钾。心肌细胞的膜静息电位在很大程度上是依赖于细胞内外钾的比值，细胞内低钾使膜静息电位减小，接近阈电位，导致心肌细胞更易兴奋，不能维持钾的正常浓度，可引起差异性传导、折返和心室颤动。

低镁血症时，通过影响镁依赖性钙泵的活力，不能将钙转移至细胞外，并促进钙进入细胞内；低镁血症还引起细胞内钠浓度升高，通过钠钙反向转运机制加重细胞内高钙水平，故可诱发与触发活动有关的心律失常。

洋地黄的作用是抑制膜 Na^+-K^+-ATP 酶活性，由于此酶的激活需要镁，因此，低镁可使洋地黄类中毒时产生的心律失常加重。此外，在镁缺乏时，由于钙通道阻滞作用降低，心肌细胞内的钙离子浓度增高，可引起细胞损伤、萎缩或线粒体破坏而形成多种心肌病变，发生各种心律失常。

（二）临床诊断

1. 临床表现特点

（1）常见临床表现。镁缺乏时神经肌肉和心肌的应激性增高。①神经肌肉表现，常见易激惹、四肢肌肉震颤、反射亢进、手足抽搐。严重者有谵妄、精神错乱甚至有幻觉、惊厥、昏迷等。②心血管表现，主要表现为心律失常、血压异常。③消化系统可有呕吐和腹泻。

（2）心律失常的特点。低镁血症可引起各种心律失常，常见的有房性或室性期前收缩、室上性或室性心动过速，甚至心室颤动或心脏停搏。

2. 辅助检查结果

（1）血清及尿镁测定。血清镁 < 0.75mmol/L。24h 尿镁排出量 ≤ 1.5mmol/L。

（2）心电图。心电图可有 ST 段下移，T 波低平或倒置或增宽，P-R 间期缩短。可见多种心律失常。

3. 诊断与鉴别诊断　与低钾血症一样，低镁血症的诊断不难，关键在于提高警惕和认识。当有上述病因存在时，应及时检测血清镁及心电图。

另外，低镁血症可引起骨和小肠对甲状旁腺激素（PTH）和维生素 D 无反应，而导致低血钙，这种低血钙对 PTH 和维生素 D 的治疗无效，但纠正低镁血症后，低钙血症即可改善。由于上述机制，低镁血症和低钙血症常同时存在，特别是在胃肠液大量丢失的患者，更易发生。手足抽搦症的患者，如予以钙治疗无效，特别是有导致缺镁的病因者，应高度怀疑低镁血症的可能性。

（三）治疗策略

1. 纠正低血镁　低镁血症所致心律失常的治疗主要是补充镁盐，并应同时纠正低镁血症的病因。紧急时，常用 25% 硫酸镁 8 ~ 10mL 稀释于 40mL 葡萄糖液内静脉注射，继以 25% 硫酸镁 10 ~ 20mL 加于葡萄糖液 200 ~ 500mL 中静脉滴注 3 ~ 7d。非紧急时，一般采用 25% 硫酸镁 10 ~ 20mL 或门冬氨酸钾镁 20mL 稀释于 500mL 体内静脉滴注；亦可口服氧化镁 0.3 ~ 0.5g，每日 3 次，或硫酸镁 2g，每日 3 次（一般不会发生腹泻），如能同时限制钙、磷摄入，则更有效；也有采用 50% 硫酸镁 2 ~ 4mL 肌内注射，每日 3 次（数天后，如症状好转，应予减量）。

2. 低血镁导致快速性心律失常的处理　低镁血症所致快速性心律失常一般经补镁治疗可纠正。如有危及生命的快速性心律失常在积极纠正低血镁的同时，可以应用Ⅱ类、Ⅳ类或Ⅰ$_b$类抗心律失常药治疗。

（四）预后

低镁血症所致的心律失常经积极治疗一般预后良好，如发生心室颤动或心脏停搏则预后不良。

第十八节　肿瘤与心律失常

据世界卫生组织全球癌症报告，2018 年，全球范围内有 1 810 万癌症新发病例和 960 万癌症死亡病例。2018 年，我国癌症统计报告估计全国恶性肿瘤新发病例数 3 804 万例，死亡例数 229.6 万例，成为仅次于心血管病的第二位死亡原因。同年，中国心血管病报告显示，心血管病患病率呈持续上升趋势，推算现在心血管病患者人数达 2.9 亿。恶性肿瘤与心血管病共存的病例逐年增加。恶性肿瘤患者可能会发生多种心律失常，心律失常可能是独立于恶性肿瘤而存在的并发症，也可能由恶性肿瘤或者由抗肿瘤治疗而引起。

一、发生机制

（一）共同的危险因素

肿瘤与心血管病有较多共同的危险因素，如年龄、高热量食物摄入、运动少、吸烟、肥胖等。共同的危险因素增加了短期和长期的心脏风险和恶性肿瘤风险。许多恶性肿瘤患者在确诊时已经患有亚临床或临床心脏病，可引起或诱发心律失常。

（二）化学药物损伤心脏

抗肿瘤药物（表 11-1）引起心肌缺血，左心室功能障碍和心包并发症是其目前公认的心脏毒性作用。化疗药物可以导致心电图改变和广谱的缓慢性和快速性室性和室上性心律失常，此为化疗药物的致心律失常作用。药物的致心律失常作用定义为，在应用不同剂量或者血浆药物浓度未达到毒性浓度的情况下，所触发新的心律失常或者加重了此前已经存在的心律失常。

（三）放射治疗的心血管毒性

放射治疗（放疗）是利用加速器或治疗机产生 X 射线、β 射线、质子束及其他粒子等治疗恶性肿瘤的一种方法。放疗导致的心血管并发症主要与传递至心脏和 / 或主要血管的辐射有关。对于心脏和 / 或主要血管的辐射会加速动脉粥样硬化，损害血管完整性，最终导致心血管疾病风险的增加。研究发现，在恶性肿瘤幸存者中，心力衰竭、心肌梗死、心脏瓣膜病、心包疾病等心血管并发症逐渐增加，心律失常的发生率也会增加。放疗也会影响心脏传导系统，放疗后可出现传导阻滞，其发生发展的原因可能是动脉粥样硬化病变引起的血流减少和由放射引起的纤维化。

（四）其他原因

恶性肿瘤本身也可引起心律失常。如肺癌压迫、侵袭肺静脉机械牵拉导致自主神经改变；心包、心脏转移侵犯心房交感神经纤维；肿瘤细胞分泌多种激素类物质及介质（如促性腺激素、

表 11-1　化疗药物相关的心律失常

心律失常类型	相关药物
心动过缓	三氧化二砷、硼替佐米、卡培他滨、顺铂、环磷酰胺、阿霉素、表柔比星、5- 氟尿嘧啶、异环磷酰胺白介素 2、甲氨蝶呤、米托蒽醌、紫杉醇、利妥昔单抗、沙利度胺
窦性心动过速	蒽环类药物、卡莫司汀
房室传导阻滞	蒽环类药物、三氧化二砷、硼替佐米、环磷酰胺、5- 氟尿嘧啶、米托蒽醌、利妥昔单抗、紫杉烷类、沙利度胺
传导异常	蒽环类、顺铂、5- 氟尿嘧啶、伊马替尼、紫杉烷类
房颤	烷化剂 (顺铂、环磷酰胺、异环磷酰胺、美法仑)、蒽环类药物、抗代谢药物 (卡培他滨、吉西他滨、5- 氟尿嘧啶)、白介素 2、干扰素、利妥昔单抗、罗米地辛、小分子酪氨酸激酶抑制剂 (帕纳替尼、索拉非尼、舒尼替尼、依鲁替尼)、拓扑异构酶 II 阻滞剂 (胺苯丫啶、依托泊苷)、紫杉烷、长春碱类
室上性心动过速	烷化剂 (顺铂、环磷酰胺、异环磷酰胺、马法仑)、胺苯丫啶、蒽环类药物、抗代谢药物 (卡培他滨、5- 氟尿嘧啶、甲氨蝶呤)、硼替佐米、阿霉素、白介素 2、干扰素、紫杉醇、帕纳替尼、罗米地辛
室速 / 室颤	烷化剂 (顺铂、环磷酰胺、异环磷酰胺)、胺苯丫啶、抗代谢药物 (卡培他滨、5- 氟尿嘧啶、吉西他滨)、三氧化二砷、阿霉素、干扰素、白介素 2、紫杉醇、蛋白酶体抑制剂 (硼替佐米、卡非佐米)、利妥昔单抗、罗米地辛
心脏性猝死	蒽环类药物 (罕见)、三氧化二砷 (诱发 Tdp)、5- 氟尿嘧啶 (可能与心肌缺血及冠脉痉挛有关)、干扰素、尼罗替尼、罗米地辛

抗利尿激素、5- 羟色胺等) 使自主神经兴奋性改变；癌栓侵犯心脏引起不同程度血流动力学障碍；肺部广泛的肿瘤病灶引起长时间的缺氧使心肌血流调节及代谢需求失调；肿瘤患者常合并炎症反应，电解质及代谢紊乱；疼痛或情绪变化也可致自主神经功能失调。

　　原发性心脏肿瘤导致心律失常发生的主要机制包括如下。①肿瘤的压迫：主要是良性肿瘤。如心房间隔脂肪瘤、纤维瘤、横纹肌瘤及血管瘤等，根据其大小及所在位置的不同，均可在不同程度上压迫窦房结或房室束等，使起搏、传导组织出现压迫性萎缩、神经营养障碍、功能异常及纤维化等，最终导致心肌去 / 复极化分散、差异传导及折返环形成等心律失常基质的出现。②肿瘤的浸润性破坏：常见于恶性肿瘤的浸润性生长。如房室结间皮瘤可侵蚀房室结，使房室结发生结构及功能改变，最终构成临床上常见的心律失常及传导阻滞等现象的病理基础。③肿瘤致心脏神经病变：见于心脏恶性肿瘤侵及心脏神经，继而病变的心内交感、副交感神经丛，可以通过神经、体液调节改变心脏的节律、传导和复极化等功能，最终导致各种心律失常的发生。

二、临床诊断

（一）临床表现

　　恶性肿瘤及心律失常的临床表现因主要病理生理改变不同而异。多种病理学改变可能同时存在，因此会出现混合性症状。

　　主要的心律失常类型有：窦性心动过缓、房室传导阻滞、室内传导阻滞；窦性心动过速、心房颤动、室上性心动过速、心电图 Q-T 间期延长、室性期前收缩、室性心动过速、心室颤动、尖端扭转型室速和心脏性猝死等。

不同的抗肿瘤药物引起的心律失常有一定差异，如马法兰引起室上速的风险较高；HDAEI致室性心律失常风险较高；VEGF TKI、三氧化二砷、HDACI致Q-T间期延长作用最大。放疗既可导致缓慢性心律失常，也可引起快速性心律失常。放疗所致的缓慢性心律失常，包括各种程度的房室传导阻滞及束支传导阻滞（右束支传导阻滞常见）和病态窦房结综合征对传导系统的不良影响，通常发生在放疗后 1～20 年。

（二）辅助检查

1. 心电图与动态心电图　心电图既是确定心律失常的主要手段，也是监测化疗药物所致Q-T间期变化的重要措施。对心功能减退、结构性心脏病、原有传导异常和 Q-Tc 间期延长的患者，应加强对 Q-Tc 间期的监测。对抗肿瘤治疗过程中出现心悸、先兆晕厥或晕厥的患者应保持高度重视，并应进行密切的心电图监测。

2. 影像学检查　主要包括超声心动图、心脏磁共振等影像学技术评价抗肿瘤治疗过程中及治疗后心脏功能变化以及有无心肌纤维化改变，以判断有无心脏损伤情况。

3. 心肌生化标志物　心肌生化标志物，特别是脑钠肽和心肌肌钙蛋白能准确反映心肌损伤，在评估与肿瘤治疗有关的心脏毒性方面有重要作用。

（三）诊断与鉴别诊断

首先应该识别容易发生心律失常的患者，优化临床监测，及时发现肿瘤患者及其抗肿瘤治疗过程发生的心肌损伤和心律失常。注意评估可逆因素和药物（放射）及剂量以及对患者的心脏基线状态进行详细评估。

三、治疗策略

心律失常可发生在抗肿瘤治疗的各个时期。针对心律失常的治疗应遵循个体化原则，尤其在制订抗心律失常药物治疗方案或考虑心脏电子器械治疗（如植入型心律失常转复除颤器）时，应充分考虑心脏疾病相关的预期寿命、肿瘤相关的预期寿命、生活质量和出现并发症的风险。

治疗决策应根据抗肿瘤药的种类和剂量以及肿瘤的类型来确定。如出现严重的心律失常，应停止化疗药物。出现 Q-Tc 间期明显延长（Q-Tc ≥ 500ms，或比基线增加 > 60ms）或出现尖端扭转型室速或出现其他严重心律失常的症状和体征，应及时停药并给予补钾、补镁治疗，必要时采取提高心率的措施。

心房颤动应关注心室率控制和抗凝治疗。抗凝药物以低分子肝素为首选。

缓慢性心律失常可以选用参松养心胶囊、参仙升脉口服液治疗。有适应证者需植入人工心脏起搏器。

血管紧张素转换酶抑制药（ACEI）、血管紧张素 II 受体拮抗药（ARB）及他汀类对心肌病变和心力衰竭有效，可预防或减少心律失常的发生。

四、预后

肿瘤患者合并心律失常的预后取决于心脏疾病和肿瘤本身。加强心电图、心肌损伤标志物、电解质、超声心动图的监测，可以预防或减少心律失常的发生，防止心律失常相关的死亡。

第十九节　妊娠期与心律失常

妊娠期心律失常包括原有的心律失常者在妊娠期发作及妊娠期新出现的心律失常。

一、发生机制

我国妇女妊娠期发生心律失常的主要病因是慢性风湿性心脏病、先天性心脏病、病毒性心肌炎及心肌炎后遗症、围生期心肌病、妊娠高血压疾病、二尖瓣脱垂、甲状腺功能亢进症、心脏神经症及电解质紊乱等。

妊娠期母体心血管系统发生一系列生理变化，包括心率增快、血容量增加、心肌收缩力增强、心排血量增多及左右心室负荷增加。另外，妊娠期间产生的焦虑、紧张情绪、腹压增加及心肌发生特发性变性等均可促发或加重心律失常。如合并器质性心脏病、甲状腺功能亢进症等则更易发生心律失常。妊娠时可增加期前收缩、窦性心动过速及阵发性室上性动过速等心律失常的易感性。有时心律失常常为潜在心脏病的表现，可在妊娠期首次发生。

二、临床诊断

（一）妊娠期心律失常的类型

妊娠期心律失常主要有如下类型：窦性心动过速、窦性心律失常、室上性心律失常、各类型期前收缩、室性心律失常，以及传导异常等。

（二）妊娠期心律失常的诊断

妊娠期间心律失常的临床表现、心电图特点、动态心电图特点和超声心动图等与非妊娠期相似，故其诊断均与非妊娠期相同。

三、治疗策略

妊娠期良性心律失常最常见，且妊娠妇女与非妊娠妇女一样，均能耐受这类心律失常。若自觉症状不明显，血流动力学改变较轻，对母子影响小，同时考虑到相关抗心律失常药的可能不良反应，对大多数妊娠期心律失常可不采取药物治疗，只治疗心律失常的可能原因，如电解质紊乱。

在妊娠期，特别是前 3 个月内，应避免所有不必要的药物，尤其是不熟悉的药物。确实需要时，应根据其药理所用、不良反应等选择最安全有效的药物。对于较严重的心律失常如症状明显、影响血流动力学或危及生命时应及时治疗。治疗建议见表 11-2、表 11-3。

（一）药物治疗策略

I_a 类抗心律失常药奎尼丁具有与奎宁相似的药理作用，包括催产作用，它容易通过胎盘，使母体与新生儿血清水平相同。治疗剂量的奎尼丁很少引起早产，中毒剂量可引起流产和损害胎儿第 8 对脑神经。该药对子宫影响小，尚未发现致畸作用，个别报告可引起胎儿耳聋和心律失常，但通常认为妊娠期可安全使用该药抗心律失常。但要掌握好剂量，避免中毒。普

表 11-2　妊娠合并室上性心律失常治疗建议

治疗推荐	推荐级别
反复发作、有症状、有怀孕计划：孕前行导管消融	适合
急性期治疗	
血流动力学不稳定：立即电复律	适合
血流动力学稳定：刺激迷走神经，若无效，推荐腺苷 / 三磷酸腺苷，也可经食道调搏终止	适合
紧急复律或心率控制：静注 β 受体阻滞剂	倾向于使用
室上性心动过速：β 受体阻滞剂控制心率，效果不佳时静推洋地黄	倾向于使用
心房扑动：伊布利特复律	倾向于使用
长期治疗	
妊娠前 3 个月，尽可能避免药物治疗	适合
无预激综合征：β 受体阻滞剂或维拉帕米预防复发	倾向于使用
预激综合征、无缺血性或器质性心脏病：普罗帕酮	倾向于使用
难治性或耐受性差：行无射线导管消融	倾向于使用

注：
适合：临床获益明确，应予优先应用（相当于 I 类推荐）；倾向于使用：临床大多可获益，效果较好，多数情况下可应用（相当于 II a 类推荐）；不确定：治疗获益证据不充分，可根据临床实际情况权衡应用（相当于 II b 类推荐）；不适合：临床应用可能无益或有害，不推荐应用（相当于 III 类推荐）。
资料来源：参考文献 [51]。

表 11-3　妊娠合并室性心律失常治疗建议

治疗推荐	证据等级
急性期处理	
持续性室速（血流动力学不稳定或稳定）：推荐电复律	适合
血流动力学稳定的 MSVT：β 受体阻滞剂或超速起搏	倾向于使用
长期管理	
ICD 指征明确：妊娠前植入 ICD	适合
妊娠期新出现指征：建议孕 8~9 周后，超声引导下置入 ICD 或皮下置入 ICD	适合
LQTS（全妊娠期和哺乳期）：长期 β 受体阻滞剂	倾向于使用
特发性室速伴严重症状：长期 β 受体阻滞剂或维拉帕米	倾向于使用
MSVT，β 受体阻滞剂或维拉帕米药物效果不佳：索他洛尔	倾向于使用
药物治疗无效或不耐受：三维电解剖标测下导管消融	倾向于使用

注：
1. 室速为室性心动过速，MSVT 为单形持续性室速，ICD 为植入式转复除颤器，LQTS 为长 Q-T 综合征。
2. 适合：临床获益明确，应予优先应用（相当于 I 类推荐）；倾向于使用：临床大多可获益，效果较好，多数情况下可应用（相当于 II a 类推荐）；不确定：治疗获益证据不充分，可根据临床实际情况权衡应用（相当于 II b 类推荐）；不适合：临床应用可能无益或有害，不推荐应用（相当于 III 类推荐）。
资料来源：参考文献 [51]。

鲁卡因胺对母体及胎儿无明显不良反应或致畸作用，但长期使用抗核抗体阳性率高，可引起母体和胎儿狼疮样综合征，故应避免长期使用。丙吡胺被证实可通过胎盘和分泌入乳汁，新生儿血药浓度为母体血药浓度的 40%，尚未发现致畸作用，大剂量可减轻胎儿体重。个别报告用药后可引起子宫收缩，相关资料及用药经验有限，最好不要常规使用。

I_b 类抗心律失常药美西律能通过胎盘，母体和胎儿血药浓度相同，产后数小时内可使新生儿心率减慢，以后恢复正常，使用该药宜慎重。苯妥英钠可使胎儿发生各种先天性畸形，如"乙酰脲胎儿综合征"，表现为缺少活力、智力迟钝、小头畸形、甲状腺发育不良等特征。其他先天性畸形有心脏缺损、腭裂、眼睑下垂。胎儿的出血发生率高。妊娠期不应使用该药来治疗心律失常。利多卡因能通过胎盘，宫内胎儿血药浓度是母体血药浓度的 50% ~ 75%。它可使子宫张力增加，使胎盘、子宫血流减少，有效浓度不致胎儿畸形，但可发生心动过缓。高浓度时 Apgar 评分降低，但可迅速转为正常，是一种相对较为安全的抗心律失常药。

I_c 类抗心律失常药有氟卡尼、恩卡尼及普罗帕酮。该类药物在孕妇中应用资料不多，在妊娠前 3 个月内最好不用。

Ⅱ类药有普萘洛尔、阿替洛尔、美托洛尔等。用药后可发生严重的不良反应，如孕妇无力、宫内胎儿发育迟缓、母体或胎儿心动过缓、早产、新生儿呼吸窘迫、低血糖及高胆红素血症等，其中以宫内胎儿发育迟缓最常见，但这些不良反应发生率不高。选择性 β_1 受体阻滞剂和具有内在拟交感活性的 β 受体阻滞剂对母体和胎儿不良反应均较少。因此，妊娠期使用 β 受体阻滞剂应遵循下列原则：①妊娠前 3 个月内禁用；②使用最小有效剂量；③分娩前 3 天停用；④最好选用选择性 β_1 受体阻滞剂和具有内在拟交感活性的 β 受体阻滞剂，或具有 α、β 受体双重阻断作用的制剂。

Ⅲ类抗心律失常药有胺碘酮、索他洛尔、托西溴苄铵、多非利特、依布利特。其中胺碘酮可引起胎儿甲状腺肿、甲状腺功能减退、生长迟缓、心动过缓、脑积水，以及早产等严重不良反应，妊娠中、晚期应避免使用。

Ⅳ类抗心律失常药维拉帕米可迅速通过胎盘，胎儿血药浓度为母体的 50%，无致畸作用。

其他用于治疗心律失常的药物还有洋地黄类以及阿托品等。洋地黄类可自由通过胎盘。孕妇由于血容量增加、体液重新分布，影响洋地黄的吸收和排泄，为达到有效的治疗浓度常需适当增加剂量。治疗浓度范围的洋地黄对母体、胎儿或新生儿无不利影响，亦未发现致畸作用。若剂量过大，母体出现洋地黄中毒时也必然会影响胎儿或新生儿。因此，用药期间要严密监测血药浓度。阿托品可透过胎盘屏障，但对子宫影响很小，未发现致畸作用。当母体静脉注射阿托品 10 ~ 15min 后可引起胎儿心动过速，持续 60 ~ 90min。

（二）非药物治疗

1. 心脏电复律　相关资料显示，电复律用于终止妊娠期室上性和室性心律失常对母体及胎儿均安全，仅极少数发生暂时性胎儿心律失常，这种心律失常在正常胎儿分娩后能完全恢复，因为诱发或维持心室颤动需要足够的心肌群，胎儿心脏小、心肌量少，难以诱发或维持心室颤动，不会引起宫内癫痫以及诱发心律失常。与其他患者一样，心脏电复律前空腹 6h 以上、停用洋地黄至少 24h，确保无电解质紊乱，并纠正低氧血症、心力衰竭、感染、甲状腺功能亢进等易再次诱发心律失常的潜在因素。心脏电复律分为非同步电复律（仅用于心室颤动）和同步电复律。主要适应证有：①心室扑动和颤动、心房颤动和扑动；②室性和室上性心动过速药物治疗无效或伴有显著血流动力学障碍；③性质未明或并发预激综合征的异位快速性心律失常选药困难时。主要禁忌证有：①慢性心脏病史、心脏，尤其是左心房明显增大；②伴高度或完全性房室传导阻滞的心房颤动或扑动；③反复发作而药物无法维持或伴病态窦房结综合征的异位快速性心律失常；④洋地黄中毒；⑤低钾血症。

2. 经食道心房调搏术　可用于终止阵发性室上性心动过速。妊娠期进行经食道心房调搏是安全有效的，并且可以避免抗心律失常药对胎儿的不利影响。

3. 人工心脏起搏器　妊娠中后期可安全安装人工心脏起搏器，但要注意妊娠早期在 X 线下安装人工心脏起搏器对胎儿可产生不良影响。

4. 射频导管消融术　相关资料较少，一般不主张在妊娠期进行。2003 年，ACC/AHA/ESC 室上性心动过速诊治指南提出，对复发性室上性心动过速患者建议在妊娠前行导管消融。如已妊娠，建议在妊娠 4 ~ 6 个月施行消融治疗。

第二十节　老年人与心律失常

老年是生物学以年龄分界的概念，世界卫生组织（WHO）将老年人的年龄标准划定为，欧美发达国家为 65 岁，亚太地区为 60 岁。现阶段，我国采用 1982 年 WHO 的老年人划分标准，60 岁及以上即为老年人。因此，60 岁及以上的人群发生的心律失常为老年人心律失常。

老年人心律失常的发生率及类型随调查对象、检测方法不同而异，各家报告的构成比差异较大，但总的检出率较一般成人高。Kulbertus 等报告一组 60 岁以上人群病态窦房结综合征的患病率为 0.17%，而电生理学者认为目前安装心脏起搏器的患者中有 50% ~ 60% 为病态窦房结综合征。另有报告，我国 70 岁以上男性病态窦房结综合征发病率高达 52%；房性期前收缩发生率可达 35.1%；老年男性中，短阵室性心动过速发病率达 50%。Furberg 等报告，在 65 岁以上老年人中，心房颤动发病率为 4.2% ~ 8%，并随年龄增长而增加；传导阻滞的发病率为 10% ~ 20%；非持续性室性心动过速在无心血管疾病的老年患者中检出率为 2% ~ 4%，在有高血压等疾病的老年男性中，检出率为 9%，女性为 8%，在有冠心病的老年男性中，检出率为 6%，女性为 15%。

根据老年人是否存在退行性病变引起的心律失常，可将老年人心律失常分为三类。①老年退行性心律失常：老年患者不伴有心血管疾病和其他因素，明显属于因年龄增长引起心血管系统退行性改变导致的心律失常；②老年病理性心律失常：老年患者既往已有或新发生的各种心血管疾病或其他疾病因素引起的心律失常；③老年特发性心律失常：既不是退行性病变，也不是病理性因素引起，而是原因不明时称为特发性，其可以是进入老年后新发生的，但多属于心律失常初发年龄较早且未能根治而带入老年（如特发性房颤、房室结折返性心动过速等）。

一、发生机制

（一）心脏退行性改变

1. 心脏形态结构的退行性改变　老年心脏形态结构的退行性改变包括心脏重量增加、心肌纤维化、心肌淀粉样变、瓣叶增厚与瓣环钙化、传导系统纤维化和脂肪浸润、心脏纤维支架硬化和钙化，导致不能正常地发放传导冲动以维持窦性心律，而发生心律失常。

2. 心脏功能代谢的退行性改变　老年心脏功能代谢的退行性改变包括心脏收缩、舒张功能下降，心排血量下降，传导功能下降，心脏电功能下降及紊乱，均可导致心律失常的发生。

（二）心脏病理因素

各种心血管疾病（如冠心病、心肌病、肺源性心脏病、高血压病、心力衰竭等），是老年人发生心律失常的基本原因。老年人易患电解质紊乱，如低血钾、低血镁可诱发心律失常。药物影响，老年人一般患多种疾病，用药较多，较杂。其肾功能因老化而减退，影响了药物的排泄，药物的蓄积与相互作用，易导致心律失常。其他老年人易患的疾病如脑血管意外、脑肿瘤、甲状腺疾病、离子通道疾病等也可引起心律失常。

二、临床诊断

（一）临床表现特点

1. 老年退行性心律失常的基本特点　①发病年龄高；②病情进展慢；③缓慢性心律失常多见；④不伴心血管疾病；⑤列夫（Lve）病和老年退行性病态窦房结综合征多见，多表现为反复性晕厥、阿－斯综合征及猝死；⑥存在老年退行性病变的证据，如老年退行性心脏瓣膜病和老年退行性心脏钙化综合征。

2. 老年病理性心律失常的基本特点　①患有一种或多种心血管疾病；②可有病理性与退行性两种机制同时存在；③往往有多种心律失常并存；④症状轻重不一；⑤容易误诊、漏诊；⑥常伴有其他器官的功能下降。

3. 老年特发性心律失常的临床特点　①发病原因不明；②可以新发，但更多是老年前就发生和存在，而延续到老年，如儿童、青年及中年时发生原因不明的心律失常（阵发性室上性心动过速、频发性室性期前收缩、特发性心房颤动等）的延续；③若为老年前发生的心律失常延续到老年，可逐渐减轻，也可逐渐加重。

（二）辅助检查

1. 心电图和动态心电图　老年人心律失常时心电图可出现 P 波振幅降低，频率变慢，P-R 间期轻度或明显延长，甚至发生传导阻滞；Q-T 间期延长，QRS 波振幅下降，时限增宽，切迹增多，T 波低频，电轴左偏等。当发生心律失常时可记录到相应的心电图特征。动态心电图可提高心律失常的检出率。列夫病最主要的心电图表现呈双侧束支传导阻滞。

2. 超声心动图　老年退行性心律失常时，超声心动图可发现瓣膜和／或瓣叶环钙化的超声表现，如二尖瓣下回声增强、二尖瓣叶钙化；主动脉瓣增厚、回声增强、钙化、瓣叶僵硬、活动受限；主动脉瓣环处局限性斑块状反射增强高于主动脉根部回声反射。病理性心律失常时，超声心动图可发现各种心脏结构和功能异常。

（三）诊断与鉴别诊断

老年人心律失常诊断不难，关键是确定其病因是退行性、病理性或是特发性。病理性的心律失常，辅助检查显示心脏结构和功能有病理性改变；退行性变者辅助检查示心脏有退行性瓣膜改变、钙化等；特发性则多为老年前已存在，且原因不明的心律失常。

三、治疗策略

（一）药物治疗

1. *药物治疗原则*

（1）严格掌握用药指征。老年人生物利用度下降，药物分布下降，有效药物浓度增加，药物代谢动力学速率减慢，老年人药物不良反应发生率增加。因此，治疗老年人心律失常，首先要积极治疗原发病，消除诱因，严格掌握抗心律失常药用药指征。

（2）单一用药。病情允许时，尽量单一用药。

（3）试验用药。可先给小剂量药物做试验性治疗，观察疗效及反应，再逐渐加大剂量，剂量增加的间隔时间需适当延长。

（4）剂量宜低。药物治疗应以取得最好的疗效而应用的药物剂量较低为佳。

（5）及时调整。密切、客观地评价疗效及不良反应，及时调整用药种类和剂量。

（6）密切随访。密切随访将有利于及时发现各种副作用，并做出相应的反应与调整。

2. *缓慢性心律失常的药物治疗* 　老年缓慢性心律失常可选用茶碱类、异丙肾上腺素，但疗效不确切或不能持久，而且有心肌缺血、心肌梗死和高血压时，异丙肾上腺素需慎用。老年人使用异丙肾上腺素时应注意：①用药浓度宜稀不宜浓，常以 1mg 或 0.5mg 给予 500mL 液体后缓慢滴注；②心室率提高到 40 ～ 50 次 /min 为宜，过度提高心率时容易诱发心肌缺血。阿托品易引起老年人尿潴留和青光眼，不宜使用。

3. *快速性心律失常的药物治疗* 　胺碘酮是目前治疗快速性心律失常的主要药物，但其远期应用不良反应较多，老年人要特别注意胺碘酮导致的甲状腺功能异常。由于老年人甲状腺功能减退发生比较隐匿，其症状体征易误诊为其他原因，故应加强监测。建议在服用胺碘酮 3 个月后，测量 TSH、T_3、T_4。

决奈达隆是一种非碘化的胺碘酮衍生物，它的抗心律失常作用与胺碘酮相似，但由于不含碘，决奈达隆对甲状腺功能的影响极小，老年人使用可能更为有利，但决奈达隆不适合心力衰竭和左心室功能受损的患者。

Ⅰ类抗心律失常药在有心脏病的老年患者中有较高的致心律失常作用。在有对照的临床试验中还未发现任何一个Ⅰ类抗心律失常药能降低猝死、心血管死亡率和全因死亡率。在 1992 年的 CAST Ⅱ 中，服用莫雷西嗪组心律失常死亡率或心脏停搏为 8.4%，安慰剂组为 7.3%。两年存活率，莫雷西嗪组为 81.7%，安慰剂组为 85.6%。其结论为莫雷西嗪的使用"不仅无效而且有害，老年人试用增加了不良事件的发生，甚至死亡。"但 1998 年，我国学者对普罗帕酮、莫雷西嗪、美西律进行长期治疗观察，共观察 1 403 例非心肌梗死的心律失常患者，结论是上述三种药物对室性心律失常、室上性心律失常有较好的疗效，三种药物虽有一定的心脏不良反应（普罗帕酮 28.4%，莫雷西嗪 17.5%，美西律 4.8%），但致心律失常不多见，具有一定的安全性，对非心肌梗死患者是安全有效的，在老年国人中可以选择使用。但心功能不全者应用时要慎重。

β 受体阻滞剂减少心肌耗氧和心肌缺血，减少心肌梗死后患者心室颤动的发生，降低了心脏性猝死的发生率和心肌梗死的复发可能。可见在无禁忌证的老年人，β 受体阻滞剂治疗老年人室性心律失常是相当有效的。

（二）非药物治疗

1. 电复律　老年人快速性心律失常宜尽早控制，首选药物治疗，如无效或出现血流动力学障碍可采用电复律治疗。老年人心房颤动，特别是缓慢心室率者，有可能合并窦房结功能障碍，电复律需十分慎重。

2. 人工心脏起搏　缓慢性心律失常符合植入起搏器适应证时，可植入起搏器替代治疗。老年人病态窦房结综合征和列夫病是植入人工起搏器的最常见适应证。

3. 埋藏式自动复律除颤器和导管消融　老年病理性快速性心律失常的导管消融治疗仍在探索中，疗效尚不肯定。老年特发性快速性心律失常导管消融治疗安全有效、成功率高，可选择使用。对符合植入埋藏式自动复律除颤器适应证的老年室性心动过速或心室颤动应植入治疗。

四、预后

老年人心律失常的预后取决于心律失常的性质和类型，以及是否合并器质性心脏病及其严重程度。

第12章　心律失常的中西医结合诊治策略

中医虽无心律失常的病名，但早有关于心律失常的记载。汉代张仲景在《伤寒论》中早已提到脉律不齐的证候及治疗。他指出："脉结代，心动悸，炙甘草汤主之"，这是最早提出的心律失常的脉证方药。李时珍所著《濒湖脉学》进一步论述了心律失常的脉象，如结脉、代脉、促脉等，为如何认识脉律失常症积累了丰富的资料。中医书籍中"结脉""脉促""心动悸""脐下悸""迟脉""眩晕""怔忡""厥证""胸痹""脱证"等记载，均属于心律失常的范畴。

第一节　中医对心律失常的认识

一、病因及发病机制

常见的缓慢性心律失常为窦性心动过缓，亦见于窦性停搏、窦房传导阻滞、房室传导阻滞、室内传导阻滞、病态窦房结综合征等。大致可归于"心悸、胸痹、怔忡"等范畴。迟脉、缓脉多见于窦性心动过缓，交界区性心律，二度Ⅱ型及三度房室传导阻滞；结脉多见于心率较慢的期前收缩，心房颤动，心房扑动，窦性停搏，窦房传导阻滞及二度以上房室传导阻滞；代脉多见于呈二联律或三联律的期前收缩，以及窦房传导阻滞；涩脉多见于窦性停搏、窦房传导阻滞及二度房室传导阻滞；屋漏脉多见于室性自搏心律；虾游脉多见于室性自搏心律等濒死之心律失常；损脉和败脉则在三度房室传导阻滞或较重的病态窦房结综合征时出现；夺精脉几乎仅见于心脏骤停时极慢的室性自主心律。

中医学认为缓慢性心律失常病位在心，根于肾，系于脾，联于肺及肝。其发病主要是心、脾、肾阳气虚弱，阴寒内盛，或是夹有痰饮、气滞、瘀血等所致，且以虚寒证居多。常可因突受惊恐、郁怒思虑、情志拂郁、操劳过度、寒温失宜、饮食失调、久病损阳、年迈体弱、素体阳虚、房事不节等，而致元气虚损，心阳不振，阳微不运，气行不畅，或挟有痰饮、气滞、瘀血等，致心阳痹阻，阴邪窃踞阳位，影响气血运行，血脉运行迟滞，心体失荣，心神失摄，阴阳不交，调节失常而心悸作矣。以心脏虚损为主的脏腑不足，是缓慢性心律失常的根本原因。

快速性心律失常最常见于窦性心动过速、预激综合征、非阵发性房室交界区性（或室性）心动过速、房性期前收缩、心房颤动、心房扑动伴规则的 2:1 房室传导阻滞、房室结折返性心动过速、室性期前收缩、室性心动过速。亦可见于房性心动过速、多源性房性心动过速及心室颤动等。大致可归于"心悸、怔忡、眩悸、厥脱"等疾病范畴。心房颤动多见"叁伍不调"之促脉或雀啄脉，脉散乱有似鱼翔、虾游，急性发作时脉如釜沸，解索；阵发性室上性心动过速，可见釜沸脉，脉来数疾，发作时出现动脉、滑脉；预激综合征，心悸动数如奔马，脉来数疾。数脉多见于窦性心动过速、心房扑动；疾脉，多见于心房扑动、室性心动过速、室上性心动过速、窦性心动过速；促脉，多见于窦性心动过速、阵发性心动过速、心房扑动、心房颤动、心率较快之期前收缩；雀啄脉，多见于快速心房颤动及严重心律失常；釜沸脉，多见于阵发性心动过速、心房扑动、心房颤动；解索脉，多见于快速心房颤动。

中医学认为快速性心律失常其病位在心，关乎肾、脾、肺及肝四脏。其发病主要是由于脏腑失调、气血亏虚、情志内伤，或是挟有痰饮、气滞、瘀血及热邪的患者，且以气阴两虚、虚热证居多。常因偏嗜肥甘、劳逸失度、感受寒湿、情志失调、突受惊恐、久病伤正、年迈体弱、素体禀赋不足、房劳过度、青灯愤读、饥饱失常等而致心气不足、心血失养、心肾阴亏，或挟有痰饮、气滞、瘀血等，致心气痹阻，阴邪窃踞阳位，影响气血运行，血脉运行迟滞，心体失荣，心神失摄，阴血亏损，虚火扰动，心失宁静。心不宁，神不定，阴阳不交，调节失常而悸忡作矣。以心肾气阴虚损为主的脏腑不足，是快速性心律失常的根本原因。

总之，心律失常的主要发病机制有虚实两型，虚证多气阴两虚、阳气虚衰、阴血不足等。实证多为气滞血瘀、痰湿阻滞、肝经郁火等。实证心神扰乱而动，虚证心失所养而悸。虚实二者又可相互影响，互为因果，从而具有虚实夹杂、病程较长、缠绵难愈等特点。

二、治疗原则

（一）基本原则

中医认为，心为君主之官，主行血脉而藏神明，心病则气血逆行，神明不安，发生惊悸、怔忡。因此，其病因不外虚实两面。可见，心律失常的病位在心，涉及五脏，发病机制责之虚实两端，虚有气血阴阳之不足，实有痰、瘀、火、水气等诸因。治疗原则宜益气补肾、活血化瘀、行气活血、清热泻火、宁心安神。

由于五脏六腑皆能令心悸，所以，临床治疗时应重视体质辨证，审证求因，同病异治，异病同治，对方药进行侧重调配，注意辨证的结合。如冠心病以气虚为本，兼以痰、瘀、郁。治疗时宜七分益气，三分活血；风湿性心脏病以心阳气或阴液亏虚为本，血瘀水停为标，治之以温阳利水为大法；心肌炎概因心虚瘟毒邪侵袭而致，急则治标，初期宜清凉营，养阴解毒，后期宜益气养阴；心衰多见五脏同病，虚实错杂，气（阳）阴虚衰，扶正在于温补心肾，振奋阳气，兼顾肺脾之气，同时注意益阴助阳，再辅以和血利水；肺源性心脏病其标痰饮停滞，肺气壅塞，其本心肾阳虚，故以温补心肾以治本，温化水饮以治标；功能性心悸多由自主神经功能紊乱引起，治之宜养心安神，理气开郁。

（二）治法方药

1. 补益气血法　目前研究多在归脾汤基础上加减，该方治疗功能性室性期前收缩疗效优于普罗帕酮，归脾汤和胺碘酮联合治疗室性期前收缩优于胺碘酮，并可减少胺碘酮用量。归脾汤和美托洛尔联合治疗冠心病心律失常较单纯美托洛尔有效。

2. 益气养阴法　该法代表方生脉饮在包括窦性心动过缓、窦性心动过速、心房颤动、期前收缩、房室传导阻滞及精神因素引起的心律失常、快速性室上性心律失常引起的心肌病、心肌梗死后再灌注损伤及复苏后的心脏均有保护作用。基础研究证实，生脉注射液（散）可开放心肌线粒体 K-ATP 通道，上调谷胱甘肽过氧化物酶 mRNA 水平，增加其活性，减轻细胞内氧化应激所致的 DNA 损伤，抑制细胞凋亡，升高心脏缺血时一氧化氮水平，增加过氧化物酶（SOD）活性，减少丙二醛水平，增高心内膜单相动作电位，消除心肌细胞的非同步除极和延迟传导的生物电活动，增强心脏的电稳定作用。而其抑制快速心律失常可能与增加 Ca^{2+}-Mg^{2+}-ATP 酶活性有关。在心肌梗死动物模型中发现，生脉饮联合活血化瘀中药可改善心脏重构、减少心肌缝隙连接蛋白 43（CX43）表达，提高心肌梗死大鼠的心室颤动阈值，抑制心室颤动发生。

3. 阴阳并补法　该法以炙甘草汤为代表，在冠心病引起的心律失常（包括频发室性期前收缩、频发房性期前收缩、阵发性心房颤动、室上性心动过速、病态窦房结综合征等）、病毒性心肌炎引起的心律失常（室性期前收缩）及药物或蛇毒素造成的心脏损害、电活动紊乱均有较好效果。研究发现，单用炙甘草汤治疗缓慢性心律失常，无论辨证与否均优于单纯口服阿托品。对于快速性心律失常，如窦性心动过速、房性期前收缩、房性心动过速、心房颤动、室性期前收缩、短阵室性心动过速、β 受体功能亢进等，炙甘草汤对气阴两虚型及未辨证者均有较好的治疗效果。在阵发性心房颤动的临床研究中，发现炙甘草汤和胺碘酮、美托洛尔疗效相当，联合使用可进一步提高疗效，且无明显的不良反应，对心房颤动患者的神经内分泌紊乱也有一定的纠正作用。对室性心律失常（频发室性期前收缩、阵发性室性心动过速）的研究发现，加减炙甘草汤与莫雷西嗪、胺碘酮、普罗帕酮疗效相当，优于美西律。

在普罗帕酮治疗无效的患者，炙甘草汤合苦参汤仍可有效控制顽固性室性期前收缩。基础研究证实，炙甘草汤对乌头碱、氯化钙、肾上腺素、缺血再灌注、奎尼丁中毒、低钾、低镁、组胺触发及电刺激诱发的心律失常均有明显的防治作用，不仅可改善气血两虚大鼠左心室压最大上升速率、最大下降速率、动脉收缩压、舒张压及平均动脉压等血流动力学指标，还可延长心律失常的潜伏时间，缩短其维持时间，降低 P 选择素、内皮素及快速 C 反应蛋白水平，抑制肿瘤坏死因子 α（TNF-α）的持续高表达，减少再灌注心律失常及心房颤动的发生。另外，可呈浓度依赖性的抑制 L 型 Ca^{2+} 通道电流（I_{Ca}），抑制外向钾电流（I_{to}），使动作电位时程（APD）延长，减少跨壁复极不均性及跨壁折返微环路的形成，从而抑制恶性心律失常发生。而治疗缓慢性心律失常的机制可能与改善窦房结恢复时间、心脏固有心率，缩短房室传导文氏阻滞周期，恢复窦房结自律性，改善房室传导功能有关。研究证实，炙甘草、人参、麦冬为炙甘草汤全方抗心律失常的主要有效药物，三药合用对正常豚鼠心室肌细胞动作电位时程及复极化时间有缩短作用，对缺血缺氧导致的左心室流出道慢反应自律细胞的动作电位时程及复极化时间有延长作用。还可降低离体右心房肌细胞自律性及左房心肌细胞兴奋性，延长大鼠左房心肌细胞功能不应期，抑制肾上腺素诱发的大鼠乳头状肌细胞自律性和心律失常。单独应用任何一种成分，效果均降低。

4. 益气温阳法　该法代表方为麻黄附子细辛汤，此方对缓慢性心律失常，尤其是窦性心动过缓、病态窦房结综合征及房室传导阻滞有效，对复杂性心律失常如窦性心动过缓伴频发室性期前收缩的疗效优于常见中成药，较阿托品作用时间长，且配合活血药可提高疗效。既往对四逆汤、真武汤等益气温阳方剂研究发现亦可提高心率。基础实验证实，麻黄附子细辛汤加味可通过改善兔房室传导功能，治疗缺血再灌注诱发的房室传导阻滞。其中麻黄碱可与电压依赖型钾通道（KCNQ1）S5-S6P 环中的 F296 及 Y299 位点结合，激活延迟整流钾电流（I_{ks}）以提高心率，缩短 Q-Tc 间期，其提高心率的作用还与其拟交感活性、直接作用于 β_1 肾上腺素能受体有关。附子的有效成分去甲乌药碱可以通过上调肾上腺素能 β 受体及 G 蛋白环磷酸腺苷（cAMP）受体途径提升心率。细辛配伍附子较单纯细辛激活最大电流值更强，两者配伍可增强钠离子内流，降低钠通道阈值，缩短钠通道恢复时间，从而提高心率。

5. 行气解郁法　行气解郁法临床上多用于治疗自主功能紊乱性心律失常，多见于女性及精神压力大者，尤其更年期女性较多，与七情内伤有关，应心、肝同治。疏肝解郁、理气活血法在该类型心律失常中的应用受到广泛重视。逍遥散加减治疗冠心病、心肌炎后遗症、自主神经紊乱等导致的肝气郁结的室性期前收缩效果较好。对于围绝经期心悸（主要为房室交界区性期前收缩），疏肝法及滋肾疏肝法效果优于美托洛尔或普罗帕酮。基础实验研究证实，疏肝理气法联合活血中药可能通过清除体内氧自由基而达到抑制心律失常的作用。近年的研究结果发现，肝主疏泄的功能与自主神经尤其是交感神经功能有密切关系，治疗由自主神经失调引起的心系疾病，重在疏肝解郁，疏肝理气中药对神经递质的调节有一定作用，这为行气解郁法治疗心律失常提供了理论基础。

6. 镇静安神法　心悸多与惊恐并发，和中医"心主神明""肝气不调、五志过极"密切相关，辨证当重视心神，多用重镇安神之品。现代研究发现，精神刺激使下丘脑 – 垂体 – 肾上腺轴、肾素 – 血管紧张素 – 醛固酮系统激活，交感神经过度兴奋，儿茶酚胺、内皮素、血管紧张素过度分泌，导致冠状动脉缺血、窦房结及传导系统功能异常、心脏电生理不稳定，形成窦性心动过速、心房颤动、期前收缩甚至室性心动过速、心室颤动。而睡眠异常及情绪障碍也属于心理应激的一部分，龙骨、磁石、朱砂、夜交藤、合欢皮、五味子、酸枣仁均具有镇静助眠的作用。中药复方安神剂又有补养安神和重镇安神之分，补养安神如酸枣仁汤、天王补心丹、甘麦大枣汤；重镇安神如磁朱丸、朱砂安神丸。动物实验证实上述各方均具有镇静助眠的作用，重镇安神药作用更强。镇静安神的中药对自主神经紊乱性心律失常有较好的疗效，安神中药有镇静中枢、调节自主神经作用，可以直接作用于离体或切断神经的心脏，对多种实验性心律失常有显著抑制作用，亦可通过维持交感、迷走神经内分泌稳态，减少肾上腺素异常分泌，增加乙酰胆碱含量，降低自主神经异常对心肌细胞膜离子通道的影响，从而减少心房颤动发生，发挥抗心律失常作用。而其他非镇静安神药物如人参、麦冬、葛根和速效救心丸均可拮抗运动应激小鼠交感神经激活，使其去甲肾上腺素及肾上腺素浓度降低；附子总碱可通过 cAMP 反应结合原件 – 脑源性神经营养因子路径起到抗抑郁作用。

7. 祛痰化饮法　临床单用化痰法治疗心律失常者甚少，多合并祛瘀、清热（火）、益气（阴）等法联合使用，常用药物如瓜蒌薤白半夏汤、黄连温胆汤。瓜蒌薤白半夏汤联合活血化瘀药治疗窦性心动过速、心房颤动、频发室性期前收缩、房室传导阻滞等类型心律失常的效果明显。其机制涉及提高心肌抗氧化能力，减轻脂质过氧化，降低血液黏度，抑制血小板聚集，抑制白细胞介素 1β（IL-1β）及白细胞介素 6 基因表达，上调白细胞介素 10 基因表达，抑制 NF-κB 炎症反应路径，减少肌酸激酶及乳酸脱氢酶溢出，改善微结构及保护心肌等，也可能与类似 β 受体阻滞剂作用有关。

清热（火）化痰方剂以黄连温胆汤为代表，对各种快速性心律失常（房性和室性期前收缩、窦性心动过速、室上性心动过速）均有效，合并活血化瘀法疗效优于单纯清热化痰法，与胺碘酮合用亦可增加其疗效。清热化痰法指导下创立青山健心流膏（青蒿、常山、苦参、黄连），其抗房性及室性期前收缩疗效和普罗帕酮相当。关于水饮为患，临床观察苓桂术甘汤加减治疗窦性心动过速、病态窦房结综合征、室上性心动过速、房性期前收缩、心房颤动、室性期前收缩及房室传导阻滞有效。在治疗冠心病房性期前收缩、室性期前收缩及交界区性期前收缩的研究中发现，苓桂术甘汤加减治疗，较单用美托洛尔效果好。关于其成方的机制研究较少，单体研究证实茯苓可以通过抑制 NF-κB 信号通路，减少 IL-β 及 TNF-α 水平，减少一氧化氮合酶（iNOS）、环氧化酶2（COX-2）表达，这可能是其抗心律失常的机制之一。

早在 20 世纪 90 年代即发现三仁汤对辨证属湿邪阻滞的病态窦房结综合征有效，之后先后两个小样本研究证实，三仁汤加减治疗湿阻胸阳型病态窦房结综合征可明显提高心率，缩短窦房结恢复时间及校正窦房结恢复时间，具体机制不详。

8. 活血化瘀法　活血化瘀法中包含补虚（益气）活血、疏肝活血、温肾（阳）活血、养阴活血等法，以血府逐瘀汤为代表方剂，其加减方用于治疗缓慢性心律失常，如病态窦房结综合征。快速性心律失常包括室性期前收缩、二联律、三联律，多源性室性期前收缩、阵发性室性心动过速、心房颤动、房性期前收缩伴房室传导阻滞等，临床未辨证及辨证使用均有明显效果。基础研究提示，虽然地黄及桃仁均有抗心肌缺血作用，但无直接抗心律失常作用。血府逐瘀汤可改善血液流变性、降低血液黏滞度及高凝状态、提高红细胞变形能力，在血管缺血缺氧时可呈浓度依赖性的抑制血管平滑肌细胞增殖，通过降低缩血管因子、提高舒张血管因子水平而改善心肌缺血，并减轻缺血时氧自由基对心肌的损伤，改善血管内皮功能，促进心肌缺血时血管新生，减少心肌缺血再灌注时氧自由基触发的心律失常。

第二节　抗心律失常中药分类及作用机制

一、抗心律失常中药分类

在中药研究过程中，采用定向筛选的方法发现不少抗心律失常的中药、中药复方和有效成分。应当注意，抗心律失常中药与其功能主治并非一致。例如，苦参味苦性寒，有清热燥湿、杀虫、利尿之功，既往并无主治心悸、怔忡的记载，但现代实验证实，该药具有奎尼丁样效能，对各型快速性心律失常均有较好疗效。抗心律失常中药的有效成分和化学结构复杂多样，主要有生物碱类、强心苷类、黄酮类、皂苷类、香豆素类、萜类、挥发油类等。其中以生物碱类最多，作用较强，目前有关这些药物的离子通道作用研究逐年增多。

抗心律失常中药及其有效成分按其作用分为以下 7 类：①阻滞钠通道的中药，如关附甲素、蟾蜍葛碱、莲心碱、苦参、当归、石菖蒲、山豆根、甘松、三七、延胡索、地龙等。这类药物主要阻滞心肌细胞钠通道，能对抗乌头碱引起的心律失常。②阻滞或抑制钠通道并促进钾外流的中药，如东莨菪碱、白花前胡、麦冬总皂苷等。③阻滞钙通道的中药，如蟾蜍葛碱、小檗碱、四氢小檗碱、前胡丙素、丹皮酚、粉防己碱等。④延长动作电位的中药，如山莨菪碱、苦参碱、槐定碱、槐胺碱、关附庚素、黄杨碱 D、环常绿黄杨碱 D、千金藤碱、巴马汀、延胡索碱、木防己碱等。这类药物延长动作电位时程（APD），抑制异位节律点的自律性或消除折返。⑤含强心苷类成分的中药，如福寿草、万年青、罗布麻、夹竹桃、铃兰等，能抑制 Na^+-K^+-ATP 酶，这类中药具有类洋地黄作用，可对抗室上性心动过速及控制房颤的快速心室率。⑥阻滞 β 肾上腺素受体的中药，如葛根、淫羊藿、人参三醇皂苷、三七二醇苷等。这类中药阻滞 β 受体，能治疗快速性心律失常、降低血压和抗心绞痛。⑦激动 β 肾上腺受体的中药，如麻黄、附子、去甲乌药碱等，这类中药能够激动心肌细胞的 β 肾上腺素受体，有抗缓慢性心律失常的作用。

　　上述分类也有欠妥当之处，因为不少中药及其有效成分具有多重药理作用，如蝙蝠葛碱除了阻滞钠通道外，尚能阻滞钙、钾通道。研究表明，延长 APD 和有效不应期的药物大都有钾通道阻滞作用，这类药物可以抗室性心动过速和心室颤动。

二、抗心律失常中药作用机制

（一）心肌细胞离子通道机制

　　中药不论是单味药还是复方药，其化学成分相对复杂，进行离子机制的研究难度很大。因此，目前的离子机制研究常是对中药有效成分的研究。中药有效成分中生物碱类研究比较多的有小檗碱、关附甲素、苦参碱、蝙蝠葛碱、粉防己碱、延胡索碱、常咯啉等。此外，还有强心苷类、黄酮类及皂苷类等。

　　1. 对钙通道的影响　许多抗心律失常中药的有效成分具有钙通道阻滞作用，这是其主要的抗心律失常作用机制。例如，丹参对常氧及缺氧、复氧条件下的心室肌细胞 $I_{Ca-L/T}$ 均有阻滞作用，并能阻滞经 L 型钙通道的 Ca^{2+} 内流，降低胞质内的 Ca^{2+} 浓度，使心肌收缩力相应减弱，呈负性肌力作用，以致心脏做功降低，心肌耗氧减少。葛根素以电压依赖性方式抑制心肌细胞膜上的钙离子通道，使钙离子内流减少。氧化苦参碱对心肌细胞膜上的电压依赖性钙通道明显抑制作用，提示氧化苦参碱可能通过影响 I_{Ca} 而起到抗心律失常作用。人参皂苷 Rc 对大鼠钙离子通道有阻滞作用，Rhl 可显著抑制 L/T 型钙通道活动，使其开放概率减少及开放时间缩短，但对离子流的幅度无明显影响。白花前胡甲素的抗心律失常作用与阻滞钙通道有关。相反，甘草次酸对豚鼠心室肌单个细胞 L 型钙通道具有增加作用，可使心肌细胞内钙浓度增加。

　　2. 对钠通道的影响　钠通道是 I 类抗心律失常药作用的主要靶点。氧化苦参碱、丹参素及关附甲素都能明显抑制钠电流的幅值，减少 Na^+ 内流，并呈剂量依赖性。青藤碱对 I_{Na} 具频率依赖性阻滞效应，使 I_{Na} 灭活后恢复过程延迟，提示青藤碱作用于 I_{Na} 失活态。

　　3. 对 K^+ 通道的影响　K^+ 通道阻滞剂是近年来新型抗心律失常药的研究重点。苦参碱延长 APD 和不应期可能通过阻滞 K^+ 通道而实现。阿魏酸钠对家兔右心室内膜单相动作电位的振幅、平台期时限无明显影响，但复极时间的参数 MAPD50 及 MAPD90 却显著延长，并可使有效不应期明显延长，表明阿魏酸钠可能有阻滞 K^+ 通道、抑制 K^+ 外流的作用。小檗碱可延长豚鼠心室肌细胞动作电位时程序，抑制内向整流钾通道和延迟整流钾通道，并能对抗 ATP 酶敏感性钾通道开放剂色满卡林引起的 K-ATP 电流的升高及动作电位的时程缩短，证实小檗碱可抑制 ATP 敏感性钾通道。

采用膜片钳全细胞记录技术，观察丹参酮Ⅱ-A对大鼠单个心室肌细胞的内向整流钾电流和瞬时外向电流的影响。结果表明，丹参酮Ⅱ-A对钾通道有阻滞作用。粉防己碱对心肌细胞动作电位 0 相上升幅度（APA）及速率无明显影响，但能使 APD 和有效不应期明显延长，提示粉防己碱可能通过延长外向性钾电流的门控参数 X1 激活时间，使 3 相复极减慢，导致 APD 及不应期延长。

（二）非离子通道机制

1. 对于心肌细胞膜受体及酶类的影响　附子（乌头）中的去甲乌头碱能兴奋 β 受体，能缩短希氏束电图中的 AH 间期，改善房室传导致功能，加快心率。粉防己碱通过激动 M 受体，使与 M 受体相关的钾离子通道开放，使细胞膜超极化，抑制自主电激动的发生，从而抑制恶性心律失常的发生。人参皂苷的强心机制与促进儿茶酚胺的释放及抑制心肌细胞 Na^+-K^+-ATP 酶的活性有关。黄芪苷可使心肌细胞内环磷酸腺苷（cAMP）增加，激活 cAMP 依赖性的蛋白酶，使 Ca^{2+} 通道的蛋白激酶 A 的磷酸化和内流增加。心肌细胞内 cAMP 的增加，将促使内质网内 Ca^{2+} 释放，使心肌的兴奋收缩耦联增强，黄芪可以抑制心肌细胞膜 Na^+-K^+-ATP 酶的活性。甘草次酸有肾上腺皮质激素样作用，可加强异丙肾上腺素和去甲肾上腺素兴奋 β 受体的作用，进而提高窦房结的自律性，使心率增快，起到抗缓慢性心律失常的作用。

2. 对自主神经功能的影响　心脏自主神经功能失调时可引发各种心律失常。人参皂苷通过对中枢神经系统的作用，特别是大脑皮质对心肌传导功能的制约和调节而抗心律失常，能抑制异位心律。炙甘草汤注射液能明显对抗阴虚型及健康大鼠肾上腺素诱发的心律失常，可降低两种实验性心律失常的发生率，减轻心律失常的严重程度，且对阴虚型的大鼠效果更为显著，其抗心律失常作用涉及改善自主神经功能紊乱，抑制交感神经功能的偏亢。酸枣仁含大量有机酸及维生素 C，具有镇静作用，有利于心律失常的缓解。

3. 对心肌基础特性的影响　心肌的基本特性包括：自律性、兴奋性、传导性和收缩性等。小檗胺能显著延长 Q-Tc 间期及正常和缺血区心室肌的不应期，提高舒张期兴奋阈值，缩小缺血心肌不应期的离散度和左心室心肌不应期的离散度，抑制心室程序性电刺激诱发的持续性室速和室颤，并可预防犬心肌梗死后再缺血所致的自发性心室颤动，能抗缺血性快速性室性心律失常。苦参可延长心房、心室肌的不应期，降低心房、心室肌及起搏传导系统的兴奋性，延长房室结不应期。甘草酸、人参总皂苷、麦冬总皂苷合用时能明显降低离体右心房肌的自律性和左心房肌的兴奋性，延长大鼠离体左心房肌的功能不应期，抑制肾上腺素诱发的大鼠离体乳头肌自律性和心律失常，三者合用比单用效果好。

4. 对心肌细胞凋亡的影响　丹参注射液可明显减少心肌细胞凋亡的发生，显著抑制凋亡加速基因 bax 的表达。黄芪注射液能提高超氧化物歧化酶（SOD）活性，提高 NO 及 NO 合酶的活力，抑制心肌酶释放，患者血清中肌酸激酶和同工酶水平显著降低，治疗后 24h 组织线粒体 SOD 的水平明显升高，丙二醛则明显降低。人参皂苷 Rbl 可明显抑制心肌缺血再灌注时的细胞凋亡，此作用可能与其增强 SOD 的活性、阻滞 Ca^{2+} 通道和直接抑制心肌细胞凋亡等作用有关。川芎嗪对缺血再灌注诱导的缺血心肌 Fos 蛋白表达及细胞凋亡的发生有抑制作用。

第三节 常用抗心律失常单味及复方中药

一、单味中药及其有效物质

在抗心律失常中药的研究中,首先采用整体动物观察该药物的抗心律失常作用,然后提取分离出有效物质,进而进行药效评价,确定有效成分,并进行作用机制的研究,或进行化学结构修饰,使之成为有效的药物。从研究结果可以看出,中药及其有效物质的抗心律失常作用机制具有多途径、多靶点的特点,即使单一的中草药化学成分也有这一特点。

(一)粉防己

粉防己含有粉防己碱(又称汉防己碱、汉防己甲素),为双苄基异喹啉类生物碱,具有降压、抗心律失常、扩张冠状血管、抗心肌细胞肥厚和调节心血管活性物质释放等作用。

粉防己能抑制心室细胞 T 和 L 型钙通道,是一慢控门的 Ca^{2+} 激活 K^+ 通道的特异性阻滞剂,具有良好的抗心律失常作用,其机制可能与粉防己抑制慢 Ca^{2+} 通道,减少内向电流有关。能降低早后除极的幅度,减少室性心律失常的发生。

HERG 基因编码心脏快速延迟整流钾电流 I(HERG/I_{Kr})在心脏动作电位复极化过程中具有重要作用,HERG 及调节亚基 KCNE2 基因的某些突变既可能引起长 Q-T 间期综合征,又可引起短 Q-T 间期综合征,而且在许多条件下,例如心肌肥厚、心肌梗死和心力衰竭时,HERG/I_{Kr} 的大小和通道动力学特性常发生改变。另外,HERG/I_{Kr} 通道是 III 类抗心律失常药的作用靶点。粉防己碱 30 μmol/L 可使 APD50 缩短 72.2%,ERP50 缩短 44%,应用细胞膜片钳全细胞记录方法探讨其分子机制的研究发现,粉防己碱对分离的单个豚鼠心室肌细胞钙 I_{Ca-L} 的峰值电流有浓度依赖性的阻滞作用。粉防己碱对心室肌 I_K 的外向部分有明显的激活作用,这种激活作用呈浓度和时间依赖性,I_K 的激活可使最大的复极电位增大,4 相复极速度降低,冲动的形成减少。粉防己碱通过阻滞牵张激活离子通道而抑制前负荷增加引起心肌电生理特性改变。这些研究表明,粉防己碱具有广谱的抗心律失常作用。通过 HERG/I_{Kr} 发挥抗心律失常作用。

(二)黄连

黄连含有多种生物碱,包括小檗碱、黄连碱、掌叶防己碱(巴马亭、palmatine)、药根碱、非洲防己碱等。小檗碱属于异喹啉生物碱,现已人工合成。小檗碱有明显的抗心律失常作用,能防治乌头碱等药物、电刺激及冠状血管结扎引起的实验性室性心律失常,并呈现明显的量效关系。研究发现,其有明显抑制延迟整流钾电流(I_K)、外向尾电流(I_{tail})以及 ATP 敏感的钾电流(I_{K-ATP})。对 T 型钙离子通道均有抑制作用。黄连还具有降压、正性肌力、抑制血小板聚集、抗心肌缺血等心血管系统的药理作用。临床观察发现,黄连及小檗碱对各种原因引起的室性及室上性心律失常均有效,具有广谱抗心律失常作用。

溴苄基四氢小檗碱(CPU86035)是四氢小檗碱衍生物,脂溶性和生物利用度均较高。具有抗室性快速性心律失常的作用。CPU86035 的钙拮抗作用可有效抑制心肌缺血时心肌细胞的钙超载，减少 ATP 分解，降低耗氧量、扩张冠状血管，从而间接发挥抗心律失常作用。

（三）苦参

苦参含有多种生物碱，主要有苦参碱和氧化苦参碱、脱氢苦参碱（槐果碱，sophocarpine）、氧化槐果碱（N-oxysophocarpine）等，还含有黄酮类成分。苦参生物碱和黄酮是抗心律失常的有效物质。苦参碱、氧化苦参碱和苦参总碱有抗小鼠、大鼠因乌头碱、氯仿 - 肾上腺素所致心律失常作用。苦参碱对氯化钡、结扎大鼠冠脉左前降支所诱发的心律失常也有明显的对抗作用；苦参总碱对毒毛花苷 G（哇巴因）诱发的豚鼠心室颤动也有较明显的对抗作用。脱氢苦参碱可对抗氯化钙、乌头碱、毒毛花苷 G，以及冠脉闭塞 - 再灌注诱发的心律失常。其抗室性心律失常的作用与心脏 β 受体无关，可能通过对心脏的直接作用及通过神经系统对心脏的间接作用。其可使豚鼠心室乳头肌动作电位时程延长，对心肌细胞动作电位的作用类似于 II 类抗心律失常药，即延长 APD 和不应期，不降低 APA 和 Vmax。苦参总黄酮也有明显的抗心律失常效果。苦参抗心律失常作用与其对心脏的负性频率、负性传导和延长有效不应期的作用有关。苦参生物碱既明显对抗乌头碱加速钠离子内流，促使心肌细胞膜去极化而致的心律失常，又能对抗强心苷中毒、肾上腺素等诱发的心律失常，其作用机制可能与阻滞钠离子内流和非特异性抗肾上腺素能神经系统的作用有关。苦参制剂、苦参总碱注射液、苦参碱、氧化苦参碱对多种心律失常有一定疗效。对各种原因，尤其是冠心病引起的各种类型的期前收缩疗效较好，对心房颤动、窦性心动过速也有一定的效果，对病态窦房结综合征所致的心律失常无效。

（四）黄芩

黄芩抗心律失常的主要成分为黄芩苷、汉黄芩等。黄芩总黄酮对毒毛花苷 G 引起的心律失常无明显的拮抗作用，但可显著提高乌头碱引起大鼠室性期前收缩、心室颤动及心脏停搏的剂量，降低结扎大鼠左冠状前降支后复灌时引起的室性期前收缩、心室颤动及心脏停搏的发生率，对乌头碱和结扎左冠状血管前降支后复灌诱发大鼠的心律失常有明显对抗作用。

（五）三七

三七的主要化学成分有三七皂苷、黄酮苷等。三七皂苷与人参皂苷相似。三七总皂苷（PNS）对毒毛花苷 G 所致的犬心律失常，能显著提高窦性心律的恢复率，缩短恢复窦性心律所需的时间，延长窦性心律持续的时间；对乌头碱诱发的大鼠心律失常，能显著延长出现心律失常的潜伏期限，缩短心律失常发生后的持续时间；对氯化钡诱发的大鼠室性心动过速，可使其恢复窦性心律；对氯仿诱发的小鼠室颤，可显著降低其发生率。三七二醇苷（PTS）、三七三醇苷（PDS）对乌头碱、氯化钡诱发的大鼠心律失常，对结扎大鼠冠脉诱发的心律失常，均有明显的对抗作用。PTS 也能缩短肾上腺素诱发的心律失常的持续时间，减轻大鼠心肌缺血后再灌注诱发的心律失常。PNS 能非竞争性对抗异丙肾上腺素加速心律失常作用，且此作用不被阿托品抑制，提示其抗心律失常作用并不是通过竞争性阻滞肾上腺素 β 受体或兴奋 M 胆碱受体所致，而与心肌的直接抑制有关。三七有效成分皂苷 G2Rb1 和 G2Rg1 对大鼠心肌缺血及再灌注所致的心律失常均有保护作用，其效应与 SOD 相似，提示其作用机制可能与氧自由基的清除有关；Rb1 和 Rg1 亦能对抗毒毛花苷 G 所致的豚鼠室性期前收缩、室速和心室颤动作用。抗心律失常作用机制包括：①降低自律性，减慢传导；②延长动作电位时程和有效不应期，消除折返激动；③阻滞慢钙通道，使慢内向电流的峰值显著降低。PTS 与胺碘酮的电生理特点相似，主要通过延长 APD 及不应期，阻断期前收缩的冲动传导而抗心律失常。

三七还具有止血、抑制血小板聚集、抗血栓形成、扩张血管、降血压、抗心肌缺血、抗动脉粥样硬化等作用。

（六）丹参

丹参含有脂溶性和水溶性两类有效成分。前者有丹参酮 II、二氢丹参酮 II、丹参酮 II A、丹参酮 II B、异丹参酮 II 和隐丹参酮 II 等。后者有丹参素、丹酚酸 A、B、C、D、E、F、G、H、I、J 等。丹酚酸大多数由丹参素与有机酸类结合而成。丹参能增加冠脉血流量，改善微循环，促进侧支循环开放，改善血液流变性，改善缺血心肌供血。丹参还可降低血浆中血管紧张素 II 水平，抑制急性心肌缺血后血栓素 A_2（TXA_2）和三磷酸肌醇（IP_3）的升高。此外，丹参抗心肌缺血作用还与减轻缺血区炎症浸润，抑制白细活化和抗脂质过氧化损伤等有关。

丹参酮 II 是丹参的脂溶性成分，与丹参的药效相关，为樱红色针状结晶，具有抗心律失常的药理作用。细胞内钙超载是引起心律失常的重要因素。丹参酮 II A 使正常心肌细胞内 Ca^{2+} 浓度降低，具有明显抑制细胞内钙超载、钙通道阻滞作用。近年的研究证明，丹参酮 II A 抑制豚鼠单个心肌细胞 L 型钙电流，并推测丹参酮 II A 通过抑制缺氧细胞的钙超载，减少触发活动和折返，减慢心率而防治心律失常。当心肌细胞缺氧时，细胞膜上的离子通道的通透性增高，Na^+ 的内流使细胞内 Na^+ 增加，K^+ 外流使细胞内 K^+ 减少，从而导致心肌细胞膜电位降低。丹参酮 II A 能抑制 Ca^{2+} 内流，降低钙依赖性钾通道的通透性，减少 K^+ 外流，或直接抑制 Na^+ 内流，使细胞膜电位维持在正常水平，保护心肌细胞。Sa1B 通过减少动脉粥样硬化家兔血浆血栓素 B2、内皮素（ET）含量，提高 6-酮-前列腺素浓度，以及减少细胞内 Ca^{2+} 浓度，抑制心肌细胞缺氧/复氧过程中的 Ca^{2+} 超载，达到保护心肌的作用。

（七）葛根

葛根含有大豆苷、大豆苷元、葛根素等黄酮类化合物。葛根乙醇提取物、黄豆苷元灌服后能明显对抗氯化钡、乌头碱所致大鼠的心律失常，预防氯化钙所致的大鼠心室颤动，降低氯仿所致的小鼠心室颤动的发生率，缩短大鼠结扎冠脉后心室颤动发作的持续时间。葛根素可延长豚鼠心肌细胞动作电位时程和有效不应期；灌服及静脉注射能明显对抗乌头碱、氯化钡、氯仿-肾上腺素所致的实验性心律失常；提高毒毛花苷 G 所致的豚鼠室性期前收缩、室性心动过速的阈值。葛根抗心律失常的机制与影响心肌细胞膜对 K^+、Na^+、Ca^{2+} 通道的通透性，降低心肌兴奋性、自律性、传导性，以及阻断 β 受体离子效应有关。葛根素以电压依赖性方式抑制心肌细胞膜上的 Ca^{2+} 通道电流，使 Ca^{2+} 离子内流减少，起到抗心律失常的作用。对心肌 I_{Ca-L} 的阻滞作用是其抗缺血、缺氧和抗心律失常的离子机制。

（八）延胡索

延胡索含 20 多种生物碱，活性较强的有四氢帕马丁（消旋四氢巴马汀，dl-THP）、甲素、延胡索丑素和支氢延胡索甲素。延胡索能对抗乌头碱所致的心律失常，可减少心肌缺血再灌注射心律失常的发生。dl-THP 的抗心律失常作用与阻滞 Ca^{2+} 的内流有关。

（九）人参

人参含有多种皂苷类化合物，按其结构分为人参二醇类、人参三醇类和齐墩果酸类。人参二醇类皂苷包括人参皂苷 Ra1-3、Rb1-3、Rc、Rd、Rg3 等；人参三醇类皂苷包括人参皂苷 Re、Rf、Rg1、Rg2、Rh1 等；齐墩果酸类皂苷主要包括人参皂苷 Ro。人参抗心律失常的主要活性成分为人参皂苷，对缺血性心律失常、缺血再灌注性心律失常、期前收缩、心动过速、心室颤动、心室扑动与室性停搏等多种心律失常有明显的保护作用。人参皂苷具有通道阻滞作用，目前已证实人参皂苷等有效成分具有 Ca^{2+} 通道阻滞作用，尤其是人参皂苷的作用最强，具有胺碘酮样作用，可使离体豚鼠乳头肌细胞动作电位时程和有效不应期均延长。人参与胺碘酮等Ⅲ类抗心律失常药相比，作用温和，易于组方调控，未发现有肺纤维化、致甲状腺功能紊乱等不良反应。

（十）黄芪

黄芪主要含黄芪多糖、多种黄酮类化合物和三萜类等。急性心肌梗死后发生左心室重构，可影响心脏的形态和功能，黄芪可减轻或逆转左心室构型的重塑，也能逆转急性心肌梗死后心脏的电生理重构，使急性心肌梗死后下降的 I_{Ca-L} 趋于正常，消除心律失常产生的基质，从而达到抗心律失常的目的。其机制可能与黄芪改善心肌营养、降低心肌耗氧量、降低心肌细胞丙二醛（MDA）、提高氧自由基清除酶（SOD）活性有关，从而恢复缺血心肌异常的电生理活性。黄芪总黄酮（TFA）一方面降低动作电位 APA 的幅值，抑制 Na^+ 内流，从而提高快反应细胞除极阈值降低自律性。另一方面，TFA 能抑制心肌复极时 K^+ 外流，延长动作电位时程，可以导致动作电位复极时程延长，有效不应期延长，进而消除触发活动和折返激动，降低心律失常的发生率。

（十一）当归

当归含挥发油及水溶性成分，如藁本内酯、正丁烯酰内酯、阿魏酸等。当归水溶性提取物、乙醇提取物对肾上腺素、强心苷和氯化钡等诱发的多种动物心律失常均有明显的对抗作用。当归醇提取液静脉注射，对乌头碱诱发的大鼠心律失常有预防作用。当归注射液静脉注射，对肾上腺素、乙酰胆碱引起的心律失常有一定对抗作用，腹腔注射后对大鼠心肌缺血－再灌注引发的心律失常有明显保护作用。当归总酸对氯仿－肾上腺素、乌头碱、氯化钡等诱发的实验性心律失常有明显保护作用。阿魏酸钠的抗心律失常作用比当归相对弱。当归提取液对 I_{Ca-L} 具有浓度依赖性阻滞作用。当归还有促进骨髓造血、抑制血小板聚集、抗血栓、抗血脂、抗动脉粥样硬化、抗心肌缺血、扩张血管和降压等作用。

（十二）麦冬

麦冬含多种甾体皂苷、黄酮类化合物等。麦冬对多种实验性心律失常均有一定的预防和治疗作用。麦冬注射液可使氯化钡引起的大鼠双向性心动过速或心室扑动复律为正常的窦性心律，作用持续时间短，且反复用药仍然有效。麦冬总皂苷能对抗乌头碱、氯化钡、结扎冠状血管诱发的动物心律失常，降低兔单相动作电位（MAP）及豚鼠乳头肌细胞动作电位除极化最大速率。麦冬总皂苷对心肌细胞钠、钙通道具有阻滞作用，可减少 Na^+、Ca^{2+} 的内流，降低细胞自律性，减慢传导，使单向传导阻滞转变为双向传导阻滞，从而消除折返激动。麦冬还有改善心功能、抗心肌缺血等作用。

（十三）淫羊藿

淫羊藿主要含有淫羊藿苷、淫羊藿新苷 A，β 去氢甲基淫羊藿素等。淫羊藿提取物可减小结扎冠状血管造成的犬急性心肌缺血模型的缺血区面积，降低血清中磷酸肌酸激酶（CK）、乳酸脱氢酶（LDH）水平及游离脂肪酸、肝细胞过氧化脂质（LPD）含量，提高 SOD、谷胱甘肽过氧化物酶活性。淫羊藿总皂苷可显著对抗异丙肾上腺素、垂体后叶素所致急性心肌缺血模型大鼠的心电图改变，降低血清 CK 和 LDH 的水平。体外实验表明，淫羊藿苷对异丙肾上腺素诱导原代培养乳鼠心肌细胞损伤有明显的保护作用，可提高心肌细胞存活率，改善线粒体的膜电位，降低心肌细胞的凋亡率。

（十四）钩藤

钩藤的主要化学成分是吲哚生物碱，迄今已从 15 种钩藤中分离后得到 75 个吲哚生物碱，分成单吲哚生物碱、双吲哚生物碱和倍半吲哚生物碱类。单吲哚生物碱类有 48 种，又分为育享宾、杂育享宾及其氧化吲哚等 7 个类型。氧化吲哚类生物碱中重要的有钩藤碱、异钩藤碱、柯诺辛因碱和异柯诺辛因碱。

钩藤碱有减慢心率、抑制心肌收缩力、抑制房室传导、降低心肌耗氧量及抗心律失常的作用。钩藤碱和异钩藤碱能抑制肾上腺素诱发的异位节律，延长不应期和降低心肌的兴奋性，钩藤总碱对乌头碱、氯化钡、氯化钙诱发的心律失常均有对抗作用。钩藤碱和异钩藤碱对心脏的作用除阻滞 L 型钙通道外，前者还与阻滞钾通道有关，后者则与抑制钠内流有关。钩藤碱可明显抑制瞬间外向钾电流，该类钾电流是心脏重要的动作电位早期的复极电流。钩藤碱还能抑制心肌延迟整流钾电流及外向尾电流，对心肌细胞内向整流钾电流无抑制作用。钩藤碱减慢心率，其抗心律失常作用与抑制钾电流关系密切。钩藤还有降压、镇静、抑制血小板聚集和抗血栓形成等作用。

（十五）酸枣仁

酸枣仁主要含有脂肪油类、黄酮类、生物碱类、三萜类、酸枣仁皂苷 A 和 B 等。酸枣仁水溶液能对抗氯化钡、乌头碱诱发实验动物的心律失常。酸枣仁水煎剂对乌头碱所致的心律失常既有预防又有治疗作用，认为酸枣仁抗心律失常不是通过兴奋迷走神经或阻滞 $β_1$ 受体，而是对心脏有直接作用。酸枣仁还具有镇静、催眠、抗惊厥、抗心肌缺血、抗脂质过氧化、增强免疫功能等药理作用。其主要有效成分为酸枣仁总黄酮、酸枣仁总皂苷、酸枣仁油。

（十六）山楂

山楂的主要成分为黄酮类及有机酸类化合物。黄酮类化合物主要有牡荆素、槲皮素、槲皮苷、金丝桃苷、牡荆素鼠李糖苷等。山楂黄酮具有改善实验性心律失常作用。山楂抗心律失常作用类似 II 类抗心律失常药，即能延长动作电位时程和有效不应期，山楂能延长离体灌流心脏的不应期，并延长豚鼠乳头肌动作电位时程。

牡荆素鼠李糖苷对心脏血流动力学及氧代谢平衡有一定的保护作用,可使实验性心肌缺血、心肌梗死程度及范围明显减轻,心肌酶的漏出明显减少。研究发现,牡荆素鼠李糖苷可有效地抑制细胞内钙超载;还可调节细胞膜钙离子通道的门控特性,对 I_{Ca-L} 有明显增强作用,并具有电压依赖性,从而影响细胞膜电位及细胞内钙离子浓度,稳定细胞膜,减轻缺氧再给氧对细胞的损伤。

(十七)山茱萸

山茱萸有抗心律失常作用。山茱萸总提取液、乙酸乙酯提取液和山茱萸提取残余液均有十分明显的抗心律失常作用,其抗心律失常的作用可能与延长心肌动作电位时程、增大静息电位绝对值和降低窦房结自律性有关。

(十八)仙鹤草

仙鹤草对乌头碱所致大鼠心律失常有防治作用,对氯化钡所致的实验性心律失常有推迟室性期前收缩出现时间的作用,能显著改善心律失常的状况,作用机制与 NO 合成与释放调节有关。

(十九)甘松

甘松含有甘松酮、缬草酮等多种成分,其中缬草酮有抗心律失常作用。甘松乙醇提取液有抗氯化钡诱发大鼠心律失常及氯仿和肾上腺素诱发家兔心律失常的作用,并能延长家兔离体心房的不应期,其抗心律失常作用可能是其对心肌的直接抑制作用。甘松水提取物对钠电流和 L 型钙电流有浓度依赖性抑制作用,并能延长家兔心肌不应期,能对抗氯化钡所致大鼠心律失常和氯仿 – 肾上腺素诱发的家兔心律失常等作用。

(二十)附子

附子含多种生物碱,其中以乌头碱、中乌头碱、次乌头碱为主。此外,还有消旋去甲乌药碱、氯化甲基多巴胺和去甲猪毛菜碱等活性成分。附子有显著的抗缓慢性心律失常作用。去甲乌药碱对维拉帕米所致小鼠的缓慢性心律失常,能改善房室传导,加快心率和恢复窦性心律。对甲醛所致家兔的窦房结功能低下,能使窦房结和房室结的功能趋于正常,提高心率,恢复窦性心律,ST 段 T 波恢复正常。附子抗缓慢性心律失常作用主要与去甲乌药碱兴奋 β 受体有关。此外,附子也有抗快速性心律失常的作用。附子水溶性部分、附子注射液可分别对抗乌头碱、垂体后叶素所致大鼠的心律失常,附子正丁醇、乙醇及水溶性提取物均对氯仿所致小鼠的心室颤动有预防作用。说明附子对心肌电生理的不同作用与其所含成分有关。

附子还具有强心、加快心率、扩张血管、增加血流量、抗心肌缺血、抗寒冷、抗腹泻、提高耐缺氧能力、增强 β 受体和 cAMP 系统的反应性等药理作用。

(二十一)关附甲素

关附甲素是从关白附中分离得到的、具有抗心律失常活性的 C20 二萜生物碱。盐酸关附甲素能对抗高钙、结扎冠脉血管及乌头碱诱发的室性心动过速和心室颤动,并可对抗乙酰胆碱诱发的心房扑动和心房颤动;可浓度依赖性降低对心肌快反应动作电位的 Vmax。全细胞膜片钳技术证明该药抑制快反应心肌细胞的 Na^+ 内流为主的多离子通道作用，是一个较好的抗心律失常的天然药物，是治疗阵发性室上性心动过速和室性心律失常的有效药物，疗效肯定，不良反应少而轻微。

（二十二）蝙蝠葛碱

蝙蝠葛碱是北来根中最主要的成分，是多种离子通道阻滞剂，具有抗心律失常、抗心肌缺血的作用。蝙蝠葛碱减少心肌去甲肾上腺素（NE）出胞释放量可能通过下列一种或几种途径：①抑制交感神经纤维上钠通道及少量 L 型钙通道；②降低囊泡膜 H^+-ATP 酶的活性，阻止 NE 由胞浆进入囊泡，导致囊泡中 NE 含量减少；③增高胞浆内单胺氧化酶活性，加速胞浆内 NE 降解，减少 NE 进入囊泡；④增加突触前膜对 NE 的再摄取；⑤降低突触前膜蛋白激酶 C 活性，拮抗 N 型钙通道。蝙蝠葛碱的降压作用与其拮抗钙通道有关，而其抑制钠、钾、钙通道则是其抗心律失常的作用机制。蝙蝠葛碱具有抗早后除极所致心律失常，还有抗氯化铯所致早后除极及触发性心律失常的作用，可抑制心肌去甲肾上腺素的释放和缺血再灌注性心室颤动的发生。

（二十三）灯盏花素

灯盏花素是从灯盏花中提取的黄酮类化合物，具有保护心脏、降低肺动脉高压、抗血栓形成、抗心律失常等作用。灯盏花素能阻断心肌细胞的 Ca^{2+} 通道，减少 Ca^{2+} 内流，可使心肌收缩力减弱，心脏做功减小，心肌耗氧量减少，使心肌细胞后除极及触发活动减少；复极后的膜电位负值变大而远离阈电位，使心肌细胞的自律性降低；有效不应期（ERP）延长，减少折返激动。此外，灯盏花素还可开放心室肌细胞的 K^+ 通道，促进 K^+ 外流，使 I_K 增大。心室肌细胞 K^+ 外流的增加，可使心肌细胞动作电位 2 相平台期缩短，Ca^{2+} 内流减少，心肌细胞产生负性肌力作用，对于冠心病、心绞痛患者有利。心室肌细胞 K^+ 外流增加，动作电位 3 相复极加快，复极末最大舒张电位负值加大，产生超极化而接近钾的平衡电位，结果钠通道的激活变得困难，使心肌细胞的自律性降低，部分除极的心肌细胞趋向稳定，从而减少心律失常的发生。心室肌细胞 K^+ 外流增加，细胞膜的超极化可以使心肌细胞的膜反应性增强，从而改善传导，有利于减少折返激动，故可治疗快速性心律失常。

（二十四）莲心碱

莲心碱是从中药莲子芯中提取纯化的一种双苄基异喹啉类生物碱，具有抗心律失常等心血管活性。二乙酰基莲心碱是以莲心碱为先导化合物合成的化合物，可明显抑制心肌细胞 L 型钙通道，减少钙离子内流，使细胞内的钙超载减轻，对心肌有一定的保护作用，对心肌细胞 L 型钙通道的阻滞作用是其负性肌力和抗心律失常作用的离子机制。

（二十五）白花前胡甲素

白花前胡甲素是白花前胡中提取的有效成分。白花前胡甲素对豚鼠心肌细胞动作电位时程及慢反应动作电位时程有缩短作用，使慢反应动作电位的振幅明显减小，两者均呈剂量依赖性关系。认为白花前胡甲素的抗心律失常作用机制可能与其阻滞 Ca^{2+} 内流，阻断钙通道的作用有关。

（二十六）甘草次酸

甘草次酸是从甘草提取的一种生物碱。甘草次酸可对抗多种实验性心律失常。通过全细胞膜片钳技术发现，甘草次酸的浓度越高，对钙离子通道的阻断作用越明显，具有明显的剂量依赖关系。甘草次酸也可抑制钙离子通道 I - V 曲线，使峰值电流保持不变。甘草次酸抗心律失常作用与阻滞心室肌细胞的 L 型钙通道有关。

（二十七）丹皮酚

丹皮酚是由牡丹、芍药中分离的抗心律失常有效成分，对钙通道具有阻滞作用，能抑制心肌细胞自律性、迟后除极及触发活动。

二、复方中药及其有效物质

（一）稳心颗粒

稳心颗粒系由党参、黄精、三七、琥珀、甘松组成的复方中药，具有益气养阴，定悸复脉，活血化瘀的功能。主治气阴两虚兼心脉瘀阻所致的心悸不宁，气短乏力，头晕心悸，胸闷、胸痛。适用于心律失常、室性期前收缩、房性期前收缩等上述症候者。方中黄精滋心阴，补益脾气，为君。因为血在阴气作用下形成，黄精滋心阴的同时亦滋补阴血。脾为气血生化之源，补益脾气即可气血同补。三七行瘀止血，能助黄精补养心血，党参补益心气，安神定志，助黄精补气，二者气血同补共为臣。血为气之母，血生则气生，又因为气为血之师，气行则血行，气血运行畅通，心脉亦畅通，故能止悸动。琥珀活血化瘀，助诸药行气血，又能镇悸安神，为佐药。甘松开郁散滞，舒理肝脾之气，使君臣补而不滞，为使药。合方共奏益气养阴，定悸复脉，活血化瘀之效。党参对心血管系统的作用广泛，具有增强心肌收缩力、增加心输出量、抗休克、调节血压和改善血液流变学等多方面的作用。党参能很好地改善心肌的舒张功能，增加心肌的顺应性，使冠状动脉灌注阻力减少，有利于左心室心肌的血流供应，从而改善心肌缺血。三七中的总皂苷（PTS）对毒毛花苷 G、氯化钡、氯仿诱发的实验性心律失常具有对抗作用。三七二醇苷、三七三醇苷对乌头碱、肾上腺素、氯化钡和结扎冠脉诱发的心律失常具有对抗作用。PTS 抗心律失常作用并不是通过竞争性阻断肾上腺素 β 受体或兴奋 M 胆碱受体所致，而是与心肌的直接抑制有关。PTS 与胺碘酮的电生理作用特点相似，主要通过延长 APD 及不应期，阻断期前收缩的激动传导而抗心律失常。总之，三七抗心律失常作用机制包括：降低自律性、减慢传导、延长动作电位时程和有效不应期，消除折返激动。阻滞慢钙通道使慢内向电流峰值显著降低。黄精含有甾体皂苷等活性物质，具有抗氧化、对抗心肌缺血等作用。甘松具有抗心律失常作用，作用机制可能是直接抑制钠电流和 L 型钙电流，延长心肌不应期。

药理研究表明，稳心颗粒有明显的抗心律失常作用，特别对于室性期前收缩、房性期前收缩疗效较佳。其作用机制可能与稳心颗粒具有增加心肌细胞膜钾外流，同时对过度的钠内流有一定抑制作用，稳心颗粒还能提高冠状动脉血流量，降低心肌耗氧量，提高心输出量，改善心功能。稳心颗粒除了具有直接的抗心律失常作用外，尚可通过改善心肌缺血，消除了心律失常发生的病理基础而间接导致的心律失常。临床用于冠心病、心绞痛、病毒性心肌炎、更年期综合征、心脏神经症、肺源性心脏病伴有的各型心律失常，以及椎 - 基底动脉供血不足性眩晕、失眠等，疗效显著，未见明显的不良反应。

（二）炙甘草汤

炙甘草汤（炙甘草、人参、麦冬、地黄、阿胶、麻仁、桂枝、生姜、大枣）是抗心律失常的常用方剂。《伤寒论》曰："伤寒，脉结代，心动悸，炙甘草汤主之。"炙甘草汤能减慢大鼠右心房窦房结的自律性活动，明显抑制肾上腺素诱发的豚鼠乳头肌的自律性，延长心肌功能不应期，并能明显降低大鼠离体乳头肌的兴奋性；炙甘草汤能降低氯仿诱发小鼠心室颤动的发生率，显著缩短乌头碱诱发的大鼠室性心律失常的持续时间，降低乌头碱诱发的大鼠室性心动过速、心室颤动的发生率，显著降低大鼠冠脉结扎诱发的室性期前收缩、室性心动过速和心律失常的总发生率；加味炙甘草注射液可显著对抗乌头碱及氯化钙诱发的大鼠心律失常；加味炙甘草汤可明显缩短川乌浸出液所致的家兔心律失常的持续时间，减轻心律失常的严重程度；炙甘草汤注射液静脉注射，可降低健康和阴虚大鼠心律失常的发生率，减轻心律失常程度。炙甘草汤含药血清可抑制 I_{Ca-L}，且呈浓度依赖性作用增强，其作用机制与西药钙通道阻滞剂相同，这可能就是炙甘草汤抗心律失常作用的机制，广泛用于治疗各种心律失常。炙甘草汤（复脉汤）及其加减方剂治疗频发的室性期前收缩、房性期前收缩、心房颤动、窦性心动过速、窦性心动过缓、病态窦房结综合征、冠心病心律失常及病毒性心肌炎伴发的心律失常等均取得了很好的疗效。

（三）生脉散

生脉散（人参、麦冬、五味子）出自《内外伤辨惑论》，具有益气复脉、养阴生津等功效，主治气阴两亏、心悸气短、脉微自汗。生脉散能降低心脏自律性，延长有效不应期，增强心肌收缩性，改善心肌能量代谢和微循环，提高心肌耐缺氧功能，降低心肌耗氧量，还具有提高机体免疫功能、改善血液流变学和抗休克等药理作用。生脉散可对抗电刺激下丘脑所致的家兔心律失常，对乌头碱、氯仿、氯化钡引起的实验性心室颤动有防治作用。生脉散广泛用于气阴两虚型偏阴的心律失常。生脉散注射液静脉滴注治疗房室传导阻滞，加味治疗室性期前收缩，与胺碘酮合用治疗冠心病、风湿性心脏病、肺源性心脏病、心肌病等引起的心房颤动，加烟酰胺治疗窦性心动过缓、病态窦房结综合征、房室传导阻滞等缓慢性心律失常，合用谷维素治疗各种类型的期前收缩、心房颤动、室上性心律失常有明显疗效。生脉散注射液还可治疗心衰、休克、心绞痛等。

（四）健心平律丸

健心平律丸（半夏、竹茹、麦冬、橘红、枳壳、酸枣仁、远志等）具有理气化痰，养心安神之功效。临床用于治疗各种类型的心律失常。健心平律丸可增强心外膜下心肌和缺血心肌连接蛋白 43（Cx43）的表达，结合该药可降低实验性大鼠心律失常的发生率和病死率。健心平律丸直接拮抗心肌缺血再灌注损伤，使 Cx43 表达增强是其抗心律失常的作用机制之一。

（五）参松养心胶囊

参松养心胶囊共含 12 种中药成分：人参、麦冬、五味子、山茱萸、酸枣仁、桑寄生、丹参、赤芍、土鳖、甘松、黄连及龙骨。该药有益气养心、活血通络、清心安神的功效，对多种心律失常均有显著治疗效果。一项纳入 13 项研究，包括 1 896 例患者的 Meta 分析提示，心律失常治疗中，参松养心胶囊优于美西律、普罗帕酮，但与胺碘酮无显著差异，且无不良反应。

其中关于室性期前收缩的研究发现，和安慰剂或美西律相比，参松养心胶囊可显著减少室性期前收缩的发生，缓解心律失常相关症状。另一项纳入 26 篇随机对照研究，3 191 例患者的 Meta 分析，系统评价了以普罗帕酮、胺碘酮为阳性对照，参松养心胶囊治疗期前收缩有效率及临床症状有效率明显优于西药抗心律失常组。在心房颤动及缓慢性心律失常的治疗中，该药效果也很明显。

电生理研究显示，参松养心胶囊可缩短窦房结恢复时间及窦房传导时间。心内电生理显示，可显著缩短 A-H 及 A-V 间期，缩短心房、房室结及心室有效不应期并可缩短离体心室肌细胞动作电位时间，具有提高心率、增强传导及调节自主神经系统功能作用。膜片钳技术实验研究也发现，参松养心胶囊是以一种多通道阻滞剂，对 Na^+、Ca^{2+} 离子内流有抑制作用，且强于 K^+ 离子外流作用。

（六）强心复脉颗粒 / 合剂

在通阳活血中药（桂枝、红参、炙甘草、田三七等）治疗缓慢性心律失常疗效较好的基础上，创立强心复脉颗粒 / 合剂（优化组方，人参、附子、生地等）治疗病态窦房结综合征，其效果优于阿托品，可使病态窦房结综合征患者心率平均升高 10 次 /min。实验证实，其对缺血窦房结具有保护功能，可降低缺血再灌注时窦房结钙离子浓度，缩短心房间期，拮抗维拉帕米引起的小鼠缓慢性心律失常，抑制右冠再灌注引起的房室传导阻滞及窦性、房性心律失常，阻断细胞凋亡。窦房结急性损伤时，该方亦可改善窦房结功能及心肌缺血，上调窦房结组织 Cx45 表达，且对急性血瘀证模型可改善大鼠血液流变学指标，降低全血黏度、抑制血小板聚集、降低纤维蛋白含量。

（七）养心定悸胶囊

养心定悸胶囊为中药组方，由炙甘草、桂枝、地黄、麦冬、红参、芝麻、生姜、大枣、阿胶共 9 味药材组成。临床研究表明，养心定悸胶囊可明显改善心律失常的症状，增快心率，降低血小板活化因子，且与其他常规抗心律失常西药联合使用效果更佳。大鼠实验发现，养心定悸胶囊可明显抑制钠离子的内流，使心肌细胞的自律性下降，从而抑制由乌头碱引发的心律失常。

（八）参仙升脉口服液

参仙升脉口服液温补心肾，活血化瘀，可用于阳虚脉迟证，症见脉迟、脉结、心悸、胸闷、畏寒肢冷、腰膝酸软、气短乏力或头晕、舌质暗淡或有齿痕，或舌有瘀斑、瘀点。参仙升脉口服液能提高 Na^+-K^+-ATP 酶活性，使 cAMP 升高、cGMP 降低，cAMP/cGMP 比值升高，从而用于治疗心动过缓，适用于轻、中度窦性动过缓和病态窦房结综合征，不适用于快慢综合征。

参考文献

［1］ 王福军. 心律失常用药策略［M］. 北京：人民军医出版社，2012.

［2］ 张澍，杨新春. 心律失常合理用药指南（第 2 版）［M］. 北京：人民卫生出版社，2020.

［3］ 王福军，尹春娥，罗丹，等. 心血管内科查房思维［M］. 长沙：中南大学出版社，2021.

［4］ 黄从新，张澍，黄德嘉，等. 心房颤动：目前的认识和治疗的建议 2018［J］. 中国心脏起搏与心电生理杂志，2018，32（4）：315-368.

［5］ 中华医学会心电生理和起搏分会，中国医师协会心律学专业委员会. 2020 室性心律失常中国专家共识（2016 年共识升级版）［J］. 中国心脏起搏与心电生理杂志，2020，34（3）：189-253.

［6］ 杨杰孚，许锋. 心脏病药物治疗学（第 2 版）［M］. 北京：人民卫生出版社，2018.

［7］ 中华医学会心血管病学分会心力衰竭学组，中国医师协会心力衰竭专业委员会，中华心血管病杂志编辑委员会. 中国心力衰竭诊断和治疗指南 2018［J］. 中华心力衰竭和心肌病杂志，2018，2（4）：196-225.

［8］ 中华医学会心血管病学分会，中国成人肥厚型心肌病诊断与治疗指南编写组，中华心血管病杂志编辑委员会. 中国成人肥厚型心肌病诊断与治疗指南［J］. 中华心血管病杂志，2017，45（12）：1015-1032.

［9］ 中华医学会心血管病学分会，中国心肌病协作组. 中国扩张型心肌病诊断和治疗指南［J］. 临床心血管病杂志，2018，34（5）：421-434

［10］ Priori S G，Blomstrom-Lundqvist C，Mazzantia，et al. 2015 ESC guidelines for the management of patients with ventricular arrhythmias and the prevention of sudden cardiac death［J］. Rev Esp Cardiol（Engl Ed），2016，69（2）：176.

［11］ Page R L，Joglar J A，Caldwell M A，et al. 2015 ACC/AHA/HRS guideline for the management of adult patients with supraventricular tachycardia：A report of the American College of Cardiology/American Heart Association Task Force on Clinical Practice Guidelines and the Heart Rhythm Society［J］. J Am Coll Cardiol，2016，67（13）：e27-e115.

［12］ 中华医学会心血管病学分会，中国生物医学工程学会心律失常分会，中国医师协会循证医学专业委员会，等. 心律失常紧急处理专家共识［J］. 中华心血管病杂志，2013，41（5）：363-376.

［13］ 中华心血管病杂志编辑委员会心律失常循证工作组. 遗传性原发性心律失常综合征诊断与治疗中国专家共识［J］. 中华心血管病杂志，2015，43（1）：5-21.

［14］ Kania B F，Debski B，Wronska D，et al. Verapamil-Ltype voltage gated calcium channel inhibitor diminishes aggressive behavior in male Siamese fighting fish［J］. Pol J Vet Sci，2015，18（2）：401-406.

［15］ Al-khatib S M，Stevenson W G，Ackerman M J，et al. 2017 AHA/ACC/HRS guideline for management of patients with ventricular arrhythmias and the prevention of sudden cardiac death: A report of the American College of Cardiology/American Heart Association Task Force on Clinical Practice Guidelines and the Heart Rhythm Society［J］. Circulation，2018，138：e210-e271.

［16］ Dan G A，Martinez-rubio A，Agewall S，et al. Antiarrhythmic drugs-clinical use and clinical decision making: A consensus document from the European Heart Rhythm Association（EHRA）and European Society of Cardiology（ESC）Working Group on Cardiovascular Pharmacology，endorsed by the Heart Rhythm Society（HRS），Asia-Pacific Heart Rhythm Society（APHRS）and international Society of Cardiovascular Pharmacotherapy（ISCP）［J］. Europace，2018，pii：4846844.

［17］ Kirchhof P，Benussi S，Kotecha D，et al. 2016 ESC Guidelines for the management of atrial fibrillation developed in collaboration with EACTS［J］. Europace，2016，18（11）：1609-1676.

［18］ Brugada J，Katritsis D G，Arbelo E，et al. 2019 ESC guides for the management of patients with supraventricular tachycardia: The task force for the management of patients with supraventricular tachycardia of the European Society of Cardiology（ESC）［J］. Eur Heart J，2019.

［19］ 中华医学会心电生理和起搏分会，中国医师协会心律学专业委员会. 心动过缓和传导异常患者的评估与管理中国专家共识 2020［J］. 中华心律失常杂志，2021，25（3）：185-211.

［20］ Wleklinski M J，Kannankeril P J，Knollmann B C. Molecular and tissue mechanisms of catecholaminergic polymorphicventricular tachycardia［J］. J Physiol，2020，598：2817-2834.

［21］ Pflaumer A，Davis A M. An update on the diagnosis and management of catecholaminergic polymorphic ventricular tachycardia［J］. Heart Lung Circ，2019，28：366-369.

［22］ 亚太心脏节律协会（APHRS）/欧洲心律协会（EHRA）/美国心律协会（HRS）/拉美心脏起搏和心电生理协会（SOLAECE）. J波综合征专家上海共识：概念与认识的更新［J］. 临床心电学杂志，2016，25（3）：161-176.

［23］ 李瑾，唐海沁，李结华，等. 稳心颗粒抗心律失常的 Meta 分析［J］. 中国循证心血管医学杂志，2011，18（2）：84-89.

［24］ 胡昊，唐海沁，李洁华，等. 参松养心胶囊抗心律失常的疗效和安全性系统评价［J］. 中国循证医学杂志，2011，23（2）：168-173.

［25］ 罗富锟，金子轩，于悦，等. 心律失常的中医认识与经方治疗策略［J］. 中国中药杂志，2023，48（3）：1-9.

［26］ Etheridge S P，Saarel E V，Martinez M W. Exercise participation and shared decision-making in patients with inherited channelopathies and cardiomyopathies［J］. Heart Rhythm，2018，15：915-920.

［27］ Pflaumer A，Wilde AAM，Charafeddine F，et al. 50 Years of catecholaminergic polymorphic ventricular tachycardia（CPVT）-Time to explore the dark side of the moon［J］. Heart Lung Circ，2020，29：520-528.

［28］ Wleklinski M J，Kannankeril P J，Knollmann B C. Molecular and tissue mechanisms of catecholaminergic polymorphic ventricular tachycardia［J］. J Physiol，2020，598：2817-2834.

［29］ 石翔，王福军. 老年心血管病用药手册［M］. 北京：人民军医出版社，2016.

［30］ Chiang C E，Okumura K，Zhang S，et al. 2017 consensus of the A-sia Pacific Heart Rhythm Society on stroke prevention in atrial fibril-lation［J］. J Arrhythm，2017，33（4）：345.

［31］ Staerk L，Sherer J A，Ko D，et al. Atrial fibrillation: epidemiology，pathophysiology，and clinical outcomes［J］. Circ Res，2017，120（9）：1 501.

［32］ 张澍. 实用心律失常学（第2版）［M］. 北京：人民卫生出版社，2019.

［33］ 韩雅玲，马长生，王祖禄. 全科医师心血管疾病防治能力提升［M］. 北京：北京大学医学出版社，2019.

［34］ 杨杰孚. 心房颤动杨杰孚 2019 观点［M］. 北京：科学技术文献出版社，2018.

［35］ 华伟. 心脏性猝死华伟 2018 观点［M］. 北京：科学技术文献出版社，2018.

［36］ 张高星，谭文锋. 室上性心动过速临床与进展［M］. 北京：科学出版社，2019.

［37］ 廖玉华. 心肌炎和心肌病廖玉华 2019 观点［M］. 北京：科学技术文献出版社，2019.

［38］ 谭梦琴，尹春娥，王福军. 肿瘤与心房颤动的关系［J］. 中国心脏起搏与心电生理杂志，2020，34（1）：47-49.

［39］ 张艳丽，刘莹，刘基巍，等. 肿瘤治疗相关性心律失常研究进展［J］. 中华心律失常学杂志，2017，21（5）：448-4450.

［40］ 王福军，罗亚雄. 努力提高心律失常性心肌病的认识和诊疗水平［J］. 实用心电学杂志，2015，24（1）：13-15.

［41］ 尹春娥，王福军，周芳. 导管消融与室率控制治疗持续性房颤合并心力衰竭疗效比较的系统评价与 Meta 分析［J］. 实用心电学杂志，2019，28（1）：42-45.

［42］ 尹春娥，吴寸草，郭继鸿，等. 广义 Epsilon 波对 ARVC 诊断价值的研究［J］. 临床心电学杂志，2020，29（5）：342-345.

［43］ 中国老年学学会心脑血管病专业委员会，中国医师协会心血管内科医师分会. 注射用盐酸尼非卡兰临床应用中国专家共识［J］. 中国循环杂志，2017，32（1）：8-11.

［44］ Towbin J A，McKenna W J，Abrams D J，et al. 2019 HRS expert consensus statement on evaluation，risk stratification，and management of arrhythmogenic cardiomyopathy：Executive summary［J］. Heart Rhythm，2019，16（11）：e373-e407.

［45］ Corrado D，van Tintelen P J，McKenna W J，et al. Arrhyth-mogenic right ventricular cardiomyopathy：Evaluation of the current diagnostic criteria and differential diagnosis［J］. Eur Heart J，2020，41（14）：1414-1429.

［46］ 杨丰菁，刘文玲. 致心律失常性右心室心肌病新观点［J］. 实用心电学杂志，2021，30（1）：59-63.

［47］ Li G L，Saguner A M，Akdis D，et al. Value of a novel 16-lead High-Definition ECG machine to detect conduction abnormalities in structural heart disease［J］. Pacing Clin Electrophysiol，2018，41：643-655.

［48］ Al-Khatib S M，Stevenson W G，Ackerman M J，et al. 2017 AHA/ACC /HRS guideline for management of patients with ventricular arrhythmias and the prevention of sudden cardiac death executive summary：A Report of the American College of Cardiology /American Heart Association Task Force on Clinical Practice Guidelines and the Heart Rhythm Society［J］. Heart Rhythm，2018，15（10）：e190-e252.

［49］ 方丕华，唐闽. 中国心电图经典与进展（第 2 版）［M］. 北京：科学出版社，2020.

［50］ 中国医师协会急诊医师分会，中国医师协会急救复苏和灾难医学专业委员会，中国急诊专科医联体，等. 急性乌头类生物碱中毒诊治专家共识［J］. 中华急诊医学杂志，2022，31（3）：291-295.

［51］ 中华医学会心血管病学分会，中国生物医学工程学会心律分会. 抗心律失常药物临床应用中国专家共识［J］. 中华心血管病杂志，2023，51（3）：256-269.